内科疾病诊治与康复理疗

主编 李 毅 满玉洁 赵 宏 胡德芳
姚晓非 夏海亭 黄 利 郭 栋

上海科学技术文献出版社
Shanghai Scientific and Technological Literature Press

图书在版编目（CIP）数据

内科疾病诊治与康复理疗／李毅等主编 .-- 上海：
上海科学技术文献出版社,2023
ISBN 978-7-5439-8921-4

Ⅰ.①内…　Ⅱ.①李…　Ⅲ.①内科－疾病－诊疗②康
复医学－理疗学Ⅳ.①R5②R493

中国国家版本馆CIP数据核字（2023）第165042号

组稿编辑：张　树
责任编辑：王　珺
封面设计：宗　宁

内科疾病诊治与康复理疗

NEIKE JIBING ZHENZHI YU KANGFU LILIAO

主　　编：李　毅　满玉洁　赵　宏　胡德芳　姚晓非　夏海亭　黄　利　郭　栋
出版发行：上海科学技术文献出版社
地　　址：上海市长乐路746号
邮政编码：200040
经　　销：全国新华书店
印　　刷：山东麦德森文化传媒有限公司
开　　本：787mm×1092mm　1/16
印　　张：18.75
字　　数：480千字
版　　次：2023年9月第1版　2023年9月第1次印刷
书　　号：ISBN 978-7-5439-8921-4
定　　价：198.00元

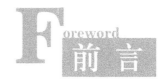

前言

　　内科学是一门整体性很强的学科，重点论述人体各个系统疾病的病因、发病机制、临床表现、诊断、治疗、预防、保健等内容，是临床医学各学科的基础。它的内容和范畴是在社会的发展过程中逐渐形成的，并且仍处于不断更新变化当中。随着内科学基础理论研究的深入、新技术的应用及临床经验的积累，人们对内科疾病的认识逐渐加深，对诊断方法和治疗技术的认识也有了质的飞跃。广大医务工作者，特别是基层临床医师急需掌握这些知识及诊疗规范，以指导临床实践。因此，编者们结合自己多年丰富的临床经验，详细总结、深入思索并加以汇总、提炼，编写了《内科疾病诊治与康复理疗》一书，希望能对各级临床医师起到一定的帮助。

　　本书吸收了国内外内科学的基础研究和临床科研的最新成果，以新颖、实用、便于掌握为编写原则。在内容编排上，分别对神经内科、心内科、消化内科等各科室临床常见病和多发病逐一做了详细阐述，涵盖了疾病的病因、发病机制、临床表现、辅助检查、诊断、鉴别诊断、治疗和预后等内容。本书资料翔实，结构清晰，内容丰富，既包括了现代内科综合性的诊疗进展，又涵盖各专家学者多年来的临床诊疗经验，有助于临床医师对疾病迅速做出明确的诊断和恰当的处理。

　　本书在编写过程中，由于水平和时间仓促，且医学发展日新月异，其中难免有不足和疏漏之处，敬请广大读者批评指正。

《内科疾病诊治与康复理疗》编委会

2023 年 6 月

第一章　内科常用检查技术 ·· (1)

　　第一节　脑脊液检查 ·· (1)

　　第二节　脑电图检查 ·· (8)

　　第三节　经颅多普勒超声检查 ·· (23)

　　第四节　胃液检查 ·· (34)

第二章　常见内科疾病的临床表现 ··· (38)

　　第一节　发热 ··· (38)

　　第二节　心悸 ··· (43)

　　第三节　呼吸困难 ·· (46)

　　第四节　咳嗽与咳痰 ··· (48)

　　第五节　恶心与呕吐 ··· (50)

　　第六节　腹痛 ··· (55)

　　第七节　共济失调 ·· (58)

第三章　神经内科疾病的临床诊治 ··· (62)

　　第一节　蛛网膜下腔出血 ·· (62)

　　第二节　脑栓塞 ·· (71)

　　第三节　短暂性脑缺血发作 ·· (75)

　　第四节　偏头痛 ·· (80)

　　第五节　三叉神经痛 ··· (87)

第四章　心内科疾病的临床诊治 ··· (92)

　　第一节　稳定型心绞痛 ·· (92)

　　第二节　不稳定型心绞痛 ·· (101)

　　第三节　急性心力衰竭 ·· (111)

　　第四节　慢性心力衰竭 ·· (122)

　　第五节　扩张型心肌病 ·· (131)

　　第六节　肥厚型心肌病 ·· (134)

第七节　心包缩窄 ………………………………………………… (136)

第八节　急性病毒性心肌炎 ……………………………………… (140)

第九节　原发性高血压 …………………………………………… (143)

第十节　继发性高血压 …………………………………………… (158)

第五章　消化内科疾病的临床诊治 ………………………………… (162)

第一节　胃食管反流病 …………………………………………… (162)

第二节　贲门失弛缓症 …………………………………………… (169)

第三节　急性胃炎 ………………………………………………… (172)

第四节　慢性胃炎 ………………………………………………… (175)

第五节　消化性溃疡 ……………………………………………… (185)

第六节　溃疡性结肠炎 …………………………………………… (193)

第六章　肾内科疾病的临床诊治 …………………………………… (197)

第一节　急性肾小球肾炎 ………………………………………… (197)

第二节　慢性肾小球肾炎 ………………………………………… (202)

第三节　狼疮性肾炎 ……………………………………………… (205)

第四节　急性肾损伤 ……………………………………………… (213)

第七章　血液内科疾病的临床诊治 ………………………………… (221)

第一节　缺铁性贫血 ……………………………………………… (221)

第二节　再生障碍性贫血 ………………………………………… (228)

第三节　原发免疫性血小板减少症 ……………………………… (233)

第四节　白血病 …………………………………………………… (237)

第五节　淋巴瘤 …………………………………………………… (247)

第六节　多发性骨髓瘤 …………………………………………… (249)

第八章　常见内科疾病的中医诊治 ………………………………… (254)

第一节　眩晕 ……………………………………………………… (254)

第二节　反胃 ……………………………………………………… (258)

第三节　胃缓 ……………………………………………………… (264)

第四节　尿浊 ……………………………………………………… (270)

第九章　常见内科疾病的康复诊治 ………………………………… (274)

第一节　脑卒中 …………………………………………………… (274)

第二节　周围神经损伤 …………………………………………… (280)

第三节　运动神经元病 …………………………………………… (287)

第四节　特发性面神经麻痹 ……………………………………… (291)

参考文献 ……………………………………………………………… (295)

第一章 内科常用检查技术

第一节 脑脊液检查

脑脊液(cerebro-spinal fluid,CSF)主要由脑室内的脉络丛产生,自侧脑室经室间孔进入第三脑室,经中脑导水管流入第四脑室,再从第四脑室的中孔和侧孔流入脑(脊髓)蛛网膜下腔,最后经脑蛛网膜粒进入上矢状窦和血液。

脑脊液充满了脑、脊髓蛛网膜下腔,成为覆盖在整个脑和脊髓表面的一个水垫,具有缓冲外力的作用,因而具有保护脑、脊髓和脑、脊髓神经免受外力冲击的功能;再通过其血管周围的间隙给脑、脊髓及其神经供给营养,维持神经细胞的渗透压、酸碱平衡和运出代谢产物。由于脑脊液最贴近脑、脊髓及其神经,当脑、脊髓及其神经、脑脊膜发生病变时,在脑脊液中会较早地出现相应的病理变化,病理变化因病变性质的不同而有差异。因此,脑脊液检查对神经系统特别是中枢神经系统感染性疾病的诊断、鉴别诊断、指导治疗、疗效观察和预后判断等均具有无法替代的重要意义。

脑脊液常规检查至少应包括下述项目。

一、外观

正常脑脊液应为一种无色透明的液体。如脑脊液为粉红色、红色或血性,则为穿刺损伤或病理性出血所致;如为粉红色,流出的脑脊液颜色先浓后淡,沉淀后上清液应无色透明,镜检红细胞形态基本无变化,不见吞噬细胞,放置后或有凝固;如为红色或血性,流出的脑脊液颜色应先后均匀一致,沉淀后上清液呈微黄或黄色,镜检红细胞皱缩,可见吞噬细胞,放置后无凝固,表示蛛网膜下腔存在血液(如脑或脊髓蛛网膜下腔出血、脑出血、脑室出血、肿瘤出血、颅脑外伤出血)。若脑脊液外观呈黄色则为出血或椎管内有梗阻所致,前者是在颅内出血,红细胞溶解的基础上发生,常见于恢复期;后者多由脑脊液中蛋白含量增多所致,常见于椎管内有炎性粘连或肿物,特别是脊髓低位段马尾部位出现严重梗阻,可使脑脊液蛋白含量显著升高而使脑脊液变黄(黄变症),体外放置片刻后即可自行凝固(弗洛因综合征)。如脑脊液外观呈云雾状浑浊,提示含有大量白细胞、细菌、真菌;如脑脊液呈脓样或米汤样,提示含有大量脓细胞,见于各种化脓性脑膜炎;若将脑脊液搁置后出现薄膜样沉淀物,提示含有大量纤维蛋白,多见于结核性脑膜炎。

二、显微镜检查

(一)白细胞计数

应用血细胞计数器急性检查。正常为$(0\sim5)\times10^6/L$,60%～70%为淋巴细胞,30%～40%为单核细胞。传统的常规检查(旧法)仅能区别其单核细胞和中性粒细胞,如应用脑脊液细胞玻片离心沉淀法等检查(新法)则极易区别和辨认各种类型和形态的细胞。

(二)涂片检查

一般涂片可有助于对细菌,真菌,寄生虫的成虫、幼虫及虫卵等的检查。脑脊液细胞玻片离心沉淀法涂片可大大地提高各种病原体和瘤细胞的检出率。

(三)生化检查

1.蛋白质

蛋白质包括清蛋白及球蛋白,正常情况下的潘氏试验为阴性。蛋白定量在临床上更为重要,正常腰椎穿刺脑脊液蛋白的含量正常值在$0.15\sim0.45$ g/L,脑室脑脊液蛋白在$0.05\sim0.15$ g/L,脑池脑脊液蛋白在$0.10\sim0.25$ g/L。蛋白含量升高多见于神经系统炎症、颅内肿瘤、脊髓压迫症和脱髓鞘性疾病等。68%～80%的脑和脊髓肿瘤的脑脊液蛋白定量升高而细胞计数正常(蛋白-细胞分离),故对脑、脊髓肿瘤的诊断具有重要意义。含血的脑脊液蛋白含量亦有升高,为鉴别原来有无蛋白含量升高,可按红细胞700/mm³增加蛋白量1 mg%的比例推算出含血脑脊液的总蛋白含量,减去由红细胞折算出来的蛋白含量,二者之差数即为脑脊液的自身蛋白含量。

2.糖

正常腰椎穿刺脑脊液的糖含量为$2.50\sim4.44$ mmol/L(45～80 mg%),糖含量降低可见于急性化脓性脑膜炎和颅内恶性肿瘤(如脑膜癌)等,化脓性脑膜炎为病菌致白细胞受损,释放出葡萄糖分解酶而分解葡萄糖所致,颅内恶性肿瘤可能与增殖活跃的瘤细胞加速糖的分解有关,低血糖症患者亦可有糖含量降低或很低;糖含量升高可见于糖尿病或在静脉注射葡萄糖之中或之后进行腰椎穿刺的患者,需要时应同时检查血和脑脊液的糖含量或糖化血红蛋白(糖尿病患者升高)以助鉴别。

3.氯化物

正常腰椎穿刺检查到的脑脊液氯化物的含量为120～130 mmol/L(700～750 mg%)。脑脊液氯化物的含量反映血中氯化物的含量,故凡能使血氯含量降低者均能使脑脊液氯化物的含量降低。脑脊液氯化物的含量降低见于急性化脓性脑膜炎、结核性脑膜炎、肾上腺皮质功能不全和长期呕吐等患者。

(四)病原学检查

疑有感染和必要时,尚需行细菌涂片培养、病毒分离和动物接种,对致病病原的确定具有决定性意义。细菌(如化脓菌和结核杆菌)、隐球菌、弓形虫、广州管圆线虫和丝虫等可在脑脊液涂片或脑脊液细胞玻片离心沉淀法检查和动物接种中被发现。

三、脑脊液细胞学检查

由于正常脑脊液中的细胞数量很少,再加上细胞收集器材的缺乏和检查方法上的不足,20世纪的脑脊液细胞学检查只能用血细胞计数器进行计数和简单分类,远不能满足当今临床上的需要。直至"玻片细胞沉淀法"和"细胞玻片离心沉淀法"发明后,才促进了此项检查的不断改进,并发展成为当今的一门新兴学科——脑脊液细胞学。

应用脑脊液细胞沉淀器一次送检只需 0.5～1.0 mL 脑脊液,既能收集到足够而完整的脑脊液细胞,并可回收脑脊液和避免对周围环境的污染。将收集到的脑脊液细胞经常规 MGG 染色(幽门螺杆菌染色液)后,在 1 000～1 500 倍一般光学显微镜或电视显微镜下即可对脑脊液细胞(正常细胞和异常的炎性细胞、免疫活性细胞、白血病细胞及肿瘤细胞等)进行准确分类、形态学观察和摄像留档,为中枢神经系统疾病的诊断提供客观依据。再通过脑脊液细胞学的动态观察,还可为疾病的治疗提供建议(如抗生素、抗白血病药物的应用),为其疗效和预后的判断提供可靠资料。

(一)脑脊液中常见的正常和异常细胞类型

(1)圆形细胞:小淋巴细胞、大淋巴细胞、激活淋巴细胞、浆细胞。

(2)单核-吞噬细胞:单核细胞、激活单核细胞、吞噬细胞。

(3)巨细胞。

(4)粒细胞:中性粒细胞、嗜酸性粒细胞、嗜碱性粒细胞。

(5)脑脊液腔壁细胞:脉络丛细胞、室管膜细胞、蛛网膜细胞。

(6)肿瘤细胞:中枢神经系统原发性肿瘤细胞、转移性肿瘤细胞、白血病细胞、淋巴瘤细胞。

(7)污染细胞:骨髓细胞、红细胞。

(8)其他细胞:退化细胞、皮肤细胞、裸核细胞、神经元细胞及神经胶质细胞。

正常脑脊液中的细胞多为淋巴细胞及单核细胞,二者之比为 7：3 或 6：4。

(二)中枢神经系统感染性疾病的脑脊液细胞病理学

1.化脓性脑膜炎

化脓性脑膜炎又称细菌性脑膜炎。常见致病菌为脑膜炎双球菌、肺炎球菌和流感杆菌等。脑脊液外观早期仍清亮,稍晚即显浑浊或呈脓性。白细胞计数可显著增加(可超过 $1\ 000×10^{6}/L$)。脑脊液细胞学特点可分为三期。①渗出期,以中性粒细胞反应为主,中性粒细胞可超过 90%,且以杆状核多见(但很快发育成为分叶中性粒细胞)。此外,可见少量淋巴细胞、浆细胞、嗜酸性粒细胞和单核细胞,嗜碱性粒细胞极少见(且以儿童患者较多见)。在中性粒细胞和单核吞噬细胞的细胞质内可见数量不等的相应致病菌。②增殖期,以单核-吞噬细胞反应为主,在有效的抗生素治疗后,中性粒细胞计数急剧减少,呈退化状态。单核细胞明显增多,可见到吞噬细胞和浆细胞。③修复期,以淋巴细胞和单核细胞为主,两者的计数及其比例日趋正常。中性粒细胞反应完全消失。

化脓性脑膜炎的上述不同病期的脑脊液细胞学改变,与细菌的毒素、患者的免疫力和抗生素的疗效等因素有关。增殖期可出现炎症再次暴发或进入慢性期,前者的脑脊液显示中性粒细胞数量再次增加;后者为单核细胞、淋巴细胞和中性粒细胞的数量大致相等。

2.结核性脑膜炎

脑脊液外观清亮或呈毛玻璃样。白细胞计数升高[可达 $(100～1\ 000)×10^{6}/L$]。病初中性粒细胞的数量较多,以后呈中性粒细胞、淋巴细胞和激活淋巴细胞、单核细胞和激活单核细胞、浆细胞、嗜酸性粒细胞和嗜碱性粒细胞并存的混合型细胞学反应,且持续时间较长。经有效治疗,脑脊液细胞将日趋转变为以淋巴细胞和单核细胞为主,其比例正常化。

3.病毒性脑膜炎

脑脊液外观为无色透明。细胞计数多为 $(50～500)×10^{6}/L$,在病发后 24～48 小时间可见明显的中性粒细胞计数增多,因患者一般就诊较迟,故临床中很难见到这种细胞异常反应。病发2天后则出现淋巴细胞、激活淋巴细胞和浆细胞反应。在激活的淋巴细胞和单核细胞胞质中常可见到特征性的包涵体(仅限于单纯疹病毒感染时)。

4.真菌性脑膜炎

脑脊液外观清亮或微浑,白细胞计数多为 $100 \times 10^6/L$,以激活单核、单核吞噬细胞和中性粒细胞反应为主。在 MGG 染色的单核吞噬细胞的细胞质内常可见被吞噬的新型隐球菌(很像脂肪吞噬细胞和红细胞吞噬细胞,应注意鉴别),细胞外可见染成深蓝色和带众多毛刺的特征性成簇新型隐球菌菌体及其芽孢,这在脑脊液细胞学常规检查中极易被发现且很少会被漏诊。当然,对于疑难病例还可用墨汁(印度墨汁或国产碳素墨水)和阿利新蓝染色、培养及动物接种等方法予以验证。

(三)中枢神经系统白血病和淋巴瘤的脑脊液

在脑脊液细胞学检查中,白血病细胞和淋巴瘤细胞的特征与外周原发性白血病细胞和淋巴瘤细胞的特征基本相同,易辨认。

但应注意区别淋巴瘤细胞与激活的淋巴细胞,前者的细胞核不规则,核仁大而明显,细胞质中常见较多空泡,而后者不应有这些恶性细胞征象。一旦在脑脊液中发现白血病细胞或淋巴瘤细胞,可为其诊断提供可靠依据。故本检查对中枢神经系统白血病和淋巴瘤的诊断、复发,判断是否做椎管内化学治疗(简称化疗)以及疗效评价等均具有重要实用价值,特别是对那些尚缺乏周围白血病和淋巴瘤症状的中枢神经系统白血病和淋巴瘤的诊疗具有重要意义。在既往传统的脑脊液细胞检查中,由于技术和设备上的原因,常易将白血病细胞误诊为正常的淋巴细胞,造成误诊误治,提示有条件的单位应尽快地开展脑脊液细胞学检查。

1.白血病

在淋巴细胞白血病中,急性淋巴细胞白血病最容易侵犯中枢神经系统。慢性淋巴细胞白血病累及中枢神经系统的较少。应用玻片离心沉淀仪制片的阳性检出率高于一般常规方法。急性淋巴细胞白血病细胞的过氧化酶和苏丹黑染色为阴性,有助于对急性粒细胞白血病的鉴别。

(1)粒细胞白血病:急性粒细胞白血病患者的细胞以原始和早幼粒细胞为主;慢性粒细胞白血病患者的细胞以中幼和晚幼粒细胞为主。急性粒细胞白血病细胞的过氧化酶和苏丹黑染色为阳性。

(2)单核细胞白血病:急性单核细胞白血病患者的细胞以原始和幼稚单核细胞为主。非特异性酯酶染色呈强阳性,过碘酸-希夫反应(PAS)反应阳性率升高。

2.淋巴瘤

脑脊液中常见大量非典型的淋巴细胞及其有丝分裂,细胞核的形态多样化。以 B 淋巴细胞型淋巴瘤病常见,T 淋巴细胞型淋巴瘤少见且预后差。感染所致的激活淋巴细胞中以 T 淋巴细胞为主,且无淋巴瘤的恶性变特征。

(四)中枢神经系统肿瘤的脑脊液细胞学

脑脊液中的肿瘤细胞,特别是恶性瘤细胞常有胞体、细胞核增大,核(增大)浆(变少)比例失调,着色较深或很深(因瘤细胞内增多的核酸与染色液中的碱性亚甲蓝结合较多);核和核仁数目增多变大(因细胞代谢和分裂兴旺)和形态不一;细胞有丝分裂活跃,并常呈团、簇或花瓣样,呈腺管状排列,细胞膜界限不清,需要时还可通过荧光等其他特殊染色协助确认。由于解剖和病理上的原因,原发肿瘤(髓母细胞瘤除外)的阳性率较低(<25%、甚至有些病例可呈阴性),脑转移癌

和脑膜癌病的阳性率可达75%。为中枢神经系统肿瘤的诊断、疗效评估和复发预报等提供了可能,为颅脑影像学检查的病因诊断提供了补充,并把脑转移癌和脑膜癌病的确诊从既往的术后或死后病理诊断提高到术前或生前即能做出临床确诊的新水平。中枢神经系统肿瘤病例的脑脊液糖含量有时可有降低,特别是在无条件进行脑脊液细胞学检查的基层单位,把癌(瘤)细胞误诊为一般白细胞、把脑膜癌病误诊为脑膜炎的事例并不少见,这些情况值得注意。

(五)脑寄生虫病的脑脊液细胞学

寄生虫常被视为一种巨大而复杂的糖蛋白复合抗原,因此进入人体中枢神经系统后,即可刺激参与免疫功能的嗜酸性粒细胞增生(参考值为正常人低于1%,小儿可达4%),脑寄生虫病的脑脊液细胞学特点以嗜酸性粒细胞增多为主,一般为4%～10%,最高可达60%或更高(如服用糖皮质激素等药物可使其下降)。在寄生虫入侵的急性期也可伴有中性粒细胞增多,但一般持续时间不长。故本检查对脑寄生虫的助诊以及病情估计、疗效评价和再次感染的预报均有一定意义。特别是对某些原因未明的颅内压升高、偏瘫、失语和癫痫发作患者的病因诊断具有参考价值。如在检查中同时发现弓形虫滋养体、广州管圆线虫,还可提供病因诊断。

1.脑囊虫病

脑脊液外观清亮。白细胞计数多在$(4\sim10)\times10^9/L$。急性期嗜酸性粒细胞计数增加(占4%～10%,最高可达95%,正常参考值为0～1%,小儿可达4%),也可见少量嗜碱性粒细胞和激活淋巴细胞。进入慢性期后,激活单核细胞和浆细胞所占比例较高。恢复期以小淋巴细胞和单核细胞为主。再次感染时嗜酸性粒细胞计数又可升高。

2.弓形体病(或弓浆虫病)

脑脊液清亮。白细胞计数常增多。急性期先有中性粒细胞计数增加,随后可有持续的嗜酸性粒细胞计数增多,伴有不同数量的单核-吞噬细胞和浆细胞。在白细胞胞质内和细胞外可见散在的或成群的弓形虫滋养体。虫体外形多似香蕉,也可呈棒状,虫体一头稍粗,在靠近粗头处可见一圆形核。

3.广州管圆线虫病

脑脊液常规及脑脊液细胞学检查大致与弓形体病相同。在白细胞外可见广州管圆线虫。虫体外形呈逗点样短细线状,头部较粗,在靠近粗头处可见一圆形核,尾部逐渐变细和变弯。

4.螨虫

脑脊液常规及脑脊液细胞学检查大致与弓形体病和广州管圆线虫病。在白细胞外可见螨虫的成虫、若虫及虫卵。虫体形态不一,有的形似蜘蛛,有的形似螃蟹或蠕虫,但都具有一个袋状躯体,背上有一块盾板,口器单独成一个体段(腭体)。成虫和若虫有4对足,幼虫有3对足。

(六)血性脑脊液的病因学鉴别

因病理性出血(如脑出血)在出血3天后的脑脊液中方可见到红细胞吞噬细胞,5天后方可见到含铁血黄素吞噬细胞,10天后方可见胆红素吞噬细胞及其共存。如既往从未进行过腰椎穿刺,而在立即送检的新鲜血性脑脊液中出现上述吞噬细胞,则应考虑为病理性出血。无论从时间上讲,还是从病理过程来讲,不可能也来不及形成和出现上述病理性出血性患者那样的吞噬细胞,故对病因鉴别具有重要意义,且较以往临床诊断中所习用的方法更为准确和可靠。如在血性脑脊液标本中同时发现白血病细胞,还可为血性脑脊液提供病因诊断。

四、脑脊液免疫学检查

因为中枢神经系统是机体内的一个特殊免疫系统,脑脊液又紧靠中枢神经系统,所以许多中枢神经系统疾病的免疫学异常常先从脑脊液免疫学检查中反映出来,提示此项检查具有重要的临床意义。为了提高脑脊液免疫功能检测的应用价值,在临床检查中还应同时进行外周血液的相应免疫功能检查和动态检测,以利于对照。

(一)蛋白质电泳检查

在神经系统疾病的诊断方面也有一定的意义。正常脑脊液的电泳值:前清蛋白为 $0.02\sim0.059$,清蛋白为 $0.55\sim0.66$;α_1 球蛋白为 $0.025\sim0.089$,α_2 球蛋白为 $0.06\sim0.09$,β 球蛋白为 $0.10\sim0.18$,γ 球蛋白为 $0.04\sim0.117$。脑脊液中球蛋白与清蛋白的比例(蛋白商)为 $1/3\sim1/5$。蛋白商降低提示脑脊液清蛋白升高,见于脑膜损害或椎管内压迫症、脑瘤等;蛋白商升高提示球蛋白升高,见于脑实质病变,如多发性硬化、麻痹性痴呆、亚急性硬化性全脑炎。前清蛋白降低见于神经系统炎症、吉兰-巴雷综合征;升高见于脑萎缩和变性疾病等。脑脊液总蛋白量正常或稍高,而 γ 球蛋白升高则有助于细菌性脑膜炎、恶性脑瘤、亚急性硬化性全脑炎以及多发性硬化的诊断。α_1、α_2 球蛋白升高主要见于中枢神经系统的急性炎症,如细菌性脑膜炎、脊髓灰质炎。β 球蛋白升高见于中枢神经系统萎缩与退行性病变及肌萎缩侧索硬化症等。

(二)免疫球蛋白检查

正常脑脊液中免疫球蛋白(Ig)极少。其中 IgG 为 $5\sim40$ mg/L,IgA 为 $0\sim6$ mg/L,IgM 为 $0\sim13$ mg/L,IgE 极少(在正常脑脊液中几乎测不到)。IgG 升高多见于结核性脑膜炎、化脓性脑膜炎、亚急性硬化性全脑炎、多发性硬化、吉兰-巴雷综合征、病毒性脑炎等中枢神经系统疾病,早期先出现 IgM 升高,恢复期才有 IgG 和 IgA 升高;乙型脑炎急性期的 IgG 正常,恢复期才有 IgG、IgA 和 IgM 的轻度升高。

(三)细胞免疫学检查

1.淋巴细胞的检查

例如,通过改良的非特异性酯酶染色法,在成熟的 T 淋巴细胞胞质中可见到致密而局限的粒状棕黄色沉淀物者为阳性[正常值为 $(53.15\pm10.72)\%$],免疫功能亢进或低下者的阳性率也相应升高或下降。B 淋巴细胞的酯酶反应极少呈阳性反应;单核细胞虽可呈阳性反应,但其酶反应物色淡、量多而弥散,形态欠清晰。故此项检查可视为识别脑脊液中成熟 T 淋巴细胞的简易方法,并对中枢神经系统疾病患者的细胞免疫功能的快速检测、免疫调节剂的临床选用及其疗效评价,均具有一定的实用价值。

2.淋巴细胞亚群的检查

如应用混合花环法、单克隆抗体法等方法,进行脑脊液淋巴细胞亚群($CD3^+$、$CD4^+$、$CD8^+$ 细胞)的检测,对脑脊液细胞免疫功能的进一步了解和分析能提供更多的客观资料。

五、脑脊液特殊生化检查

(一)脑脊液 IgG 指数

IgG 指数是监测鞘内 IgG 合成的一个重要指标,其中脑脊液 Alb/血清 Alb 为 Alb 指数,用于表示血-脑屏障的完整性。

(二)24 小时免疫球蛋白合成率

脑脊液中免疫球蛋白的增加有两种来源。

1.透过

血-脑屏障的改变致使脑毛细血管的通透性增加,血清免疫球蛋白顺着高浓度差进入脑脊液中。

2.局部合成

由进入中枢神经系统的免疫活性细胞合成免疫球蛋白。在中枢神经系统感染和自身免疫性疾病时,脑脊液中免疫球蛋白的增加是神经系统本身的合成所致,但多种原因导致的血-脑屏障的破坏可掩盖或干扰神经系统本身免疫球蛋白合成,使医师不能合理地去评价中枢神经系统的自身免疫状态。这样就要求有一种方法能人为地减小或消除血-脑屏障破坏所致的血清免疫球蛋白进入脑脊液所造成的影响,这种方法就是鞘内 IgG 合成率计算。

中枢神经系统内 IgG 合成率的计算方法有许多种,通过下述计算公式不但可了解脑脊液中的 IgG 变化,并可计算鞘内 24 小时的 IgG 合成量率。

即{[脑脊液 IgG－(血清 IgG/369)]－[脑脊液 Alb－(血清 Alb/230)]×(血清 IgG/血清 Alb)×0.43}×5

正常人脑脊液中的 IgG 来自血液。血-脑屏障受损时血液中的 IgG 和 Alb 进入脑脊液的量会增多。要测定脑脊液中增加的 IgG 量,首先校正从血液中来的 IgG 量,减去血-脑屏障正常情况下进入脑脊液中的血清 IgG 量,再减去因血-脑屏障受损和渗透压增加而进入脑脊液的 IgG 量。通过上述公式计算出的结果即代表中枢神经系统内部每天的 IgG 合成量。正常值为每天 <3.3 mg,>5.0 mg 则为可疑,>10.0 mg 为肯定异常。合成率异常提示异常的脑脊液蛋白系来源于中枢神经系统的自身合成。

鞘内 IgG 合成的增加提示中枢神经系统内发生了免疫学现象,对某些中枢神经系统感染和免疫性疾病的诊断具有辅助诊断作用。

鞘内 IgG 合成率检查的另一重要作用是能对某些疗效的判定具有监测作用。当鞘内 IgG 合成增加时,提示可使用糖皮质激素或其他免疫抑制剂疗法,鞘内 IgG 合成率随后应有下降;如无变化或反有升高趋势,说明现有免疫疗法效果不佳,故对治疗和提高疗效具有指导作用。

(三)寡克隆带

寡克隆带是电泳方面的词语,是检测鞘内 IgG 合成的一种重要方法。在脑脊液蛋白电泳检测中,异常的 γ 球蛋白区带可分为 3 个类型。①单克隆型:由单一浆细胞克隆分泌,在电泳上呈狭窄的单峰;②多克隆型:由于同时刺激多个不同克隆,免疫球蛋白全面增加;③寡克隆型:两个或多个细胞克隆活化造成不连续的 IgG 带群。

寡克隆带的检测是多发性硬化诊断的重要参考指标,是仅次于 MRI 的权威指标,其阳性率达 95%,但并非多发性硬化患者所特有,因也可见于由病毒、细菌、寄生虫、真菌所致的感染性神经系统疾病,亚急性硬化性全脑炎和吉兰-巴雷综合征患者(阳性率可达 28%～72%)。在肿瘤、脑血管病、癫痫、痴呆、帕金森病和肌萎缩侧索硬化等非感染性神经系统疾病中也可检测出寡克隆带,不过阳性率较低(2%～28%)。以上资料说明,寡克隆带对中枢神经系统感染性疾病和多发性硬化等的诊断虽具有极高的敏感性,但缺乏特异性,而只能作为必要时的参考指标。

(四)人髓鞘碱性蛋白检测

人髓鞘碱性蛋白(myelin basic protein,MBP)检测是神经组织特别是神经髓鞘所独有的一种蛋白质,占髓鞘蛋白总量的 30%,在神经纤维的绝缘和快速传导中起重要作用。MBP 具有显著的组织和细胞特异性,它只在中枢神经的少突胶质细胞和周围神经的施万细胞内合成。其他非神经组织细胞均不产生这种蛋白质。

MBP 是脑实质性损伤的特异标记。感染、外伤或疾病等引起神经组织细胞的破坏时,MBP

即进入脑脊液,一小部分 MBP 可进入血液;血-脑屏障破坏或通透性改变时 MBP 也会明显增加。因此,脑脊液和血液 MBP 含量的测定,是反映脑、神经组织细胞有无实质性损伤或髓鞘脱失的灵敏而可靠的生化指标;其含量的高低还可反映感染等损伤的范围及其严重程度,故定期连续 MBP 检测能为疾病的发展、预后和疗效的判断提供可靠依据。

此项检查有助于对伴有或疑有神经组织细胞损害者的诊断,故适用于诊断急性脑外伤、脑手术后、急性脑血管病、各种急性脑膜炎、脊髓炎、视神经炎、急性多发性硬化和吉兰-巴雷综合征等。90%的多发性硬化急性期患者有脑脊液和血清 MBP 增多,是活动期的指标。MBP 的含量是否正常,升高的早晚、程度以及持续时间,有助于对神经系统损伤的有无、类型、程度、进展、预后和疗效的判断。

(五)S-100 蛋白

S-100 蛋白是一种钙结合蛋白。这种蛋白可溶解在 pH 为 7.0 的饱和硫酸铵溶液中,故命名为 S-100 蛋白(S 代表可溶的,100 代表硫酸铵的饱和度)。它是一种中枢神经系统胶质细胞损害的标志蛋白,可通过补体结合试验、双向免疫扩散、免疫火箭电泳、交叉免疫电泳和放射免疫等多种免疫学检测方法进行测定。脊髓压迫症、缺血性脑血管病、出血性脑血管病、病毒性脑炎和多发性硬化患者的脑脊液 S-100 含量均可有升高。故 S-100 是中枢神经系统损害的可靠指标,其浓度对病程和预后的判定有一定的参考价值。

(胡德芳)

第二节　脑电图检查

一、脑电图分析

(一)脑电图的基本特征

脑电图的基本特征是指周期、频率、振幅、波形和位相。

1.周期

周期是一个波从它离开基线到返回基线所需的时间(图 1-1),也称周波,计算单位以 ms 表示。

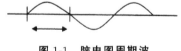

图 1-1　脑电图周期波

2.频率

频率(图 1-2)是每秒出现的周期数,以周/秒(c/s)表示。

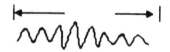

图 1-2　脑电图频率

3.波幅（振幅）

波幅是由波峰到两个波谷连线的垂直线（图1-3）。

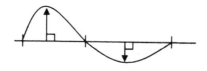

图1-3 脑电图中的波幅

（1）低波幅：$<25~\mu V$。

（2）中波幅：$25\sim75~\mu V$。

（3）高波幅：$75\sim100~\mu V$。

（4）极高波幅：$>100~\mu V$。

4.波形

波形是波的形状。

5.位相

位相是波峰的方向性。一个波由基线向上、下偏转便产生位相。向上为负相，向下为正相（图1-4）。

 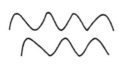 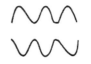

同位相 　　　　　位相差 　　　　　位相倒置（颅内占位病变）

图1-4 脑电图中的位相

(二)脑电图的成分

1.波

波是单个电位差，即单个波，如α波、β波。

2.活动

活动是连续出现的波。

3.节律

节律是指单个波的周期，其位相均相同。波幅呈现有规律的变化。例如，阿尔法（Alpha）节律的波幅从低到高，又逐渐变低，形成梭状，两极（组）之间有静息期。

4.背景活动

背景活动是指在脑电图描记中，除了阵发或局限的显著变动部分外，其余表现为占优势的广泛和持续的活动。

5.常见脑波

脑电图上常见脑波示意图如图1-5所示。

常见脑波有以下几种。

（1）α波：频率为$8\sim13$ c/s，波幅为$10\sim100~\mu V$。α节律是脑波的基本节律。安静闭目时枕区的阿尔法节律明显。α波常在声、光刺激及思考时抑制（如静闭眼试验、心算）。

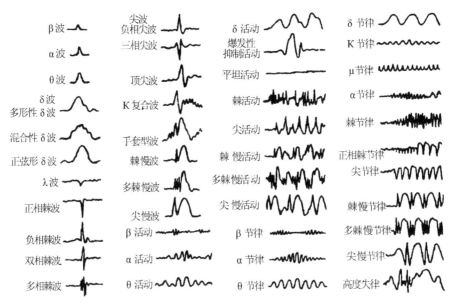

图 1-5　脑电图上常见脑波示意图

（2）β 波：频率为 14～30 c/s，波幅为 5～20 μV。当 β 活动占优势时，β 波的波幅可稍高，但不应大于 50 μV。β 波多见于额区、颞区、中央区或介于两组 α 波之间。当精神紧张或服用安眠镇静药物时，β 活动增多。β 波可受光线影响，但机体活动时 β 波抑制。

（3）θ 波：频率为 4～7 c/s，波幅为 10～200 μV。波形变化多，多为多形性的。多数学者认为 θ 波起源于海马回。当听觉和嗅觉受刺激时，就可引起海马回发作，此时呈现大量 θ 波。一般散在出现＞10％为异常。

（4）δ 波：频率为 0.5～3 c/s，波幅为 10～200 μV。

（5）γ 波：频率为 33～45 c/s，波幅为 25 μV，多见于额区、中央区，临床意义未明。

（6）μ 波：亦称弓状波，频率为 7～11 c/s，波幅为 50 μV 左右，波形似希腊字母 μ，在受到痛觉刺激或握拳时受抑制，睁眼时不消失。

（7）λ 波：频率为 3～5 c/s，波幅为 10～40 μV。眼球运动时 λ 波消失。

（8）K 波：频率为 6～10 c/s，于思考时出现于额区、颞区。

（9）尖波：又称锐波或慢棘波或峰波。时限为 80～200 毫秒，波幅多大于 100 μV，频率为 12 c/s 左右。波的升支、降支光滑。有的学者称升支陡直，降支缓慢下降。负相尖波多见于癫痫，也可见于颅内炎症、颅内肿瘤等。

（10）棘波：又称针状波。时限＜80 毫秒，多为 20～60 毫秒。波幅多为 100～150 μV。波顶尖锐，升降支光滑陡直，升支直上，降支下降时多与升支重叠 1/3。6～14 c/s 的正相棘波常见于间脑发作。棘波是癫痫的特异性、发作性放电现象之一，但棘波不是癫痫的同义词，它可见于颅内肿瘤、脱髓鞘疾病等。

（11）尖慢波：由一个尖波与一个慢波复合而成，多见于癫痫小发作或局限性癫痫。

（12）棘慢波：由棘波和慢波组合而成，频率多为 2～3 c/s，往往以不规则的持续性或爆发性出现。是癫痫小发作的典型病理波。

（13）复合波：在一个慢波上附有许多小波、切迹或载波而形成一个变形波。这些载波可在波峰或升、降支的上段或下段,载波可是 α 波或 β 波。

(14)顶尖波:顶尖波是一种睡眠波,一般在浅睡时出现,在顶区,常见于儿童期浅睡期。波幅高达 300 μV。顶光波多为负相波,成对的顶尖波称驼峰波。

(15)δ 节律:又称睡眠梭形波或睡眠纺锤波,为 14 c/s 的节律,多见于中睡期(非快速眼动期,睡眠第Ⅲ期)。

(16)K-综合波:K-综合波是一种在睡眠时经听觉刺激诱发高幅慢波,随后出现不同波幅的快波(12～16 c/s)而形成的综合波。有时该综合波也可在睡眠时不经任何刺激而出现。这是一种正常的睡眠波,常出现在中睡期。

(17)手套型波:手套型波是一种异常睡眠复合波,也可见于 30% 的正常人,波形与手掌、指相似(如手套形状)。

(18)平坦活动:又称电沉默现象,为脑死亡的波形。为各种频率电活动都有不同程度的抑制,见于大脑严重损害或各种原因引起的极度(深)昏迷者。

6.脑波的出现形式

脑波的出现形式从时间上可以是单个的、散在的、短程的(1～3 秒)、长程的(3～10 秒)、持续的(>10 秒)、阵发的、杂乱的。从空间分布上可以是弥漫的(又称普遍的或广泛的,出现于头部所有区域,且两侧不对称)、弥散的(出现于头部大片区域而且位置较恒定)、不对称的,一侧的,局限的,等等。

(三)脑波的测量

分析脑波有两种方法,一种是用频率自动分析器,另一种是视觉分析法。临床上采用的是视觉分析法。分析脑波要注意频率、波幅、波形、位相及各种因素对它们的影响。年龄、意识状态、精神活动、睁眼、闭眼、过度换气、声光刺激、药物等对频率与波幅都有影响。

1.频率的测量

频率的测量用特制的透明脑电图尺进行。

2.波幅的测量

波幅测量一般测量单导联的波幅,因其基线较稳定。

(1)低波幅:<25 μV。

(2)中波幅:25～75 μV。

(3)高波幅:75～100 μV。

(4)极高波幅:>100 μV。

3.量慢波

量慢波要注意慢波的波形周期,出现的区域,出现的形式(阵发、爆发、散在性或弥漫性,是否杂乱等)。

(四)婴幼儿及儿童的正常脑电图

新生儿的脑电图通常由不规则的低幅 δ 波及重叠在其上面的 7～30 c/s 极低幅快波和半节律性的 α 波组成。2 个月婴儿的脑电图中,不规则的慢波逐渐增加其频率,并常带有一定的节律性(3～5 c/s),这种节律性先出现于顶、中央区,然后扩大到枕区。3～5 个月婴儿的脑电图中,δ 波减少,3～5 c/s 节律波出现于全部导联,但以顶区、枕区为著(第一次组织化)。6～11 个月婴儿的脑电图中,4～7 c/s 节律波在枕区占优势,并出现左右对称性。枕区 θ 波对光刺激呈现反应(第二次组织化)。

（1）1岁：较稳定并较有规则的 5～8 c/s 高幅波出现于全部导联，以枕区为著。此时开始出现脑电图的个体差异，频率可以每年增加。

（2）3～5岁：δ 波急剧减少，波幅开始降低，逐渐过渡到 θ 波，顶、枕区可出现 8～10 c/s α 活动，其连续性将增加。但以顶区为主的 4～6 c/s θ 波尚较多，还可有散在性高幅 δ 波。3 岁男童清醒时正常脑电图如图 1-6 所示。

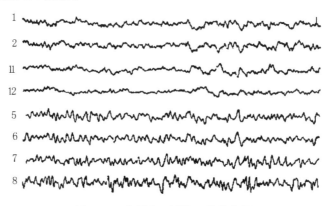

图 1-6　3 岁男童（清醒）正常脑电图

（3）6～8岁：θ 波急剧减少，8～12 c/s α 波（活动）增加，逐渐形成 α 优势。δ 波很少，波幅也低，β 波亦少。

（4）9～10岁：α 优势已完成并较稳定，接近于成人的脑电图。枕区 α 活动主要为 10～12 c/s，额区、顶区尚可有 7～8 c/s 的节律波，也可见广泛性散在性 θ 波，δ 波出现率在 12% 以下。10 岁前 α 的波幅一般较高，超出 150 μV 者不一定异常。

（5）11～17岁：基本上为成人脑电图，但尚不稳定，额区、顶区出现少量 θ 波或 δ 波。

（五）儿童的异常脑电图

（1）出现棘波、尖波病理复合波或爆发抑制，平坦活动等。

（2）有局限性改变。

（3）两侧显著不对称。

（4）4 岁以上枕部背景活动<6 c/s，大于 6 岁还有中等量为 4 c/s 的波，大于 7 岁还有 2 c/s 的波，9 岁以上枕部背景活动<8 c/s，大于 10 岁还有中等量为 4～8 c/s 的波。

（5）睡眠脑电图中没有睡眠波。

（六）成人的正常脑电图

1.α 脑电图

α 脑电图为 α 节律占优势，特别是在枕区、顶区。节律占优势，频宽>1.5 c/s，仅额区可有少量低幅 β 活动，θ 波不明显（占正常成人脑波的 79%，图 1-7）。

2.β 脑电图

β 脑电图为 β 活动占优势，波幅一般为 20～30 μV，有时可达 50 μV。在 β 活动中间有低至中幅 α 波或节律（占正常成人脑波的 4%）。

3.低波幅脑电图

低波幅脑电图为 α 波，稀少且振幅低，不超过 20 μV，β 波少而难于计算，结果致低幅 θ 波反而明显。视反应及过度换气后常出现 α 节律（占正常成人脑波的 7%）。

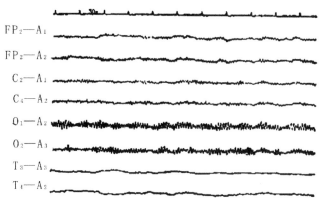

图 1-7 42 岁女性(清醒)的正常 α 型脑电图

4.不规则型脑电图

不规则型脑电图为 α 节律不规则,在额区的 α 波的振幅较高,低幅 β 活动较多(占正常成人脑波的 10%)。

(七)成人的异常脑电图

1.成人轻度异常脑电图

成人轻度异常脑电图如下。

(1)α 波形欠整,杂乱或 α 波泛化、前移。波幅调节差,基线不稳,α 波的频率差别显著。

$$频率—\begin{cases}同一导联>1 \text{ c/s}\\不同导联>2 \text{ 或 } 2.5 \text{ c/s}\\双侧对应部位>0.5 \text{ c/s}\end{cases}$$

α 波幅>150 μV,枕部双侧波幅差>50%。

(2)额区出现高波幅 β 活动,β 波波幅>50 μV。

(3)额区散在慢波数量超过正常范围(θ 波指数>15%),波幅为中至高波幅。

(4)自发或诱发出现少量的、单发的或偶见的不典型尖波、棘波、棘慢波、尖慢波。

(5)视反应 α 节律不抑制。

2.成人中度异常脑电图

(1)θ 活动占优势,以 θ 波为基本节律。

(2)慢波有局限性,两侧经常有显著不对称的活动。

(3)自发或诱发尖波、棘波或尖慢波、棘慢波。

(4)过度换气时出现高波幅慢波,且在过度换气停止 10 秒后仍未消失。

(5)中幅 δ 波成串或成群出现。

3.成人高度异常脑电图

(1)δ 波占优势。

(2)有明显的局限性。

(3)出现自发或诱发的尖波节律、棘波节律或病理复合波节律。

(4)出现爆发抑制或平坦活动(波幅<10 μV)。

见于严重颅内病变、颅内高压晚期、脑炎极期、严重脑外伤、肝昏迷、尿毒症、心搏骤停复苏、脑死亡等。

(八)睡眠脑波

1.思睡期

在思睡期α波消失或在中间出现,代以低波幅快活动及θ波,节律不规则,当受外界刺激时,波可迅速恢复。

2.浅睡期

浅睡期可出现睡眠纺锤波,又称σ节律。

3.中睡期

中睡期的主要波为δ波(3 c/s),不规则,常间以顶尖波、散在的睡眠纺锤波及 K-综合波(12～16 c/s)。

4.深睡期

深睡期出现弥漫性高波幅不规则的δ波,波幅可高达300～600 μV,两侧对称。同时混有4～7 c/s θ波,慢波上重叠有快波。睡眠纺锤波消失。

(九)诱发试验

1.睁闭眼试验(视反应)

睁闭眼试验是被检者睁眼时,顶枕区α波受抑制,而代之以β活动,这种反应又称视反应。视反应可作为大脑发育进程的指标,在生理情况下,α节律抑制随年龄的增长而升高,表现为α节律从部分抑制逐渐向完全抑制过渡。在定位诊断上,视反应时病理波不抑制,表示病灶位于皮质浅部或电极附近;如病理波抑制,则表示病灶在皮质深部或远离电极部位。

2.过度换气

过度换气是使肺泡内大量CO_2呼出,血液CO_2浓度下降,血pH上升而出现的碱中毒状态,引起脑毛细血管收缩,皮质缺氧,使脑皮质神经细胞代谢的环境发生变化,提高皮质层的兴奋性,在此状态下,提高病理波的阳性率。

3.睡眠

睡眠时癫痫患者易出现或加强痫性放电。颞叶癫痫患者觉醒时脑电图只有30%可发现病灶,而睡眠时则可有80%以上发现病灶,局限性癫痫患者睡眠时阳性率可提高2/3,除出现局限性异常外,还可有病侧睡眠波减弱或消失。

4.闪光刺激

闪光刺激对多数癫痫小发作患者可诱发棘慢节律。对肌阵挛性癫痫患者可诱发多棘慢波。对其他类型癫痫患者,闪光刺激诱发的脑电图异常主要为弥漫性快活动或慢活动、棘慢波、额区和中央区棘波伴有肌阵挛。值得指出的是,有些癫痫病者在其他诱发试验阴性时,通过闪光刺激可获得阳性结果。

5.贝美格或戊四氮

贝美格易诱发局限性放电,戊四氮易诱发弥漫性放电。一般认为贝美格的不良反应比戊四氮少,引起脑电图改变的剂量和抽搐剂量差距较大,易排出并易被苯巴比妥中和,故比戊四氮安全。此外还可采用光-贝美格或光-戊四氮诱发,可减少药物用量和不良反应,并减少临床发作和提高阳性率。由于上述原因,多采用光-贝美格诱发试验,其阳性率接近90%。光-贝美格诱发的脑电图异常主要为阵发性两侧同步性高波幅慢活动、棘波、棘-慢波或局限性异常放电。

6.声音刺激

声音刺激对声源性癫痫患者可诱发痫性放电与临床发作,对其他癫痫患者诱发阳性率不高,故较少用。此外,还有鼻咽电极、蝶骨电极、颈动脉窦压迫法、低血糖诱发、低 O_2 诱发、水诱发、药物诱发以及合并方法光-戊四氮诱发等。

二、脑电图的临床应用

(一)癫痫

脑电图(EEG)是确诊癫痫及癫痫综合征准确分类最有价值的检查方法,发作间期痫性放电(Eds)支持癫痫诊断,但缺乏 Eds 不能排除癫痫。30%～50%的癫痫患者在第一次常规脑电图中记录到 Eds,60%～90%的癫痫患者在第三次脑电图中记录到癫痫放电,再增加描记次数未见痫性放电增加,10%～40%的癫痫患者用常规脑电图不能显示发作间期 Eds,睡眠、睡眠剥夺、过度换气和闪光刺激等在某些患者可能诱发出 Eds。颞叶近中线部位及眶额部病灶的 Eds 在到达头皮时常不能以足够的波幅突出于背景活动之上,常需安放蝶骨电极、鼻咽电极等特殊电极。癫痫是发作性神经功能障碍,医师不能随时得到诊断所需的信息,延长脑电图的监测时间是必要的。

1.脑电图录像监测系统

可同步记录患者的发作行为和发作时的脑电图,可同时用两架摄像机(一架监测患者,一架对准脑电图)和一个具有特殊作用的发生器实现这一目的;也可只用一架摄像机监测患者,用脑电图通过电子技术同时记录在录像带上,这对癫痫发作类型诊断及某些不能解释的惊厥发作(如心源性晕厥、精神源性发作)有重要诊断价值。例如,在惊厥发作期完全正常的脑电图则提示精神源性非癫痫发作。做此项检查应选择发作频率高、癫痫发作类型不明确的病例,否则得不到预期的效果。

2.脑电图动态磁带记录系统

采用盒式磁带脑电图记录仪长时间监测患者,通常每盘磁带可监测 24 小时,监测期中患者可自由活动。由于记录时间延长,可能得到常规脑电图未能得到的脑电图异常及其与生理节奏周期的关系,但对运动及其他伪差干扰极敏感,需有经验的医师来解释。

常见癫痫综合征脑电图的癫痫样异常见表 1-1。

表 1-1　常见癫痫综合征脑电图的痫性放电

癫痫综合征	脑电图
婴儿痉挛症	高度节律失调:在不规则的背景活动上暴发杂乱的高波幅慢波,有多灶的痫性放电及波幅的突然衰减
小运动癫痫	慢棘慢复合波(<2.5 Hz),背景活动明显减慢
儿童失神癫痫	普遍暴发的高波幅双侧对称同步的 3 Hz 棘慢波综合,易被过度换气所诱发,背景活动正常
良性中央-中颞区癫痫	中央-颞区局灶痫性放电,背景活动正常,睡眠中痫性放电明显增多
少年型肌阵挛癫痫	普遍性多棘慢波综合,可被闪光刺激诱发,背景活动正常
部位相关的癫痫	有局灶的痫性放电,偶为局灶的慢活动,背景活动偶有轻度减慢

(二)脑肿瘤、脑脓肿和硬膜下血肿

90%的患者脑电图改变取决于病变的类型和部位,除弥散改变外,典型异常为局灶性,多见局灶性慢波(多为 δ 波),有时为癫痫发作活动或局灶性波幅减小。发展迅速的病变,如脑脓肿

(图1-8)、转移瘤(图1-9)和胶质瘤(图1-10),幕上病变的脑电图异常率通常最高,脑脓肿的脑电图异常率实际为100%,转移瘤和脑质瘤的脑电图异常率是90%～95%。生长缓慢的肿瘤(如星形细胞瘤)、大脑半球以外的占位性病变(如脑膜瘤)、垂体瘤虽在临床或影像学上表现可能很明显,但脑电图改变可能不明显或根本无改变。对75%～90%幕上肿瘤或脓肿脑电图可准确定侧,当大脑转移瘤在CT扫描尚未显示时,脑电图可能显示局灶性异常。

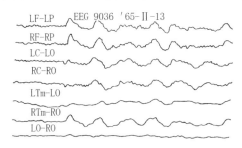

图1-8　脑脓肿患者的脑电图

注:女,27岁,脑脓肿,颅压升高。脑电图显示弥漫性高波幅δ波,右颞枕最著。

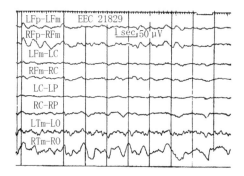

图1-9　脑转移癌患者的脑电图

注:女,35岁,绒毛膜上皮癌脑转移,后枕部头痛,视物不清,幻视,脑脊液正常。脑电图显示弥散性不规则中至高波幅1.5～3 c/s慢波,右颞枕部最著。

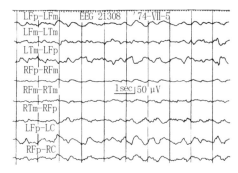

图1-10　胶质母细胞瘤患者的脑电图

注:男,51岁,左额顶部多形性胶质母细胞瘤。脑电图显示弥散高波幅多形性2～4 c/s慢活动,左额为著。

(三)脑血管疾病(CVD)

除临床上需要鉴别短暂性脑缺血发作与癫痫发作外,脑电图目前很少用于脑血管疾病的诊断。脑电图改变取决于病变部位及大小,如果偏瘫由颈内动脉或大的脑动脉病变所致,急性期脑电图在相应区域可显示正常脑波节律减少或慢活动增加;如果偏瘫由小血管病变所致,如脑深部及脑干腔隙性梗死,脑电图通常正常。与其他原因引起的昏迷一样,伴意识障碍的较大范围血管病变的脑电图显示非特异性广泛弥散性慢活动,数天后脑水肿消退,局灶性电活动显现出来,可见正常背景节律抑制或慢波活动(图1-11)。6个月后尽管临床异常仍然存在,约半数患者的脑电图恢复正常,如异常脑电活动持续存在,通常预后较差。蛛网膜下腔出血的脑电图常为普遍轻度异常,如出现局灶性改变常有定侧意义。

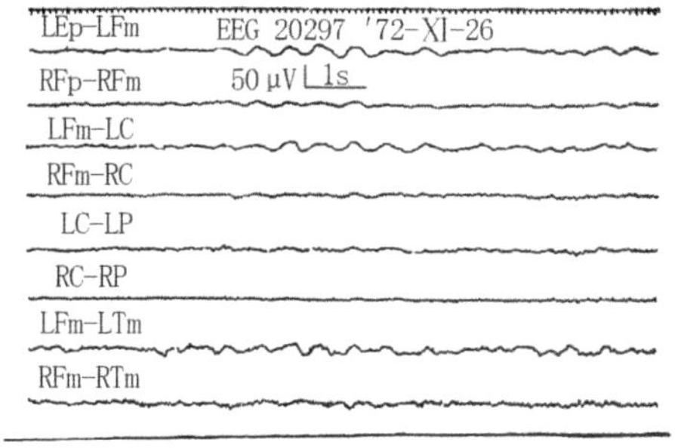

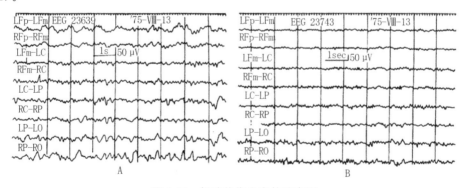

图1-11 脑梗死患者的脑电图

注:男,54岁,脑梗死,右侧偏瘫。脑电图显示低波幅活动,左额及颞部导联可见中等波幅2 c/s的大慢波。

(四)颅脑外伤

脑震荡患者伤后昏迷状态下的脑电图出现慢波,之后慢波减少,伤后24小时大多数患者的脑电波恢复正常。有脑挫裂伤时局灶性改变常被普遍性改变遮盖,数天或数周后弥散性改变转变为局灶性改变,特别是病变位于一侧或脑上部表面时。如果不同时伴有癫痫和血肿,这些改变经数周或数月可消失。棘波和尖波常在慢波消退时出现。头部受外伤后动态脑电图监测对癫痫预测有一定价值。异常脑电图持续半年以上,异常脑电图加重或播散,异常脑电图消退又复出现,慢波病灶转变为刺激病灶(棘波或尖波),对以上情况需考虑发生外伤后癫痫的可能性(图1-12)。

图1-12 颅脑外伤患者的脑电图

注:A.女,7岁,1周前从1 m高处跌下,头痛呕吐,神志清醒,神经系统检查未见异常。左颞皮下小血肿,左额骨线性骨折。脑电图,显示少量8~9 c/s的α活动,调节不佳,左额部导联显示不规则高波幅慢活动,右顶枕部可见高波幅尖波;B.与图1-12(A)为同一患儿,2周后左额部慢波消失,但双顶枕部仍可见不规则慢波及少数散在尖波。

(五)引起昏迷及意识障碍疾病

意识障碍患者的脑电图几乎均为异常。心搏停止导致严重的急性脑缺氧损伤,与脑电图减慢程度间有密切的一致性。普遍性 θ 活动是最轻的类型,中等程度缺氧者的脑电图显示正常背景活动消失及广泛的δ波;重度缺氧时脑电图出现爆发抑制,在高波幅尖波或棘波或不规则的非特异性电活动后出现数秒低平(几乎是等电位)活动;普遍性缺氧时脑电图也可表现为 α 昏迷。α 昏迷也见于急性大面积的脑桥病变。严重甲状腺功能减退患者,脑波通常减慢。意识状态抑制越深,脑电图异常通常愈明显,严重木僵或昏迷呈现双侧高波幅慢波,额区更显著,此种情况见于急性脑膜炎或脑炎、严重血气异常、水和电解质平衡紊乱、尿毒症、糖尿病性昏迷,以及大面积脑病变伴意识障碍。肝性脑病患者的脑电图异常程度与精神错乱、木僵或昏迷患者的脑电图异常程度一致,脑电图的特征为双侧同步的高波幅三相波(图 1-13),但此种波形也见于与肾衰竭、肺脏衰竭相关的脑病。脑电图对病史不清的昏迷患者的诊断可能有帮助,最大价值是显示无惊厥发作的非惊厥性癫痫持续状态,以及肝性脑病、巴比妥及其他镇静-催眠药中毒、癔症等未预料的其他病因。

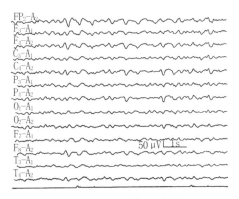

图 1-13 肝硬化(去皮质状态)

注:男,23 岁。描记显示弥散性不规则慢波,间以慢的三相波,正常 α 节律几近消失。

(六)弥漫性脑变性疾病

阿尔茨海默病及其他引起大脑皮质功能损害的变性疾病患者的早期认知功能损害较轻,患者的脑电图可能正常,出现中度至严重症状时,脑电图可见弥散性慢活动,局灶性慢波少见,如出现局灶性慢波,应考虑其他多灶性病因。

(七)脑电图改变不明显的脑疾病

例如多发性硬化,约 50% 的进展性病例显示非特异性异常(局灶性或弥散性减慢活动)。震颤性谵妄、Wernicke-Korsakkoff 综合征、短暂性全面性遗忘、戒断性癫痫发作尽管临床表现明显,却很少或完全不出现脑电图改变。精神病(双相障碍或精神分裂症)、致幻药物(如麦角酰二乙胺)中毒以及大多数精神发育迟滞患者的脑电图正常或表现非特异性异常。

(八)脑电图在其他方面的应用

脑电图越来越广泛用于心血管外科手术中监测,在心脏及颈内动脉内膜剥脱手术期间,某些脑电图改变,特别是波幅明显减小提示需采取措施维持充足的脑血流供应,预防手术期间出现缺血性脑损害。脑电图也用于监测麻醉期间大脑的功能状态,神经外科可通过颅内电极记录确定癫痫病灶,准确地切除异常组织。常规脑电图可协助诊断癔盲症,轻睡期噪声引起的反应可帮助证实听觉存在。此外,多导睡眠图是研究和诊断某些睡眠障碍疾病不可缺少的方法。

三、24 小时动态脑电图

24 小时动态脑电图是指记录时间达到或超过 24 小时的便携式脑电图系统(A 脑电图)。受检者在日常生活环境中使用,完成 24 小时甚至更长时间的脑电活动记录,然后由电脑对记录数据进行处理,使偶发的一过性脑瞬间障碍的脑电活动得以再现,以确定发作与环境、时间、诱因和个人状态的关系。

(一)检查方法

24 小时动态脑电图是将 8、16、24 导联或以上脑电信号泛录于随身携带的记录盒的磁盘上,连续记录 24 小时。开始记录时同常规记录脑电图一样,然后受检者便可携带记录盒进行日常活动、休息及睡眠。受检者需要详细记录日常各项活动及所患疾病临床发作的时间,供分析时参考。

(二)动态脑电图的适应证

为了证实癫痫发作和发作性神经功能缺失,确定假性癫痫发作类型,定位癫痫灶,观察药物疗效,做出癫痫预后判断及与鉴别其他发作性疾病,需要进行动态脑电图检查。

(三)异常动态脑电图表现

(1)慢波:包括间歇性和连续性慢波。

(2)局灶性慢波:常提示该部位的局灶性损害。

(3)广泛性的慢波:出现于癫痫发作后期,出现原因为代谢改变和药物影响等。

(4)痫性放电的特征改变:发作期的棘波,棘慢综合波。

(5)有爆发性节律。

(6)周期性的节律改变。

(7)两侧半球或脑叶间波形不对称。

(四)动态脑电图的优势与不足

1.优势

(1)脑电图属于脑功能状态的检测。

(2)动态脑电图是 CT、MRI 解剖结构观察的补充。

(3)提供了癫痫患者痫性放电的直接证据。

(4)某种程度上是诊断癫痫的唯一技术手段。

(5)检查费用低,可以重复检查。

(6)患者可以携带检查装置,随便走动,不影响日常活动。

2.不足

(1)存在电极接触不良、电压不稳引起的伪差。

(2)存在咬牙、吞咽、咳嗽、肢体活动等引起的伪差。

(3)易受机体状态和药物的影响。

(4)受采集脑电图时间段的限制。

(五)动态脑电图检查的临床意义

1.对癫痫检测的阳性率高于常规脑电图

动态脑电图检查诊断癫痫的作用非常重要。在常规脑电图检查结果正常的癫痫患者中,通过动态脑电图检查,发现痫性放电的概率大大提高。

2.鉴别假性癫痫

许多发作性意识丧失疾病的表现与癫痫相类似,但发病机制不同。动态脑电图可用于晕厥和癫痫的鉴别。文献报道通过动态脑电图检查仅有 1％～5％表现晕厥的患者有痫性放电。

3.术前癫痫患者的评估

对于局灶性癫痫和顽固性癫痫需要考虑手术切除病灶的患者,术前进行动态脑电图等监测,可进一步确定癫痫发作病灶的局限性和痫性放电的顽固性,为手术切除范围提供参考依据。

4.新生儿的癫痫发作监测

由于窒息引起的新生儿癫痫发作和亚临床癫痫发作在临床上十分常见,据报道动态监测 25 例,发现痫性放电 20 例,其中 11 例有临床发作。痫性放电多发生在出生后 5 天,动态脑电图监测可为早期诊断提供帮助。

5.发作性睡病与癫痫

发作性睡病是一种快速眼动睡眠障碍的原发性疾病,表现为不可抗拒的睡眠、猝倒症,入睡前出现幻觉及睡眠瘫痪。发作性睡病的猝倒发作易与失张力性癫痫发作相混淆,50％的发作性睡病有持续几秒钟到 10 分钟的自动症和遗忘,事后不能回忆,易误诊为复杂部分性发作。动态脑电图监测对鉴别诊断极有帮助,发作性睡病在白天的睡眠中甚至只持续 10 分钟的睡眠,也有快速眼动睡眠出现,而癫痫患者的快速眼动睡眠期多在睡眠后 90 分钟才会出现。

6.梦游症与癫痫

梦游症是一种非快速眼动睡眠紊乱,典型表现是开始睡眠后的 1～2 小时患者突然坐起,表情淡漠,双目无神,稍后出现一些复杂的、似有目的的反复活动,如起床、进食、走步,持续 10～30 分钟,然后又入睡,事后不能回忆。有时与复杂部分性发作相似,动态脑电图检查梦游症在睡眠第 3 期或第 4 期能被唤醒。脑电图为超同步、单节律。而癫痫患者在脑电图上有痫性放电。

7.夜惊

夜惊多发于儿童,是一种发生在非快速眼动睡眠中的睡眠紊乱,表现为睡眠中异常惊醒、叫喊,表现惊恐不安、意识模糊。如当时促夜惊患者觉醒,部分患者能说出梦到令人恐怖的情节,第 2 天患者常常不能对夜间发生的行为进行回忆。精神刺激、过度疲劳、极度兴奋常可诱发夜惊。动态脑电图检查夜惊发生在睡眠的第 3 至第 4 期,主要表现为普遍和局部的阵发性慢波、棘慢波、尖慢波综合波。

(六)动态脑电图

一种异常脑电图可见于多种疾病,故脑电图不能作病因诊断。脑电图反映的是神经元受损后电位变化,不能显示病变本身,所以定位范围较解剖、CT 或 MRI 范围大。但脑电图目前仍为其他方法不能代替的最敏感的脑功能监测方法。脑电图在癫痫的诊断中具有特殊重要作用。晕厥、短暂性脑缺血发作、癔症性发作、猝倒症、发作性睡病和过度换气综合征等许多临床上的发作性疾病,需要通过动态脑电图的检查加以鉴别。以上疾病在神经功能丧失的表现上有与癫痫相似的表现,但致病原因不同,没有大脑皮质神经元的异常放电,因而脑电图在以上疾病的鉴别诊断上有不可取代的特殊作用。脑电图反映了大脑功能状态,提供了癫痫发作时脑功能异常的直接证据,是 CT、MRI 等影像技术所不能比拟的,这也是动态脑电图与其他检查技术比较的优势所在。

四、视频脑电图

(一)概述

1936 年,脑电图开始用于临床,但脑电图是一种非线性、随机信号,时刻都不一样,对异常信号也不是时刻都能记录到的。随着计算机技术和信息处理技术的发展,脑电图记录技术有了新的发展,其目标是最大限度地发现异常脑电现象。视频脑电图(又称录像脑电图、Video-脑电图)就是在常规记录技术基础上发展起来的、临床常用的脑电图记录技术。视频脑电图不但可以长时间地描记脑电图,而且具有临床发作表现录像,故更有利于癫痫的诊断和鉴别诊断。Kolar 对 66 例患者进行视-听脑电图监测,23 例可确诊为癫痫,17 例确诊为假性癫痫发作,53 例由于脑电图的结果而修改了临床诊断和治疗意见。

(二)检查方法

用摄像机对准患者的面部和全身,患者可以卧床休息,坐在椅子上吃饭、读书、闲谈,以便发作时记录下任何部位的抽搐动作,用贴在头上的电极记录患者的脑电,这样患者发作时的面部情况、抽搐的形象以及发作时的脑电图便可以通过一个画面同时显示在显示器上,并且可以存储在硬盘和光盘上,可以随机回放脑电图和人像(可以很容易选定回放任何时刻的记录),供专业人员反复研究,以便对癫痫的诊断、分类、致病灶定位得出正确的结论,找到正确的处理方法。

(三)视频脑电图分析

视频脑电图最主要的作用是对癫痫的诊断和鉴别诊断。癫痫有发作期和发作间期,有时两者的脑电图是不一样的。癫痫发作间期常见的癫痫证据是癫痫样波,如棘(尖)波、棘(尖)慢复合波。发作间期与发作期的脑电图有时相同,例如,肌阵挛发作,发作间期和发作期都可能表现为多棘慢复合波。发作间期和发作期的脑电图也可能表现完全不一样,例如,强直性发作,发作间期可能有或没有癫痫样波,而发作期主要表现为电压抑制或波幅逐渐升高的快波。婴儿痉挛症患者发作间期的脑电图特点为高峰节律紊乱,发作期则表现为大慢波,高峰节律紊乱消失;有的患者的发作间期的脑电图记录不到异常现象,只有记录到发作期才能确诊。另外,还要全面分析、密切结合患者的临床表现,并排除夜惊等疾病。

(四)视频脑电图对癫痫诊断和鉴别诊断的价值及意义

1.提高发现痫性放电的阳性率

由于癫痫发作具有突发性、间歇性,因此目前常规脑电图描记 30 分钟的阳性率仅达 30% 左右,再加上睡眠描记,阳性率可增加 50% 以上。而视频脑电图(图 1-14)可以长时间描记,使痫性放电阳性率提高到 95% 以上。并且可捕捉到临床发作时的痫性放电,有学者报道夜间额叶发作 23 例,清醒常规脑电图检查均为阴性;剥夺睡眠后白天做视频脑电图检查阳性率增至 52.2%;而夜间视频脑电图记录阳性率为 87%。

2.区别非癫痫发作与癫痫发作

非癫痫发作在人群中占 5%～20%,非癫痫发作中有部分患者被错误诊断为"难治性癫痫"。非癫痫发作与癫痫发作的鉴别要点是非癫痫发作的发作期同步脑电图呈阴性,发作后症状少见。

3.帮助确定癫痫发作类型,识别轻微发作

视频脑电图更有利于认识和区别癫痫发作的类型,特别是对新生儿癫痫发作,婴儿期癫痫发作、额颞叶癫痫、失神发作等,视频脑电图的应用更具有重要意义。部分患者在出现脑电痫性放电时,临床可表现出轻微的和正常行为难以鉴别的发作性症状,如一过性认知损伤、表现谈话或阅读中断、反应迟钝,通过视频脑电图也可识别。上述表现如与痫性放电重复同步出现,可看作轻微发作。

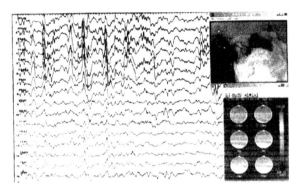

图 1-14　临床诊断为原发性癫痫的 6 岁女童的视频脑电图

注:视频脑电图检查见临床发作伴尖波发放。

(1)婴儿期癫痫:婴儿期癫痫发作在识别和分类上都比较困难,视频脑电图监测同步分析有助于婴儿癫痫发作的准确观察与分类。有学者报道婴儿癫痫 76 例,附有 296 例次发作期视频脑电图,观察临床发作类型,痉挛发作占 24%,阵挛性发作占 20%,强直性发作占 17%,运动不能占 20%,其余为肌阵挛发作和失张力性发作。临床表现为全身性发作的 51 例中有 19 例脑电图上以局灶放电开始,占 37%。国内有学者报道 45 例婴儿 106 次癫痫发作的视频脑电图结果,全身性发作的 21 例中,全身性粗大肌阵挛发作 8 例,共 32 次,散发游走性肌阵挛发作 3 例,不能分类的发作 3 例,共 5 次。

(2)额叶癫痫:患者表现为短暂的意识障碍、躯干的扭动和四肢的不规则动作,伴固定模式的叫喊,同时脑电图表现为一侧或双侧额部的爆发性活动,如爆发性快波节律、爆发性慢波节律、爆发性棘波、尖波或棘慢波综合波。

(3)失神发作:失神发作通过视频脑电图检查可进一步分型,如单纯性失神、失神伴眼肌阵挛、失神伴面肌阵挛、失神伴失张力、失神伴强直发作、失神伴自动症、失神伴全身性肌阵挛、失神伴大发作。

(4)癫痫持续状态:癫痫患者如出现发作频率显著增加或不能解释的意识朦胧、萎靡不振、痴呆或共济失调症状,应警惕癫痫持续状态的发生并及时进行视频脑电图检查以确诊。

4.修正癫痫的诊断和提高疗效

对癫痫的诊断有时不是一次就能确诊并分类的。治疗效果不好或出现新的临床表现时,应重新检查诊断和分类是否准确。通过视频脑电图检查,能明确癫痫灶的部位,癫痫发作控制率可得到提高。

5.癫痫患者手术前准备(癫痫发作的准确分类和定位)

对于经过系统正规抗癫痫药物治疗仍然不能控制发作的难治性癫痫病例,可试用手术治疗。手术治疗成功的关键是癫痫电生理定位是否准确。手术治疗癫痫不是简单地切除病灶,因为有时并没有解剖上的病灶;有解剖上的病灶,也不一定与电生理病灶完全一致。癫痫发作分类和定位难以确定时,一般要在视频脑电图帮助下诱发患者 10 次左右有特征性的癫痫发作,有时还要用硬膜下电极或其他脑深部电极帮助分类和定位,再确定是否适合手术及适合什么样的手术方式。

(胡德芳)

第三节 经颅多普勒超声检查

一、经颅多普勒超声检查在神经科急症中的应用

经颅多普勒(transcranial doppler,TCD)是将低发射频率(2.0 MHz)声波与脉冲多普勒相结合,使声波穿透颅骨较薄弱的部位,直接检测颅内大血管血流动力学的一门技术。

TCD技术与脑血管造影、CT、MRI技术不同,它可通过无创性检测提供这些影像学检查所不能获知的重要的血流动力学数据,它们之间不能相互取代,而是相互补充。近年来TCD技术已广泛用于临床,对血管狭窄、痉挛、血管功能的改变及急危重症患者的脑血流监测等方面起到重要的不可替代的作用。

(一)脑血管解剖

1.脑动脉的构成

脑动脉由两大动脉系,颈内动脉系和椎-基底动脉系构成。两个系统的供血范围大致划分为:以小脑幕为界,幕上部分基本由颈内动脉系统供血,幕下部分基本由椎-基底动脉系统供血;或以顶枕裂为界,脑前3/5即大脑前部及部分间脑由颈内动脉系统供血,脑后2/5,包括颞叶和间脑的一部分、枕叶、小脑和脑干由椎-基底动脉供血。左颈总动脉发自主动脉弓,右颈总动脉发自无名动脉,两条椎动脉分别起源于左右锁骨下动脉。脑底动脉环(Willis环)由双侧颈内动脉与椎-基底动脉及其主干分支所构成。脑底动脉的中膜内含有大量的平滑肌,在一定程度上可根据生理需要适当地调节血液供应。TCD技术所能探查到的颅内动脉主要是这些动脉及分支。

2.颈动脉系

(1)颈动脉颈段:约在第4颈椎水平,下颌角下方,甲状软骨上缘处,颈总动脉分为颈内和颈外动脉。这一分叉位置的高度可有一定变异。根据颈内动脉的行程,可将其看作是颈总动脉的直接延续。颈内动脉初居颈外动脉后外方,继而转到其后内侧,沿咽侧壁上升至颅底。这部分颈内动脉称颈内动脉颈段。此段动脉无分叉,起始部呈梭形膨大称颈动脉窦。

颈外动脉和颈内动脉不同,自颈总动脉分出后,发出甲状腺上动脉、面动脉、舌动脉、咽升动脉、耳后动脉、枕动脉、颞浅动脉等。颈内动脉闭塞后,颈外动脉可成为脑部侧支循环来源之一。

(2)颈内动脉颅内段:颈内动脉达颅底进入颞骨岩部颈动脉管后移行为颅内部分,按其行走分为四段,即岩骨段、海绵窦段、床突上段和终末段。其海绵窦段和床突上段又称虹吸段。颈内动脉颅内段与颈段行程不同点在于各段行程弯曲,具有分支,因此,TCD探测时可出现双向或多向血流图。

(3)颈内动脉主要分支。①眼动脉:一般自颈内动脉内侧面发出,与视神经伴行经视神经孔入眶。颈内动脉闭塞时,颈外动脉也可通过眼动脉提供侧支血流。②后交通动脉:起始于颈内动脉床突上段后壁,向后连于椎-基底动脉系的大脑后动脉。后交通动脉的血流方向主要取决于大脑后动脉和颈内动脉的压力。③大脑前动脉:在视交叉外侧由颈内动脉发出,左右大脑前动脉由一横支交通,为侧支血流的重要途径。④大脑中动脉:是颈内动脉的直接延续,自发出后以水平方向在外侧裂内沿脑岛表面往后行,然后再折向外侧至皮质表面,沿途发出分支。

3.椎-基底动脉系

两侧椎动脉起自锁骨下动脉,发出后不久即穿过第6至第1颈椎横突孔向上行走,绕寰椎上关节突后方,向前内穿过硬膜,经枕骨大孔进入颅后窝,然后于延髓腹侧面向前内行走。至脑桥下缘,左右椎动脉汇合一条基底动脉。椎动脉颅内段主要分支有脑膜支、脊髓前动脉、脊髓后动脉、小脑后下动脉。基底动脉位于脑干的脑桥基底沟内,主要分支有脑桥支、内听动脉、小脑前下动脉、小脑上动脉和大脑后动脉。椎-基底动脉系的变异较多见,应予以重视。

4.Willis环及侧支循环

在正常情况下,来自两侧颈内动脉和椎动脉的血液各有其供血区,互不相混,当供应脑的四支动脉中的一支逐渐发生闭塞时,若动脉环发育良好,则血液可通过此环重新分配,建立新的平衡。动脉环存在变异、发育不全等情况,异常率较高,且最常发生在动脉环的后部。

其他脑动脉侧支循环有颈内动脉与颈外动脉间的吻合,椎-基底动脉与颈外动脉间的吻合及脑与脑膜动脉间的吻合等。

(二)检查方法

1.颈总动脉和颈内、外动脉近端

患者仰卧,头置正位,在锁骨上缘,胸锁乳突肌下内侧触及颈总动脉搏动,沿其走行方向,用4 MHz探头,尽可能将超声束与血管走行方向保持45°的位置进行观察。正常情况下对颈总、颈内、颈外动脉的检测识别并不困难,因其频谱形态和声频有明显区别。

2.颅内血管

(1)颞窗:为探测脑底动脉的主要窗口,探测时患者取仰卧或侧卧,用2 MHz探头,置于颧弓之上,耳屏和眶外缘之间,成人通常将起始深度调至50 mm,寻找大脑中动脉,小儿酌减。经颞窗可探测到大脑中动脉(middle cerebral artery,MCA)、大脑前动脉(anterior cerebral artery,ACA)前段、大脑后动脉(posterior cerebral artery,PCA)的交通前段和交通后段及颈内动脉终末段(terminal internal carotial artery)。颞窗的检出率与年龄、性别等因素有关,特别是老年、女性、肥胖者较难检测。

(2)枕骨大孔窗:为天然的颅孔,探测时患者取坐位或侧卧位,头前倾,颈屈曲,下颌抵胸,探头置于颈项中线,声束对准枕大孔区,经枕窗可探测椎动脉(vertebral artery,VA)颅内段、小脑后下动脉(posterior interior cerebellar artery,PICA)、基底动脉(basilar artery,BA)。此窗检出率为99%～100%。

(3)眶窗:受检者取仰卧位,两眼闭合,探头轻置于眼睑上。声束对准眶后视神经孔、眶上裂,与矢状面的夹角<15°,可探测同侧眼动脉(ophthalmic artery,OA)、颈内动脉虹吸段(carotid siphon,CS),此窗检出率达100%。

此外有额上窗和前囟窗,主要适用于新生儿和1岁以下小儿。

(三)检查参数及意义

脑底动脉的识别在很大程度上取决于操作者丰富的脑血管解剖知识和实践经验。一般根据超声探头位置、声束角度、取样深度、血流方向、信号的音频特点和颈总动脉压迫试验,区别多普勒来自哪条血管并不困难,但不能忽略某些血管的变异。

1.血流频谱包络线

血流频谱包络线是被检测脑血流最高频移值的连线,与心动周期基本同步。在心动周期开始时,首先出现一陡直的曲线,称上升支,达顶点形成频谱图中的最高峰——收缩峰1(systolic peak 1,SP1),高峰后较缓斜度下降的曲线称下降支。约在下降支的上 2/3 部常有一向上凸曲线称收缩峰 2(systolic peak 2,SP2),当下降支出现第三个明显的回升切迹时称为舒张峰(diastolic peak,DP)。健康成人 SP1>SP2,三峰清晰,外形光整。新生儿和某些病变情况下仅见 SP1。包络线形态的改变,可能与血管的生理病理变化有关,故在老年人,尤为脑动脉粥样硬化明显时,舒张峰不明显或 SP2>SP1,可能系动脉管壁顺应性的生理性减退所致。

2.血流频谱形态

正常颅内动脉血流频谱与外周血管血流频谱不同,具有舒张期流速相对增高,血管阻力较低,近似直角三角形的频谱特征。根据血液层流现象,血细胞位于血管腔中央者流速最快,位于周边靠近管壁者流速最慢。正常 TCD 血流频谱通过伪彩色编码技术,以红、黄、蓝三色的混合色显示,其高能量、高强度的血流信号集中于频谱周边呈红色,即管腔中央流速最快的血细胞。相反,低能量、低强度的血流信号位于频谱中下部接近基线水平的区域呈蓝色,称为频窗,也就是反映的靠近管壁流速最慢的血细胞。正常血流频谱色彩分明,频谱清晰,但在生理性血管分叉部位可见频谱充填和双向频谱。当血管硬化、狭窄等病变时,频窗消失,呈现频谱充填,多伴有湍流或涡流现象。

3.脑底各动脉血流速度与排列

在 TCD 检查中血流速度以 cm/s 为单位表示。收缩峰血流速度为收缩期的最高血流速度,也就是包络线的最高点所测得的流速值以 VS 表示,舒张峰流速为舒张期末的最高流速以 Vd 表示,平均峰流速为血管内一个完整心动周期的平均最高血流值以 Vm 表示。因多普勒频移量受声音和发射频率以及年龄等多种因素的影响,血流速度随年龄变化各异,一般 5~7 岁时血流速度达一生中最高值,之后随年龄增长而逐渐下降,16 岁左右基本接近成人。正常情况下,按各动脉流速的高低正常排列为 MCA>ACA>PCA>BA>OA。

4.左右两侧相应动脉血流速度基本对称

一般左右两侧相应动脉流速非对称指数的上限值不应大于 20 cm/s。颈内动脉颈段两侧不大于 10 cm/s。

5.血流方向

血液应沿一定径路流动,当血流朝向探头时呈正向频移,否则为负向频移。血流方向改变提示侧支循环建立或出现盗血现象。

6.音频信号

正常血流以层流形式流动,其音频信号呈平滑性、哨笛样声音。由于某种原因造成血管腔径较大改变时,会使血流紊乱,而产生粗糙的噪音。

7.脉动参数(pulsatility index,PI)

在血流动力学研究中,PI 值是反映动脉血管顺应性的指标,也就是血管阻力的大小和弹性扩张的程度。当外周阻力增大,动脉弹性减弱,血流量减少时,PI 值增大。临床上主要见于新生儿、婴幼儿和大于 60 岁的老年人,其脉动参数可生理性增高,前者是由于脑血管发育不成熟,血管阻力增加,而后者则反映了老年人动脉弹性生理性减退,小血管阻力增加。病理性脉动参数增加最多见于严重的脑动脉硬化、高血压、颅内压增高和红细胞增多症等。PI 值降低主要见于脑动静脉畸形、颈内动脉海绵窦瘘、大动脉炎等。

(四)异常血流频谱

1.峰时延长

当血管顺应性降低、黏滞性增加、动脉硬化、大动脉炎、血管狭窄或闭塞等原因使血管阻力增加,均可直接影响血流加速度,使血流达最高峰值的时间延长。频谱形态表现为峰形圆钝或转折。

2.高阻力型血流频谱

各种疾病引起的颅内压增高、脑动脉硬化等均可首先影响到舒张期血流速度。TCD所探测到的血流频谱表现为峰值流速可正常,舒张末流速减低,PI值明显增高,形成高阻力型血流频谱。

3.低阻力型血流频谱

大动脉炎、颈内动脉海绵窦瘘、颅内动静脉畸形、重度血管狭窄或狭窄后等血流频谱均可呈现较高的舒张期血流灌注,PI值明显降低,形成高灌注、低阻力的血流频谱。

4.涡流和湍流频谱

正常血管分叉部位或病理性血管狭窄均可造成血流层流发生改变,导致湍流或涡流现象发生。生理性涡流多见于主干血管分支水平,其特征是血流速度正常,在频谱收缩早期出现,低振幅、持续时间短、无粗糙的血流声频。当动脉硬化管腔狭窄时,血细胞的层流状态破坏,使血细胞的线形流动曲线改变,形成紊乱的血流、湍流或涡流。其特征为流速异常升高,血细胞射过狭窄的管腔伴有杂音形成湍流,涡流主要分布于频谱的收缩期,并延续至舒张早期,对称分布于基线上下方的低频率、高强度伴粗糙的血管杂音。

5.振荡型血流频谱

振荡型血流频谱为双向单峰型血流频谱改变。收缩期血流位于基线上方,舒张期血流位于基线下方,表现为极高阻力、极低流速。主要见于脑死亡的血流改变。

(五)功能试验的意义

1.颈总动脉压迫试验

(1)用于进一步区分脑底动脉,了解生理或病理状态下Willis环的侧支循环功能。

(2)了解脑血管的自动调节功能。

(3)有助于动静脉畸形、动脉瘤等病变血管的识别。

(4)为颈动脉系手术效果的评价提供客观依据。

2.转颈试验

(1)用于椎-基底动脉疾病及颈椎病的辅助诊断。

(2)评价脑血管的代偿能力。

(三)过度换气和二氧化碳吸入试验

(1)评价脑血管舒缩反应能力。

(2)区分脑动静脉畸形的供养血管。

(六)TCD的临床应用

1.颈部及颅内动脉狭窄和闭塞

引起脑血管狭窄和闭塞最常见的原因是脑动脉粥样硬化、脑血栓形成和脑栓塞,其他病因有脑动脉炎、先天血管畸形、外伤、肿瘤、手术损伤、结缔组织病等。TCD对脑底动脉严重狭窄(>65%)的检测有肯定价值,局部脑血流速度改变与频谱图形异常是脑血管狭窄最基本的TCD表现,其特征为:①狭窄段的血流速度异常增高;②狭窄近端和远端的血流速度减低;③侧支循环效应,表现为血流方向逆转;④频谱异常,出现频谱充填伴紊乱,狭窄后形成湍流与涡流;⑤血管杂音。

2.脑血管痉挛

常见的病因有脑蛛网膜下腔出血、脑出血、高血压脑病、重度颅脑损伤后和偏头痛等。由于血管管腔截面积与血流速度成反比,故用 TCD 技术测量血管的血流速,可以间接测定血管痉挛的范围及其狭窄的程度。与动脉粥样硬化狭窄不同在于血管痉挛为一支或多支血管呈普遍性病理生理改变,TCD 表现为:①血流速度增高,正常人 MCA 平均流速为(62 ± 12)cm/s,轻度痉挛时平均流速 $120\sim140$ cm/s,中度痉挛>140 cm/s;重度痉挛>200 cm/s。呈非节段性流速增高;②大脑中动脉和颈内动脉颅外段血流速度比值增加:正常 VMCA/VICA$=1.2\sim2.5$,当比值>6或在蛛网膜下腔出血后一周内比值急剧升高者,提示严重脑血管痉挛发生;③频谱和音频信号异常:由于血管痉挛流速增加而产生湍流或涡流,出现频谱紊乱,并可闻及血管杂音。

3.脑动静脉畸形

由于动静脉直接短路,供血动脉内压降低且管腔常明显扩大、血流阻力降低、流速增快、血流量增多,TCD 特征为:①供血动脉血流速度增快;②供血动脉脉动参数减低;③频谱和音频信号异常,水波浪样频谱伴高音调粗糙杂音;④PCO_2反应试验和压颈试验血流反应性降低或消失;⑤盗血现象:呈现血流方向逆转。

4.颅内压增高

常见的病因有颅内占位性病变、炎症性疾病、外伤性疾病、血管性疾病、先天性疾病、全身性疾病等。由于颅内压增高的程度不同,TCD 频谱图形的变化亦不同主要表现为:①高阻力图形,因颅内压增高,外周阻力增大,血管收缩期流速和舒张期末流速均减低,以后者明显,使平均流速降低,阻力指数明显增高。当颅内压进一步增高,舒张期血流速为零,频谱图仅可见高的收缩峰。②舒张期逆行血流图形:收缩期血流为正向,波形尖,流速低,而舒张期血流方向逆转,系舒张期动脉内压低于颅内压所致。③无血流:当颅内压高于动脉血压时,收缩期和舒张期血流信号均消失。

5.偏头痛

偏头痛是一种周期性发作性神经-血管功能障碍,以反复发作的偏侧或双侧头痛为特征,间歇期正常。TCD 改变为:①血流速度改变多见于两侧或单侧大脑中动脉和/或大脑前动脉流速轻度增高,间歇期平均流速多<150 cm/s;②两侧血流速度明显不对称:两侧相应同名动脉的流速差>20 cm/s;③血管杂音。

6.脑死亡

快速、准确地判断脑循环停止和脑死亡的全过程,其特征性的 TCD 频谱有肯定价值。

(1)震荡波:收缩期血流方向为正向(F),波形变尖;而舒张期为负向(R),血流方向指数(direction of floring index,DFI)≤0.8,DFI$=1-R/F$。

(2)尖小收缩波(钉子波):收缩早期单向正向血流信号,波形呈尖、棘状,持续时间<200毫秒。舒张期血流信号消失。

(3)血流信号消失:频谱图零位线上、下均无血流信号。但须排除因透声不佳血流信号不能测及所造成的误诊。

二、经颅多普勒超声检查在脑血流微栓子监测中的应用

1956 年,Austen 等发现在外周血液中由于气体和血液之间存在声阻抗的不同而导致气-血界面有超声散射,当一个气泡从血液中通过时可以接收到短暂的超声增强信号。1990 年,

Spencer 应用 TCD 对颈内动脉内膜剥脱术患者进行术中监测时,发现血流中除高强度的气栓外还有一些与气栓类似但强度要弱得多的信号。这些信号在打开颈动脉之前就已经存在,因此它们不是气栓而可能是血栓或血小板栓子。此后的体外实验研究证实血栓、血小板和粥样斑块栓子都可以产生这种特殊的多普勒高信号。近年来,各国学者不仅在栓子监测的理论上进行了广泛的研究,而且对 TCD 仪器也做了极大的改进,设计了先进的软件识别系统,使 TCD 监测脑循环中微栓子应用于临床成为可能。近年来有大量微栓子监测应用于临床的报道,是目前研究缺血性脑血管病栓塞机制的重要方法。

(一)超声探测栓子的原理

不同的物质具有不同的声阻抗,栓子较周围的红细胞体积大,在栓子和血流的界面上发生超声的反射和散射,接收的信号强度增加。正常血流造成的超声散射(包括短暂的红细胞聚集)是弥漫性的,通常较固体栓子产生的超声反射弱,而固体栓子又较同样大小的气体栓子产生的反射弱。这就是利用 TCD 进行栓子监测的理论依据。栓子在取样容积中仅仅停留很短的时间,因此信号的持续时间很短暂。

(二)多普勒微栓子信号的识别

微栓子信号(microembolic signal,MES)是由微栓子产生的不同于循环血流的声频特征,是位于 TCD 频谱中高强度、短持续时间的信号。

1995 年 Stroke 杂志上,第九届国际脑血流动力学会议对微栓子的特征作了如下规定:短时程,<300 毫秒;信号强度比背景≥3 dB;单方向出现于多普勒频谱中;声音上表现为尖锐的"鸟鸣"或者"哨声";应用多深度探头进行监测,信号在两个不同深度之间有时间差。

值得注意的是,微栓子监测工作中,自动或半自动探测系统尚不能取代有经验的观察者,自动监测到的每一个信号都需要有经验的观察者证实。此外,由于反射特性的差异,目前根据栓子回声还不能得出关于栓子成分的可信结论。

(三)监测人群和血管选择

1.监测人群

有潜在心源性栓塞疾病者,如房颤、心瓣膜病等;动脉源性栓塞疾病:颈动脉狭窄、动脉夹层、颈动脉内膜剥脱术、颅内大动脉狭窄及 TIA 发作者;介入手术治疗患者,如颈动脉支架术等。

2.监测血管

根据患者病情及检查目的确认所要监测的颅内血管。

(1)急性脑梗死或 TIA 患者:选取与本次梗死相应的血管,以便了解本次梗死是否有栓塞机制参与。常监测的血管有 MCA、PCA 等,因其便于探头的固定,而且 MCA 又是颈内动脉的延续和终末支。ACA 较少用到。VA 和 BA 在探头固定时有一定困难,监测起来不方便,有时以 PCA 替代。

(2)心脏栓子源者:根据具体情况选择一侧或者双侧的 MCA。

(3)颈动脉狭窄患者:选择该侧 MCA。

(4)MCA 狭窄患者:选择狭窄侧 MCA 狭窄部位和/或狭窄后血管。

(5)PCA 狭窄患者:选择狭窄侧 PCA。

(6)VA 或 BA 狭窄患者:选择狭窄的 VA、BA,或一侧或两侧的 PCA。

(四)微栓子监测方法

1.监测探头

监测探头的发射频率越低,对 MES 的敏感性越高。常用 2 MHz 探头进行 MES 监测,也可用1MHz和2.5MHz的探头。MES的监测应该使用监护头架和监护探头。探头的类型最好选用双通道、双或多深度探头。双通道功能可以帮助鉴别MES是来源于心脏还是一侧颈内动脉系统;双或多深度监测功能可以有助于识别MES与伪差信号,同时还可以鉴别MES是源于颈内动脉狭窄还是大脑中动脉狭窄。

2.监测时间

最合适的监测时间取决于研究人群栓子出现的频率。

以往的报道中,颈动脉闭塞性疾病、房颤,栓子发生频率相对低,应至少监测1小时。对于急性脑卒中患者的监测时间应缩短,监测时间30分钟即可。此外,对于急性脑卒中患者,越早开始监测越好,阳性率越高。

3.栓子信号的识别

鉴别伪差主要有以下两种方法。①方向:栓子信号一般为单向性,一般位于高频带区;伪迹信号一般呈双向性、频谱宽,呈对称性,位于低频带区,接近基线。②双深度时间差:在栓子监测时必须选择两个深度,即两个不同的深度同时进行监测。由于近端深度与远端深度之间有一定的距离,同一微栓子先经过近端深度取样容积,然后再经过远端深度取样容积,这就产生了时间差。MES出现在双深度之间,有时间差。如果为探头或组织的振动发生的高强度伪迹信号,则一般在两个门深同时出现,如有延迟也往往是无规律性的。因此多深度的同步监测是栓子监测的必要条件。目前MES识别的金标准是:将多普勒全部信号的原始资料同步记录到数码影音带中,然后在同一台机上重新回放并由有经验的专家确认是否为MES。自动探测到的每一个信号都需要有经验的观察者证实。

(五)微栓子监测的临床应用

1.判断栓子的来源

通过选择不同的探头、深度及被检血管,可以判断栓子的来源,如心源性、颈动脉源性或者MCA源性。

2.MES监测在心脏病患者中的应用

人工心脏瓣膜病的MES主要是气体,可能是氮气气泡,其MES的信号强度高,持续时间长。瓣膜病患者每天可以监测到大量的MES,但是并没有临床症状,完全不同于固体栓子来源者(如颈内动脉狭窄)。因此MES的存在和多少不能作为评价人工心脏瓣膜患者血栓栓塞活动性或卒中风险的指标。

对于房颤患者,在有症状或无症状房颤患者均可以监测到MES,但是非风湿性心脏病房颤患者的MES比较弱,发生频率低。

不明原因的青年缺血性卒中患者中,要考虑是否存在卵圆孔未闭(Patent foramen oval,PFO)。近年来发现,不明原因的卒中患者有着显著高的PFO发病率。卵圆孔未闭的直接后果是潜在的体循环和肺循环交通,从而导致肺循环的栓子可以不经过肺而直接进入体循环。TCD在PFO的诊断中显示出强大的优势,安全、高敏感性和特异性,可以筛查和确诊肺循环到体循环直接通路的存在。一般认为,TCD检测中栓子出现越多,提示卵圆孔开口越大。

3.MES监测在颅内外大动脉狭窄中的应用

MES与动脉狭窄严重性及斑块稳定性的关系:MES的发生率与动脉狭窄的程度有关,狭窄越严重,MES出现的概率越高。MES的存在是动脉粥样硬化斑块易损的标志。

MES的发生率在症状性动脉狭窄者要高于无症状性狭窄。距离症状出现的时间越近检测到 MES 的数目和概率越高,MES 的数目随时间的推移而呈递减趋势,并逐渐消失。

总之,对于大动脉狭窄缺血性卒中,MES 监测可以用于研究动脉到动脉栓塞在发病机制中的作用;评价栓子来源的活动性;对于无症状患者进行临床前识别,对有症状患者评价卒中复发的危险性。

4.MES 在药物临床试验中的应用

MES 监测可以评价抗血小板药物的疗效,减少临床研究所需要的患者的样本量和观察时间。

5.其他

术中和围术期的监测。

三、彩色多普勒超声在神经科急症中的应用

彩色多普勒超声不仅能直接显示病变部位血管解剖结构的改变,同时能测定血管病变部位血流动力学的改变,以其实时、准确、无创、可重复性的优势广泛应用于颈部及四肢血管、主动脉疾病的诊断及随访。

(一)动脉粥样硬化

1.超声表现

(1)二维图像:早期的病变较轻,动脉壁的三层结构清楚,仅表现为动脉内膜增厚,内中膜厚度>1.0 mm,或有局限性强回声斑点。当病变进一步发展,动脉管壁结构不清、呈不规则的强回声,可见局限的、回声不等斑块凸入管腔造成不同程度的狭窄;合并血栓形成时,引起管腔完全阻塞。

(2)彩色多普勒血流图像:病变较轻、仅为内膜增厚和小的斑块改变时,彩色血流图像无明显变化,仅表现出单纯的血流边缘不光滑。当斑块突入管腔而引起一定程度的狭窄时,斑块部分彩色血流信号充盈缺损,同时,狭窄段和狭窄段下游血流增快而使血流信号呈五彩镶嵌状;当狭窄进一步加重至完全阻塞时,腔内无血流信号显示。

(3)频谱多普勒图像:与斑块大小、狭窄程度有直接关系。小的斑块、不引起血流动力学改变时,没有频谱的改变。一定程度狭窄时,狭窄处可出现形态异常、频窗充填、收缩期峰值流速增加的湍流频谱,狭窄远端血流频谱成波峰圆钝、频窗充填、频带增宽、峰值流速不同程度减低的阻塞样频谱,严重阻塞的病例甚至测不到血流频谱。

2.斑块稳定性的评价

动脉粥样硬化是心脑血管疾病的重要病理学基础,多数的急性心脑血管意外是由于动脉粥样硬化易损斑块破裂继发血栓形成所致。超声可以根据斑块的回声、表面特征及血供情况等评价斑块的稳定性。

(1)斑块回声:一般根据斑块的回声特征,将斑块分为低回声、等回声和强回声斑块,或是均质性和不均质性斑块。低回声斑块含有大量脂类物质;等回声斑块的胶原蛋白和细胞含量增加,超声回声也随之增加;斑块内出现退行性钙化时,钙化处表现为强回声,后方伴声影。钙化造成斑块回声不均匀,不均质性斑块还可表现为局限性低回声斑块和弥漫性低回声斑块。一般认为,低回声斑块和不均质性斑块伴脑栓塞的风险增加。

(2)斑块表面特征:引起脑卒中的主要原因是颅内动脉栓塞,栓子主要来源于颈动脉斑块表面裸露区和溃疡区。超声可以诊断出边界清晰锐利的体积较大的凹陷性溃疡。超声特征为,凹陷部分在斑块内,凹陷部分边缘锐利或有突出的边缘,凹陷部分有血流信号。溃疡型斑块同样是

引起脑栓塞的危险性斑块。

（3）超声造影：动脉粥样硬化易损斑块的形成和发展与斑块内新生血管形成有关。超声造影能实时检测斑块内新生微血管，观察斑块的血供情况，评估其稳定性。

3.动脉狭窄程度的评估

应该通过二维超声、彩色多普勒显像和频谱多普勒三种方法结合应用，综合分析，以减少误差，使判断更准确。①二维超声估计：选择血管横断面测量管腔内径。狭窄程度＝（狭窄近端最大径-狭窄处最大径）/狭窄近端最大径。②彩色多普勒超声估计：方法同二维超声，测量彩色血流束的宽度。③频谱多普勒估计：频谱形态；狭窄处收缩期峰值流速；舒张末期流速。

（1）颈动脉狭窄程度的超声估测。①轻度狭窄：内径减少 0～49％；频谱无改变；收缩期峰值流速<120 cm/s。②中度狭窄：内径减少 50％～79％；频带增宽，充填；收缩期峰值流速>120 cm/s，舒张末期血流加快。③重度狭窄：内径减少 80％～99％；频谱异常；收缩期峰值流速增快，可>200 cm/s；舒张末期血流速度明显加快。④闭塞：内径减少 100％，无血流频谱显示。

（2）四肢动脉狭窄程度的超声估测。①轻度狭窄：内径减少 1％～19％，三相波；频带轻度增宽；峰值流速较相邻的近端升高<30％，狭窄近端和远端的波形正常。②中度狭窄：内径减少 20％～49％，三相波存在，逆向血流可能消失。频带增宽明显，频窗充填，峰值流速较近端高出 30％～100％，狭窄近端和远端的波形正常。③重度狭窄：内径减少 50％～99％，单向波，逆向血流消失，整个心动周期内均有正向血流。频带明显增宽，峰值流速较近端增加>100％，远端血流呈单向，收缩期流速降低。④完全闭塞：无血流信号。远端无血流信号显示。

4.颈动脉内膜剥脱术的术前检查及术后随访

颈动脉内膜剥脱术术前超声检查主要是评估颈动脉狭窄程度及鉴别颈动脉高度狭窄和闭塞。动脉硬化是颈动脉狭窄和闭塞的最常见原因，颈动脉闭塞的诊断可能出现假阳性，如被声影遮掩，图像不清楚，多普勒信号微弱等，应用能量多普勒及彩色多普勒仔细检测信号微弱的低速血流能够准确鉴别狭窄和闭塞。血管闭塞无法再进行治疗，而接近闭塞的血管只要狭窄比较局限，远端管腔正常，就可以进行内膜剥脱术治疗。

术后定期进行超声检查的目的是发现并发症，在术后一个月内发生的并发症与手术有直接关系，如残留的斑块，夹闭造成的损伤或内膜瓣形成。再狭窄大多发生在术后两年内，再狭窄可以是新生内膜过度增生或动脉硬化斑块导致。

进行内膜剥脱术后的颈动脉，超声检查见不到内膜回声，但可见到少量的新生内膜，有时可以看见缝合线的强回声。根据内膜的有无可以判断剥脱的远端和近端，手术部位血流为层流或轻度紊乱血流。内膜瓣发生在剥脱的远端，血流将切缘掀起所致，可造成显著的血流紊乱，最终导致再狭窄。新生内膜的过度增生一般使剥脱部位均匀变窄，血流速度升高，远端血流紊乱。

（二）动脉炎

根据受累的动脉部位不同可分为四型：头臂型、胸腹主动脉型、肾动脉型、混合型。超声表现如下。

1.二维图像

受累动脉管壁全层弥漫、不规则性、呈粗细不均或比较均匀的向心性增厚，增厚的管壁呈均质性的弱回声或等回声，动脉壁搏动减弱或消失；常伴有管腔明显狭窄，严重者动脉管腔完全阻塞。

2.彩色多普勒血流图像

动脉病变处的彩色血流可呈不规则的、局限性变细或充盈缺损，也可呈均匀的、弥漫样变细；

血流颜色明亮,或呈"五彩镶嵌"样的不规则的变细血流信号。

3.频谱多普勒图像

动脉狭窄最严重部位为收缩期峰速明显增高的湍流样频谱;病变远端动脉频谱表现收缩期最大速度减低的阻塞样频谱。

(三)锁骨下动脉盗血综合征

锁骨下动脉和无名动脉闭塞后,患侧椎动脉血流逆向流动,从颅底动脉环得到血供。彩色多普勒超声可明确判断盗血征象,并能对盗血原因作出诊断。

彩色多普勒超声显示一侧椎动脉的彩色血流及频谱逆向。追踪显示同侧锁骨下动脉段或无名动脉段无彩色血流显示,呈闭塞征象。

(四)动脉栓塞

四肢动脉栓塞以血栓最常见,其他还可见感染性栓子和癌栓。声像图表现如下。

1.二维超声

动脉内新鲜血栓时,其管腔内显示较低的实性回声,血栓机化时,回声增强,且回声不均。栓塞部位近端血管管径增宽,栓子部位血管搏动性消失。

2.彩色多普勒

不全栓塞时栓子部位彩色血流束变细,充盈缺损,远端动脉内血流色彩镶嵌或多色彩显示。完全栓塞时彩色血流在栓子部位中断,栓塞远端动脉内无彩色血流显示。

3.频谱多普勒

栓塞段及靠近栓塞段的远端动脉,收缩期峰流速加快,为高速湍流频谱;远离栓塞段的远端动脉频谱阻力降低。完全栓塞时无血流频谱显示。

(五)主动脉瘤

根据动脉瘤的结构,可分为三类:真性动脉瘤、假性动脉瘤、夹层动脉瘤。声像图表现如下。

1.真性动脉瘤

(1)二维图像:主动脉失去正常形态,管腔内径大小不一,局部常呈梭形或囊状扩张,局部扩张的无回声区前后壁与其两侧的主动脉前后壁相连续,无回声区亦与两侧主动脉无回声区相连续。动脉瘤内常有血栓形成。

(2)彩色多普勒:瘤体内色彩暗淡,血流可出现漩流现象。

(3)频谱多普勒:动脉瘤内呈低速填充型湍流频谱。

2.假性动脉瘤

(1)二维图像:主动脉壁的某一部位可见连续中断,其周围显示一无回声区,此无回声区通过主动脉壁上的连续中断处与主动脉腔相通,无回声区内常可见云雾状影或附壁血栓,其壁由血栓和周围组织所构成。

(2)彩色多普勒:动脉腔内血流通过动脉壁上的连续中断与动脉瘤腔相通,收缩期主动脉高速血流经破裂口进入瘤体,舒张期瘤体内血流经破口流向主动脉,瘤内可形成红蓝相间的涡流。

(3)频谱多普勒:将取样容积置于主动脉破口处,可获得收缩期高速血流和舒张期反向中速血流频谱。瘤腔内则为低速湍流充填型频谱。

3.夹层动脉瘤

(1)二维图像:动脉增宽,腔内可见撕裂的内膜,呈带状回声,将增宽的主动脉腔分为真、假两腔。假腔中可有附壁血栓形成。真、假腔相交通之处(即入口和再入口)可见此回声带有连续中断现象,断端呈飘带样运动。

(2)彩色多普勒:真腔中血流速度快,颜色鲜艳,而假腔中血流缓慢,颜色暗淡,血栓形成时无血流信号出现。入口处,血流收缩期由真腔流入假腔,舒张期则很少流动或由假腔流向真腔;再入口处,血流流动的情况则与入口处相反。

(3)频谱多普勒:入口如能测到,一般为高速湍流频谱。真腔内峰值减低。

(六)四肢静脉血栓

1.二维超声

静脉管腔内显示实性回声,可呈低回声或高回声。静脉管腔增宽,栓塞以下远端静脉明显扩张,探头加压后,管腔不能压瘪。深吸气或 Valsalva 试验,静脉管径无明显变化。

2.彩色多普勒

血栓处彩色血流变细,或充盈缺损,彩色血流呈持续性,不随呼吸变化。完全栓塞时血栓处及近心端静脉内无彩色血流显示,远心端彩色血流色彩变暗。亚急性和慢性血栓再通时,血栓内可见持续的细带状迂曲彩色血流束。

3.频谱多普勒

下肢静脉内自发性随呼吸变化的血流频谱消失,呈持续的低速血流频谱。完全栓塞时血栓段及近心端静脉内无血流频谱显示,远心端血流频谱呈持续性,不随呼吸变化,流速减慢。血栓再通时静脉血栓内可检测低速持续无波动的静脉血流频谱。

4.不同阶段静脉血栓声像图征象

(1)急性血栓(两周以内):静脉管腔内实性回声可以呈无回声(几小时或几天内)和低回声(几天后),可自由飘动或挤压两端的肢体后在静脉管腔内飘动。该处管径明显增宽,探头加压管腔径无变化。彩色血流充盈缺损或彩色血流显示中断。多普勒血流频谱呈低速持续血流或无血流显示。

(2)亚急性血栓(数周后):血栓回声增强。血栓逐渐溶解和吸收,静脉管径缩小至正常。血栓可出现再通,彩色多普勒显示血栓内多条迂曲不规则细带状彩色血流。

(3)慢性血栓(数月至数年):血栓呈强回声,边界不规则,与静脉壁回声分界不清。静脉壁部分或弥漫性增厚,内壁毛糙;静脉管腔内径缩小;静脉瓣增厚,活动僵硬或固定,在 Valsalva 试验和挤压小腿时关闭不全,静脉内显示彩色血流反向。血栓再通者可见充盈程度不一的彩色血流信号。

(七)动静脉瘘

超声能诊断动静脉瘘,评价分流大小,确定瘘管的位置,追踪观察治疗效果。动静脉瘘声像图表现如下。

1.二维超声

动脉和静脉壁连续中断,其间显示无回声管道相互连通,或动静脉周围伴有血肿图像。动静脉相通处近心端动脉内径增宽或正常,远心端动脉内径正常或变细。动静脉相通处远心端静脉内径增宽,静脉壁伴有搏动。静脉腔内可有血栓实性回声显示。

2.彩色及频谱多普勒

彩色血流从与动脉相通的无回声管道射入静脉内,多普勒频谱显示为高速紊乱的动脉样频谱。瘘口处静脉血流呈五彩镶嵌,多普勒频谱表现为双向动静脉混叠的血流频谱。其远端静脉内可表现为搏动型血流频谱。瘘口远心端动脉呈高速低阻力型血流频谱显示。

（胡德芳）

第四节 胃 液 检 查

胃液由胃黏膜各种细胞分泌的消化液及其他成分所组成,主要含有壁细胞分泌的盐酸,主细胞分泌的胃蛋白酶原,黏膜表面上皮细胞、贲门腺、胃底腺和幽门腺颈黏液细胞分泌的黏液等。胃分泌受神经、内分泌及食物和其他刺激因子等调节。胃、十二指肠及全身性疾病均可引起胃分泌功能异常,使胃液的量和成分发生变化。在其诸多成分中,胃酸分泌功能检查具一定实用价值,受到临床重视,而胃蛋白酶、黏液等检测很少应用。

一、胃液的收集

一般经插入胃管收集胃液。食管癌、食管狭窄、食管静脉曲张、心力衰竭、严重冠心病患者不宜插管。检查前停用一切对胃分泌功能有影响的药物,如抗胆碱能药物至少停用 48 小时,H_2 受体阻滞剂(H_2RA)、质子泵阻断剂(PPIS)需停用 24 小时。禁食 12~14 小时,患者清晨空腹取坐位或半卧位,经口插入消毒胃管。咽反射敏感者可改经鼻孔插入。操作应敏捷、轻柔,尽量避免诱发咽反射和呕吐。当胃管插至 45 cm 标记处时,提示管端已抵贲门下,可注入少量空气,使胃壁撑开,避免胃管在胃内打折。然后嘱患者改左侧卧位,继续插管至 52~55 cm 标记处,管端达大弯侧胃体中部,即胃最低部位。也可借助 X 线定位。嘱患者饮 20 mL 水后如能回抽出 16 mL 以上,说明胃管定位适当。用胶布将胃管固定于上唇部。在患者改变多种体位,如头低左侧卧位、俯卧位等过程中反复抽吸胃液,力求将空腹胃液抽尽;也可使用电动吸引器负压抽吸,压力维持在 4.0~6.7 kPa(30~50 mmHg)。然后根据临床需要,进行各种试验。此外,可应用胃液采集器获取微量胃液。方法:空腹时用温开水 10 mL 吞服胃液采集器。患者取右侧卧位。15 分钟后由牵引线拉出采集器,可挤出胃液 1.5~2.0 mL,足够用于生化检测。

二、检查内容

(一)一般性状检查

1.量

正常国人空腹 12 小时胃液量为 10~70 mL,不超过 100 mL。超过此值视为基础胃液增多,见于:①胃液分泌过多,如十二指肠溃疡、Zollinger-Ellison 综合征等;②胃排空延缓,如胃轻瘫、幽门梗阻等。胃液不足 10 mL 者为分泌减少,主要见于慢性萎缩性胃炎和胃排空亢进。

2.色

正常胃液或为清晰无色,或因混有黏液而呈浑浊的灰白色。如为黄色或绿色,为胆汁反流所致;咖啡色胃液提示上消化道出血。

3.气味

正常胃液有酸味。胃排空延缓时则有发酵味、腐臭味;晚期胃癌患者的胃液常有恶臭味;低位小肠梗阻时可有粪臭。

4.黏液

正常胃液中有少量黏液,分布均匀。慢性胃炎时黏液增多,使胃液稠度增大。

5.食物残渣

正常空腹胃液不含食物残渣,如其内混有之,提示机械性或功能性胃排空延缓。

(二)化学检查

1.胃酸分泌功能测定

(1)胃液酸度滴定和酸量计算法。胃液中游离酸即盐酸,正常人空腹时为 $0\sim30$ mmol/L,平均为18 mmol/L。结合酸指与蛋白质疏松结合的盐酸。总酸为游离酸、结合酸和各种有机酸之总和,正常值 $10\sim50$ mmol/L,平均为 30 mmol/L。用碱性溶液滴定胃液首先被中和的是游离酸,然后有机酸和结合酸相继离解,直至被完全中和。根据滴定所用碱性溶液的浓度和毫升数,计算出胃液的酸度。以往用两种不同阈值的 pH 指示剂,如 Topfer 试剂(0.5 g 二甲氨偶氮苯溶于 95%酒精 100 mL 中)在 pH 3.5 时由红色转变为黄色,此时酸度代表游离酸;酚呋 pH $8\sim10$ 时变为微红且不褪色,可表示总酸。目前,应用酚红做 pH 指示剂,pH 7.0 变红色;用碱性溶液一次滴定至中性,测定总酸。常用碱性液为 100 mmol/L 或50 mmol/L浓度的氢氧化钠溶液。用于滴定的胃液取 10 mL 即可,需预先滤去食物残渣。滴定后按下列公式计算酸度。

酸度(mmol/L)=NaOH 浓度(mmol/L)×NaOH 消耗量(mL)÷被滴定胃液量(mL)。

胃酸分泌试验还常测定每小时酸量或连续 4 个 15 分钟酸量之和。每小时酸量的计算方法如下。

酸量(mmol/h):酸度(mmol/L)×每小时胃液量(L/h)。

除上述滴定中和测定胃酸外,还可测定胃液中 Cl^- 浓度和 pH,然后查表求出酸分泌量。

(2)基础酸量、最大酸量和高峰酸量测定。胃酸分泌功能测定结果一般用下列术语来表示:①基础酸量(BAO)为刺激因子刺激前 1 小时分泌的酸量;②最大酸量(MAO)为刺激后 1 小时分泌的酸量;③高峰酸量(PAO)刺激后 2 个连续分泌最高 15 分钟酸量之和乘以2,在同一患者 PAO>MAO。刺激因子可选用磷酸组胺或 5 肽胃泌素。后者系生理性物质,所用剂量为 6 μg/kg 体重时不良反应较小,故临床首选之。

五肽胃泌素胃酸分泌试验方法如下:在插入胃管后抽尽空腹胃液。收集 1 小时基础胃液,测定 BAO。然后皮下注射或肌内注射五肽胃泌素,剂量按 6 μg/kg 体重计算。再收集刺激后 1 小时胃液,一般每 15 分钟装1瓶,连续收集 4 瓶。计算每瓶的胃液量和酸量,求出 MAO 和 PAO。

临床意义:BAO 常受神经内分泌等因素影响,变异范围较大。如估计其对个别被测者有诊断价值,则需连续 $2\sim3$ 小时测定 BAO。壁细胞对胃泌素刺激的敏感性及种族、年龄、性别、体重等因素也可影响 MAO 和 PAO。国内外资料表明,正常人和消化性溃疡患者所测得的胃酸值常有重选,故该项检查已不做常规应用。在下列情况下该指标有参考价值:①刺激后无酸,且胃液 pH>6,可诊断为真性胃酸缺乏,见于萎缩性胃炎、恶性贫血和胃癌患者。因此有助鉴别胃溃疡为良性抑或恶性。②排除或肯定胃泌素瘤,如果 BAO>15 mmol/L,MAO>60 mmol/L,BAO/MAO比值>60%,提示有胃泌素瘤可能,应进一步测定血清促胃液素。③对比胃手术前后测定结果,如术后 MAO 较术前下降 70%,<3 mmol/L;提示迷走神经切断完全;术后 MAO>19 mmol/L 则切除不完全;如术后 BAO、PAO 逐渐增高,可能发生了吻合口溃疡。④评定抗酸药物的疗效。

2.胰岛素试验

该试验用于迷走神经切断术后,估计迷走神经切断是否完全。其原理为:注射胰岛素诱发低血糖,可刺激大脑的迷走神经中枢,引起迷走神经介导的胃酸和胃蛋白酶原分泌增加。据报道,该试验阳性者 2 年以后溃疡发生率可达 65%。

方法:本试验宜在手术 6 个月后进行。插胃管,收集 1 小时基础分泌胃液。然后静脉注射胰岛素 20 U 或 0.15 U/kg 体重。随后每 15 分钟收集一次胃液标本,连续收集 8 次;分别测定每个标本的量和酸量。另外,在注射胰岛素前 45 分钟和注射后 90 分钟分别采血,测血糖,以证实注射后发生了低血糖。标准胰岛素试验可诱发严重低血糖,50% 以上患者发生心律失常。因此原有心脏病、低血钾、年龄超过 50 岁的患者禁做此试验。试验过程中应密切注意患者出现的低血糖反应。

判断标准:出现下列情况为阳性结果。①注射胰岛素后任何一个标本的酸度较注射前最大酸度增加幅度超过 20 mmol/L;或基础标本胃酸缺乏,而用药后酸度≥10 mmol/L。②在上述标准基础上,用药后第 1 小时呈现早期阳性结果。③注射后任何 1 小时胃液量较基础值增加。④基础酸量>2 mmol/L。⑤注射后任何 1 小时酸量较注射前增加 2 mmol/L。

目前已很少开展迷走神经切断术,而且胰岛素试验危险性较大,故已很少应用之。

3.胃液内因子检测

测定胃液内因子有助诊断恶性贫血。对具有一个或多个维生素 B_{12} 吸收不良病因的患者及怀疑成年和青少年类型恶性贫血的患者,该试验是辅助诊断项目之一。

从刺激后抽出的胃液中取样:先将胃液滴定至 pH=10,使蛋白酶失活 20 分钟;在检测或储存前再将其 pH 恢复到 7。用放射免疫法或淀粉凝胶电泳法测其中内因子。正常人胃液中内因子>200 单位/小时;恶性贫血患者一般低于此值,但有少数患者可在正常范围;而有些吸收维生素 B_{12} 正常的胃酸缺乏患者却不足 200 单位/小时。

恶性贫血在我国罕见,该试验很少开展。

4.隐血试验

正常人胃液中不含血液,隐血试验阴性。当胃液呈咖啡残渣样,怀疑上消化道出血时,常需做隐血试验加以证实。隐血试验方法较敏感,即使口腔少量出血或插胃管时损伤了黏膜也可产生阳性结果,临床判断时应加以注意。

5.胃液多胺检测

多胺是一类分子量很小的羟基胺类有机碱,主要有腐胺、精胺和精脒。多胺与恶性肿瘤的发生、消长和复发有一定内在联系,可视为一种恶性肿瘤标志物。胃癌患者胃液中的多胺水平显著升高,检测之对诊断胃癌,估计其临床分期及预后有一定价值,还可作为胃癌术后或其他治疗后随访的指标。

6.胃液表皮生长因子检测

表皮生长因子(EGF)具有抑制胃酸分泌和保护胃肠黏膜的功能。可用放射免疫法测定胃液中 EGF。轻度浅表性胃炎患者基础胃液 EGF 浓度为(0.65±0.31)ng/mL,排出量为(31.48±7.12)ng/h;消化性溃疡患者基础胃液及五肽胃泌素刺激后胃液中 EGF 均明显降低。目前该检查尚在临床研究阶段,其意义有待进一步阐明。

7.胃液胆汁酸检测

胃液中混有胆汁酸是诊断胆汁反流性胃炎的依据之一。胆汁酸有去垢作用,可损害胃黏膜。采用高效液相色谱法、紫外分光光度法测定胃液中的二羟胆烷酸、三羟胆烷酸、总胆汁酸等。正常人胃液中胆汁酸的含量极微,胆汁反流、慢性浅表性胃炎、慢性萎缩性胃炎、十二指肠溃疡等患者胃液中胆汁酸明显升高。

8.胃液尿素氮检测

幽门螺杆菌含尿素酶,分解尿素。正常人胃液尿素氮以 1.785 mmol/L 为临界值,低于此值提示幽门螺杆菌感染;在治疗过程中随细菌被清除而逐步升高,故可作为观察疗效的指标之一。肾功能不全或其他原因引起血清尿素氮增高时可影响测定结果。

9.胃液 CEA 检测

检测胃液 CEA 可作为胃癌或癌前期疾病初筛或随访的指标。国内报道用胃液采集器取微量胃液,联合检测其中 CEA、幽门螺杆菌抗体、氨基己糖、总酸、游离酸、胃泌素、pH 和总蛋白等 8 项指标,结果用电子计算机程序进行分析判断,诊断胃癌的准确性达 96.42%。

(三)显微镜检查

由于胃液中胃蛋白酶和盐酸能破坏细胞、细菌,即使标本抽取后立即送验,阳性率仍不高,且意义也不大。脱落细胞检查对诊断胃癌有一定帮助。

（赵　宏）

第二章 常见内科疾病的临床表现

第一节 发 热

一、概述

正常人体的体温在体温调节中枢的控制下,人体的产热和散热处于动态平衡之中,维持人体的体温在相对恒定的范围之内,腋窝下所测的体温为 36～37 ℃;口腔中舌下所测的体温为 36.3～37.2 ℃;肛门内所测的体温为 36.5～37.7 ℃。在生理状态下,不同的个体、不同的时间和不同的环境,人体体温会有所不同。①不同个体间的体温有差异:儿童由于代谢率较高,体温可比成年人高;老年人代谢率低,体温比成年人低。②同一个体体温在不同时间有差异:正常情况下,人体体温在早晨较低,下午较高;妇女体温在排卵期和妊娠期较高,月经期较低。③不同环境下的体温亦有差异:运动、进餐、情绪激动和高温环境下工作时体温较高,低温环境下工作时体温较低。在病理状态下,人体产热增多,散热减少,体温超过正常时,就称为发热。发热持续时间在 2 周以内为急性发热,超过 2 周为慢性发热。

(一)病因

引起发热的病因很多,按有无病原体侵入人体分为感染性发热和非感染性发热两大类。

1.感染性发热

各种病原体侵入人体后引起的发热称为感染性发热。引起感染性发热的病原体有细菌、病毒、支原体、立克次体、真菌、螺旋体及寄生虫。病原体侵入机体后可引起相应的疾病,不论急性还是慢性、局限性还是全身性均可引起发热。病原体及其代谢产物或炎性渗出物等外源性致热原,在体内作用致热原细胞如中性粒细胞、单核细胞及巨噬细胞等,使其产生并释放白细胞介素-1、干扰素、肿瘤坏死因子和炎症蛋白-1 等而引起发热。感染性发热占发热病因 50%～60%。

2.非感染性发热

由病原体以外的其他病因引起的发热称为非感染性发热。常见于以下原因。

(1)吸收热:由组织坏死,组织蛋白分解和坏死组织吸收引起的发热。①物理和机械因素损伤:大面积烧伤、内脏出血、创伤、大手术后,骨折和热射病等。②血液系统疾病:白血病、恶性淋巴瘤、恶性组织细胞病、骨髓增生异常综合征、多发性骨髓瘤、急性溶血和血型不合输血等。③肿瘤性疾病:各种恶性肿瘤。④血栓栓塞性疾病:静脉血栓形成,如静脉、股静脉和髓静脉血栓形成。动脉血栓形成,如心肌梗死、脑动脉栓塞、肠系膜动脉栓塞和四肢动脉栓塞等。微循环血栓形成,如溶血性尿毒综合征和血栓性血小板减少性紫癜。

(2)变态反应性发热:变态反应产生时形成外源性致热原抗原抗体复合物,激活了致热原细胞,使其产生并释放白细胞介素-1、干扰素、肿瘤坏死因子和炎症蛋白-1等引起的发热。如风湿热、药物热、血清病和结缔组织病等。

(3)中枢性发热:有些致热因素不通过内源性致热原而直接损害体温调节中枢,使体温调定点上移后发出调节冲动,造成产热大于散热,体温升高,称为中枢性发热。①物理因素:如中暑等。②化学因素:如重度安眠药中毒等。③机械因素:如颅内出血和颅内肿瘤细胞浸润等。④功能性因素:如自主神经功能紊乱和感染后低热。

(4)其他:如甲状腺功能亢进,脱水等。

发热都是由于致热因素的作用使人体产生的热量超过散发的热量,引起体温升高超过正常范围。

(二)发生机制

1.外源性致热原的摄入

各种致病的微生物或它们的毒素、抗原抗体复合物、淋巴因子、某些致炎物质(如尿酸盐结晶和硅酸盐结晶)、某些类固醇、肽聚糖和多核苷酸等外源性致热原多数是大分子物质,侵入人体后不能通过血-脑屏障作用于体温调节中枢,但可通过激活血液中的致热原细胞产生白细胞介素-1等。白细胞介素-1等的产生:在各种外源性致热原侵入人体后,能激活血液中的中性粒细胞,单核-巨噬细胞和嗜酸性粒细胞等,产生白细胞介素-1,干扰素、肿瘤坏死因子和炎症蛋白-1。其中研究最多的是白细胞介素-1。

2.白细胞介素-1的作用部位

(1)脑组织:白细胞介素-1可能通过下丘脑终板血管器(此处血管为有孔毛细血管)的毛细血管进入脑组织。

(2)POAH神经元:白细胞介素-1亦有可能通过下丘脑终板血管器毛细血管到达血管外间隙(即血脑屏腌外侧)的POAH神经元。

3.发热的产生

白细胞介素-1作用于POAH神经元或在脑组织内再通过中枢介质引起体温调定点上移,体温调节中枢再对体温重新调节,发出调节命令,一方面可能通过垂体内分泌系统使代谢增加和通过运动神经系统使骨骼肌阵缩(即寒战),引起产热增加;另一方面通过交感神经系统使皮肤血管和立毛肌收缩,排汗停止,散热减少。这几方面作用使人体产生的热量超过散发的热量,体温升高,引起发热,一直达到体温调定点的新的平衡点。

二、发热的诊断

(一)发热的程度诊断

(1)低热:人体的体温超过正常,但低于38 ℃。

(2)中度热:人体的体温为38.1～39.0 ℃。

(3)高热:人体的体温为39.1～41.0 ℃。

(4)过高热:人体的体温超过41 ℃。

(二)发热的分期诊断

1.体温上升期

此期为白细胞介素-1作用于POAH神经元或在脑组织内再通过中枢介质引起体温调定点上移,体温调节中枢对体温重新调节,发出调节命令,可通过代谢增加,骨骼肌阵缩(寒战),使产热增加;皮肤血管和立毛肌收缩,使散热减少。因此产热超过散热使体温升高。体温升高的方式有骤升和缓升两种。

(1)骤升型:人体的体温在数小时内达到高热或以上,常伴有寒战。

(2)缓升型:人体的体温逐渐上升在几天内达高峰。

2.高热期

此期为人体的体温达到高峰后的时期,体温调定点已达到新的平衡。

3.体温下降期

此期由于病因已被清除,体温调定点逐渐降到正常,散热超过产热,体温逐渐恢复正常。与体温升高的方式相对应的有两种体温降低的方式。

(1)骤降型:人体的体温在数小时内降到正常,常伴有大汗。

(2)缓降型:人体的体温在几天内逐渐下降到正常。

体温骤升和骤降的发热常见疟疾、大叶性肺炎、急性肾盂肾炎和输液反应。体温缓升和缓降的发热常见于伤寒和结核。

(三)发热的分类诊断

1.急性发热

发热的时间在2周以内为急性发热。

2.慢性发热

发热的时间超过2周为慢性发热。

(四)发热的热型诊断

把不同时间测得的体温数值分别记录在体温单上,将不同时间测得的体温数值按顺序连接起来,形成体温曲线,这些曲线的形态称热型。

1.稽留热

人体的体温维持在高热和以上水平达几天或几周。常见大叶性肺炎和伤寒高热期。

2.弛张热

人体的体温在一天内都在正常水平以上,但波动范围在2℃以上。常见化脓性感染,风湿热,败血症等。

3.间歇热

人体的体温骤升到高峰后维持几小时,再迅速降到正常,无热的间歇时间持续一到数天,反复出现。常见于疟疾和急性肾盂肾炎等。

4.波状热

人体的体温缓升到高热后持续几天后,再缓降到正常,持续几天后再缓升到高热,反复多次。常见于布鲁菌病。

5.回归热

人体的体温骤升到高热后持续几天后,再骤降到正常,持续几天后再骤升到高热,反复数次。常见恶性淋巴瘤和部分恶性组织细胞病等。

6.不规则热

人体的体温可高可低,无规律性。常见于结核病、风湿热等。

三、发热的诊断方法

(一)详细询问病史

1.现病史

(1)起病情况和患病时间:发热的急骤和缓慢,发热持续时间。急性发热常见细菌、病毒、肺炎支原体、立克次体、真菌、螺旋体及寄生虫感染。其他有结缔组织病、急性白血病、药物热等。长期发热的原因,除中枢性原因外,还可包括以下四大类:①感染是长期发热最常见的原因,常见于伤寒、副伤寒、亚急性感染性心内膜炎、败血症、结核病、阿米巴肝病、黑热病、急性血吸虫病等。在各种感染中,结核病是主要原因之一,特别是某些肺外结核,如深部淋巴结结核、肝结核。②造血系统的新陈代谢率较高,有病理改变时易引起发热,如非白血性白血病、深部恶性淋巴瘤、恶性组织细胞病等。③结缔组织疾病如播散性红斑狼疮、结节性多动脉炎、风湿热等疾病,可成为长期发热的疾病。④恶性肿瘤增长迅速,当肿瘤组织崩溃或附加感染时则可引起长期发热,如肝癌、结肠癌等早期常易漏诊。

(2)病因和诱因:常见的有流行性感冒、其他病毒性上呼吸道感染、急性病毒性肝炎、流行性乙型脑炎、脊髓灰质炎、传染性单核细胞增多症、流行性出血热、森林脑炎、传染性淋巴细胞增多症、麻疹、风疹、流行性腮腺炎、水痘、肺炎支原体肺炎、肾盂肾炎、胸膜炎、心包炎、腹膜炎、血栓性静脉炎、丹毒、伤寒、副伤寒、亚急性感染性心内膜炎、败血症、结核病、阿米巴肝病、黑热病、急性血吸虫病、钩端螺旋体病、疟疾、急性血吸虫病、丝虫病、旋毛虫病、风湿热。药热、血清病、系统性红斑狼疮、皮肌炎、结节性多动脉炎、急性胰腺炎、急性溶血、急性心肌梗死、脏器梗死或血栓形成、体腔积血或血肿形成、大面积烧伤、白血病、恶性淋巴瘤、肉瘤、恶性组织细胞病、痛风发作、甲状腺危象、重度脱水、热射病、脑出血、白塞病、高温下工作等。

(3)伴随症状:有寒战、结膜充血、口唇疱疹、肝脾大、淋巴结肿大、出血、关节肿痛、皮疹和昏迷等。发热的伴随症状越多,越有利于诊断或鉴别诊断,所以应尽量询问和采集发热的全部伴随症状。寒战常见于大叶肺炎、败血症、急性胆囊炎、急性肾盂肾炎、流行性脑脊髓膜炎、疟疾、钩端螺旋体病、药物热、急性溶血或输血反应等。结膜充血常见于麻疹、咽结膜热、流行性出血热、斑疹伤寒、钩端螺旋体病等。口唇单纯疱疹常见于于急性发热性疾病,如大叶肺炎、流行性脑脊髓膜炎、间日疟、流行性感冒等。淋巴结肿大常见于传染性单核细胞增多症、风疹、淋巴结结核、局灶性化脓性感染、丝虫病、白血病、淋巴瘤、转移癌等。肝脾大常见于传染性单核细胞增多症、病毒性肝炎、肝及胆管感染、布鲁菌病、疟疾、结缔组织病、白血病、淋巴瘤及黑热病、急性血吸虫病等。出血可见于重症感染及某些急性传染病,如流行性出血热、病毒性肝炎、斑疹伤寒、败血症等;也可见于某些血液病,如急性白血病、重型再生障碍性贫血、恶性组织细胞病等。关节肿痛常见于败血症、猩红热、布鲁菌病、风湿热、结缔组织病、痛风等。皮疹常见于麻疹、猩红热、风疹、水痘、斑疹伤寒、风湿热、结缔组织病、药物热等。昏迷发生在发热之后者常见于流行性乙型脑炎、斑疹伤寒、流行性脑脊髓膜炎、中毒性菌痢、中暑等;昏迷发生在发热前者见于脑出血、巴比妥类中毒等。

2.既往史和个人史

如过去曾患的疾病、有无外伤、做过何种手术、预防接种史和过敏史等。个人经历:如居住地、职业、旅游史和接触感染史等。职业：如工种、劳动环境等。发病地区及季节，对传染病与寄生虫病特别重要。某些寄生虫病如血吸虫病、黑热病、丝虫病等有严格的地区性。斑疹伤寒、回归热、白喉、流行性脑脊髓膜炎等流行于冬春季节；伤寒、乙型脑炎、脊髓灰质炎则流行于夏秋；钩端螺旋体病的流行常见于夏收与秋收季节。麻疹、猩红热、伤寒等急性传染病病愈后常有较牢固的免疫力，第二次发病的可能性甚少。中毒型菌痢、食物中毒的患者发病前多有进食不洁饮食史；疟疾、病毒性肝炎可通过输血传染。阿米巴肝病可有慢性痢疾病史。

(二)仔细全面体检

(1)记录体温曲线：每天记录 4 次体温以此判断热型。

(2)细致、精确、规范、全面和有重点的体格检查。

(三)准确的实验室检查

1.常规检查

包括三大常规(即血常规、尿常规和大便常规)、血沉和肺部 X 线片。

2.细菌学检查

可根据病情取血、骨髓、尿、胆汁、大便和脓液进行培养。

(四)针对性的特殊检查

1.骨髓穿刺和骨髓活检

对血液系统的肿瘤和骨髓转移癌有诊断意义。

2.免疫学检查

免疫球蛋白电泳、类风湿因子、抗核抗体、抗双链 DNA 抗体等。

3.影像学检查

如超声波、计算机断层扫描(CT)和磁共振成像(MRI)下摄像仪检查。

4.淋巴结活检

对淋巴组织增生性疾病的确诊有诊断价值。

5.诊断性探查术

对经过以上检查仍不能诊断的腹腔内肿块可慎重采用。

四、鉴别诊断

(一)急性发热

急性发热指发热在 2 周以内者。病因主要是感染，其局部定位症状常出现在发热之后。准确的实验室检查和针对性的特殊检查对鉴别诊断有很大的价值。如果发热缺乏定位，白细胞计数不高或减低难以确定诊断的大多为病毒感染。

(二)慢性发热

1.长期发热

长期发热指中高度发热超过 2 周以上者。常见的病因有感染、结缔组织疾病、肿瘤和恶性血液病。其中以感染多见。

(1)感染：常见的原因有伤寒、副伤寒、结核、败血症、肝脓肿、慢性胆囊炎、感染性心内膜炎、急性血吸虫病、传染性单核细胞增多症、黑热病等。

感染所致发热的特点：①常伴畏寒和寒战。②白细胞数 $>10\times10^9/L$、中性粒细胞 $>80\%$、杆状核粒细胞 $>5\%$，常为非结核感染。③病原学和血清学的检查可获得阳性结果。④抗生素治疗有效。

(2)结缔组织疾病:常见的原因有系统性红斑狼疮、风湿热、皮肌炎、贝赫切特综合征、结节性多动脉炎等。

结缔组织疾病所致发热的特点:①多发于生育期的妇女。②多器官受累、表现多样。③血清中有高滴度的自身抗体。④抗生素治疗无效且易过敏。⑤水杨酸或肾上腺皮质激素治疗有效。

(3)肿瘤:常见各种恶性肿瘤和转移性肿瘤。肿瘤所致发热的特点:无寒战、抗生素治疗无效、伴进行性消瘦和贫血。

(4)恶性血液病:常见于恶性淋巴瘤和恶性组织细胞病。恶性血液病所致发热的特点:常伴肝脾大、全血细胞计数减少和进行性衰竭,抗生素治疗无效。

2.慢性低热

慢性低热指低度发热超过3周以上者,常见的病因有器质性和功能性低热。

(1)器质性低热:①感染,常见的病因有结核、慢性泌尿系统感染、牙周脓肿、鼻旁窦炎、前列腺炎和盆腔炎等。注意进行有关的实验室检查和针对性的特殊检查对鉴别诊断有很大的价值。②非感染性发热,常见的病因有结缔组织疾病和甲亢,凭借自身抗体和毛、爪的检查有助于诊断。

(2)功能性低热:①感染后低热,急性传染病等引起高热在治愈后,由于体温调节中枢的功能未恢复正常,低热可持续数周,反复的体检和实验室检查未见异常。②自主神经功能紊乱,多见于年轻女性,一天内体温波动不超过0.5 ℃,体力活动后体温不升反降,常伴颜面潮红、心悸、手颤、失眠等。并排除其他原因引起的低热后才能诊断。

(李 毅)

第二节 心 悸

一、概述

心悸是人们主观感觉心跳或心慌,患者主诉心脏像擂鼓样,心脏停搏,心慌不稳等,常伴心前区不适,是由心率过快或过缓、心律不齐、心肌收缩力增加或神经敏感性增高等因素引起。一般健康人仅在剧烈运动、神经过度紧张或高度兴奋时才会有心悸的感觉,神经症或处于焦虑状态的患者即使没有心律失常或器质性心脏病,也常以心悸为主诉而就诊,而某些患器质性心脏病者或出现频发性期前收缩,甚至心房颤动而并不感觉心悸。

二、诊断

(一)临床表现

由心律失常引起的心悸,在检查患者的当时心律失常不一定存在,因此务必让患者详细陈述发病的缓急、病程的长短;发生心悸当时的主观症状,如有无心脏活动过强、过快、过慢、不规则的感觉;持续性或阵发性;是否伴有意识改变;周围循环状态如四肢发冷、面色苍白以及发作持续时间等;有无多食、怕热、易出汗、消瘦等;心悸发作的诱因与体位、体力活动、精神状态以及麻黄碱、胰岛素等药物的关系。体检重点检查有无心脏疾病的体征,如心脏杂音、心脏扩大及心律改变,有无血压增高、脉压增宽、动脉枪击音、水冲脉等高动力循环的表现,注意甲状腺是否肿大、有无突眼、有无震颤及杂音以及有无贫血的体征。

(二)辅助检查

为明确有无心律失常存在及其性质应做心电图检查,如常规心电图未发现异常.可根据患者情况予以适当运动如仰卧起坐、蹲踞活动或 24 小时动态心电图检查,怀疑冠心病、心肌炎者给予运动负荷试验,阳性检出率较高,如高度怀疑有恶性室性心律失常者,应做连续心电图监测。如怀疑有甲状腺功能亢进、低血糖或嗜铬细胞瘤时可进行相关的实验室检查。

三、鉴别诊断

心悸的鉴别需明确其为心脏原发性节律紊乱引起还是继发循环系统以外的疾病所致,进一步需确定其为功能性还是器质性疾病导致的心悸。

(一)心律失常

1.期前收缩

期前收缩为心悸最常见的病因。不少正常人可因期前收缩的发生而以心悸就诊,心突然"悬空""下沉"或"停顿"感是期前收缩的特征。此种感觉不但与代偿间歇的长短有关,且往往与期前收缩后的心搏出量有关。心脏病患者发生期前收缩的机会更多,心肌梗死患者如期前收缩发生在前一心搏的 T 波上,特别容易引起室性心动过速或心室颤动,应及时处理。听诊可发现心跳不规则,第一心音增强,第二心音减弱或消失,以后有一较长的代偿间歇,桡动脉搏动减弱,甚或消失,形成脉搏短细。

2.阵发性心动过速

阵发性心动过速是一种阵发性规则而快速的异位心律,具有突发突止的特点,发作时间长短不一,心率在 160~220 次/分,大多数阵发性室上性心动过速是由折返机制引起,多无器质性心脏病,心动过速发作可由情绪激动、突然用力、疲劳或饱餐所致,亦可无明显诱因出现心悸、心前区不适、精神不安等,严重者可出现血压下降、头晕、乏力甚至心绞痛。室性心动过速最常发生于冠心病,尤其是发生过心肌梗死有室壁瘤的患者及心功能较差者;也可见于其他心脏病甚至无心脏病的患者。阵发性室上性心动过速和室性心动过速心电图不难鉴别,但宽 QRS 波室上性心动过速有时与室速难以区分,必要时可做心脏电生理检查。

3.心房颤动

心房颤动亦为常见心悸原因之一,特别是初发又未经治疗而心率快速者。多发生在器质性心脏病基础上。由于心房活动不协调,失去有效收缩力,加以快而不规则心室节律使心室舒张期缩短,心室充盈不足,因而心排血量不足,常可诱发心力衰竭。体征主要是心律完全不规则,输出量甚少的心搏可引起脉搏短细,心率越快,脉搏短细越显著。心电图检查示窦性 P 波消失,出现细小而形态不一的心房颤动波,心室率绝对不齐则可明确诊断。

(二)心外因素性心悸

1.贫血

常见病因和诱因有钩虫病、溃疡病、痔、月经过多、产后出血、外伤出血等。心悸因心率代偿性增快所致,头晕、眼花、乏力、皮肤黏膜苍白,为贫血疾病的共性,贫血纠正,心悸好转。各种贫血有其特有的临床表现:可有皮肤黏膜出血,上腹部压痛,消瘦,产后出血等。血常规、血小板计数、网织红细胞计数、血细胞比容、外周血及骨髓涂片、粪检寄生虫卵等可资鉴别。

2.甲状腺功能亢进症

以 20～40 岁女性多见。甲状腺激素分泌过多,兴奋和刺激心脏,心悸因代谢亢进心率增快引起,稍活动,心悸明显加剧,伴手震颤、怕热、多汗、失眠、易激动、食欲亢进、消瘦;甲状腺弥漫性肿大;有细震颤和血管杂音;眼球突出,持续性心动过速。实验室检查甲状腺摄碘率升高,甲状腺抑制试验阴性,血总 T_3、T_4 升高,基础代谢率升高等。

3.休克

由于全身组织灌注不足,微循环血流减少,致使心率增快,出现心悸。典型临床症状为皮肤苍白,四肢皮肤湿冷,意识模糊,脉快而弱,血压明显下降,脉压小,尿量减少,二氧化碳结合力和血pH 有不同程度的降低,收缩压下降至 10.7 kPa(80 mmHg)以下,脉压<2.7 kPa(20 mmHg),原有高血压者收缩压较原有水平下降30％以上。

4.高原病

多见于初入高原者,由于在海拔 3 000 m 以上,大气压和氧分压降低,引起人体缺氧,心率代偿性增快而出现心悸,伴头痛、头晕、眩晕、恶心、呕吐、失眠、疲倦、气喘、胸闷、胸痛、咳嗽、咳血色泡沫痰、呼吸困难等,严重者可出现高原性肺脑水肿。X 线检查:肺动脉段隆凸,右心室肥大,心电图见右心室肥厚及肺性P 波等;血液检查:红细胞增多,如红细胞数>6.5×10^{12}/L,血红蛋白>18.5 g/L 等。

5.发热性疾病

由病毒、细菌、支原体、立克次体、寄生虫等感染引起。心悸常与发热有明显关系,热退,则心悸缓解。根据原发病不同,有其不同临床体征,血、尿、粪常规检查及 X 线,超声检查等可明确诊断。药物作用所致的心悸:肾上腺素、阿托品、甲状腺素等药物使用后心率加快,出现心悸。停药后心悸逐渐消失。临床表现除原有疾病的症状外,尚有心前区不适、面色潮红、烦躁不安、心动过速等,详细询问用药史及停药后症状消失可资鉴别。

(三)妊娠期心动过速

由于胎儿生长需要,血流量增加,流速加快,心率加快而致心悸。多见于妊娠后期,有妊娠期的变化:如子宫增大、乳房增大、呼吸困难等症状,下肢水肿、心动过速、腹部随妊娠月龄的增加而膨大,可伴有高血压,尿妊娠试验、黄体酮试验、超声检查等鉴别不难。

(四)更年期综合征

主要与卵巢功能衰退、性激素分泌失调有关。多发生于 45～55 岁,激素分泌紊乱、自主神经功能异常而引起心悸。主要特征为月经紊乱,全身不适,面部皮肤阵阵发红,忽冷,忽热,出汗,情绪易激动、失眠、耳鸣、腰背酸痛、性功能减退等。血、尿中的雌激素及催乳素减少。尿促卵泡素(FSH)与黄体生成激素(LH)增高为诊断依据。

(五)心脏神经症

主要由于中枢神经功能失调,影响自主神经功能,造成心脏血管功能异常。患者群多为青壮年(20～40 岁)女性,心悸与精神状态、失眠有明显关系,主诉较多。如呼吸困难、心前区疼痛、易激动、易疲劳、失眠、多梦、头晕、头痛、记忆力差、注意力涣散、多汗、手足冷、腹胀、尿频等。X 线检查、心电图、超声心动图等检查正常。

（李 毅）

第三节 呼 吸 困 难

正常人平静呼吸时,其呼吸运动无须费力,也不易察觉。呼吸困难尚无公认的明确定义,通常是指伴随呼吸运动所出现的主观不适感,如感到空气不足、呼吸费劲等。体格检查时可见患者用力呼吸,辅助呼吸肌参加呼吸运动,如张口抬肩,并可出现呼吸频率、深度和节律的改变。严重呼吸困难时,可出现鼻翼翕动、发绀,患者被迫采取端坐位。许多疾病可引起呼吸困难,如呼吸系统疾病、心血管疾病、神经肌肉疾病、肾脏疾病、内分泌疾病(包括妊娠)、血液系统疾病、类风湿疾病以及精神情绪改变等。正常人运动量大时也会出现呼吸困难。

一、呼吸困难的临床类型

(一)肺源性呼吸困难

肺源性呼吸困难的两个主要原因是肺或胸壁顺应性降低引起的限制性缺陷和气流阻力增加引起的阻塞性缺陷。限制性呼吸困难的患者(如肺纤维化或胸廓变形)在休息时可无呼吸困难,但当活动使肺通气接近其最大受限的呼吸能力时,就有明显的呼吸困难。阻塞性呼吸困难的患者(如阻塞性肺气肿或哮喘),即使在休息时,也可因努力增加通气而致呼吸困难.且呼吸费力而缓慢,尤其是在呼气时。尽管详细询问呼吸困难感觉的特性和类型有助于鉴别限制性和阻塞性呼吸困难,然而这些肺功能缺陷常是混合的,呼吸困难可显示出混合和过渡的特征。体格检查和肺功能测定可补充得之于病史的详细信息。体格检查有助于显示某些限制性呼吸困难的原因(如胸腔积液、气胸),肺气肿和哮喘的体征有助于确定其基础的阻塞性肺病的性质和严重程度。肺功能检查可提供限制性或气流阻塞存在的数据,可与正常值或同一患者不同时期的数据做比较。

(二)心源性呼吸困难

在心力衰竭早期,心排血量不能满足活动期间的代谢增加,因而组织和大脑酸中毒使呼吸运动大大增强,患者过度通气。各种反射因素包括肺内牵张感受器,也可促成过度通气,患者气短,常伴有乏力、窒息感或胸骨压迫感。其特征是"劳力性呼吸困难",即在体力运动时发生或加重,休息或安静状态时缓解或减轻。

在心力衰竭后期,肺充血水肿,僵硬的肺脏通气量降低,通气用力增加。反射因素特别是肺泡-毛细血管间隔内毛细血管旁感受器,有助于肺通气的过度增加。心力衰竭时,循环缓慢是主要原因,呼吸中枢酸中毒和低氧起重要作用。端坐呼吸是在患者卧位时发生的呼吸不舒畅,迫使患者取坐位。其原因是卧位时回流入左心的静脉血增加,而衰竭的左心不能承受这种增加的前负荷,其次是卧位时呼吸用力增加。端坐呼吸有时发生于其他心血管疾病,如心包积液。急性左心功能不全,患者常表现为阵发性呼吸困难。其特点是多在夜间熟睡时,因呼吸困难而突然憋醒,胸部有压迫感,被迫坐起,用力呼吸。轻者短时间后症状消失,称为夜间阵发性呼吸困难。病情严重者,除端坐呼吸外,尚可有冷汗、发绀、咳嗽、咳粉红色泡沫样痰,心率加快,两肺出现哮鸣音、湿性啰音,称为心源性哮喘。它是由于各种心脏病发生急性左心功能不全,导致急性肺水肿所致。

(三)中毒性呼吸困难

糖尿病酸中毒产生一种特殊的深大呼吸类型,然而,由于呼吸能力储存完好,故患者很少主诉呼吸困难。尿毒症患者由于酸中毒、心力衰竭、肺水肿和贫血联合作用造成严重气喘,患者可主诉呼吸困难。急性感染时呼吸加快,是由于体温增高及血中毒性代谢产物刺激呼吸中枢引起的。吗啡、巴比妥类药物急性中毒时,呼吸中枢受抑制,使呼吸缓慢,严重时出现潮式呼吸或间停呼吸。

(四)血源性呼吸困难

由于红细胞携氧量减少,血含氧量减低,引起呼吸加快,常伴有心率加快。发生于大出血时的急性呼吸困难是一个需立即输血的严重指征。呼吸困难也可发生于慢性贫血,除非极度贫血,否则呼吸困难仅发生于活动期间。

(五)中枢性呼吸困难

颅脑疾病或损伤时,呼吸中枢受到压迫或供血减少,功能降低,可出现呼吸频率和节律的改变。如病损位于间脑及中脑上部时出现潮式呼吸;中脑下部与脑桥上部受累时出现深快均匀的中枢型呼吸;脑桥下部与延髓上部病损时出现间停呼吸;累及延髓时出现缓慢不规则的延髓型呼吸,这是中枢呼吸功能不全的晚期表现;叹气样呼吸或抽泣样呼吸常为呼吸停止的先兆。

(六)精神性呼吸困难

癔症发作时,其呼吸困难主要特征为呼吸浅表频速,患者常因过度通气而发生胸痛、呼吸性碱中毒。易出现手足搐搦症。

二、呼吸困难的诊断思维

根据呼吸困难多种多样的临床表现可引导出对某些疾病的诊断思维。以下可供参考。

(一)呼吸频率

每分钟呼吸超过 24 次称为呼吸频率加快,见于呼吸系统疾病、心血管疾病、贫血、发热等。每分钟呼吸少于 10 次称为呼吸频率减慢,是呼吸中枢受抑制的表现,见于麻醉安眠药物中毒、颅内压增高、尿毒症、肝性脑病等。

(二)呼吸深度

呼吸加深见于糖尿病及尿毒症酸中毒;呼吸变浅见于肺气肿、呼吸肌麻痹及镇静剂过量。

(三)呼吸节律

潮式呼吸和间停呼吸见于中枢神经系统疾病和脑部血液循环障碍,如颅内压增高、脑炎、脑膜炎、颅脑损伤、尿毒症、糖尿病昏迷、心力衰竭、高山病等。

(四)年龄性别

儿童呼吸困难应多注意呼吸道异物、先天性疾病、急性感染等;青壮年则应想到胸膜疾病、风湿性心脏病、结核;老年人应多考虑冠心病、肺气肿、肿瘤等。癔症性呼吸困难较多见于年轻女性。

(五)呼吸时限

吸气性呼吸困难多见于上呼吸道不完全阻塞如异物、喉水肿、喉癌等,也见于肺顺应性降低的疾病如肺间质纤维化、广泛炎症、肺水肿等。呼气性呼吸困难多见于下呼吸道不完全阻塞,如慢性支气管炎、支气管哮喘、肺气肿等。大量胸腔积液、大量气胸、呼吸肌麻痹、胸廓限制性疾病则呼气、吸气均感困难。

（六）起病缓急

呼吸困难缓起者包括心肺慢性疾病，如肺结核、尘肺、肺气肿、肺肿瘤、肺纤维化、冠心病、先心病等。呼吸困难发生较急者有肺水肿、肺不张、呼吸系统急性感染、迅速增长的大量胸腔积液等。突然发生严重呼吸困难者有呼吸道异物、张力性气胸、大块肺梗死、成人呼吸窘迫综合征等。

（七）患者姿势

端坐呼吸见于充血性心力衰竭患者；一侧大量胸腔积液患者常喜卧向患侧；重度肺气肿患者常静坐而缓缓吹气；心肌梗死患者常叩胸呈痛苦貌。

（八）劳力活动

劳力性呼吸困难是左心衰竭的早期症状，肺尘埃沉着症、肺气肿、肺间质纤维化、先天性心脏病往往也以劳力性呼吸困难为早期表现。

（九）职业环境

接触各类粉尘的职业是诊断尘肺的基础；饲鸽者、种蘑菇者发生呼吸困难时应考虑外源性过敏性肺泡炎。

（十）伴随症状

伴咳嗽、发热者考虑支气管-肺部感染；伴神经系统症状者注意脑及脑膜疾病或转移性肿瘤；伴何纳综合征者考虑肺尖瘤；伴上腔静脉综合征者考虑纵隔肿块；触及颈部皮下气肿时立即想到纵隔气肿。

（黄　利）

第四节　咳嗽与咳痰

咳嗽是一种保护性反射动作，借以将呼吸道的异物或分泌物排出。但长期、频繁、剧烈的咳嗽影响工作与休息，则失去其保护性意义，属于病理现象。咳痰是凭借咳嗽动作将呼吸道内病理性分泌物或渗出物排出口腔外的病态现象。

一、咳嗽常见病因

主要为呼吸道与胸膜疾病。

（一）呼吸道疾病

从鼻咽部到小支气管整个呼吸道黏膜受到刺激时均可引起咳嗽，而刺激效应以喉部杓状间腔和气管分叉部的黏膜最为敏感。呼吸道各部位受到刺激性气体、烟雾、粉尘、异物、炎症、出血、肿瘤等刺激时均可引起咳嗽。

（二）胸膜疾病

胸膜炎、胸膜间皮瘤、胸膜受到损伤或刺激（如自发性或外伤性气胸、血胸、胸膜腔穿刺）等均可引起咳嗽。

（三）心血管疾病

如二尖瓣狭窄或其他原因所致左心功能不全引起的肺淤血与肺水肿，或因右心或体循环静脉栓子脱落引起肺栓塞时，肺泡及支气管内有漏出物或渗出物，刺激肺泡壁及支气管黏膜，出现咳嗽。

（四）胃食管反流病

胃反流物对食管黏膜的刺激和损伤,少数患者以咳嗽与哮喘为首发或主要症状。

（五）神经精神因素

呼吸系统以外器官的刺激经迷走、舌咽和三叉神经与皮肤的感觉神经纤维传入,经喉下、膈神经与脊神经分别传到咽、声门、膈等,引起咳嗽;神经症,如习惯性咳嗽、癔症等。

二、咳痰的常见病因

主要见于呼吸系统疾病。如急慢性支气管炎、支气管哮喘、支气管肺癌、支气管扩张、肺部感染(包括肺炎、肺脓肿等)、肺结核、过敏性肺炎等。另外,心功能不全所致肺淤血、肺水肿以及白血病、风湿热等所致的肺浸润等。

三、咳嗽的临床表现

为判断其临床意义,应注意详细了解下述内容。

（一）咳嗽的性质

咳嗽无痰或痰量甚少,称为干性咳嗽,常见于急性咽喉炎、支气管炎的初期、胸膜炎、轻症肺结核等。咳嗽伴有痰液时,称为湿性咳嗽,常见于肺炎、慢性支气管炎、支气管扩张、肺脓肿及空洞型肺结核等疾病。

（二）咳嗽出现的时间与规律

突然出现的发作性咳嗽,常见于吸入刺激性气体所致急性咽喉炎与气管-支气管炎、气管与支气管异物、百日咳、支气管内膜结核、气管或气管分叉部受压迫刺激等。长期慢性咳嗽,多见于呼吸道慢性病,如慢性支气管炎、支气管扩张、肺脓肿和肺结核等。

周期性咳嗽可见于慢性支气管炎或支气管扩张,且往往于清晨起床或夜晚卧下时(即体位改变时)咳嗽加剧;卧位咳嗽比较明显的可见于慢性左心功能不全;肺结核患者常有夜间咳嗽。

（三）咳嗽的音色

音色指咳嗽声音的性质和特点。

(1)咳嗽声音嘶哑:多见于喉炎、喉结核、喉癌和喉返神经麻痹等。

(2)金属音调咳嗽:见于纵隔肿瘤、主动脉瘤或支气管癌、淋巴瘤、结节病压迫气管等。

(3)阵发性连续剧咳伴有高调吸气回声(犬吠样咳嗽):见于百日咳、会厌和喉部疾病,以及气管受压等。

(4)咳嗽无声或声音低微:可见于极度衰弱的患者或声带麻痹。

四、痰的性状及临床意义

痰的性质可分为黏液性、浆液性、脓性、黏液脓性、血性等。急性呼吸道炎症时痰量较少,多呈黏液性或黏液脓性;慢性阻塞性肺疾病时,多为黏液泡沫痰,当痰量增多且转为脓性,常提示急性加重;支气管扩张、肺脓肿、支气管胸膜瘘时痰量较多,清晨与晚睡前增多,且排痰与体位有关,痰量多时静置后出现分层现象:上层为泡沫、中层为浆液或浆液脓性、底层为坏死组织碎屑;肺炎链球菌肺炎可咳铁锈色痰;肺厌氧菌感染,脓痰有恶臭味;阿米巴性肺脓肿咳巧克力色痰;肺水肿为咳粉红色泡沫痰;肺结核、肺癌常咳血痰;黄绿色或翠绿色痰,提示铜绿假单胞菌(绿脓杆菌)感染;痰白黏稠、牵拉成丝难以咳出,提示有白色念珠菌感染。

五、咳嗽与咳痰的伴随症状

(1)咳嗽伴发热:见于呼吸道(上、下呼吸道)感染、胸膜炎、肺结核等。

(2)咳嗽伴胸痛:多见于肺炎、胸膜炎、自发性气胸、肺梗死和支气管肺癌。

(3)咳嗽伴呼吸困难:见于喉炎、喉水肿、喉肿瘤、支气管哮喘、重度慢性阻塞性肺疾病、重症肺炎和肺结核、大量胸腔积液、气胸、肺淤血、肺水肿、气管与支气管异物等。呼吸困难严重时引起动脉血氧分压降低(缺氧)出现发绀。

(4)咳嗽伴大量脓痰:见于支气管扩张症、肺脓肿、肺囊肿合并感染和支气管胸膜瘘等。

(5)咳嗽伴咯血:多见于肺结核、支气管扩张、支气管肺癌、二尖瓣狭窄、肺含铁血黄素沉着症、肺出血肾炎综合征等。

(6)慢性咳嗽伴杵状指(趾):主要见于支气管扩张、肺脓肿、支气管肺癌和脓胸等。

(7)咳嗽伴哮鸣音:见于支气管哮喘、慢性支气管炎喘息型、弥漫性支气管炎、心源性哮喘、气管与支气管异物、支气管肺癌引起气管与大气管不完全阻塞等。

(8)咳嗽伴剑突下烧灼感、反酸、饭后咳嗽明显:提示为胃-食管反流性咳嗽。

(刘辉海)

第五节　恶心与呕吐

一、概述

恶心、呕吐是临床上最常见的症状之一。恶心是一种特殊的主观感觉,表现为胃部不适和胀满感,常为呕吐的前奏,多伴有流涎与反复的吞咽动作。呕吐是一种胃的反射性强力收缩,通过胃、食管、口腔、膈肌和腹肌等部位的协同作用,能迫使胃内容物由胃食管经口腔急速排出体外。恶心、呕吐可由多种迥然不同的疾病和病理生理机制引起。两者可或不相互伴随。

二、病因

引起恶心、呕吐的病因很广泛,包括多方面因素,几乎涉及各个系统。

(一)感染

急性病毒性胃肠炎、急性细菌性胃肠炎、急性病毒性肝炎、急性阑尾炎、胆囊炎、腹膜炎、急性输卵管炎、盆腔炎等。

(二)腹腔其他脏器疾病

1.脏器疼痛

胰腺炎、胆石症、肾结石、肠缺血、卵巢扭转。

2.胃肠道梗阻

幽门梗阻。

3.溃疡病、胃癌、腔外肿物压迫

胃及十二指肠溃疡、十二指肠梗阻、十二指肠癌、胰腺癌、肠粘连、肠套叠、克罗恩病、肠结核、肠道肿瘤、肠蛔虫、肠扭转、肠系膜上动脉压迫综合征、输出襻综合征;胃肠动力障碍(糖尿病胃轻瘫、非糖尿病胃轻瘫)、假性肠梗阻(结缔组织病、糖尿病性肠神经病、肿瘤性肠神经病、淀粉样变等)。

(三)内分泌代谢性疾病

低钠血症、代谢性酸中毒、营养不良、维生素缺乏症、糖尿病酸中毒、甲状腺功能亢进、甲状腺功能低下、甲状旁腺功能亢进症、垂体功能低下、肾上腺功能低下、各种内分泌危象、尿毒症等。

(四)神经系统疾病

中枢神经系统感染(脑炎、脑膜炎)、脑瘤、脑供血不足、脑出血、颅脑外伤。

(五)药物等理化因素

麻醉剂、洋地黄类、化疗(以下简称化疗)药物、抗生素、多巴胺受体激动剂、非甾体消炎药、茶碱、乙醇、放射线等。

(六)精神性呕吐

神经性多食、神经性厌食。

(七)前庭疾病

晕动症、梅尼埃病、内耳迷路炎。

(八)妊娠呕吐

妊娠剧吐、妊娠期急性脂肪肝。

(九)其他

心肺疾病(心肌梗死、肺梗死、高血压、急性肺部感染、肺源性心脏病)、泌尿系统疾病(急性肾炎、急性肾盂肾炎、尿毒症)、周期性呕吐、术后恶心与呕吐、青光眼等。

三、发病机制

恶心是人体一种神经精神活动,多种因素可引起恶心,如内脏器官疼痛、颅内高压、迷路刺激、某些精神因素等。恶心发生时,胃蠕动减弱或消失,排空延缓,十二指肠及近端空肠紧张性增加,出现逆蠕动,导致十二指肠内容物反流至胃内。恶心常是呕吐的前兆。

呕吐是一种复杂的病理生理反射过程。反射通路包括以下几个。

(一)信息传入

由自主神经传导(其中迷走神经纤维较交感神经纤维起的作用大)。

(二)呕吐反射中枢

目前认为中枢神经系统的两个区域与呕吐反射密切相关。一是延髓呕吐中枢,二是化学感受器触发区(CTZ)。通常把内脏神经末梢传来的冲动,引起的呕吐称为反射性呕吐,把 CTZ 受刺激后引起的呕吐称为中枢性呕吐。延髓呕吐中枢位于延髓外侧网状结构背外侧,迷走神经核附近。主要接受来自消化道和内脏神经、大脑皮质、前庭器官、视神经、痛觉感受器和 CTZ 的传入冲动。化学感受器触发区(CTZ)位于第四脑室底部的后极区,为双侧性区域,有密集多巴胺受体。多巴按受体在 CTZ 对呕吐介导过程中起重要作用,因为应用阿扑吗啡、左旋多巴、澳隐停等多巴胺受体激动剂可引起呕吐,而其拮抗剂、甲氧氯普胺、吗丁啉等药物有止呕作用。化学感受器触发区的 5-羟色胺、去甲肾上腺素、神经胺物质和一氨基丁酸等神经递质也可能参与呕吐反射过程。CTZ 主要接受来自血液循环中的化学等方面的呕吐刺激信号,并发出引起呕吐反应的神经冲动。但 CTZ 本身不能直接引起呕吐,必须在延髓呕吐中枢完整及其介导下才能引起呕吐,但两者的关系尚不明了。CTZ 位于血-脑屏障之外,许多药物或代谢紊乱均可作用于 CTZ。麻醉剂类药物麦角衍生物类药物、吐根糖浆等及体内某些多肽物质如甲状腺激素释放激素、P 物质、血管紧张素、促胃液素、加压素、血管肠肽等均作用于 CTZ 引起恶心、呕吐。此外,某些疾病如尿毒症、低氧血症、酮症酸中毒、放射病、晕动症等引起的恶心、呕吐也与 CTZ 有关。

(三)传出神经

包括迷走神经、交感神经、体神经和脑神经。上述传出神经将呕吐信号传至各效应器官,引起恶心、呕吐过程,呕吐开始时,幽门口关闭,胃内容物不能排到十二指肠。同时,贲门口松弛,贲门部上升,腹肌、膈肌和肋间肌收缩,胃内压及腹内压增高,下食管括约肌松弛,导致胃内容排出体外。

四、诊断

恶心、呕吐的病因广泛,正确的诊断有赖于详尽的病史以及全面的体检和有针对性的实验室检查。

(一)病史

1.呕吐的伴随症状

呕吐伴发热者,须注意急性感染。呕吐伴有不洁饮食或同食者集体发病者,应考虑食物或药物中毒。呕吐伴胸痛,常见于急性心肌梗死或急性肺梗死等。呕吐伴有腹痛者,常见于腹腔脏器炎症、梗阻和破裂。腹痛于呕吐后暂时缓解者,提示消化性溃疡、急性胃炎及胃肠道梗阻疾病。呕吐后腹痛不能缓解者,常见于胆管疾病、泌尿系统疾病、急性胰腺炎等。呕吐伴头痛,除考虑颅内高压的疾病外,还应考虑偏头痛、鼻炎、青光眼及屈光不正等疾病。呕吐伴眩晕,应考虑前庭、迷路疾病、基底-椎动脉供血不足、小脑后下动脉供血不足以及某些药物(如氨基糖苷类抗生素)引起的颅神经损伤。

2.呕吐的方式和特征

喷射性呕吐多见于颅内炎症、水肿出血、占位性病变、脑膜炎症粘连等所致颅内压增高,通常不伴有恶心。此外,青光眼和第Ⅷ对颅神经病变也可出现喷射性呕吐。呕吐不费力,餐后即发生,呕吐物量少,见于精神性呕吐。

应注意呕吐物的量、性状和气味等。呕吐物量大,且含有腐烂食物提示幽门梗阻、胃潴留、胃轻瘫及回肠上段梗阻等。呕吐物为咖啡样或血性,见于上消化道出血;含有未完全消化的食物则提示食管性呕吐(贲门失弛缓症、食管憩室、食管癌等)和神经性呕吐;含有胆汁者,常见于频繁剧烈呕吐、十二指肠乳头以下的十二指肠或小肠梗阻、胆囊炎、胆石症及胃大部切除术后等,有时见于妊娠剧吐、晕动症。呕吐物有酸臭味者,说明为胃内容物。有粪臭味提示小肠低位梗阻、麻痹性肠梗阻、结肠梗阻、回盲瓣关闭不全或胃结肠瘘等。

3.呕吐和进食的时相关系

进食过程或进食后早期发生呕吐常见于幽门管溃疡或精神性呕吐;进食后期或积数餐后呕吐,见于幽门梗阻、肠梗阻、胃轻瘫或肠系膜上动脉压迫导致十二指肠淤积。晨间呕吐多见于妊娠呕吐,有时亦见于尿毒症、慢性酒精中毒和颅内高压症等。

4.药物或放射线接触史

易引起呕吐的常用药物有抗生素、洋地黄、茶碱、化疗药物、麻醉剂、乙醇等。深部射线治疗,镭照射治疗和[60]Co 照射治疗亦常引起恶心、呕吐。

5.其他

呕吐可为许多系统性疾病的表现之一,包括糖尿病、甲状腺功能亢进或减退、肾上腺功能减退等内分泌疾病;硬皮病等结缔组织病;脑供血不足、脑出血、脑瘤、脑膜炎、脑外伤等中枢神经疾病;尿毒症等肾脏疾病。

(二)体格检查

1.一般情况

应注意神志、营养状态、脱水、循环衰竭、贫血及发热等。

2.腹部伴症

应注意胃型、胃蠕动波、振水声等幽门梗阻表现;肠鸣音亢进、肠型等急性肠梗阻表现;腹肌紧张、压痛、反跳痛等急腹症表现,此外,还应注意有无腹部肿块、疝气等。

3.其他

眼部检查注意眼球震颤、眼压测定、眼底有无视盘水肿等;有无病理反射及腹膜刺激征等。

(三)辅助检查

主要包括与炎症、内分泌代谢及水盐电解质代谢紊乱等有关的实验室检查。必要时可做CT、MRI、B超、胃镜等特殊检查以确定诊断。

五、鉴别诊断

(一)急性感染

急性胃肠炎有许多病因,常见有细菌感染、病毒感染,化学性和物理性刺激,过敏因素和应激因素作用等,其中急性非伤寒性沙门菌感染是呕吐的常见原因。急性胃肠炎所引起的呕吐常伴有发热、头痛、肌痛、腹痛、腹泻等。另外,恶心、呕吐也是急性病毒性肝炎的前驱症状。某些病毒感染可引起流行性呕吐。其主要的临床特征有:突然出现频繁的恶心、呕吐,多见于早晨发生,常伴有头晕、头痛、肌肉酸痛、出汗等。该病恢复较快,通常10天左右呕吐停止,但3周后有可能复发。

(二)脏器疼痛所致恶心呕吐

脏器疼痛所致恶心、呕吐属反射性呕吐。如急性肠梗阻、胆管结石、输尿管结石、肠扭转、卵巢囊肿扭转等。急性内脏炎症(阑尾炎、胰腺炎、胆囊炎、憩室炎、腹膜炎、重症克罗恩病及溃疡性结肠炎等)常伴有恶心、呕吐。患者多有相应的体征,如腹肌紧张、压痛、反跳痛、肠鸣音变化等。实验室检查可见白细胞计数升高,有的患者血清淀粉酶升高(胰腺炎)或胆红素升高(胆石症)。

(三)机械性梗阻

1.幽门梗阻

急性幽门管或十二指肠球部溃疡可使幽门充血水肿、括约肌痉挛引起幽门梗阻,表现为恶心、呕吐、腹痛。呕吐于进食早期(餐后3小时后)发生,呕吐后腹痛缓解。经抗溃疡治疗及控制饮食后,恶心、呕吐症状可消失。慢性十二指溃疡瘢痕引起的幽门梗阻表现为进食后上腹部饱胀感,迟发性呕吐,呕吐物量大、酸臭、可含隔夜食物。上腹部可见扩张的胃型和蠕动波并可闻及振水声。胃窦幽门区晚期肿瘤也可引起幽门梗阻,表现为恶心、呕吐、食欲缺乏、贫血、消瘦、乏力、上腹疼痛等。

2.十二指肠压迫或狭窄

引起十二指肠狭窄的病变有十二指肠癌、克罗恩病、肠结核等,引起腔外压迫的疾病有胰头、胰体癌及肠系膜上动脉压迫综合征。这类呕吐的特点是餐后迟发性呕吐,伴有上腹部饱胀不适,有时伴有上腹部痉挛性疼痛,呕吐物中常含胆汁,呕吐后腹部症状迅速缓解。肠系膜上动脉压迫综合征,多发生于近期消瘦、卧床、脊柱前凸患者,前倾位或胸膝位时呕吐可消失;胃肠造影示十二指肠水平部中线右侧呈垂直性锐性截断,胃及近端十二指肠扩张,患者有时需做松解或短路手术。

3.肠梗阻

肠腔的肿瘤、结核及克罗恩病等,或肠外粘连压迫均可引起肠道排空障碍,导致肠梗阻。常表现为腹痛、腹胀、恶心、呕吐和肛门停止排便排气。呕吐反复发作,较剧烈。早期呕吐为食物、胃液或胆汁,之后呕吐物呈棕色或浅绿色,晚期呈粪质样,带恶臭味。呕吐后腹痛常无明显减轻。检查可见肠型,压痛明显,可扪及包块,肠鸣音亢进。结合腹部 X 线平片等检查,可作出诊断。

(四)内分泌或代谢性疾病

许多内分泌疾病可出现恶心、呕吐,如胃轻瘫,结缔组织病性甲亢危象、甲低危象、垂体肾上腺危象、糖尿病酸中毒等。低钠血症可以反射性地引起恶心、呕吐。另外,恶心、呕吐常出现于尿毒症的早期,伴有食欲缺乏、嗳气、腹泻等消化道症状。根据各种疾病的临床特征及辅助检查,可明确恶心、呕吐的病因。

(五)药物性呕吐

药物是引起恶心、呕吐的最常见原因之一,药物或及其代谢产物,一方面可通过刺激 CTZ 受体(如多巴胺受体),由此产生冲动并传导至呕吐中枢而引起恶心、呕吐。如化疗药物、麻醉药物、洋地黄类药物等;另一方面药物可刺激胃肠道,使胃肠道神经兴奋并发出冲动传入呕吐中枢,引起呕吐中枢兴奋,出现恶心、呕吐。如部分化疗药物、非甾体消炎药及某些抗生素等。

(六)中枢神经系统疾病

脑血管病、颈椎病及各种原因所致的颅内压增高均可引起恶心、呕吐。

1.脑血管病

常见疾病有偏头痛和基底、椎动脉供血不足。偏头痛可能与 5-羟色胺、缓激肽等血管活性物质引起血管运动障碍有关。常见的诱因有情绪激动、失眠、饮酒及过量吸烟等。主要临床表现为阵发性单侧头痛,呕吐常呈喷射状,呕吐胃内容物,呕吐后头痛可减轻,还伴有面色苍白、出冷汗、视觉改变及嗜睡等症状,应用麦角衍生物制剂可迅速缓解症状。椎-基底动脉供血不足也可出现恶心、呕吐,且有眩晕、视力障碍、共济失调、头痛、意识障碍等表现。

2.颅内压增高

脑血管破裂或阻塞,中枢神经系统感染(如急性脑炎、脑膜炎)和颅内肿瘤均可引起颅内压增高而出现呕吐,其特点为呕吐前常无恶心或仅有轻微恶心,呕吐呈喷射状且与饮食无关,呕吐物多为胃内容物,常伴有剧烈头痛和不同程度的意识障碍,呕吐后头痛减轻不明显。脑血管病变常出现剧烈头痛、呕吐、意识障碍、偏瘫等;颅内感染者除头痛、呕吐外,还伴有畏寒、发热,严重可出现神志、意识障碍。脑肿瘤的呕吐常在头痛剧烈时发生,呕吐后头痛可暂时减轻,常伴有不同程度颅神经损害的症状。

(七)妊娠呕吐

恶心、呕吐是妊娠期最常见的临床表现之一,50%～90%的妊娠妇女有恶心,25%～55%的孕妇出现呕吐。恶心、呕吐常发生于妊娠的早期,于妊娠 15 周后消失。呕吐多见于早晨空腹时,常因睡眠紊乱、疲劳、情绪激动等情况而诱发。孕妇若为第一次怀孕时,更易出现呕吐。妊娠呕吐一般不引起水电解质平衡或营养障碍,也不危及孕妇和胎儿的安全和健康。约3.5%的妊娠妇女有妊娠剧吐,可引起严重的水电解质紊乱和酮症酸中毒。妊娠剧吐较易发生于多胎妊娠、葡萄胎及年轻而精神状态欠稳定的妇女。关于妊娠呕吐的发生机制目前尚不清楚,可能与内分泌因素和精神因素有关。

(八)精神性呕吐

精神性呕吐常见于年轻女性,有较明显的精神心理障碍,包括神经性呕吐、神经性厌食和神经性多食。其特点为呕吐发作与精神受刺激密切相关。呕吐常发生于进食开始或进食结束时,无恶心,呕吐不费力,呕吐物不多,常为食物或黏液,吐毕又可进食,患者可自我控制或诱发呕吐。除少数神经性厌食者因惧怕或拒绝进食可有极度消瘦和营养不良、闭经外,许多神经性呕吐患者食欲及营养状态基本正常。有时患者甚至多食导致营养过剩。

(九)内耳前庭疾病

内耳前庭疾病所致恶心、呕吐的特点是呕吐突然发作,较剧烈,有时呈喷射状,多伴眩晕、头痛、耳鸣、听力下降等。常见疾病有晕动症、迷路炎和梅尼埃病等。

晕动症主要临床表现为头晕、恶心、呕吐等。恶心常较明显,呕吐常于头晕后发生,多呈喷射状,并伴上腹部不适,出冷汗,面色苍白、流涎等。晕动症的发生机制尚不清楚,可能是由于某些因素刺激内耳前庭部,反射性引起呕吐中枢兴奋所致。迷路炎是急慢性中耳炎的常见并发症,主要临床表现除了恶心、呕吐外,还伴有发作性眩晕、眼球震颤等。梅尼埃病最突出的临床表现为发作性旋转性眩晕,伴恶心、呕吐、耳鸣、耳聋、眼球震颤等。呕吐常于眩晕后发生,可呈喷射状,伴恶心、呕吐后眩晕无明显减轻。团块样堵塞感,但往往不能明确指出具体部位,且进食流质或固体食物均无困难,这类患者常伴有神经症的其他症状。

(夏海亭)

第六节 腹 痛

一、急性腹痛

(一)病因

1.腹腔脏器疾病引起的急性腹痛

(1)炎症性:急性胃炎、急性胃肠炎、急性胆囊炎、急性胰腺炎、急性阑尾炎、急性出血坏死性肠炎、急性局限性肠炎、急性末端回肠憩室炎(Meckel 憩室炎)、急性结肠憩室炎、急性肠系膜淋巴结炎、急性原发性腹膜炎、急性继发性腹膜炎、急性盆腔炎、急性肾盂肾炎。

(2)穿孔性:胃或十二指肠急性穿孔、急性肠穿孔。

(3)梗阻(或扭转)性:胃黏膜脱垂症、急性胃扭转、急性肠梗阻、胆道蛔虫病、胆石症、急性胆囊扭转、肾与输尿管结石、大网膜扭转、急性脾扭转、卵巢囊肿扭转、妊娠子宫扭转。

(4)内出血性:肝癌破裂、脾破裂、肝破裂、腹主动脉瘤破裂、肝动脉瘤破裂、脾动脉瘤破裂、异位妊娠破裂、卵巢破裂(滤泡破裂或黄体破裂)。痛经为常见病因。

(5)缺血性:较少见,如由于心脏内血栓脱落,或动脉粥样硬化血栓形成所引起的肠系膜动脉急性闭塞、腹腔手术后或盆腔炎并发的肠系膜静脉血栓形成。

2.腹腔外疾病引起的急性腹痛

（1）胸部疾病：大叶性肺炎、急性心肌梗死、急性心包炎、急性右心衰竭、膈胸膜炎、肋间神经痛。

（2）神经源性疾病：神经根炎、带状疱疹、腹型癫痫。脊髓肿瘤、脊髓痨亦常有腹痛。

（3）中毒及代谢性疾病：铅中毒、急性铊中毒、糖尿病酮症酸中毒、尿毒症、血紫质病、低血糖状态、原发性高脂血症、低钙血症、低钠血症。细菌（破伤风）毒素可致剧烈腹痛。

（4）变态反应及结缔组织疾病：腹型过敏性紫癜、腹型荨麻疹、腹型风湿热、结节性多动脉炎、系统性红斑狼疮。

（5）急性溶血：可由药物、感染、食物（如蚕豆）或误输异型血引起。

（二）诊断

（1）首先区别急性腹痛起源于腹腔内疾病或腹腔外疾病，腹腔外病变造成的急性腹痛属于内科范畴，常在其他部位可发现阳性体征。不能误认为外科急性腹痛而盲目进行手术。

（2）如已肯定病变在腹腔脏器，应区别属外科（包括妇科）抑或内科疾病。

外科性急腹痛一般具有下列特点：①起病急骤，多无先驱症状。②如腹痛为主症，常先有腹痛，后出现发热等全身性中毒症状。③有腹膜激惹体征（压痛、反跳痛、腹肌抵抗）。

造成内科性急腹痛的腹部脏器病变主要是炎症，其特点：①急性腹痛常是各种临床表现中的一个症状，或在整个病程的某一阶段构成主症。②全身中毒症状常出现在腹痛之前。③腹部有压痛，偶有轻度腹肌抵抗，但无反跳痛。

（3）进一步确定腹部病变脏器的部位与病因。①详尽的病史和细致的体检仍然是最重要、最基本的诊断手段。一般应询问最初痛在何处及发展经过怎样，阵发性痛或是持续性痛，轻重程度如何，痛与排便有无关系，痛时有无呕吐，呕吐物性质如何，有无放射痛，痛与体位、呼吸的关系等。腹痛性质的分析，常与确定诊断有很大帮助。阵发性绞痛是空腔脏器发生梗阻或痉挛，如胆管绞痛，肾、输尿管绞痛，肠绞痛。阵发性钻顶样痛是胆道、胰管或阑尾蛔虫梗阻的特征。持续性腹痛多是腹内炎症性疾病，如急性阑尾炎、腹膜炎等。结肠与小肠急性炎症时也常发生绞痛，但常伴有腹泻。持续性疼痛伴阵发性加剧，多表明炎症同时伴有梗阻，如胆石症伴发感染。腹痛部位一般即病变部位，但也有例外，如急性阑尾炎初期疼痛在中上腹部或脐周。膈胸膜炎、急性心肌梗死等腹外病变也可能以腹痛为首发症状。中上腹痛伴右肩背部放射痛者，常为胆囊炎、胆石症。上腹痛伴腰背部放射痛者，常为胰腺炎。②体检重点在腹部，同时也必须注意全身检查，如面容表情、体位、心、肺有无过敏性皮疹及紫癜等。肛门、直肠指检应列为常规体检内容，检查时注意有无压痛、膨隆、波动及肿块等，并注意指套上有无血和黏液。一般根据病史和体检已能作出初步诊断。③辅助检查应视病情需要与许可，有目的地选用。检验：炎症性疾病白细胞计数常增加。急性胰腺炎患者血与尿淀粉酶增高。排除糖尿病酮中毒须查尿糖和尿酮体。X线检查：胸片可以明确或排除肺部和胸膜病变。腹部平片可观察有无气液面和游离气体，有助于肠梗阻和消化道穿孔的诊断。右上腹出现结石阴影提示胆结石或肾结石。下腹部出现结石阴影可能是输尿管结石。腹主动脉瘤的周围可有钙化壳。CT、MRI检查：较X线检查有更高的分辨力，所显示的影像更为清晰。超声波检查：有助于提示腹腔内积液，并可鉴别肿块为实质性或含有液体的囊性。腹腔穿刺和腹腔灌洗：在疑有腹膜炎及血腹时，可做腹腔穿刺。必要时可通过穿刺将透析用导管插入腹腔，用生理盐水灌洗，抽出液体检查可提高阳性率。穿刺液如为血性，说明腹内脏器有破裂出血。化脓性腹膜炎为混浊黄色脓液，含大量中性多核白细胞，有时可镜检和/或培养得细菌。急性胰腺炎为血清样或血性液体,淀粉酶含量早期升高,超过血清淀粉酶。胆囊穿孔时,可抽得感染性胆汁。急性腹痛的病因较复杂,病情大多危重,且时有变化,诊断时必须掌握全面的临床资料,细致分析。少数难以及时确定诊断的病例,应严密观察,同时采取相应的治疗措施,但忌用镇痛剂,以免掩盖病情,贻误正确的诊断与治疗。

二、慢性腹痛

(一)病因

慢性腹痛是指起病缓慢、病程较长或急性发作后时发时愈者,其病因常与急性腹痛相仿。

1.慢性上腹痛

(1)食管疾病:如反流性食管炎、食管裂孔疝、食管炎、食管溃疡、食管贲门失弛缓症、贲门部癌等。

(2)胃、十二指肠疾病:如胃或十二指肠溃疡、慢性胃炎、胃癌、胃黏膜脱垂、胃下垂、胃神经症、非溃疡性消化不良、十二指肠炎、十二指肠壅滞症、十二指肠憩室炎等。

(3)肝、胆疾病:如慢性病毒性肝炎、肝脓肿、肝癌、肝片形吸虫病、血吸虫病、华支睾吸虫病、慢性胆囊炎、胆囊结石、胆囊息肉、胆囊切除后综合征、胆道运动功能障碍、原发性胆囊癌、胆道贾第虫病等。

(4)其他:如慢性胰腺炎、胰腺癌、胰腺结核、肝(脾)曲综合征、脾周围炎、结肠癌等。

2.慢性中下腹痛

(1)肠道寄生虫病:如蛔虫、姜片虫、鞭虫、绦虫等以及其他较少见的肠道寄生虫病。

(2)回盲部疾病:如慢性阑尾炎、局限性回肠炎、肠阿米巴病、肠结核、盲肠癌等。

(3)小肠疾病:如肠结核、局限性肠炎、空肠回肠憩室炎、原发性小肠肿瘤等。

(4)结肠、直肠疾病:如慢性结肠炎、结肠癌、直肠癌、结肠憩室炎等。

(5)其他:如慢性盆腔炎、慢性前列腺炎、肾下垂、游离肾、肾盂肾炎、泌尿系统结石、前列腺炎、精囊炎、肠系膜淋巴结结核等。

3.慢性广泛性或不定位性腹痛

如结核性腹膜炎、腹腔内或腹膜后肿瘤、腹型肺吸虫病、血吸虫病、腹膜粘连、血紫质病、腹型过敏性紫癜、神经官能性腹痛等。

(二)诊断

应注意询问过去病史,并根据腹痛部位和特点,结合伴随症状、体征,以及有关的检验结果,综合分析,做出判断。

1.过去史

注意有无急性阑尾炎、急性胰腺炎、急性胆囊炎等急性腹痛病史,以及腹部手术史等。

2.腹痛的部位

常是病变脏器的所在位置,有助于及早明确诊断。

3.腹痛的性质

如消化性溃疡多为节律性上腹痛,呈周期性发作;肠道寄生虫病呈发作性隐痛或绞痛,可自行缓解;慢性结肠病变多为阵发性痉挛性胀痛,大便后常缓解;癌肿的疼痛常呈进行性加重。

4.腹痛与伴随症状、体征的关系

如伴有发热者,提示有炎症、脓肿或恶性肿瘤;伴有吞咽困难、反食者,多见于食管疾病;伴有呕吐者,见于胃、十二指肠梗阻性病变;伴有腹泻者,多见于慢性肠道疾病或胰腺疾病;伴有腹块者,应注意是肿大的脏器或炎性包块或肿瘤。

5.辅助检查

如胃液分析对胃癌和消化性溃疡的鉴别诊断有一定价值;十二指肠引流检查、胆囊及胆道造影可了解胆囊结石及胆道病变;疑有食管、胃、小肠疾病可做 X 线钡餐检查,结肠病变则须钡剂灌肠检查,消化道 X 线气钡双重造影可提高诊断率;各种内镜检查除可直接观察消化道内腔、腹腔和盆腔病变外,并可采取活组织检查;超声波检查可显示肝、脾、胆囊、胰等脏器及腹块的大小和轮廓等;CT、MRI 具有较高的分辨力,并可自不同角度和不同方向对病变部位进行扫描,获得清晰影像,对鉴别诊断有很大帮助。

(王 军)

第七节 共 济 失 调

共济失调是指主动肌、协同肌与拮抗肌在随意运动时收缩不协调、不平衡,引起动作笨拙、不正确、不平稳、不灵活,但无瘫痪。根据受损结构与临床表现,一般分深感觉障碍性共济失调、前庭迷路性共济失调、小脑性共济失调和大脑性共济失调。

一、病因

(一)深感觉传导径路损害

1.脊髓痨

神经梅毒的一种。病变主要在脊髓后索及后根。

2.多发性神经炎

病毒感染(如急性和慢性感染性多发性神经根神经炎)、细菌感染(如白喉)、中毒(如酒精、铅、汞、砷等)、代谢紊乱(如糖尿病)都可引起所谓"假性脊髓痨性共济失调"。病变主要在后根和周围神经,脊髓后索及延髓楔核、薄核也可受累。

3.脊髓肿瘤

后索受到肿瘤或血管瘤直接压迫引起后索缺血时均可发生。

4.癌性神经病

肿瘤可引起脊髓后索脱髓鞘,出现类似脊髓痨的共济失调症状。

5.变性

营养不良、贫血、胃癌、酒精中毒、多发性硬化都可引起脊髓后索及侧索联合变性,产生共济失调。

6.脑血管病

侵犯内囊后肢、丘脑、顶叶的深感觉传导径路时,都可能出现共济失调。

7.遗传性疾病

少年脊髓型共济失调症(Friedreich 共济失调)、腓骨肌萎缩症(Charcot-Marie 病)、肥大性间质性神经炎(Dejerine-Sottas 病)和 Roussy-Levy 综合征都可伴有深感觉障碍性共济失调。

8.脊髓外伤

后索离断或半切损伤(Brown-Sequard 综合征)时均可引起共济失调。

(二)前庭神经传导径路及内耳前庭器官损伤

常见于急性迷路炎、内耳出血、梅尼埃病、前庭神经元炎、颈源性短暂缺血发作、脑干肿瘤、听神经瘤、药物(如链霉素、新霉素、卡那霉素、庆大霉素、蟾酥、避孕药物等)中毒或过敏、早期妊娠反应、晕车、晕船、晕机等病伤或中毒。

(三)小脑或其传出、传入径路损害

1.肿瘤

髓母细胞瘤、室管膜瘤、星形细胞瘤、转移瘤、结核瘤和脓肿都常侵犯小脑,引起共济失调。

2.血管病

椎-基底动脉的小脑各分支缺血时都可引起,以椎动脉缺血与小脑后下动脉血栓形成(延髓外侧综合征)最常见。

3.遗传性共济失调

遗传性共济失调是一组以脊髓小脑束慢性变性为主,以小脑性共济失调为特征的遗传性疾病,包括 Marie 型共济失调、Sanger-Brown 型共济失调、Louis-Bar 综合征等。

4.变性

包括原发性实质性小脑变性、橄榄桥小脑变性、橄榄桥小脑萎缩症、晚发小脑皮质萎缩症四种病,合称为进行性小脑变性。

5.先天畸形

延髓空洞症、颅底凹入症、Arnold-Chiari 畸形等,都可累及小脑或其出入径路。

6.感染

菌痢、斑疹伤寒、水痘、麻疹等传染病的重症患者可引起小脑共济失调。

7.中毒

中毒多见于酒精、苯妥英钠中毒。

8.脱髓鞘疾病

多发性硬化最常见。

9.物理因素

中暑高热昏迷清醒后有时可见。

10.内分泌紊乱及代谢病

少数黏液性水肿及低血糖患者可以见到。

11.其他罕见疾病

Refsum 病、Marinesco-Sjogren-Garland 综合征、Leyden 型急性共济失调等也可有小脑共济失调。

12.癌性神经病

癌症偶可并发非转移性亚急性小脑变性。

(四)大脑损害

1.肿瘤

肿瘤多见于额叶、颞叶及胼胝体肿瘤。

2.血管病

少数脑卒中及蛛网膜下腔出血后的正常颅压脑积水患者可有共济失调。

3.感染

急性病毒性脑炎、麻痹性痴呆等脑部急慢性感染都可有共济失调症状。

二、诊断

(一)是否为共济失调

尽管共济失调的概念很明确,但不典型的病例,仍有可能错诊。最易混淆的是以运动失常为主的官能性疾病及其他有运动系统损害的器质性疾病。

1.癔症

可有类似共济失调的运动症状;大多伴有其他癔症表现,而无任何器质性神经系统疾病的体征。患肢(或患部)常伴有感觉缺失,因而只在闭眼时出现共济失调。有时呈现戏剧性变化,即忽而正常,忽而复发,转变往往与接受暗示有关。注意发现其矛盾(与产生共济失调的机理不符)和多变(时好时坏,变幻莫测),不难识别。

2.不随意运动

锥体外系病变引起的舞蹈或手足徐动症可能被误认为是共济失调,区别点是:①不随意运动多在无指令时自发地出现。②随意运动过程中若不遭遇不随意运动,则运动可得到正常的贯彻。③可伴有姿势性震颤,见于静止状态,或在已完成随意运动后出现,而不像共济失调是在接近目的(如指鼻试验时在将要到达鼻尖前)时出现明显的意向性震颤,一旦达到目的,震颤即消失。

3.肌张力增高

锥体系或锥体外系疾病伴有肌张力增高时,妨碍运动进行,也可与共济失调相混淆。鉴别要点在于共济失调无瘫痪、锥体束征或不随意运动,也无肌张力增高;有的在静息状态下检查可发现肌张力减低。

4.肌阵挛

当其与小脑共济失调并存时(如 Ramsay-Hunt 综合征,又称肌阵挛性小脑协调障碍)可能先出现肌阵挛,以后再出现共济失调,两者伴随时应按基本症状的特点仔细鉴别;需要可借助脑电图、肌电图和诱发电位鉴别。

5.眼肌麻痹

因复视而错认物象使随意运动产生明显偏斜时,可与共济失调混淆,称为"假性共济失调"。患者闭目指鼻,能准确完成,即可分清。

(二)共济失调的定位诊断

1.深感觉障碍性共济失调

患者深感觉缺失,不能意识到肢体所处位置与运动方向,因而无法正确完成随意运动;常借视觉来纠正运动的正确性。临床特点是站立不稳、闭目难立、着地过重、跟膝胫试验阳性等。

2.前庭迷路性共济失调

患者平衡失调,难以维持正常体位,立时两足分开,头颈、身体倾斜,行走容易倾倒;伴有眩晕和眼球震颤。也常借助视觉维持平衡,但无深感觉障碍。

3.小脑性共济失调

患者无感觉缺失及前庭功能障碍,Romberg 征阴性。运动障碍广泛庞杂,特点是坐立不稳、步态蹒跚、辨距不良、协调不能、意向性震颤、快复及轮替运动困难、口吃、书写过大、肌张力低及反跳现象等。

4.大脑性共济失调

顶叶病变引起者实质上属于感觉性共济失调，额叶、颞叶病变引起的则和大脑-脑桥-小脑传导束受损有关，其表现类似小脑性共济失调，但兼有大脑的症候，如精神症状、欣快、淡漠、肌张力增高、腱反射亢进、病理反射等。一侧大脑半球病变，共济失调表现在病变的对侧。

（三）共济失调的病因诊断

根据病史和体征所的印象，选择必要的辅助检查，以查明病因。

（1）疑为感染、脱髓鞘疾病、出血或脊髓压迫症者，需查脑脊液常规和生化；必要时可查华氏和康氏反应、胶金试验、免疫球蛋白和寡克隆区带。

（2）疑为颅内占位、正常颅压脑积水和脑萎缩者须摄头颅平片和头颅 CT 或 MRI 扫描；脑血管病变可做颈动脉或椎动脉 DSA 造影。

（3）疑为转移瘤、癌性小脑变性或非转移性神经病者，需摄胸片，腹部 B 超，作前列腺按摩，查免疫功能，帮助发现原发病灶，了解机体免疫状态。

（4）疑为中毒者需查肝肾功能及致病毒物、药物的血清浓度；疑为内分泌代谢紊乱者，可查血糖尿糖、糖耐量试验、血 T_3 和 T_4、血 FT_3 和 FT_4、血 TSH；疑为染色体畸变或恶性肿瘤者可作染色体核型及 G 带分析。

（陈绪江）

第三章 神经内科疾病的临床诊治

第一节 蛛网膜下腔出血

蛛网膜下腔出血(subarachnoid hemorrhage,SAH)是指脑表面或脑底部的血管自发破裂,血液流入蛛网膜下腔,伴或不伴颅内其他部位出血的一种急性脑血管疾病。本病可分为原发性、继发性和外伤性。原发性 SAH 是指脑表面或脑底部的血管破裂出血,血液直接或基本直接流入蛛网膜下腔所致,称特发性蛛网膜下腔出血或自发性蛛网膜下腔出血(idiopathic subarachnoid hemorrhage,ISAH),占急性脑血管疾病的 15% 左右,是神经科常见急症之一;继发性 SAH 则为脑实质内、脑室、硬脑膜外或硬脑膜下的血管破裂出血,血液穿破脑组织进入脑室或蛛网膜下腔者;外伤引起的概称外伤性 SAH,常伴发于脑挫裂伤。SAH 临床表现为急骤起病的剧烈头痛、呕吐、精神或意识障碍、脑膜刺激征和血性脑脊液。SAH 的年发病率世界各国各不相同,中国约为 5/10 万,美国为(6~16)/10 万,德国约为 10/10 万,芬兰约为 25/10 万,日本约为 25/10 万。

一、病因与发病机制

(一)病因

SAH 的病因很多,以动脉瘤为最常见,包括先天性动脉瘤、高血压动脉硬化性动脉瘤、夹层动脉瘤和感染性动脉瘤等,其他如脑血管畸形、脑底异常血管网、结缔组织病、脑血管炎等。75%~85% 的非外伤性 SAH 患者为颅内动脉瘤破裂出血,其中,先天性动脉瘤发病多见于中青年;高血压动脉硬化性动脉瘤为梭形动脉瘤,约占 13%,多见于老年人。脑血管畸形占第 2 位,以动静脉畸形最常见,约占 15%,常见于青壮年。其他如烟雾病、感染性动脉瘤、颅内肿瘤、结缔组织病、垂体卒中、脑血管炎、血液病及凝血障碍性疾病、妊娠并发症等均可引起 SAH。近年发现约 15% 的 ISAH 患者病因不清,即使 DSA 检查也未能发现 SAH 的病因。

1.动脉瘤

近年来,对先天性动脉瘤与分子遗传学的多个研究支持Ⅰ型胶原蛋白 α_2 链基因(COLIA$_2$)和弹力蛋白基因(FLN)是先天性动脉瘤最大的候补基因。颅内动脉瘤好发于 Willis 环及其主要分支的血管分叉处,其中位于前循环颈内动脉系统者约占 85%,位于后循环基底动脉系统者约占 15%。对此类动脉瘤的研究证实,血管壁的最大压力来自沿血流方向上的血管分叉处的尖部。随着年龄增长,在血压增高、动脉瘤增大,更由于血流涡流冲击和各种危险因素的综合因素作用下,出血的可能性也随之增大。颅内动脉瘤体积的大小与有无蛛网膜下腔出血相关,直径

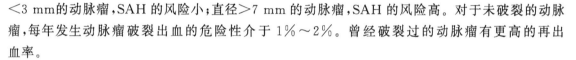

＜3 mm的动脉瘤，SAH的风险小；直径＞7 mm的动脉瘤，SAH的风险高。对于未破裂的动脉瘤，每年发生动脉瘤破裂出血的危险性介于1%～2%。曾经破裂过的动脉瘤有更高的再出血率。

2.脑血管畸形

以动静脉畸形最常见，且90%以上位于小脑幕上。脑血管畸形是胚胎发育异常形成的畸形血管团，血管壁薄，在有危险因素的条件下易诱发出血。

3.高血压动脉硬化性动脉瘤

长期高血压动脉粥样硬化导致脑血管弯曲多，侧支循环多，管径粗细不均，且脑内动脉缺乏外弹力层，在血压增高、血流涡流冲击等因素影响下，管壁薄弱的部分逐渐向外膨胀形成囊状动脉瘤，极易破裂出血。

4.其他病因

动脉炎或颅内炎症可引起血管破裂出血，肿瘤可直接侵袭血管导致出血。脑底异常血管网形成后可并发动脉瘤，一旦破裂出血可导致反复发生的脑实质内出血或SAH。

(二)发病机制

蛛网膜下腔出血后，血液流入蛛网膜下腔淤积在血管破裂相应的脑沟和脑池中，并可下流至脊髓蛛网膜下腔，甚至逆流至第四脑室和侧脑室，引起一系列变化，主要包括：①颅内容积增加。血液流入蛛网膜下腔使颅内容积增加，引起颅内压增高，血液流入量大者可诱发脑疝。②化学性脑膜炎。血液流入蛛网膜下腔后直接刺激血管，使白细胞崩解释放各种炎症介质。③血管活性物质释放。血液流入蛛网膜下腔后，血细胞破坏产生各种血管活性物质（氧合血红蛋白、5-羟色胺、血栓烷 A_2、肾上腺素、去甲肾上腺素）刺激血管和脑膜，使脑血管发生痉挛和蛛网膜颗粒粘连。④脑积水。血液流入蛛网膜下腔在颅底或逆流入脑室发生凝固，造成脑脊液回流受阻引起急性阻塞性脑积水和颅内压增高；部分红细胞随脑脊液流入蛛网膜颗粒并溶解，使其阻塞，引起脑脊液吸收减慢，最后产生交通性脑积水。⑤下丘脑功能紊乱。血液及其代谢产物直接刺激下丘脑引起神经内分泌紊乱，引起发热、血糖含量增高、应激性溃疡、肺水肿等。⑥脑-心综合征。急性高颅压或血液直接刺激下丘脑、脑干，导致自主神经功能亢进，引起急性心肌缺血、心律失常等。

二、病理

肉眼可见脑表面呈紫红色，覆盖有薄层血凝块；脑底部的脑池、脑桥小脑三角及小脑延髓池等处可见更明显的血块沉积，甚至可将颅底的血管、神经埋没。血液可穿破脑底面进入第三脑室和侧脑室。脑底大量积血或脑室内积血可影响脑脊液循环出现脑积水，约5%的患者，由于部分红细胞随脑脊液流入蛛网膜颗粒并使其堵塞，引起脑脊液吸收减慢而产生交通性脑积水。蛛网膜及软膜增厚、色素沉着，脑与神经、血管间发生粘连。脑脊液呈血性。血液在蛛网膜下腔的分布，以出血量和范围分为弥散型和局限型。前者出血量较多，穹隆面与基底面蛛网膜下腔均有血液沉积；后者血液则仅存于脑底池。40%～60%的脑标本并发脑内出血。出血的次数越多，并发脑内出血的比例越大。并发脑内出血的发生率第1次约39.6%，第2次约55%，第3次达100%。出血部位随动脉瘤的部位而定。动脉瘤好发于Willis环的血管上，尤其是动脉分叉处，可单发或多发。

三、临床表现

SAH 发生于任何年龄,发病高峰多在 30～60 岁;50 岁后,ISAH 的危险性有随年龄的增加而升高的趋势。男女在不同的年龄段发病不同,10 岁前男性的发病率较高,男女比为 4∶1;40～50 岁时,男女发病相等;70～80 岁时,男女发病率之比高达 1∶10。临床主要表现为剧烈头痛、脑膜刺激征阳性、血性脑脊液。在严重病例中,患者可出现意识障碍,从嗜睡至昏迷不等。

(一)症状与体征

1.先兆及诱因

先兆通常是不典型头痛或颈部僵硬,部分患者有病侧眼眶痛、轻微头痛、动眼神经麻痹等表现,主要由少量出血造成;70%的患者存在上述症状数天或数周后出现严重出血,但绝大部分患者起病急骤,无明显先兆。常见诱因有过量饮酒、情绪激动、精神紧张、剧烈活动、用力状态等,这些诱因均能增加 ISAH 的风险性。

2.一般表现

出血量大者,当日体温即可升高,可能与下丘脑受影响有关;多数患者于 2 天后体温升高,多属于吸收热;SAH 后患者血压增高,1～2 周病情趋于稳定后逐渐恢复病前血压。

3.神经系统表现

绝大部分患者有突发持续性剧烈头痛。头痛位于前额、枕部或全头,可扩散至颈部、腰背部;常伴有恶心、呕吐。呕吐可反复出现,由颅内压急骤升高和血液直接刺激呕吐中枢所致。如呕吐物为咖啡色样胃内容物则提示上消化道出血,预后不良。头痛部位各异,轻重不等,部分患者类似眼肌麻痹型偏头痛。有 48%～81%的患者可出现不同程度的意识障碍,轻者嗜睡,重者昏迷,多逐渐加深。意识障碍的程度、持续时间及意识恢复的可能性均与出血量、出血部位及有无再出血有关。

部分患者以精神症状为首发或主要的临床症状,常表现为兴奋、躁动不安、定向障碍,甚至谵妄和错乱;少数可出现迟钝、淡漠、抗拒等。精神症状可由大脑前动脉或前交通动脉附近的动脉瘤破裂引起,大多在病后 1～5 天出现,但多数在数周内自行恢复。癫痫发作较少见,多发生在出血时或出血后的急性期,国外发生率为 6%～26.1%,国内资料为 10%～18.3%。在一项 SAH 的大宗病例报道中,大约有 15%的动脉瘤性 SAH 表现为癫痫。癫痫可为局限性抽搐或全身强直-阵挛性发作,多见于脑血管畸形引起者,出血部位多在天幕上,多由于血液刺激大脑皮质所致,患者有反复发作倾向。部分患者由于血液流入脊髓蛛网膜下腔可出现神经根刺激症状,如腰背痛。

4.神经系统体征

(1)脑膜刺激征:为 SAH 的特征性体征,包括头痛、颈强直、Kernig 征和 Brudzinski 征阳性。常于起病后数小时至 6 天内出现,持续 3～4 周。颈强直发生率最高(6%～100%)。另外,应当注意临床上有少数患者可无脑膜刺激征,如老年患者,可能因蛛网膜下腔扩大等老年性改变和痛觉不敏感等因素,往往使脑膜刺激征不明显,但意识障碍仍可较明显,老年人的意识障碍可达 90%。

(2)脑神经损害:以第 Ⅱ、Ⅲ 对脑神经最常见,其次为第 Ⅴ、Ⅵ、Ⅶ、Ⅷ 对脑神经,主要由于未破裂的动脉瘤压迫或破裂后的渗血、颅内压增高等直接或间接损害引起。少数患者有一过性肢体单瘫、偏瘫、失语,早期出现者多因出血破入脑实质和脑水肿所致;晚期多由于迟发性脑血管痉挛引起。

（3）眼症状：SAH 的患者中，17％有玻璃体膜下出血，7％～35％有视盘水肿。视网膜下出血及玻璃体下出血是诊断 SAH 有特征性的体征。

（4）局灶性神经功能缺失：如有局灶性神经功能缺失有助于判断病变部位，如突发头痛伴眼睑下垂者，应考虑载瘤动脉可能是后交通动脉或小脑上动脉。

（二）SAH 并发症

1.再出血

在脑血管疾病中，最易发生再出血的疾病是 SAH，国内文献报道再出血率为 24％左右。再出血临床表现严重，病死率远远高于第 1 次出血，一般发生在第 1 次出血后 10～14 天，2 周内再发生率占再发病例的 54％～80％。近期再出血病死率为 41％～46％，甚至更高。再发出血多因动脉瘤破裂所致，通常在病情稳定的情况下，突然头痛加剧、呕吐、癫痫发作，并迅速陷入深昏迷，瞳孔散大，对光反射消失，呼吸困难甚至停止。神经定位体征加重或脑膜刺激征明显加重。

2.脑血管痉挛

脑血管痉挛（CVS）是 SAH 发生后出现的迟发性大、小动脉的痉挛狭窄，以后者更多见。典型的血管痉挛发生在出血后 3～5 天，于 5～10 天达高峰，2～3 周逐渐缓解。在大多数研究中，血管痉挛发生率在 25％～30％。早期可逆性 CVS 多在蛛网膜下腔出血后 30 分钟内发生，表现为短暂的意识障碍和神经功能缺失。70％的 CVS 在蛛网膜下腔出血后 1～2 周发生，尽管及时干预治疗，但仍有约 50％有症状的 CVS 患者将会进一步发展为脑梗死。因此，CVS 的治疗关键在预防。血管痉挛发作的临床表现通常是头痛加重或意识状态下降，除发热和脑膜刺激征外，也可表现局灶性的神经功能损害体征，但不常见。尽管导致血管痉挛的许多潜在危险因素已经确定，但 CT 扫描所见的蛛网膜下腔出血的数量和部位是最主要的危险因素。基底池内有厚层血块的患者比仅有少量出血的患者更容易发展为血管痉挛。虽然国内外均有大量的临床观察和实验数据，但是 CVS 的机制仍不确定。蛛网膜下腔出血本身或其降解产物中的一种或多种成分可能是导致 CVS 的原因。

CVS 的检查常选择经颅多普勒超声（TCD）和数字减影血管造影（DSA）检查。TCD 有助于血管痉挛的诊断。TCD 血液流速峰值大于 200 cm/s 和/或平均流速大于 120 cm/s 时能很好地与血管造影显示的严重血管痉挛相符。值得提出的是，TCD 只能测定颅内血管系统中特定深度的血管段。测得数值的准确性在一定程度上依赖于超声检查者的经验。动脉插管血管造影诊断 CVS 较 TCD 更为敏感。CVS 患者行血管造影的价值不仅用于诊断，更重要的目的是血管内治疗。动脉插管血管造影为有创检查，价格较昂贵。

3.脑积水

大约 25％的动脉瘤性蛛网膜下腔出血患者由于出血量大、速度快，血液大量涌入第三脑室、第四脑室并凝固，使第四脑室的外侧孔和正中孔受阻，可引起急性梗阻性脑积水，导致颅内压急剧升高，甚至出现脑疝而死亡。急性脑积水常发生于起病数小时至 2 周内，多数患者在 1～2 天意识障碍呈进行性加重，神经症状迅速恶化，生命体征不稳定，瞳孔散大。颅脑 CT 检查可发现阻塞上方的脑室明显扩大等脑室系统有梗阻表现，此类患者应迅速进行脑室引流术。慢性脑积水是 SAH 后 3 周至 1 年内发生的脑积水，原因可能为蛛网膜下腔出血刺激脑膜，引起无菌性炎症反应形成粘连，阻塞蛛网膜下腔及蛛网膜绒毛而影响脑脊液的吸收与回流，以脑脊液吸收障碍为主，病理切片可见蛛网膜增厚纤维变性，室管膜破坏及脑室周围脱髓鞘改变。Johnston 认为脑脊液的吸收与蛛网膜下腔和上矢状窦的压力差以及蛛网膜绒毛颗粒的阻力有关。当脑外伤后颅内压增高时，上矢状窦的压力随之升高，使蛛网膜下腔和上矢状窦的压力差变小，从而使蛛网膜绒毛微小管系统受压甚至关闭，直接影响脑脊液的吸收。由于脑脊液的积蓄造成脑室内静水压升高，致使脑室进行性扩大。因此，慢性脑积水的初期，患者的颅内压是高于正常的，及至脑室扩大到一定程度之后，由于加大了吸收面，才渐使颅内压下降至正常范围，故临床上称为正常颅压脑积水。但由于脑脊液的静水压已超过脑室壁所能承受的压力，使脑室不断继续扩大、脑萎缩加重而致进行性痴呆。

4.自主神经及内脏功能障碍

常因下丘脑受出血、脑血管痉挛和颅内压增高的损伤所致，临床可并发心肌缺血或心肌梗死、急性肺水肿、应激性溃疡。这些并发症被认为是由于交感神经过度活跃或迷走神经张力过高所致。

5.低钠血症

尤其是重症 SAH 常影响下丘脑功能，而导致有关水盐代谢激素的分泌异常。目前，关于低钠血症发生的病因有两种机制，即血管升压素分泌异常综合征（syndrome of inappropriate antidiuretic hormone，SIADH）和脑性耗盐综合征（cerebral salt-wasting syndrome，CSWS）。

SIADH 理论是 1957 年由 Bartter 等提出的，该理论认为，低钠血症产生的原因是由于各种创伤性刺激作用于下丘脑，引起血管升压素（ADH）分泌过多，或血管升压素渗透性调节异常，丧失了低渗对 ADH 分泌的抑制作用，而出现持续性 ADH 分泌。肾脏远曲小管和集合管重吸收水分的作用增强，引起水潴留、血钠被稀释及细胞外液增加等一系列病理生理变化。同时，促肾上腺皮质激素（ACTH）相对分泌不足，血浆 ACTH 降低，醛固酮分泌减少，肾小管排钾保钠功能下降，尿钠排出增多。细胞外液增加和尿、钠丢失的后果是血浆渗透压下降和稀释性低血钠，尿渗透压高于血渗透压，低钠而无脱水，中心静脉压增高的一种综合征。若进一步发展，将导致水分从细胞外向细胞内转移、细胞水肿及代谢功能异常。当血钠＜120 mmol/L 时，可出现恶心、呕吐、头痛；当血钠＜110 mmol/L 时可发生嗜睡、躁动、谵语、肌张力低下、腱反射减弱或消失甚至昏迷。

但 20 世纪 70 年代末以来，越来越多的学者发现，发生低钠血症时，患者多伴有尿量增多和尿钠排泄量增多，而血中 ADH 并无明显增加。这使得脑性耗盐综合征的概念逐渐被接受。SAH 时，CSWS 的发生可能与脑钠肽（BNP）的作用有关。下丘脑受损时可释放出 BNP，脑血管痉挛也可使 BNP 升高。BNP 的生物效应类似心房钠尿肽（ANP），有较强的利钠和利尿反应。CSWS 时可出现厌食、恶心、呕吐、无力、直立性低血压、皮肤无弹性、眼球内陷、心率增快等表现。诊断依据：细胞外液减少，负钠平衡，水摄入与排出率＜1，肺动脉楔压 1.1 kPa（8 mmHg），中央静脉压＜0.8 kPa（6 mmHg），体重减轻。Ogawasara 提出每天对 CSWS 患者定时测体重和中央静脉压是诊断 CSWS 和鉴别 SIADH 最简单和实用的方法。

四、辅助检查

(一)脑脊液检查

目前，脑脊液（CSF）检查尚不能被 CT 检查所完全取代。由于腰椎穿刺（LP）有诱发再出血和脑疝的风险，在无条件行 CT 检查和病情允许的情况下，或颅脑 CT 所见可疑时才可考虑谨慎施行 LP 检查。均匀一致的血性脑脊液是诊断 SAH 的金标准，脑脊液压力增高，蛋白含量增高，糖和氯化物水平正常。起初脑脊液中红、白细胞比例与外周血基本一致（700∶1），12 小时后脑脊液开始变黄,2 天后因出现无菌性炎症反应,白细胞计数可增加,初为中性粒细胞,后为单核细胞和淋巴细胞。LP 阳性结果与穿刺损伤出血的鉴别很重要。通常是通过连续观察试管内红细胞计数逐渐减少的三管试验来证实,但采用脑脊液离心检查上清液黄变及匿血反应是更灵敏的诊断方法。脑脊液细胞学检查可见巨噬细胞内吞噬红细胞及碎片,有助于鉴别。

(二)颅脑 CT 检查

CT 检查是诊断蛛网膜下腔出血的首选常规检查方法。急性期颅脑 CT 检查快速、敏感,不但可早期确诊,还可判定出血部位、出血量、血液分布范围及动态观察病情进展和有无再出血迹象。急性期 CT 表现为脑池、脑沟及蛛网膜下腔呈高密度改变,尤以脑池局部积血有定位价值,但确定出血动脉及病变性质仍需借助于数字减影血管造影(DSA)检查。发病距 CT 检查的时间越短,显示蛛网膜下腔出血病灶部位的积血越清楚。Adams 观察发病当天 CT 检查显示阳性率为 95%,1 天后降至 90%,5 天后降至 80%,7 天后降至 50%。CT 显示蛛网膜下腔高密度出血征象,多见于大脑外侧裂池、前纵裂池、后纵裂池、鞍上池、和环池等。CT 增强扫描可能显示大的动脉瘤和血管畸形。须注意 CT 阴性并不能绝对排除 SAH。

部分学者依据 CT 扫描并结合动脉瘤好发部位推测动脉瘤的发生部位,如蛛网膜下腔出血以鞍上池为中心呈不对称向外扩展,提示颈内动脉瘤;外侧裂池基底部积血提示大脑中动脉瘤;前纵裂池基底部积血提示前交通动脉瘤;出血以脚间池为中心向前纵裂池和后纵裂池基底部扩散,提示基底动脉瘤。CT 显示弥漫性出血或局限于前部的出血发生再出血的风险较大,应尽早行 DSA 检查确定动脉瘤部位并早期手术。MRA 作为初筛工具具有无创、无风险的特点,但敏感性不如 DSA 检查高。

(三)数字减影血管造影

确诊 SAH 后应尽早行数字减影血管造影(DSA)检查,以确定动脉瘤的部位、大小、形状、数量、侧支循环和脑血管痉挛等情况,并可协助除外其他病因如动静脉畸形、烟雾病和炎性血管瘤等。大且不规则、分成小腔(为责任动脉瘤典型的特点)的动脉瘤可能是出血的动脉瘤。如发病之初脑血管造影未发现病灶,应在发病 1 个月后复查脑血管造影,可能会有新发现。DSA 可显示 80% 的动脉瘤及几乎 100% 的血管畸形,而且对发现继发性脑血管痉挛有帮助。脑动脉瘤大多数在 2~3 周再次破裂出血,尤以病后 6~8 天为高峰,因此对动脉瘤应早检查、早期手术治疗,如在发病后 2~3 天,脑水肿尚未达到高峰时进行手术则手术并发症少。

(四)MRI 检查

MRI 对蛛网膜下腔出血的敏感性不及 CT。急性期 MRI 检查还可能诱发再出血。但 MRI 可检出脑干隐匿性血管畸形;对直径 3~5 mm 的动脉瘤检出率可达 84%~100%,而由于空间分辨率较差,不能清晰显示动脉瘤颈和载瘤动脉,仍需行 DSA 检查。

(五)其他检查

心电图可显示 T 波倒置、QT 间期延长、出现高大 U 波等异常;血常规、凝血功能和肝功能检查可排除凝血功能异常方面的出血原因。

五、诊断与鉴别诊断

(一)诊断

根据以下临床特点,诊断 SAH 一般并不困难,如突然起病,主要症状为剧烈头痛,伴呕吐;可有不同程度的意识障碍和精神症状,脑膜刺激征明显,少数伴有脑神经及轻偏瘫等局灶症状;

辅助检查 LP 为血性脑脊液,脑 CT 所显示的出血部位有助于判断动脉瘤。

临床分级:一般采用 Hunt-Hess 分级法(表 3-1)或世界神经外科联盟(WFNS)分级。前者主要用于动脉瘤引起 SAH 的手术适应证及预后判断的参考,Ⅰ～Ⅲ级应尽早行 DSA,积极术前准备,争取尽早手术;对Ⅳ～Ⅴ级先行血块清除术,待症状改善后再行动脉瘤手术。后者根据格拉斯哥昏迷评分和有无运动障碍进行分级(表 3-2),即Ⅰ级的 SAH 患者很少发生局灶性神经功能缺损;GCS≤12 分(Ⅳ～Ⅴ级)的患者,不论是否存在局灶神经功能缺损,并不影响其预后判断;对于 GCS 13～14 分(Ⅱ～Ⅲ级)的患者,局灶神经功能缺损是判断预后的补充条件。

表 3-1　Hunt-Hess 分级法(1968 年)

分类	标准
0 级	未破裂动脉瘤
Ⅰ级	无症状或轻微头痛
Ⅱ级	中-重度头痛、脑膜刺激征、脑神经麻痹
Ⅲ级	嗜睡、意识混浊、轻度局灶性神经体征
Ⅳ级	昏迷、中或重度偏瘫,有早期去大脑强直或自主神经功能紊乱
Ⅴ级	深昏迷、去大脑强直,濒死状态

注:凡有高血压、糖尿病、高度动脉粥样硬化、慢性肺部疾病等全身性疾病,或 DSA 呈现高度脑血管痉挛的病例,则向恶化阶段提高 1 级。

表 3-2　WFNS 的 SAH 分级(1988 年)

分类	GCS	运动障碍
Ⅰ级	15	无
Ⅱ级	14～13	无
Ⅲ级	14～13	有局灶性体征
Ⅳ级	12～7	有或无
Ⅴ级	6～3	有或无

注:GCS(Glasgow coma scale):格拉斯哥昏迷评分。

(二)鉴别诊断

1.脑出血

脑出血深昏迷时与 SAH 不易鉴别,但脑出血多有局灶性神经功能缺失体征,如偏瘫、失语等,患者多有高血压病史。仔细的神经系统检查及脑 CT 检查有助于鉴别诊断。

2.颅内感染

发病较 SAH 缓慢。各类脑膜炎起病初均先有高热,脑脊液呈炎性改变而有别于 SAH。进一步脑影像学检查,脑沟、脑池无高密度增高影改变。脑炎临床表现为发热、精神症状、抽搐和意识障碍,且脑脊液多正常或只有轻度白细胞数增高,只有脑膜出血时才表现为血性脑脊液;脑 CT 检查有助于鉴别诊断。

3.瘤卒中

依靠详细病史(如有慢性头痛、恶心、呕吐等)、体征和脑 CT 检查可以鉴别。

六、治疗

主要治疗原则：①控制继续出血，预防及解除血管痉挛，去除病因，防治再出血，尽早采取措施预防、控制各种并发症。②掌握时机尽早行 DSA 检查，如发现动脉瘤及动静脉畸形，应尽早行血管介入、手术治疗。

(一)一般处理

绝对卧床护理 4～6 周，避免情绪激动和用力排便，防治剧烈咳嗽，烦躁不安时适当应用止咳剂、镇静剂；稳定血压，控制癫痫发作。对于血性脑脊液伴脑室扩大者，必要时可行脑室穿刺和体外引流，但应掌握引流速度要缓慢。发病后应密切观察 GCS 评分，注意心电图变化，动态观察局灶性神经体征变化和进行脑功能监测。

(二)防止再出血

二次出血是本病的常见现象，故积极进行药物干预对防治再出血十分必要。蛛网膜下腔出血急性期脑脊液纤维素溶解系统活性增高，第 2 周开始下降，第 3 周后恢复正常。因此，选用抗纤维蛋白溶解药物抑制纤溶酶原的形成，具有防治再出血的作用。

1.6-氨基己酸

6-氨基己酸为纤维蛋白溶解抑制剂，可阻止动脉瘤破裂处凝血块的溶解，又可预防再破裂和缓解脑血管痉挛。每次 8～12 g 加入 10％葡萄糖盐水 500 mL 中静脉滴注，每天 2 次。

2.氨甲苯酸

氨甲苯酸又称抗血纤溶芳酸，能抑制纤溶酶原的激活因子，每次 200～400 mg，溶于葡萄糖注射液或 0.9％氯化钠注射液 20 mL 中缓慢静脉注射，每天 2 次。

3.氨甲环酸

氨甲环酸为氨甲苯酸的衍化物，抗血纤维蛋白溶酶的效价强于前两种药物，每次 250～500 mg 加入 5％葡萄糖注射液 250～500 mL 中静脉滴注，每天 1～2 次。

但近年的一些研究显示抗纤溶药虽有一定的防止再出血作用，但同时增加了缺血事件的发生，因此不推荐常规使用此类药物，除非凝血障碍所致出血时可考虑应用。

(三)降颅压治疗

蛛网膜下腔出血可引起颅内压升高、脑水肿，严重者可出现脑疝，应积极进行脱水降颅压治疗，主要选用 20％甘露醇静脉滴注，每次 125～250 mL，2～4 次/天；呋塞米注射液入小壶，每次 20～80 mg，2～4 次/天；清蛋白 10～20 g/d，静脉滴注。药物治疗效果不佳或疑有早期脑疝时，可考虑脑室引流或颞肌下减压术。

(四)防治脑血管痉挛及迟发性缺血性神经功能缺损

目前认为脑血管痉挛引起迟发性缺血性神经功能缺损(delayed ischemic neurologic deficit, DIND)是动脉瘤性 SAH 最常见的死亡和致残原因。钙通道拮抗剂可选择性作用于脑血管平滑肌，减轻脑血管痉挛和 DIND。常用尼莫地平，每天 10 mg(50 mL)，以每小时 2.5～5.0 mL 速度泵入或缓慢静脉滴注，5～14 天为 1 个疗程；也可选择尼莫地平，每次 40 mg，每天 3 次，口服。国外报道高血压-高血容量-血液稀释(hypertension-hypervolemia-hemodilution，3H)疗法可使大约 70％的患者临床症状得到改善。有数个报道认为与以往相比，"3H"疗法能够明显改善患者预后。增加循环血容量，提高平均动脉压(MAP)，降低血细胞比容(HCT)至 30％～50％，被认为能够使脑灌注达到最优化。3H 疗法必须排除已存在脑梗死、高颅压，并已夹闭动脉瘤后才能

69

应用。

(五)防治急性脑积水

急性脑积水常发生于病后1周内,发生率为9%～27%。急性阻塞性脑积水患者脑CT显示脑室急速进行性扩大,意识障碍加重,有效的疗法是行脑室穿刺引流和冲洗。但应注意防止脑脊液引流过度,维持颅内压在2.0～4.0 kPa(15～30 mmHg),因过度引流会突然发生再出血。长期脑室引流要注意继发感染(脑炎、脑膜炎),感染率为5%～10%。同时常规应用抗生素防治感染。

(六)低钠血症的治疗

SIADH的治疗原则主要是纠正低血钠和防止体液容量过多。可限制液体摄入量,1天<500 mL,使体内水分处于负平衡以减少体液过多与尿钠丢失。注意应用利尿剂和高渗盐水,纠正低血钠与低渗血症。当血浆渗透压恢复,可给予5%葡萄糖注射液维持,也可用抑制ADH药物,地美环素1～2 g/d,口服。

CSWS的治疗主要是维持正常水盐平衡,给予补液治疗。可静脉或口服等渗或高渗盐液,根据低钠血症的严重程度和患者耐受程度单独或联合应用。高渗盐液补液速度以每小时0.7 mmol/L,24小时<20 mmol/L为宜。如果纠正低钠血症速度过快可导致脑桥脱髓鞘病,应予特别注意。

(七)外科治疗

经造影证实有动脉瘤或动静脉畸形者,应争取手术或介入治疗,根除病因防止再出血。

1.显微外科

夹闭颅内破裂的动脉瘤是消除病变并防止再出血的最好方法,而且动脉瘤被夹闭,继发性血管痉挛就能得到积极有效的治疗。一般认为Hunt-Hess分级Ⅰ～Ⅱ级的患者应在发病后48～72小时早期手术。应用现代技术,早期手术已经不再难以克服。一些神经血管中心富有经验的医师已经建议给低评分的患者早期手术,只要患者的血流动力学稳定,颅内压得以控制即可。对于神经状况分级很差和/或伴有其他内科情况,手术应该延期。对于病情不太稳定、不能承受早期手术的患者,可选择血管内治疗。

2.血管内治疗

选择适合的患者行血管内放置Guglielmi可脱式弹簧圈(Guglielmi detachable coils,GDCs),已经被证实是一种安全的治疗手段。近年来,一般认为治疗指征为手术风险大或手术治疗困难的动脉瘤。

七、预后与预防

(一)预后

临床常采用Hunt和Kosnik(1974)修改的Botterell的分级方案,对预后判断有帮助。Ⅰ～Ⅱ级患者预后佳,Ⅳ～Ⅴ级患者预后差,Ⅲ级患者介于两者之间。

首次蛛网膜下腔出血的病死率为10%～25%。病死率随着再出血递增。再出血和脑血管痉挛是导致死亡和致残的主要原因。蛛网膜下腔出血的预后与病因、年龄、动脉瘤的部位、瘤体大小、出血量、有无并发症、手术时机选择及处置是否及时、得当有关。

(二)预防

蛛网膜下腔出血病情常较危重,病死率较高,尽管不能从根本上达到预防目的,但对已知的病因应及早积极对因治疗,如控制血压、戒烟、限酒,以及尽量避免剧烈运动、情绪激动、过劳、用力排便、剧烈咳嗽等;对于长期便秘的个体应采取辨证论治思路长期用药(如麻仁润肠丸、芪蓉润肠口服液、香砂枳术丸、越鞠保和丸等);情志因素常为本病的诱发因素,对于已经存在脑动脉瘤、动脉血管夹层或烟雾病的患者,保持情绪稳定至关重要。

不少尸检材料证实,患者生前曾患动脉瘤但未曾破裂出血,说明存在危险因素并不一定完全会出血,预防动脉瘤破裂有着非常重要的意义。应当强调的是,蛛网膜下腔出血常在首次出血后2周再次发生出血且常常危及生命,故对已出血患者积极采取有效措施进行整体调节并及时给予恰当的对症治疗,对预防再次出血至关重要。

(满玉洁)

第二节 脑 栓 塞

脑栓塞以前称栓塞性脑梗死,是指来自身体各部位的栓子,经颈动脉或椎动脉进入颅内,阻塞脑部血管,中断血流,导致该动脉供血区域的脑组织缺血缺氧而软化坏死及相应的脑功能障碍。临床表现出相应的神经系统功能缺损症状和体征,如急骤起病的偏瘫、偏身感觉障碍和偏盲等。大面积脑梗死还有颅内高压症状,严重时可发生昏迷和脑疝。脑栓塞约占脑梗死的15%。

一、病因与发病机制

(一)病因

脑栓塞按其栓子来源不同,可分为心源性脑栓塞、非心源性脑栓塞及来源不明的脑栓塞。心源性栓子占脑栓塞的60%~75%。

1.心源性

风湿性心脏病引起的脑栓塞,占整个脑栓塞的50%以上。二尖瓣狭窄或二尖瓣狭窄合并闭锁不全者最易发生脑栓塞,因二尖瓣狭窄时,左心房扩张,血流缓慢瘀滞,又有涡流,易于形成附壁血栓,血流的不规则更易使之脱落成栓子,故心房颤动时更易发生脑栓塞。慢性心房颤动是脑栓塞形成最常见的原因。其他还有心肌梗死、心肌病的附壁血栓,以及细菌性心内膜炎时瓣膜上的炎性赘生物脱落、心脏黏液瘤和心脏手术等病因。

2.非心源性

主动脉以及发出的大血管粥样硬化斑块和附着物脱落引起的血栓栓塞也是脑栓塞的常见原因。另外,还有炎症的脓栓、骨折的脂肪栓、人工气胸和气腹的空气栓、癌栓、虫栓和异物栓等。还有来源不明的栓子等。

(二)发病机制

各个部位的栓子通过颈动脉系统或椎动脉系统时,栓子阻塞血管的某一分支,造成缺血、梗死和坏死,产生相应的临床表现;还有栓子造成远端的急性供血中断,该区脑组织发生缺血性变性、坏死及水肿;另外,由于栓子的刺激,该段动脉和周围小动脉反射性痉挛,结果不仅造成该栓塞的动脉供血区的缺血,同时因其周围的动脉痉挛,进一步加重脑缺血损害的范围。

二、病理

脑栓塞的病理改变与脑血栓形成基本相同。但是，有以下几点不同：①脑栓塞的栓子与动脉壁不粘连；而脑血栓形成是在动脉壁上形成的，所以栓子与动脉壁粘连不易分开。②脑栓塞的栓子可以向远端移行，而脑血栓形成的栓子不能。③脑栓塞所致的梗死灶，有60%以上合并出血性梗死；脑血栓形成所致的梗死灶合并出血性梗死较少。④脑栓塞往往为多发病灶，脑血栓形成常为一个病灶。另外，炎性栓子可见局灶性脑炎或脑脓肿，寄生虫栓子在栓塞处可发现虫体或虫卵。

三、临床表现

(一)发病年龄

风湿性心脏病引起者以中青年为多，冠心病及大动脉病变引起者以中老年人为多。

(二)发病情况

发病急骤，在数秒钟或数分钟之内达高峰，是所有脑卒中发病最快者，有少数患者因反复栓塞可在数天内呈阶梯式加重。一般发病无明显诱因，安静和活动时均可发病。

(三)症状与体征

约有4/5的脑栓塞发生于前循环，特别是大脑中动脉，病变对侧出现偏瘫、偏身感觉障碍和偏盲，优势半球病变还有失语。癫痫发作很常见，因大血管栓塞，常引起脑血管痉挛，有部分性发作或全面性发作。椎-基底动脉栓塞约占1/5，起病有眩晕、呕吐、复视、交叉性瘫痪、共济失调、构音障碍和吞咽困难等。栓子进入一侧或两侧大脑后动脉有同向性偏盲或皮质盲。基底动脉主干栓塞会导致昏迷、四肢瘫痪，可引起闭锁综合征及基底动脉尖综合征。

心源性栓塞患者有心慌、胸闷、心律不齐和呼吸困难等。

四、辅助检查

(一)胸部 X 线检查

可发现心脏肥大。

(二)心电图检查

可发现陈旧或新鲜心肌梗死、心律失常等。

(三)超声心动图检查

超声心动图检查是评价心源性脑栓塞的重要依据之一，能够显示心脏立体解剖结构，包括瓣膜反流和运动、心室壁的功能和心腔内的肿块。

(四)多普勒超声检查

有助于测量血流通过狭窄瓣膜的压力梯度及狭窄的严重程度。彩色多普勒超声血流图可检测瓣膜反流程度并可研究与血管造影的相关性。

(五)经颅多普勒超声(TCD)

TCD可检测颅内血流情况，评价血管狭窄的程度及闭塞血管的部位，也可检测动脉粥样硬化的斑块及微栓子的部位。

(六)神经影像学检查

头颅 CT 和 MRI 检查可显示缺血性梗死和出血性梗死改变。合并出血性梗死高度支持脑栓塞的诊断,许多患者继发出血性梗死临床症状并未加重,发病3～5天复查CT可早期发现继发性梗死后出血。早期脑梗死CT难于发现,常规MRI假阳性率较高,MRI弥散成像(DWI)和灌注成像(PWI)可以发现超急性期脑梗死。磁共振血管成像(MRA)是一种无创伤性显示脑血管狭窄或阻塞的方法,造影特异性较高。数字减影血管造影(DSA)可更好地显示脑血管狭窄的部位、范围和程度。

(七)腰椎穿刺脑脊液检查

脑栓塞引起的大面积脑梗死可有压力增高和蛋白含量增高。出血性脑梗死时可见红细胞。

五、诊断与鉴别诊断

(一)诊断

(1)多为急骤发病。

(2)多数无前驱症状。

(3)一般意识清楚或有短暂意识障碍。

(4)有颈内动脉系统或椎-基底动脉系统症状和体征。

(5)腰椎穿刺脑脊液检查一般不应含血,若有红细胞可考虑出血性脑栓塞。

(6)栓子的来源可为心源性或非心源性,也可同时伴有脏器栓塞症状。

(7)头颅CT和MRI检查有梗死灶或出血性梗死灶。

(二)鉴别诊断

1.血栓形成性脑梗死

均为急性起病的偏瘫、偏身感觉障碍,但血栓形成性脑梗死发病较慢,短期内症状可逐渐进展,一般无心房颤动等心脏病症状,头颅CT很少有出血性梗死灶,以资鉴别。

2.脑出血

均为急骤起病的偏瘫,但脑出血多数有高血压、头痛、呕吐和意识障碍,头颅CT为高密度灶可以鉴别。

六、治疗

(一)抗凝治疗

对抗凝治疗预防心源性脑栓塞复发的利弊,仍存在争议。有的学者认为脑栓塞容易发生出血性脑梗死和大面积脑梗死,可有明显的脑水肿,所以在急性期不主张应用较强的抗凝药物,以免引起出血性梗死,或并发脑出血及加重脑水肿。也有学者认为,抗凝治疗是预防随后再发栓塞性脑卒中的重要手段。心房颤动或有再栓塞风险的心源性病因、动脉夹层或动脉高度狭窄的患者,可应用抗凝药物预防再栓塞。栓塞复发的高风险可完全抵消发生出血的风险。常用的抗凝药物有以下几种。

1.肝素

有妨碍凝血活酶的形成作用;能增强抗凝血酶、中和活性凝血因子及纤溶酶;还有消除血小板的凝集作用,通过抑制透明质酸酶的活性而发挥抗凝作用。肝素每次12 500～25 000 U(100～200 mg)加入5％葡萄糖注射液或0.9％氯化钠注射液1 000 mL中,缓慢静脉滴注或微泵注入,以每分钟10～20滴为宜,维持48小时,同时第1天开始口服抗凝药。

有颅内出血、严重高血压、肝肾功能障碍、消化道溃疡、急性细菌性心内膜炎和出血倾向者禁用。根据部分凝血活酶时间（APTT）调整剂量，维持治疗前 APTT 值的 1.5～2.5 倍，及时检测凝血活酶时间及活动度。用量过大，可导致严重自发性出血。

2.那曲肝素钙

那曲肝素钙又名低分子肝素钙，是一种由普通肝素通过硝酸分解纯化而得到的低分子肝素钙盐，其平均分子量为 4 500。目前认为低分子肝素钙是通过抑制凝血酶的生长而发挥作用。另外，还可溶解血栓和改善血流动力学。对血小板的功能影响明显小于肝素，很少引起出血并发症。因此，那曲肝素钙是一种比较安全的抗凝药。每次 4 000～5 000 U（WHO 单位），腹部脐下外侧皮下垂直注射，每天 1～2 次，连用 7～10 天，注意不能用于肌内注射。可能引起注射部位出血性瘀斑、皮下瘀血、血尿和过敏性皮疹。

3.华法林

华法林为香豆素衍生物钠盐，通过拮抗维生素 K 的作用，使凝血因子 Ⅱ、Ⅶ、Ⅸ 和 Ⅹ 的前体物质不能活化，在体内发挥竞争性的抑制作用，为一种间接性的中效抗凝剂。第 1 天给予 5～10 mg 口服，第 2 天半量；第 3 天根据复查的凝血酶原时间及活动度结果调整剂量，凝血酶原活动度维持在 25%～40%给予维持剂量，一般维持量为每天 2.5～5 mg，可用 3～6 个月。不良反应可有牙龈出血、血尿、发热、恶心、呕吐、腹泻等。

（二）脱水降颅压药物

脑栓塞患者常为大面积脑梗死、出血性脑梗死，常有明显脑水肿，甚至发生脑疝的危险，对此必须立即应用降颅压药物。心源性脑栓塞应用甘露醇可增加心脏负荷，有引起急性肺水肿的风险。20%甘露醇每次只能给 125 mL 静脉滴注，每天 4～6 次。为增强甘露醇的脱水力度，同时必须加用呋塞米，每次 40 mg 静脉注射，每天 2 次，可减轻心脏负荷，达到保护心脏的作用，保证甘露醇的脱水治疗；甘油果糖每次 250～500 mL 缓慢静脉滴注，每天 2 次。

（三）扩张血管药物

1.丁苯酞

每次 200 mg，每天 3 次，口服。

2.葛根素注射液

每次 500 mg 加入 5%葡萄糖注射液或 0.9%氯化钠注射液 250 mL 中静脉滴注，每天 1 次，可连用10～14 天。

3.复方丹参注射液

每次 2 支(4 mL)加入 5%葡萄糖注射液或 0.9%氯化钠注射液 250 mL 中静脉滴注，每天 1 次，可连用 10～14 天。

4.川芎嗪注射液

每次 100 mg 加入 5%葡萄糖注射液或 0.9%氯化钠注射液 250 mL 中静脉滴注，每天 1 次，可连用 10～15 天，有脑水肿和出血倾向者忌用。

（四）抗血小板聚集药物

早期暂不应用，特别是已有出血性梗死者急性期不宜应用。当急性期过后，为预防血栓栓塞的复发，可较长期应用阿司匹林或氯吡格雷。

（五）原发病治疗

对感染性心内膜炎(亚急性细菌性心内膜炎)，在病原菌未培养出来时，给予青霉素每次 320 万～400 万 U 加入 5%葡萄糖注射液或 0.9%氯化钠注射液 250 mL 中静脉滴注，每天 4～

6 次；已知病原微生物,对青霉素敏感的首选青霉素,对青霉素不敏感者选用头孢曲松钠,每次 2 g 加入 5%葡萄糖注射液 250～500mL 中静脉滴注,12 小时滴完,每天 2 次。对青霉素过敏和过敏体质者慎用,对头孢菌素类药物过敏者禁用。对青霉素和头孢菌素类抗生素不敏感者可应用去甲万古霉素,30 mg/(kg·d),分 2 次静脉滴注,每 0.8 g 药物至少加 200 mL 液体,在 1 小时以上时间内缓慢滴入,可用 4～6 周,24 小时内最大剂量不超过 2 g,此药有明显的耳毒性和肾毒性。

七、预后与预防

(一)预后

脑栓塞急性期病死率为 5%～15%,多死于严重脑水肿、脑疝。心肌梗死引起的脑栓塞预后较差,多遗留严重的后遗症。如栓子来源不消除,半数以上患者可能复发,约 2/3 在 1 年内复发,复发的病死率更高。10%～20%的脑栓塞患者可能在病后 10 天内发生第2 次栓塞,病死率极高。栓子较小、症状较轻、及时治疗的患者,神经功能障碍可以部分或完全缓解。

(二)预防

最重要的是预防脑栓塞的复发。目前认为对于心房颤动、心肌梗死、二尖瓣脱垂患者可首选华法林作为二级预防的药物,阿司匹林也有效,但效果低于华法林。华法林的剂量一般为每天 2.5～3.0 mg,老年人每天 1.5～2.5 mg,并可采用国际标准化比值(INR)为标准进行治疗,既可获效,又可减少出血的危险性。欧洲 13 个国家 108 个医疗中心曾联合进行了一组临床试验,共入选 1 007 例非风湿性心房颤动发生 TIA 或小卒中的患者,分为3 组,一组应用香豆素,一组用阿司匹林,另一组用安慰剂,随访2～3 年,计算脑卒中或其他部位栓塞的发生率。结果发现应用香豆素组每年可减少 9%脑卒中发生率,阿司匹林组减少 4%。前者出血发生率为 2.8%(每年),后者为 0.9%(每年)。

关于脑栓塞发生后何时开始应用抗凝剂仍有不同看法。有的学者认为过早应用可增加出血的危险性,因此建议发病后数周再开始应用抗凝剂比较安全。据临床研究结果表明,高血压是引起出血的主要危险因素,如能严格控制高血压,华法林的剂量强度控制在 INR 2.0～3.0,则其出血发生率可以降低。因此,目前认为华法林可以作为某些心源性脑栓塞的预防药物。

(满玉洁)

第三节　短暂性脑缺血发作

短暂性脑缺血发作(transient ischemic attack,TIA)是指因脑血管病变引起的短暂性、局限性脑功能缺失或视网膜功能障碍。临床症状一般持续 10～20 分钟,多在 1 小时内缓解,最长不超过 24 小时,不遗留神经功能缺失症状,结构性影像学(CT、MRI)检查无责任病灶。凡临床症状持续超过 1 小时且神经影像学检查有明确病灶者不宜称为 TIA。

1975 年,曾将 TIA 定义限定为 24 小时,这是基于时间(time-based)的定义。2002 年,美国 TIA 工作组提出了新的定义,即由于局部脑或视网膜缺血引起的短暂性神经功能缺损发作,典型临床症状持续不超过 1 小时,且无急性脑梗死的证据。TIA 新的基于组织学(tissue-based)的定义以脑组织有无损伤为基础,更有利于临床医师及时进行评价,使急性脑缺血能得到迅速干预。

流行病学统计表明,15%的脑卒中患者曾发生过 TIA。不包括未就诊的患者,美国每年 TIA 发作人数估计为 20 万～50 万人。TIA 发生脑卒中率明显高于一般人群,TIA 后第 1 个月内发生脑梗死者占 4%～8%;1 年内占 12%～13%;5 年内增至 24%～29%。TIA 患者发生脑卒中在第 1 年内较一般人群高 13～16 倍,是最严重的"卒中预警"事件,也是治疗干预的最佳时机,频发 TIA 更应以急诊处理。

一、病因与发病机制

(一)病因

TIA 病因各有不同,主要是动脉粥样硬化和心源性栓子。多数学者认为微栓塞或血流动力学障碍是 TIA 发病的主要原因,90% 左右的微栓子来源于心脏和动脉系统,动脉粥样硬化是 50 岁以上患者 TIA 的最常见原因。

(二)发病机制

TIA 的真正发病机制至今尚未完全阐明。主要有血流动力学改变学说和微栓子学说。

1.血流动力学改变学说

TIA 的主要原因是血管本身病变。动脉粥样硬化造成大血管的严重狭窄,由于病变血管自身调节能力下降,当一些因素引起灌注压降低时,病变血管支配区域的血流就会显著下降,同时又可能存在全血黏度增高、红细胞变形能力下降和血小板功能亢进等血液流变学改变,促进了微循环障碍的发生,而使局部血管无法保持血流量的恒定,导致相应供血区域 TIA 的发生。血流动力学型 TIA 在大动脉严重狭窄基础上合并血压下降,导致远端一过性脑供血不足症状,当血压回升时症状可缓解。

2.微栓子学说

大动脉的不稳定粥样硬化斑块破裂,脱落的栓子随血流移动,阻塞远端动脉,随后栓子很快发生自溶,临床表现为一过性缺血发作。动脉的微栓子来源最常见的部位是颈内动脉系统。心源性栓子为微栓子的另一来源,多见于心房颤动、心瓣膜疾病及左心室血栓形成。

3.其他学说

脑动脉痉挛、受压学说,如脑血管受到各种刺激造成的痉挛或由于颈椎骨质增生压迫椎动脉造成缺血;颅外血管盗血学说,如锁骨下动脉严重狭窄,椎动脉脑血流逆行,导致颅内灌注不足等。

TIA 常见的危险因素包括高龄、高血压、抽烟、心脏病(冠心病、心律失常、充血性心力衰竭、心脏瓣膜病)、高血脂、糖尿病和糖耐量异常、肥胖、不健康饮食、体力活动过少、过度饮酒、口服避孕药或绝经后雌激素的应用、高同型半胱氨酸血症、抗心磷脂抗体综合征、蛋白 C/蛋白 S 缺乏症等。

二、病理

发生缺血部位的脑组织常无病理改变,但部分患者可见脑深部小动脉发生闭塞而形成的微小梗死灶,其直径常小于 1.5 mm。主动脉弓发出的大动脉、颈动脉可见动脉粥样硬化性改变、狭窄或闭塞。颅内动脉也可有动脉粥样硬化性改变,或可见动脉炎性浸润。另外可有颈动脉或椎动脉过长或扭曲。

三、临床表现

TIA 多发于老年人,男性多于女性。发病突然,恢复完全,不遗留神经功能缺损的症状和体征,多有反复发作的病史。持续时间短暂,一般为 10～15 分钟,颈内动脉系统平均为 14 分钟,椎-基底动脉系统平均为 8 分钟,每天可有数次发作,发作间期无神经系统症状及阳性体征。颈内动脉系统 TIA 与椎-基底动脉系统 TIA 相比,发作频率较少,但更容易进展为脑梗死。

TIA 神经功能缺损的临床表现依据受累的血管供血范围而不同,临床常见的神经功能缺损有以下两种。

(一)颈动脉系统 TIA

最常见的症状为对侧面部或肢体的一过性无力和感觉障碍、偏盲,偏侧肢体或单肢的发作性轻瘫最常见,通常以上肢和面部较重,优势半球受累可出现语言障碍。单眼视力障碍为颈内动脉系统 TIA 所特有,短暂的单眼黑矇是颈内动脉分支——眼动脉缺血的特征性症状,表现为短暂性视物模糊、眼前灰暗感或云雾状。

(二)椎-基底动脉系统 TIA

常见症状为眩晕、头晕、平衡障碍、复视、构音障碍、吞咽困难、皮质性盲和视野缺损、共济失调、交叉性肢体瘫痪或感觉障碍。脑干网状结构缺血可能由于双下肢突然失张力,造成跌倒发作。颞叶、海马、边缘系统等部位缺血可能出现短暂性全面性遗忘症,表现为突发的一过性记忆丧失,时间、空间定向力障碍,患者有自知力,无意识障碍,对话、书写、计算能力保留,症状可持续数分钟至数小时。

血流动力学型 TIA 与微栓塞型 TIA 在临床表现上也有所区别(表 3-3)。

表 3-3　血流动力学型 TIA 与微栓塞型 TIA 的临床鉴别要点

临床表现	血流动力学型	微栓塞型
发作频率	密集	稀疏
持续时间	短暂	较长
临床特点	刻板	多变

四、辅助检查

治疗的结果与确定病因直接相关,辅助检查的目的就在于确定病因及危险因素。

(一)TIA 的神经影像学表现

普通 CT 和 MRI 扫描正常。MRI 灌注成像(PWI)表现可有局部脑血流减低,但不出现 DWI 的影像异常。TIA 作为临床常见的脑缺血急症,要进行快速的综合评估,尤其是 MRI 检查(包括 DWI 和 PWI),以便鉴别脑卒中、确定半暗带、制订治疗方案和判断预后。CT 检查可以排除脑出血、硬膜下血肿、脑肿瘤、动静脉畸形和动脉瘤等临床表现与 TIA 相似的疾病,必要时需行腰椎穿刺以排除蛛网膜下腔出血。CT 血管成像(CTA)、磁共振血管成像(MRA)有助于了解血管情况。梗死型 TIA 的概念是指临床表现为 TIA,但影像学上有脑梗死的证据,早期的 MRI 弥散成像(DWI)检查发现,20%～40%临床上表现为 TIA 的患者存在梗死灶。但实际上根据 TIA 的新概念,只要出现了梗死灶就不能诊断为 TIA。

(二)血浆同型半胱氨酸检查

血浆同型半胱氨酸(hcy)浓度与动脉粥样硬化程度密切相关,血浆 hcy 水平升高是全身性动脉硬化的独立危险因素。

(三)其他检查

TCD 检查可发现颅内动脉狭窄,并且可进行血流状况评估和微栓子检测。血常规和生化检查也是必要的,神经心理学检查可能发现轻微的脑功能损害。双侧肱动脉压、桡动脉搏动、双侧颈动脉及心脏有无杂音、全血和血小板检查、血脂、空腹血糖及糖耐量、纤维蛋白原、凝血功能、抗心磷脂抗体、心电图、心脏及颈动脉超声、TCD、DSA 等,有助于发现 TIA 的病因和危险因素、评判动脉狭窄程度、评估侧支循环建立程度和进行微栓子的检测;有条件时应考虑经食管超声心动图检查,可能发现卵圆孔未闭等心源性栓子的来源。

五、诊断与鉴别诊断

(一)诊断

诊断只能依靠病史,根据血管分布区内急性短暂神经功能障碍与可逆性发作特点,结合 CT 排除出血性疾病可考虑 TIA。确立 TIA 诊断后应进一步进行病因、发病机制的诊断和危险因素分析。TIA 和脑梗死之间并没有截然的区别,两者应被视为一个疾病动态演变过程的不同阶段,应尽可能采用"组织学损害"的标准界定两者。

(二)鉴别诊断

鉴别需要考虑其他可以导致短暂性神经功能障碍发作的疾病。

1.局灶性癫痫后出现的 Todd 麻痹

局限性运动性发作后可能遗留短暂的肢体无力或轻偏瘫,持续 0.5～36 小时可消除。患者有明确的癫痫病史,EEG 可见局限性异常,CT 或 MRI 可能发现脑内病灶。

2.偏瘫型偏头痛

偏瘫型偏头痛多于青年期发病,女性多见,可有家族史,头痛发作的同时或过后出现同侧或对侧肢体不同程度瘫痪,并可在头痛消退后持续一段时间。

3.晕厥

晕厥为短暂性弥漫性脑缺血、缺氧所致,表现为短暂性意识丧失,常伴有面色苍白、大汗、血压下降,EEG 多数正常。

4.梅尼埃病

发病年龄较轻,发作性眩晕、恶心、呕吐可与椎-基底动脉系统 TIA 相似,反复发作常合并耳鸣及听力减退,症状可持续数小时至数天,但缺乏中枢神经系统定位体征。

5.其他

血糖异常、血压异常、颅内结构性损伤(如肿瘤、血管畸形、硬膜下血肿、动脉瘤等)、多发性硬化等,也可能出现类似 TIA 的临床症状。临床上可以依靠影像学资料和实验室检查进行鉴别诊断。

六、治疗

TIA 是缺血性血管病变的重要部分。TIA 既是急症,也是预防缺血性血管病变的最佳和最重要时机。TIA 的治疗与二级预防密切结合,可减少脑卒中及其他缺血性血管事件发生。TIA 症状持续 1 小时以上,应按照急性脑卒中流程进行处理。根据 TIA 病因和发病机制的不同,应采取不同的治疗策略。

（一）控制危险因素

TIA 需要严格控制危险因素，包括调整血压、血糖、血脂、同型半胱氨酸，以及戒烟、治疗心脏疾病、避免大量饮酒、有规律的体育锻炼、控制体重等。已经发生 TIA 的患者或高危人群可长期服用抗血小板药物。肠溶阿司匹林为目前最主要的预防性用药之一。

（二）药物治疗

1.抗血小板聚集药物

阻止血小板活化、黏附和聚集，防止血栓形成，减少动脉-动脉微栓子。常用药物如下。

（1）阿司匹林肠溶片：通过抑制环氧化酶减少血小板内花生四烯酸转化为血栓烷 A_2（TXA_2）防止血小板聚集，各国指南推荐的标准剂量不同，我国指南的推荐剂量为 $75\sim150$ mg/d。

（2）氯吡格雷（75 mg/d）：也是被广泛采用的抗血小板药，通过抑制血小板表面的二磷酸腺苷（ADP）受体阻止血小板积聚。

（3）双嘧达莫：为血小板磷酸二酯酶抑制剂，缓释剂可与阿司匹林联合使用，效果优于单用阿司匹林。

2.抗凝治疗

考虑存在心源性栓子的患者应予抗凝治疗。抗凝剂种类很多，肝素、低分子量肝素、口服抗凝剂（如华法林、香豆素）等均可选用，但除低分子量肝素外，其他抗凝剂如肝素、华法林等应用过程中应注意检测凝血功能，以避免发生出血不良反应。低分子量肝素，每次 $4\,000\sim5\,000$ U，腹部皮下注射，每天 2 次，连用 $7\sim10$ 天，与普通肝素比较，生物利用度好，使用安全。口服华法林 $6\sim12$ mg/d，3 天后改为 $2\sim6$ mg/d 维持，目标国际标准化比值（INR）范围为 $2.0\sim3.0$。

3.降压治疗

血流动力学型 TIA 的治疗以改善脑供血为主，慎用血管扩张药物，除抗血小板聚集、降脂治疗外，需慎重管理血压，避免降压过度，必要时可给予扩容治疗。在大动脉狭窄解除后，可考虑将血压控制在目标值以下。

4.生化治疗

防治动脉硬化及其引起的动脉狭窄和痉挛以及斑块脱落的微栓子栓塞造成 TIA。主要用药有：维生素 B_1，每次 10 mg，3 次/天；维生素 B_2，每次 5 mg，3 次/天；维生素 B_6，每次 10 mg，3 次/天；复合维生素 B，每次 10 mg，3 次/天；维生素 C，每次 100 mg，3 次/天；叶酸片，每次 5 mg，3 次/天。

（三）手术治疗

颈动脉剥脱术（CEA）和颈动脉支架治疗（CAS）适用于症状性颈动脉狭窄 70%以上的患者，实际操作上应从严掌握适应证。仅为预防脑卒中而让无症状的颈动脉狭窄患者冒险手术不是正确的选择。

七、预后与预防

（一）预后

TIA 可使发生缺血性脑卒中的危险性增加。传统观点认为，未经治疗的 TIA 患者约 1/3 发展成脑梗死，1/3 可反复发作，另 1/3 可自行缓解。但如果经过认真细致的中西医结合治疗应会减少脑梗死的发生比例。一般第一次 TIA 后，10%～20%的患者在其后 90 天出现缺血性脑卒中，其中 50%发生在第 1 次 TIA 发作后 24～28 小时。预示脑卒中发生率增高的危险因素包括高龄、糖尿病、发作时间超过 10 分钟、颈内动脉系统 TIA 症状（如无力和语言障碍）；椎-基底动脉系统 TIA 发生脑梗死的比例较少。

(二)预防

近年来以中西医结合治疗本病的临床研究证明,在注重整体调节的前提下,病证结合,中医学辨证论治能有效减少 TIA 发作的频率及程度并降低形成脑梗死的危险因素,从而起到预防脑血管病事件发生的作用。

(满玉洁)

第四节 偏 头 痛

一、偏头痛的概念

偏头痛是一种常见的反复发作的血管性原发性头痛。其特点是发作性单侧头痛,少数表现为双侧头痛,常伴有恶心、呕吐,有些患者在头痛发作前可有视觉、感觉和运动等先兆,可自发性缓解、反复发作、间歇期正常,可有家族史。

二、偏头痛的病因

(一)遗传因素

遗传因素在偏头痛的发病机制上占有重要地位,从家族成员患病分布上看,可能属于常染色体显性遗传伴有不完全性的外显率。

(二)内分泌功能异常

偏头痛主要发生在中青年妇女,青年妇女的偏头痛发作多数出现在月经期或月经前后,至更年期后有自发性缓解的趋势,这些现象提示偏头痛的发生可能与内分泌的改变有关。

(三)饮食与精神因素

某些食物可诱导偏头痛的发生,包括含酪氨酸、苯丙胺的食物(如奶酪)、肉(如腊肉、火腿)、巧克力、红酒以及某些食物添加剂、香料等,利舍平等药物也有诱导偏头痛发作的作用,紧张、焦虑、应激等情绪障碍也可诱发。

三、偏头痛的发病机制

偏头痛的发病机制尚不十分明确,目前主要有以下几种学说:血管学说、皮质扩散抑制(CSD)、神经递质假说、三叉神经血管学说、自主功能障碍、离子通道障碍。此外,还有低镁学说、高钾诱导的血管痉挛学说、免疫理论等,都对偏头痛的发病机制有一定的阐释。

四、偏头痛的分类

根据 2004 年的第二版头痛疾病的国际分类(ICHD-Ⅱ),偏头痛可分为以下几类:①无先兆性偏头痛,又称普通偏头痛,是偏头痛最常见的类型;②有先兆性偏头痛,显著的临床特点是头痛发作之前有先兆症状,包括伴典型先兆的偏头痛性头痛、伴典型先兆的非偏头痛性头痛、典型先兆不伴头痛、家族性偏瘫性偏头痛(FHM)、散发性偏瘫性偏头痛、基底型偏头痛;③常为偏头痛前驱的儿童周期综合征,临床少见,包括腹型偏头痛、周期性呕吐、儿童良性阵发性眩晕等;④视网膜性偏头痛;⑤偏头痛并发症,包括慢性偏头痛,偏头痛持续状态,无梗死的持续先兆,偏头痛性脑梗死,偏头痛诱发的痫样发作等;⑥很可能的偏头痛,包括很可能的无先兆性偏头痛、很可能的有先兆性偏头痛、很可能的慢性偏头痛。

五、无先兆性偏头痛的临床表现

无先兆性偏头痛无明显前驱症状,常有家族史。头痛反复发作,每次持续 4～72 小时。儿童发作时间一般为 1～72 小时。头痛通常呈搏动性,位于额颞部,呈单侧。但在儿童通常为双侧,在青春期后期或成年人早期出现偏头痛的成年模式——单侧头痛。但无论单侧或双侧枕部头痛在儿童均少见,诊断时应慎重。由于许多病例是由结构性损害引起,疼痛程度多为中或重度。常规体力活动如散步或上楼梯可加重疼痛,并常伴有恶心、呕吐和/或畏光、畏声。

六、有先兆的偏头痛的临床特点

(一)视觉先兆
(1)闪光幻觉,占视觉先兆的 75%,表现为双侧视野出现视幻觉,有的无一定形状,有的有形状,如星状、斑点状、环形、多角形等。

(2)黑矇,短暂性黑矇,表现为视力障碍,由两侧开始逐渐进展累及两鼻侧视野,部分患者由中心暗点扩大至整个视野;黑矇区域常出现锯齿状闪光图案。

(3)视物变形,表现为视小症或巨视症,部分患者感到环境倾斜或颠倒。

(4)城堡样光谱:10%患者的先兆症状表现为城堡样光谱。

(二)感觉异常
偏头痛先兆的感觉异常分布多选择面部和手,表现为刺痛和麻木感,多持续数秒钟至数十分钟,偶见数小时至数天。

(三)其他先兆症状
可出现运动性先兆,一过性失语或精神症状。

七、偏头痛发作的临床表现

偏头痛发作通常在白天,少数夜间发作,通常是在患者从睡眠中醒后才发生。半数以上患者头痛局限于头的一侧,少数表现为全头痛。头痛发生后逐渐加重,数分钟至数小时达到高峰,持续数小时至数天后逐渐减弱至消失。头痛呈搏动性或敲打性,程度中到重度,行走、咳嗽、打喷嚏等简单活动均可加重头痛。压迫头痛部位的动脉或病侧颈动脉或痛侧眼球可使头痛减轻,解除压迫 5 秒后疼痛又恢复至原来程度。头痛发作时常伴有恶心、呕吐、腹泻等胃肠道症状;伴视觉症状、神经功能障碍、自主神经功能紊乱症状及高级神经功能障碍。

八、特殊类型的偏头痛

(一)偏瘫型偏头痛
偏瘫型偏头痛临床少见。偏瘫可为偏头痛先兆,单独发生,也可伴偏侧麻木、失语,偏头痛消退后偏瘫持续 10 分钟至数周。可分为家族型(多呈常染色体显性遗传)和散发型(表现典型、普通型与偏瘫型偏头痛交替发作)。

(二)基底型偏头痛

基底型偏头痛也称基底动脉偏头痛。较多见于儿童和青春期女性,出现头重脚轻、眩晕、复视、眼球震颤、耳鸣、构音障碍、双侧肢体麻木及无力、共济失调、意识改变、跌倒发作和黑矇等脑干和枕叶症状,提示椎—基底动脉缺血。多见闪光、暗点、视物模糊、黑矇、视野缺损等视觉先兆,先兆持续 20～30 分钟,然后出现枕部搏动性头痛,常伴恶心、呕吐。

(三)眼肌麻痹型偏头痛

眼肌麻痹型偏头痛较少见,偏头痛发作时或发作后头痛消退之际,头痛侧出现眼肌瘫痪,动眼神经最常见,可同时累及滑车和展神经,持续数小时至数周。多有无先兆偏头痛病史,应注意排除颅内动脉瘤和糖尿病性眼肌麻痹。

(四)儿童周期综合征

儿童周期综合征为周期性发作的短暂性神经系统功能紊乱症状,与头痛有密切关系,也称为偏头痛等位征,多见于儿童。表现为儿童良性发作性眩晕、周期性呕吐、腹型偏头痛等,发作时不伴有头痛,随时间推移可发生偏头痛。

(五)视网膜性偏头痛

视网膜性偏头痛属于有先兆偏头痛的一种亚型,由于视网膜小动脉收缩而损害单眼视力,伴或不伴闪光幻觉,随后出现头痛。临床上应与短暂性脑缺血发作相鉴别。

九、偏头痛的并发症

(一)慢性偏头痛

偏头痛每月头痛发作超过 15 天,连续 3 个月或 3 个月以上,并排除药物过量引起的头痛,可考虑为慢性偏头痛。

(二)偏头痛持续状态

偏头痛发作持续时间≥72 小时,而且疼痛程度较严重,但其间可有因睡眠或药物应用获得的短暂缓解期。

(三)无梗死的持续先兆

无梗死的持续先兆指有先兆偏头痛患者在一次发作中出现一种先兆或多种先兆症状持续1 周以上,多为双侧性;本次发作其他症状与以往发作类似;需神经影像学排除脑梗死病灶。

(四)偏头痛性脑梗死

极少数情况下在偏头痛先兆症状后出现颅内相应供血区域的缺血性梗死,此先兆症状常持续 60 分钟以上,而且缺血性梗死病灶为神经影像学所证实,称为偏头痛性脑梗死。

(五)偏头痛诱发的痫样发作

极少数情况下偏头痛先兆症状可触发痫性发作,且痫性发作发生在先兆症状中或后 1 小时以内。

十、偏头痛的实验室检查

大约 85% 的偏头痛患者头痛发作期尿 5-羟色胺及 5-羟色氨酸增加;血小板结合性及血浆游离的 5-羟色胺降低,并出现血浆 5-羟色胺释放因子。偏头痛患者脑脊液常规和生化通常正常,少数患者淋巴细胞轻度增高。偏头痛先兆期血小板聚集性增加,头痛期下降。

十一、偏头痛的辅助检查

(一)脑电图
偏头痛患者的脑电图可有轻度改变,但不具备特异性。

(二)经颅多普勒超声
偏头痛患者在发作期或间歇期经颅多普勒超声的主要改变是两侧血流不对称,一侧偏高或一侧偏低。

(三)腰椎穿刺
主要用来排除蛛网膜下腔出血、颅内感染、脑膜癌病及异常颅内压所导致的头痛。

(四)脑血管造影
偏头痛患者的脑血管造影绝大多数是正常的,只有当偏头痛合并眼肌麻痹和/或长束体征时,需与颅内动脉瘤、动静脉畸形和颅内占位性病变鉴别时才进行此项检查。

十二、无先兆性偏头痛的诊断标准

(1)至少有 5 次发作符合下列(2)~(4)项的条件。

(2)每次头痛发作持续 4~72 小时(未经治疗或治疗失败)。

(3)头痛至少具备下列 2 项特征:①单侧性;②搏动性;③中至重度头痛,影响日常活动;④活动后头痛加重。

(4)头痛发作时至少伴有下列 1 项:①恶心和/或呕吐;②畏光、畏声。

(5)不能归因于其他疾病。

十三、伴典型先兆的偏头痛的诊断标准

(1)符合下述(2)~(4)项的特征,至少发作 2 次。

(2)至少具备以下 1 项先兆,但没有运动障碍症状:①完全可逆的视觉症状;②完全可逆的感觉症状;③完全可逆的言语功能障碍。

(3)至少具备以下 2 项:①同向视觉症状和/或单侧感觉症状;②至少一个先兆症状发生超过 4 分钟或数个症状连续出现超过 4 分钟;③先兆症状持续时间不超过 60 分钟。

(4)在先兆症状同时或在先兆症状发生后 60 分钟内出现头痛,头痛符合无先兆偏头痛诊断标准中的(2)~(4)项。

(5)不能归因于其他疾病。

十四、偏头痛的鉴别诊断

(1)局部脑功能损害的先兆症状显著而头痛轻微者,需与癫痫的局限性发作鉴别。

(2)头痛伴有腹痛、恶心、呕吐的腹型偏头痛在头痛轻微时,需与消化系统疾病鉴别。

(3)颅内肿瘤早期,脑血管畸形及颅内动脉瘤也可出现与偏头痛类似的头痛表现,疾病初期鉴别困难,但肿瘤、血管疾病引起的头痛常固定于一侧,随病程进展时可出现颅内压增高、癫痫、蛛网膜下腔出血及感觉运动障碍。

十五、偏头痛的一般治疗

偏头痛发作急性期,应使患者保持安静,解除心理上的紧张和恐惧,让患者在光线较暗的房

间躺下,保持适度睡眠。同时尽可能从各方面寻找头痛发作的诱因。有偏头痛的患者尽量避免服用硝酸甘油、肼屈嗪、利舍平、维生素 A、氯米芬、甲状腺素和吲哚美辛。避免食用可诱发偏头痛的含酪胺的食物。

十六、偏头痛发作期治疗有效性的指标

多数大型随机、双盲、对照试验采用的发作期治疗有效性标准包括:①2 小时后无痛;②2 小时后疼痛改善,由中重度转为轻度或无痛(或 VAS 评分下降 50％以上);③疗效具有可重复性,3 次发作中有 2 次或以上有效;④在治疗成功后的 24 小时内无头痛再发或无须再次服药。

十七、发作期非特异性药物的治疗

(1)巴比妥类及苯二氮䓬类镇静药:可使患者进入睡眠状态,如地西泮 10 mg,肌内注射;苯巴比妥钠 100 mg,肌内注射。

(2)口服非甾体抗炎药:如对乙酰氨基酚、阿司匹林、布洛芬、萘普生等药物。

(3)剧烈头痛可应用可待因、吗啡等阿片类镇痛药及曲马朵。

十八、发作期特异性药物的治疗

(一)曲普坦类药物

曲坦类药物为 5-羟色胺受体激动剂,能特异性地控制偏头痛的发作,包括舒马普坦(英明格)、佐米曲坦、利扎曲坦等。舒马普坦 25～50 mg 口服,或者 6 mg 皮下注射能有效缓解发作,每天最大剂量不超过 300 mg。

(二)麦角碱类药物

包括酒石酸麦角胺、双氢麦角胺等,多用于发作期重症患者的治疗。常用复方制剂为麦角胺咖啡因(每片含麦角胺 1 mg、咖啡因 100 mg),先兆或头痛发生时服用 1～2 片,半小时无效再服 1 片,每天用量不超过 4 片,每周总量不超过 12 片。本品不宜长期或过量应用,少数对麦角胺高度敏感患者,短期中等剂量用药后可出现心肌梗死、脑梗死和肾动脉狭窄。

十九、发作期治疗药物的选择

发作期治疗药物的选择应根据头痛严重程度、伴随症状、既往用药情况和患者的个体情况而定。药物选择有两种方法:①阶梯法,即每次头痛发作时均首选 NSAIDs 类药物,若治疗失败再加用偏头痛特异性治疗药物;②分层法,基于头痛程度、功能损害程度以及之前对药物的反应,若为严重发作则使用特异性治疗药物,否则使用 NSAIDs 类药物。不同治疗策略的致残性(DISC)研究对上述不同治疗策略进行比较后发现,分层治疗在 2 小时镇痛率及每次残疾时间方面均优于阶梯法,且事后分析证明其最具经济性。

二十、发作期治疗药物的使用原则

药物使用应在头痛的早期足量使用,延迟使用可使疗效下降、头痛复发及不良反应的比例增高。有严重的恶心和呕吐时,应选择胃肠外给药。甲氧氯普胺、多潘立酮等止吐和促进胃动力药物不仅能治疗伴随症状,还有利于其他药物的吸收和头痛的治疗。

不同曲坦类药物在疗效及耐受性方面略有差异。对某一个体患者而言,一种曲坦无效,可能

另一种曲坦有效;一次无效,可能对另一次发作有效。由于曲坦类药物疗效和安全性优于麦角类,故麦角类药物仅作为二线选择。麦角类有作用持续时间长、头痛复发率低的特点,故适于发作时间长或经常复发的患者。

为预防药物过量性头痛(MOH),单纯 NSAIDs 制剂不能超过 15 天/月,麦角碱类、曲坦类、NSAIDs 复合制剂则不超过 10 天/月。

二十一、预防性治疗目的和有效性指标

(1)预防性治疗的目的:降低发作频率、减轻发作程度、减少功能损害、增加急性发作期治疗的疗效。

(2)预防性治疗的有效性指标:包括偏头痛发作频率、头痛持续时间、头痛程度、头痛的功能损害程度及急性期对治疗的反应。

二十二、预防性治疗的指征

通常,存在以下情况时应与患者讨论使用预防性治疗:①患者的生活质量、工作或学业严重受损(须根据患者本人的判断);②每个月发作频率在 2 次以上;③急性期药物治疗无效或患者无法耐受;④存在频繁、长时间或令患者极度不适的先兆,或为偏头痛性脑梗死、偏瘫性偏头痛、基底型偏头痛亚型;⑤连续 3 个月每月使用急性期治疗 6~8 次或以上;⑥偏头痛发作持续 72 小时以上;⑦患者倾向(尽可能少的发作)。

二十三、5-羟色胺受体拮抗剂进行预防性治疗

(一)甲基麦角酰胺

主要通过其代谢产物发挥作用,对抗 5-羟色胺的致痛作用。每天 2~6 mg,连续用药不应超过半年,以免出现腹膜后及肺的纤维化。

(二)苯噻啶

本药具有末梢性 5-羟色胺拮抗作用,预防偏头痛的有效率达 70%。每次 0.5 mg,开始每晚服用;逐渐增至每天 3 次,每次 1 mg,最大量每天 6 mg。连续服用 2~3 个月。不良反应为嗜睡、体重增加。

二十四、抗癫痫药物进行预防性治疗

(一)丙戊酸

随机对照试验结果证实其对偏头痛预防有效,预防治疗时至少每天 600 mg。需定时检测血常规、肝功能和淀粉酶,对于女性患者更需注意体重增加及卵巢功能异常(如多囊卵巢综合征)。

(二)托吡酯

托吡酯是另一个有试验证据支持的抗癫痫药物,且对慢性偏头痛有效,每天 25~100 mg。

二十五、β受体阻滞剂进行预防性治疗

普萘洛尔预防偏头痛发作与其 β 受体阻滞作用关系不大,主要是其可阻断颈外动脉系统的血管扩张,干扰血小板对 5-羟色胺摄取;此外,普萘洛尔对脑 5-羟色胺受体有立体特异亲和力,抑制血栓烷的合成及抑制血小板集聚等作用。一般从小剂量开始,20 mg,每天 2 次,每周增加

剂量,直到获得最好疗效,剂量范围为 40～320 mg/d。不良反应有疲乏、胃肠道不适、直立性头晕。心力衰竭及房室传导阻滞者禁用。

二十六、钙通道阻滞剂进行预防性治疗

(一)盐酸氟桂利嗪

盐酸氟桂利嗪又名西比林。本药能有效通过血-脑屏障,具有对抗血管平滑肌收缩,减少血小板积聚及释放 5-羟色胺的作用。预防偏头痛发作有效率达 80%。使用剂量为 5～10 mg,每晚睡前顿服。常见不良反应有嗜睡、疲乏、体重增加。

(二)尼莫地平

尼莫地平具有抗缺血及抗血管收缩作用,能抑制和解除各种血管活性物质如 5-羟色胺、去甲肾上腺素、前列腺素引起的血管收缩。常用剂量为 20～40 mg,每天 3 次。不良反应较少,偶有消化道不适、头晕、血压下降。

二十七、抗焦虑、抗抑郁药进行预防性治疗

阿米替林能阻断中枢和外周神经系统儿茶酚胺和 5-羟色胺作用防治偏头痛。每晚 25～50 mg。不良反应为嗜睡、心律失常。充血性心力衰竭患者禁用。

二十八、活血素进行预防性治疗

活血素为 α-二氢麦角隐亭的水溶液,可改善脑血管张力和微循环,促进神经系统的代谢及功能。口服吸收较快,约 0.5 小时达到血药浓度峰值,血浆半衰期为 5.5～18 小时。用于偏头痛治疗,每天 2 次,每次 2～4 mL,坚持用药 1～3 个月,多数偏头痛患者发作明显减少或消失。

二十九、预防性治疗药物的选择和使用原则

医师在使用预防性治疗药物时,通常首先考虑证据确切的一线药物,若一线药物治疗失败、存在禁忌证或患者存在以二三线药物可同时治疗的并发症时,方才考虑使用二线或三线药物。避免使用患者其他疾病的禁忌药及可能加重偏头痛发作的治疗其他疾病的药物。长效制剂可增加患者的顺应性。

药物治疗应从小剂量单药开始,缓慢加量到合适剂量,同时注意不良反应。同时对每种药物给予足够的观察期以判断疗效,一般观察期为 4～8 周。患者需要记头痛日记来评估治疗效果,并有助于发现诱发因素及调整生活习惯。偏头痛发作频率降低 50% 以上可认为预防性治疗有效。有效的预防性治疗需要持续约 6 个月,之后可缓慢减量或停药。若发作再次频繁,可重新使用原先有效的药物。若预防性治疗无效,且患者没有明显的不良反应,可增加药物剂量;否则,应换用第二种预防性治疗药物。若数次单药治疗无效,才考虑联合治疗,也应从小剂量开始。

(满玉洁)

第五节 三叉神经痛

一、概述

三叉神经痛是指原因未明的三叉神经分布范围内的突发性、短暂性、反复性及刻板性的剧烈的疼痛。

三叉神经痛常见于中年女性。该病的发病率为(5.7~8.1)/10万。患病率45.1/10万。

二、病因及发病机制

三叉神经痛的病因及发病机制目前还不清楚。

(一)周围病变学说

有的学者根据手术、尸体解剖或MRA检查的资料,发现很多三叉神经痛的患者在三叉神经入脑桥的地方有异常的血管网压迫,刺激三叉神经根,从而产生疼痛。

(二)中枢性学说

根据患者的发作具有癫痫发作的特点,学者认为患者的病变是在中枢神经系统,是与面部疼痛有关的丘脑-皮质-三叉神经脊束核的刺激性病变所致。

(三)短路学说

三叉神经进入脑桥有一段无髓鞘区,由于受血管压迫等因素的作用,可以造成无髓鞘的神经纤维紧密的结合,在这些神经纤维之间形成假性"突触",相邻神经纤维之间的传入、传出冲动之间发生"短路"(传入、传出的冲动由于"短路",而都可以成为传入的信号)冲动的叠加,容易达到神经元的痛阈,诱发疼痛。

三、病理

有关三叉神经痛的病理报道很少。有的研究发现,患者的三叉神经节细胞有变性,轴突有增生,其髓鞘有节段性的脱失等。

四、临床表现

(一)发病情况

常见于50岁左右的女性患者,男女患者的比例为1:3。

(二)疼痛部位

三叉神经一侧的下颌支疼痛最为常见,其次是上颌支、眼支。有部分患者可以累及两支(多为下颌支和上颌支)甚至三支。

(三)疼痛特点

疼痛具有突发性、短暂性、反复性及刻板性的特点。发作前没有先兆,突然发作,发作常常持续数秒,很少超过1~2分钟,每次发作的疼痛性质及部位固定,疼痛的程度剧烈,患者难以忍受,疼痛的性质常常为电击样、刀割样。

(四)伴随症状

疼痛发作时可伴有面部潮红、流泪、结膜充血。

(五)疼痛的扳机点

患者疼痛的发作常常可以由触摸、刺激(如说话、咀嚼、洗脸、刷牙)以下部位诱发:口角、面颊、鼻翼。

(六)诱发因素

因吞咽动作能诱发疼痛,所以可摄取流食。与舌咽神经痛不同,因睡眠中吞咽动作不能诱发疼痛,故睡眠中不出现疼痛发作。温暖时不易疼痛发作,故入浴可预防疼痛发作,也有的患者愿在洗浴中进食。

(七)体征

神经系统检查没有异常的神经系统体征(除刺激"扳机点"诱发疼痛)。

五、诊断及鉴别诊断

(一)诊断

三叉神经痛的诊断根据患者的临床表现,尤其是其发作特点,诊断并不困难。但是要与继发性的三叉神经痛鉴别。继发性三叉神经痛有以下特点:①疼痛的程度常常不如原发性三叉神经痛剧烈,尤其是在起病的初期。②疼痛往往为持续性隐痛、阵痛,阵发性加剧。③有神经系统的阳性体征(尤其是角膜反射的改变、同侧面部的感觉障碍及三叉神经运动支的功能障碍)。常见的继发性三叉神经痛的病因有:鼻咽癌颅内转移、听神经瘤、胆脂瘤及多发性硬化等(表3-4)。

表 3-4　原发性三叉神经痛与继发性三叉神经痛的鉴别

	原发性三叉神经痛	继发性三叉神经痛
病因	不明	鼻咽癌颅内转移、听神经瘤、胆脂瘤等
疼痛程度	剧烈	较轻,常为钝痛
疼痛的范围	局限	常累及整个半侧面部
疼痛的持续时间	短暂	持续性痛
扳机点	有	没有
神经系统体征	无	有

(二)鉴别诊断

三叉神经痛还应与以下几种疾病鉴别。

1.颞下颌关节综合征

常常为一侧面部的疼痛,以颞下颌关节处为甚,颞下颌关节活动可以诱发、加重疼痛。患者张口受限,颞下颌关节有压痛。

2.牙痛

很多三叉神经痛的患者被误诊为牙痛,有的甚至拔了多颗牙。牙痛常常为持续性,进食冷、热食品可以诱发、加重疼痛。

3.舌咽神经痛

该病的发作特点及疼痛的性质与三叉神经痛极其相似,但是疼痛的部位有很大的不同。舌咽神经痛的疼痛部位在舌后部及咽部,说话、吞咽及刺激咽部可以诱发疼痛,所以,常有睡眠中疼痛发作。

4.颞动脉炎

常常见于老年男性,疼痛为一侧颞部的持续性跳痛、胀痛,常常伴有低热、乏力、精神差等全身症状。查体可见患侧颞动脉僵硬,呈"竹筷"样改变。经激素治疗症状可以缓解、消失。

5.偏头痛

此病的发病率远较三叉神经痛的发病率高;常常见于青年女性,疼痛发作前常常有前驱症状,主要表现为乏力、注意力不集中、精神差等。约 65% 的患者有先兆症状,主要有视觉的先兆,表现为闪光、暗点、视野的改变等。疼痛表现为一侧头部的跳痛,发作以后,疼痛的程度渐进加重,持续数小时到 72 小时。发作时患者常常有自主神经功能障碍的表现。

六、治疗

(一)药物治疗

目前,三叉神经痛还没有有效的治疗方法。药物治疗控制疼痛的程度及发作的频率仍为首选的治疗方法。药物治疗的原则为:个体化原则,从小剂量开始用药,尽量单一用药并适时注意药物的不良反应。

常用的药物有以下几种。

1.卡马西平

由于卡马西平的半衰期为 12～35 小时,故理论上可以每天只服 2 次。常常从小剂量开始:0.1 g,2 次/天,3 天后根据患者症状控制的程度来决定加量。每次加 0.1 g(早、晚各 0.05 g),直到疼痛控制为止。卡马西平每天的用量不要超过 1.2 g。

卡马西平常见的不良反应有头昏、共济运动障碍,尤其是女性发生率更高。长期用药要注意检测血常规及肝功能的变化。此外,卡马西平可以引起过敏,导致剥脱性坏死性皮炎,所以,用药的初期一定要观察有无皮疹。孕妇忌用。

卡马西平是目前报道的治疗三叉神经痛的有效率最高的药物,其有效率据国内外的报道可达 70%～80%。

2.苯妥英钠

苯妥英钠也可以作为治疗三叉神经痛的药物,但是有效率远较卡马西平低。据国内外文献报道,其有效率为 20%～64%。剂量为 0.1 g,口服,3 次/天。效果不佳时可增加剂量,通常每天增加 0.05 g。最大剂量不超过 0.6 g。

苯妥英钠的常见不良反应有头昏、共济运动障碍、肝功能损害及牙龈增生等。

3.妥泰(托吡酯,topamax)

妥泰是一种多重机制的新型抗癫痫药物。近年来,国内外有文献报道,在用以上两种经典的治疗三叉神经痛的药物治疗无效时,可以选用该药。通常可以从 50 mg,2 次/天开始,3～5 天症状控制不明显可以加量,每天加 25 mg,观察 3～5 天,直到症状控制为止。每天的最大剂量不要超过 250～300 mg。

妥泰的不良反应极少。常见的不良反应有头昏、食欲下降及体重减轻。国内外还有报道,有的患者用药以后出现出汗障碍。

4.氯硝西泮(氯硝安定)

通常作为备选用的药物。4～6 mg/d。常见的不良反应为头昏、嗜睡、共济运动障碍,尤其在用药的前几天。

5.氯甲酰氮䓬

300 mg/d,分 3 次餐前 30 分钟口服,无效时可增加到 600 mg。该药不良反应发生率高,常见的不良反应有困倦、蹒跚、药疹和粒细胞减少等。有时可见肝功能损害。应用该药治疗应每 2 个月进行 1 次血液检查。

6.中(成)药

如野木瓜片(七叶莲),3 片,4 次/天。椐临床观察,该药单独使用治疗三叉神经痛的有效率不高,但是可以作为以上药物治疗的辅助治疗药物。此外,还有痛宁片,4 片,3 次/天。

7.常用的方剂

(1)麻黄附子细辛汤加味:麻黄、川芎、附子各 20～30 g,细辛、荆芥、蔓荆子、菊花、桃仁、石膏、白芷各 12 g,全虫 10 g。

(2)面痛化解汤:珍珠母 30 g,丹参 15 g,川芎、当归、赤芍、秦艽、钩藤各 12 g,僵蚕、白芷各 10 g,红花、羌活各 9 g,防风 6 g,甘草 5 g,细辛 3 g。

(二)非药物治疗

三叉神经痛的"标准(经典)"治疗为药物治疗,但以下情况时可以考虑非药物治疗。①经应用各种药物正规的治疗(足量、足疗程)无效。②患者不能耐受药物的不良反应。③患者坚决要求不用药物治疗。非药物治疗的方法很多,主要原理是破坏三叉神经的传导。

常用的方法有以下几种。

1.神经阻滞(封闭)治疗

该方法是用一些药物(如无水乙醇、甘油、酚等),选择地注入三叉神经的某一支或三叉神经半月神经节内。现在由于影像技术的发展,在放射诱导下,可以较准确的将药物注射到三叉神经半月节,达到治疗的作用。由于甘油注射维持时间较长,故目前多采用甘油半月神经节治疗。神经阻滞(封闭)治疗的方法,患者面部的感觉通常能保留,没有明显的并发症。但是复发率较高,尤其是 1 年以后。

2.其他方法的三叉神经半月神经节毁坏术

如用射频热凝、伽马刀治疗等。这些方法的远期疗效目前尚未肯定。

3.手术治疗

(1)周围支切除术:通常只适用于三叉神经第一支疼痛的患者。

(2)显微的三叉神经血管减压术:这是目前正在被大家接受的一种手术治疗方法。该方法具有创伤小、安全、并发症少(尤其是对触觉及运动功能的保留)及有效率高的特点。

(3)三叉神经感觉神经根切断:该方法止痛疗效确切。

(4)三叉神经脊束切断术:目前射线(X 刀、伽马刀等)治疗在三叉神经痛的治疗中以其微创、安全、疗效好越来越受到大家的重视。

4.经皮穿刺微球囊压迫(percutaneous microballoon compression,PMC)

自 Mullan 等 1983 年首次报道使用经皮穿刺微球囊压迫治疗三叉神经痛的技术以来,至今已有大量学者报道他们采用该手段所取得的临床结果。一般认为,PMC 方法与当代使用的微血管减压手术及射频热凝神经根切断术在成功率、并发症及复发率方面都有明显的可比性。其优点是操作简单、安全性高,尤其对于高龄或伴有严重疾病不能耐受较大手术者更是首选方法。其简要的方法:丙芬诱导气管内插管全身麻醉。在整个治疗过程中监测血压和心率。患者取仰卧位,使用14号穿刺针进行穿刺,皮肤进入点为口角外侧2 cm及上方0.5 cm。在荧光屏指引下调正方向直至进入卵圆孔。应避免穿透卵圆孔。撤除针芯,放入带细不锈钢针芯的4号 Fogarty Catheter 直至其尖端超过穿刺针尖12~14 cm。去除针芯,在侧位 X 线下用 Omnipaque 造影剂充盈球囊直至凸向颅后窝。参考周围的骨性标志(斜坡、蝶鞍、岩骨)检查和判断球囊的形状及位置;必要时排空球囊并重新调整导管位置,直至获得乳头凸向颅后窝的理想的梨形出现。球囊充盈容量为0.4~1.0 mL,压迫神经节3分钟后,排空球囊,撤除导管,手压穿刺点5分钟。该法具有疗效确切、方法简单及不良反应少等优点。

(满玉洁)

第四章 心内科疾病的临床诊治

第一节 稳定型心绞痛

稳定型心绞痛是由于劳力引起心肌耗氧量增加,而病变的冠状动脉不能及时调整和增加血流量,从而引起可逆性心肌缺血,但不引起心肌坏死。这是由于心肌供氧与耗氧之间暂时失去平衡而发生心肌缺血的临床症状,是在一定条件下冠状动脉所供应的血液和氧不能满足心肌需要的结果。本病多见于男性,多数患者年龄在 40 岁以上,常合并高血压、吸烟、糖尿病、脂质代谢异常等心血管疾病危险因子。大多数为冠状动脉粥样硬化导致血管狭窄引起,还可由主动脉瓣病变、梅毒性主动脉炎、肥厚型心肌病、先天性冠状动脉畸形、风湿性冠状动脉炎、心肌桥等引起。

一、发病机制

心肌内没有躯体神经分布,因此机械性刺激并不引起疼痛。心肌缺血时产生痛觉的机制仍不明确。当冠状动脉的供氧与心肌的氧耗之间发生矛盾时,心肌急剧的、暂时的缺血缺氧,导致心肌的代谢产物如乳酸、丙酮酸、磷酸等酸性物质及一些类似激肽的多肽类物质在心肌内大量积聚,刺激心脏内自主神经传入纤维末梢,经第 1~5 胸交感神经节和相应的脊髓段,传至大脑,产生疼痛感觉。因此,与心脏自主神经传入处于相同水平脊髓段的脊神经所分布的区域,如胸骨后、胸骨下段、上腹部、左肩、左上肢内侧等部位可以出现痛觉,这就是牵涉痛产生的可能原因。由于心绞痛并非躯体神经传入,所以常不是锐痛,不能准确定位。

心肌产生能量的过程需要大量的氧供,心肌耗氧量(MVO_2)的增加是引起稳定型心绞痛发作的主要原因之一。心肌耗氧量由心肌张力、心肌收缩强度和心率所决定,常用心率与收缩压的乘积作为评估心肌耗氧程度的指标。在正常情况下,冠状循环有强大的储备力量,在剧烈运动时,其血流量可增加到静息时的 6~7 倍,在缺氧状况下,正常的冠状动脉可以扩张,也能使血流量增加 4~5 倍。动脉粥样硬化而致冠状动脉狭窄或部分分支闭塞时,冠状动脉对应激状态下血流的调节能力明显减弱。对于稳定型心绞痛患者,虽然冠状动脉狭窄,心肌的血液供应减少,但在静息状态下,仍然可以满足心脏的需要,故安静时患者无症状;当心脏负荷突然增加,如劳力、激动、寒冷刺激、饱食等,使心肌张力增加(心腔容积增加,心室舒张末期压力增高)、心肌收缩增加(收缩压增高、心室压力曲线最大压力随时间变化率增加)或心率增快,均可引起心肌耗氧量增加,引起心绞痛的发作。

在其他情况下,如严重贫血、肥厚型心肌病、主动脉瓣狭窄/关闭不全等,由于血液携带氧的能力下降,或心肌肥厚致心肌氧耗增加,或心排血量过少/舒张压过低,均可以造成心肌氧供和氧耗之间的失平衡,心肌血液供给不足,遂引起心绞痛发作。在多数情况下,稳定型心绞痛常在同样的心肌耗氧量的情况下发生,即患者每次在某一固定运动强度的诱发下发生症状,因此症状的出现很具有规律性。当发作的规律性在短期内发生显著变化时(如诱发症状的运动强度明显减低),常提示患者出现了不稳定型心绞痛。

二、病理和病理生理

一般来说,至少 1 支冠状动脉狭窄程度＞70％才会导致心肌缺血。

(一)心肌缺血、缺氧时的代谢与生化改变

在正常情况下,心肌主要通过脂肪氧化的途径获得能量,供能的效率比较高。但相对于对糖的利用供能来说,对脂肪的利用需要消耗更多的氧。

1.心肌的缺氧代谢及其对能量产生和心肌收缩力的影响

缺血缺氧引起心肌代谢的异常改变。心肌在缺氧状态下无法进行正常的有氧代谢,从三磷酸腺苷(ATP)或肌酸磷酸(CP)产生的高能磷酸键减少,导致依赖能源的心肌收缩和膜内外离子平衡发生障碍。缺血时由于乳酸和丙酮酸不能进入三羧酸循环进行氧化,无氧糖酵解增强,乳酸在心肌内堆积,冠状静脉窦乳酸含量增高。由于无氧酵解供能效率较低,而且乳酸的堆积限制了无氧糖酵解的进行,心肌能量产生障碍及乳酸积聚引起心肌内的乳酸性酸中毒,均可导致心肌收缩功能的下降。

2.心肌细胞离子转运的改变对心肌收缩及舒张功能的影响

正常心肌细胞受激动而除极时,细胞内钙离子浓度增高,钙离子与原肌凝蛋白上的肌钙蛋白 C结合后,解除了肌钙蛋白 I的抑制作用,促使肌动蛋白和肌浆球蛋白合成肌动球蛋白,引起心肌收缩。当心肌细胞缺氧时,细胞膜对钠离子的渗透性异常增高,细胞内钠离子增多及细胞内的酸中毒,使肌浆网内的钙离子流出障碍,细胞内钙离子浓度降低并妨碍钙离子与肌钙蛋白的结合,使心肌收缩功能发生障碍。缺氧也使心肌松弛发生障碍,可能因心肌高能磷酸键的储备降低,导致细胞膜上钠-钙离子交换系统功能的障碍及肌浆网钙泵对钙离子的主动摄取减少,因此钙离子与肌钙蛋白的解离缓慢,心肌舒张功能下降,左心室顺应性减低,心室充盈的阻力增加。

3.心肌缺氧对心肌电生理的影响

肌细胞受缺血性损伤时,钠离子在细胞内积聚而钾离子向细胞外漏出,使细胞膜在静止期处于部分除极化状态,当心肌细胞激动时,由于除极不完全,从而产生损伤电流。在心电图上表现为 ST 段的偏移。由于心腔内的压力,在冠状动脉血供不足的情况下,心内膜下的心肌更容易发生急性缺血。受急性缺血性损伤的心内膜下心肌,其静息电位较外层为高(部分除极化状态),而在心肌除极后其电位则较外层为低(除极不完全);因此,在左心室表面记录的心电图上出现 ST段的压低。当心肌缺血发作时主要累及心外膜下心肌,则心电图可以表现为 ST 段抬高。

(二)左心室功能及血流动力学改变

缺血部位心室壁的收缩功能,在心肌缺血发生时明显减弱甚至暂时完全丧失,而正常心肌区域代偿性收缩增强,可以表现为缺血部位收缩期膨出。但存在大面积的心肌缺血时,可影响整个左心室的收缩功能,心室舒张功能受损,充盈阻力增加。在稳定型心绞痛患者,各种心肌代谢和功能障碍是暂时、可逆性的,心绞痛发作时患者自动停止活动,使缺血部位心肌的血液供应恢复平衡,从而减轻或缓解症状。

三、临床表现

稳定型心绞痛通常均为劳力性心绞痛,其发作的性质通常在3个月内并无改变,即每天和每周疼痛发作次数大致相同,诱发疼痛的劳力和情绪激动程度相同,每次发作疼痛的性质和部位无改变,用硝酸甘油后,也在相同时间内发生疗效。

(一)症状

稳定型心绞痛的发作具有其较为特征性的临床表现,对临床的冠心病诊断具有重要价值,可以通过仔细的病史询问获得这些有价值的信息。心绞痛以发作性胸痛为主要临床表现,疼痛的特点有以下几点。

1.性质

心绞痛发作时,患者常无明显的疼痛,而表现为压迫、发闷或紧缩感,也可有烧灼感,但不尖锐,非针刺样或刀割样痛,偶伴濒死、恐惧感。发作时,患者往往不自觉地停止活动,至症状缓解。

2.部位

主要位于心前区、胸骨体上段或胸骨后,界限不清楚,约有手掌大小。常放射至左肩、左上肢内侧达无名指和小指、颈、咽或下颌部,也可以放射至上腹部甚至下腹部。

3.诱因

常由体力劳动或情绪激动(如愤怒、焦急、过度兴奋等)、饱食、寒冷、吸烟、心动过速等诱发。疼痛发生于劳力或激动的当时,而不是在劳累以后。典型的稳定型心绞痛常在类似活动强度的情况下发生。早晨和上午是心肌缺血的好发时段,可能与患者体内神经体液因素在此阶段的激活有关。

4.持续时间和缓解因素

心绞痛出现后常逐步加重,在患者停止活动后3~5分钟逐渐消失。舌下含服硝酸甘油症状也能在2~3分钟缓解。如果患者在含服硝酸甘油后10分钟内无法缓解症状,则认为硝酸甘油无效。

5.发作频率

稳定型心绞痛可数天或数星期发作一次,也可一天内发作多次。一般来说,发作频率固定,如短时间内发作频率较以前明显增加,应该考虑不稳定型心绞痛(恶化劳力型)。

(二)体征

稳定型心绞痛患者在心绞痛发作时常见心率增快、血压升高。通常无其他特殊发现,但仔细的体格检查可以明确患者存在的心血管病危险因素。体格检查对鉴别诊断有很大的意义,例如,在胸骨左缘闻及粗糙的收缩期杂音应考虑主动脉瓣狭窄或肥厚梗阻型心肌病的可能。在胸痛发作期间,体格检查可能发现乳头肌缺血和功能失调引起的二尖瓣关闭不全的收缩期杂音;心肌缺血发作时可能出现左心室功能障碍,听诊时有时可闻及第四或第三心音奔马律、第二心音逆分裂或出现交替脉。

四、辅助检查

(一)心电图检查

心电图是发现心肌缺血、诊断心绞痛最常用、最便宜的检查方法。

1.静息心电图检查

稳定型心绞痛患者静息心电图多数是正常的,所以静息心电图正常并不能除外冠心病。一些患者可以存在ST-T改变,包括ST段压低(水平型或下斜型),T波低平或倒置,可伴有或不伴有陈旧性心肌梗死的表现。单纯、持续的ST-T改变对心绞痛并无显著的诊断价值,可以见于高血压、心室肥厚、束支传导阻滞、糖尿病、心肌病变、电解质紊乱、抗心律失常药物或化疗药物治疗、吸烟、心脏神经症患者。因此,单纯根据静息心电图诊断心肌缺血很不可靠。虽然冠心病患者可以出现静息心电图ST-T异常,并可能与冠状动脉病变的严重程度相关,但绝对不能仅根据心电图存在ST-T的异常即诊断冠心病。

心绞痛发作时特征性的心电图异常是ST-T较发作前发生明显改变,在发作以后恢复至发作前水平。由于心绞痛发作时心内膜下心肌缺血常见,心电图改变多表现为ST段压低(水平型或下斜型)0.1 mV以上,T波低平或倒置,ST段改变往往比T波改变更具特异性;少数患者在发作时原来低平、倒置的T波变为直立(假性正常化),也支持心肌缺血的诊断。虽然T波改变对心肌缺血诊断的特异性不如ST段改变,但如果发作时的心电图与发作之前比较有明显差别,发作后恢复,也具有一定的诊断意义。部分稳定型心绞痛患者可以表现为心脏传导系统功能异常,最常见的是左束支传导阻滞和左前分支传导阻滞。此外,心绞痛发作时还可以出现各种心律失常。

2.心电图负荷试验

心电图负荷试验是对疑有冠心病的患者,通过给心脏增加负荷(运动或药物)而激发心肌缺血来诊断冠心病。运动试验的阳性标准为运动中出现典型心绞痛,运动中或运动后出现ST段水平或下斜型下降≥1 mm(J点后60~80毫秒),或运动中出现血压下降者。心电图负荷试验检查的指征:临床上怀疑冠心病,为进一步明确诊断;对稳定型心绞痛患者进行危险分层;冠状动脉搭桥及心脏介入治疗前后的评价;陈旧性心肌梗死患者对非梗死部位心肌缺血的监测。禁忌证包括急性心肌梗死;高危的不稳定型心绞痛;急性心肌、心包炎;严重高血压[收缩压≥26.7 kPa(200 mmHg)和/或舒张压≥14.7 kPa(110 mmHg)]心功能不全;严重主动脉瓣狭窄;肥厚型梗阻性心肌病;静息状态下有严重心律失常;主动脉夹层。负荷试验终止的指标为ST-T降低或抬高≥0.2 mV;心绞痛发作;收缩压超过29.3 kPa(220 mmHg);血压较负荷前下降;室性心律失常(多源性、连续3个室性期前收缩和持续性室性心动过速)。

通常,运动负荷心电图的敏感性可达到约70%,特异性70%~90%。有典型心绞痛并且负荷心电图阳性,诊断冠心病的准确率达95%以上。运动负荷试验为最常用的方法,运动方式主要为分级踏板或蹬车,其运动强度可逐步分期升级。目前,通常是以达到按年龄预计的最大心率(HR_{max})或85%~90%的最大心率为目标心率,前者为极量运动试验,后者为次极量运动试验。运动中应持续监测心电图、血压的改变并记录,运动终止后即刻和此后每2分钟均应重复心电图记录,直至心率恢复运动前水平。

Duke活动平板评分是可以用来进行危险分层的指标。

Duke评分=运动时间(min)-5×ST段下降(mm)-(4×心绞痛指数)。

心绞痛指数:0为运动中无心绞痛;1为运动中有心绞痛;2为因心绞痛需终止运动试验。

Duke评分≥5分低危,1年病死率0.25%;-10~+4分中危,1年病死率1.25%;≤-11高危,1年病死率5.25%。Duke评分系统适用于75岁以下的冠心病患者。

3.心电图连续监测(动态心电图)

连续记录24小时的心电图,可从中发现心电图ST-T改变和各种心律失常,通过将ST-T改变出现的时间与患者症状的对照分析,从而确定患者症状与心电图改变的意义。心电图中显示缺血性ST-T改变而当时并无心绞痛发作者称为无痛性心肌缺血,诊断无痛性心肌缺血时,ST段呈水平或下斜型压低≥0.1 mV,并持续1分钟以上。进行12导联的动态心电图监测对心肌缺血的诊断价值较大。

(二)超声心动图检查

稳定型心绞痛患者的静息超声心动图检查大部分无异常表现,但在心绞痛发作时,如果同时进行超声心动图检查,可以发现节段性室壁运动异常,并可以出现一过性心室收缩与舒张功能障碍的表现。超声心动图负荷试验是诊断冠心病的手段之一,可以帮助识别心肌缺血的范围和程度,敏感性和特异性均高于心电图负荷试验。超声心动图负荷试验按负荷的性质可分为药物负荷试验(常用多巴酚丁胺)、运动负荷试验、心房调搏负荷试验及冷加压负荷试验。根据负荷后室壁的运动情况,可将室壁运动异常分为运动减弱、运动消失、矛盾运动及室壁瘤。

(三)放射性核素检查

^{201}Tl-静息和负荷心肌灌注显像:^{201}Tl随冠状动脉血流很快被正常心肌所摄取。静息时铊显像所示灌注缺损主要见于心肌梗死后瘢痕部位;而负荷心肌灌注显像可以在运动诱发心肌缺血时,显示出冠状动脉供血不足导致的灌注缺损。不能运动的患者可做双嘧达莫试验,静脉注射双嘧达莫使正常或较正常的冠状动脉扩张,引起"冠状动脉窃血",产生狭窄血管供应的局部心肌缺血,可取得与运动试验相似的效果。近年,还用腺苷或多巴酚丁胺做药物负荷试验。近年用^{99m}Tc-MIBI做心肌显像取得良好效果,并已推广,它在心肌内分布随时间变化相对固定,无明显再分布,显像检查可在数小时内进行。

(四)多层CT或电子束CT平扫

多层CT或电子束CT平扫可检出冠状动脉钙化并进行积分。人群研究显示,钙化与冠状动脉病变的高危人群相联系,但钙化程度与冠状动脉狭窄程度却并不一致。因此,不推荐将钙化积分常规用于心绞痛患者的诊断。

CT冠状动脉造影(CTA)为显示冠状动脉病变及形态的无创检查方法,具有较高的阴性预测价值,若CTA未见狭窄病变,一般无须进行有创检查。但CT冠状动脉造影对狭窄部位病变程度的判断仍有一定局限性,特别当存在明显的钙化病变时,会显著影响狭窄程度的判断,而冠状动脉钙化在冠心病患者中相当普遍。因此,CTA对冠状动脉狭窄程度的显示仅能作为参考。

(五)左心导管检查

左心导管检查主要包括冠状动脉造影术和左心室造影术,是有创性检查方法,前者目前仍然是诊断冠心病的金标准。左心导管检查通常采用穿刺股动脉(Judkins技术)、肱动脉(Sones技术)或桡动脉的方法。选择性冠状动脉造影将导管插入左、右冠状动脉口,注射造影剂使冠状动脉主支及其分支显影,可以较准确地反映冠状动脉狭窄的程度和部位。左心室造影术是将导管送入左心室,用高压注射器将造影剂以12~15 mL/s的速度注入左心室以评价左心室整体收缩功能及局部室壁运动状况。心导管检查的风险与疾病的严重程度及术者经验直接相关,并发症大约为0.1%。根据冠状动脉的灌注范围,将冠状动脉分为左冠状动脉优势型、右冠状动脉优势型和均衡型。"优势型"是指哪一支冠状动脉供应左心室间隔和左心室后壁;85%为右冠状动脉优势型,7%为右冠状动脉和左冠的回旋支共同支配,即均衡型,8%为左冠状动脉优势型。

五、危险分层

通过危险分层定义出发生冠心病事件的高危患者,对采取个体化治疗,改善长期预后具有重要意义。根据以下各个方面对稳定型心绞痛患者进行危险分层。

(一)临床评估

患者病史、症状、体格检查及实验室检查可为预后提供重要信息。冠状动脉病变严重、有外周血管疾病、心力衰竭者预后不良。心电图有陈旧性心肌梗死、完全性左束支传导阻滞、左心室肥厚、二至三度房室传导阻滞、心房颤动、分支阻滞者,发生心血管事件的危险性也增高。

(二)负荷试验

Duke 活动平板评分可以用来进行危险分层。此外,运动早期出现阳性(ST 段压低>1 mm)、试验过程中 ST 段压低>2 mm、出现严重室律失常时,预示患者高危。超声心动图负荷试验有很好的阴性预测价值,年死亡或心肌梗死发生率<0.5%。而静息时室壁运动异常、运动引发更严重的室壁运动异常者高危。

核素检查显示运动时心肌灌注正常则预后良好,年心脏性猝死、心肌梗死的发生率<1%,与正常人群相似;运动灌注明显异常提示有严重的冠状动脉病变,预示患者高危,应动员患者行冠状动脉造影及血运重建治疗。

(三)左心室收缩功能

左心室射血分数(LVEF)<35%的患者年病死率>3%。男性稳定型心绞痛伴心功能不全者 5 年存活率仅 58%。

(四)冠状动脉造影

冠状动脉造影显示的病变部位和范围决定患者预后。CASS 注册登记资料显示正常冠状动脉 12 年的存活率 91%,单支病变 74%,双支病变 59%,三支病变 50%,左主干病变预后不良,左前降支近端病变也能降低存活率,但血运重建可以降低病死率。

六、诊断和鉴别诊断

(一)诊断

根据典型的发作特点,结合年龄和存在的其他冠心病危险因素,除外其他疾病所致的胸痛,即可建立诊断。发作时典型的心电图改变:以 R 波为主的导联中,ST 段压低,T 波平坦或倒置,发作过后数分钟内逐渐恢复。心电图无改变的患者可考虑做心电图负荷试验。发作不典型者,诊断要依靠观察硝酸甘油的疗效和发作时心电图的变化,如仍不能确诊,可以考虑做心电图负荷试验或 24 小时的动态心电图连续监测。诊断困难者可考虑行超声心动图负荷试验、放射性核素检查和冠状动脉 CTA。考虑介入治疗或外科手术者必须行选择性冠状动脉造影。在有 CTA 设备的医院,单纯进行冠心病的诊断已经很少使用选择性冠状动脉造影检查。

(二)鉴别诊断

稳定型心绞痛尤其需要与以下疾病进行鉴别。

1.心脏神经症

患者胸痛常为短暂(几秒钟)的刺痛或持久(几小时)的隐痛,胸痛部位多在左胸乳房下心尖部附近,部位常不固定。症状多在劳力之后出现,而不在劳力的当时发生。患者症状多在安静时出现,体力活动或注意力转移后症状反而缓解,常可以耐受较重的体力活动而不出现症状。含服硝酸甘油无效或在十多分钟后才"见效",常伴有心悸、疲乏及其他神经衰弱的症状,常喜欢叹息性呼吸。

2.不稳定型心绞痛和急性心肌梗死不稳定型心绞痛

不稳定型心绞痛和急性心肌梗死不稳定型心绞痛包括初发型心绞痛、恶化劳力性心绞痛、静息型心绞痛等。通常疼痛发作较频繁、持续时间延长、对药物治疗反应差,常伴随出汗、恶心呕吐、濒死感等症状。

3.肋间神经痛

本病疼痛常累及 1～2 个肋间,沿肋间神经走向,疼痛性质为刺痛或灼痛,持续性而非发作性,咳嗽、用力呼吸和身体转动可使疼痛加剧,局部有压痛。

4.其他疾病

其他疾病包括主动脉严重狭窄或关闭不全、冠状动脉炎引起的冠状动脉口狭窄或闭塞、肥厚型心肌病、X 综合征等疾病均可引起心绞痛,要根据其他临床表现来鉴别。此外,还需与胃食管反流、食管动力障碍、食管裂孔疝等食管疾病及消化性溃疡、颈椎病等鉴别。

七、治疗

治疗有两个主要目的:一是预防心肌梗死和猝死,改善预后;二是减轻症状,提高生活质量。

(一)一般治疗

症状出现时立刻休息,在停止活动后 3～5 分钟症状即可消除。应尽量避免各种确知的诱发因素,如过度的体力活动、情绪激动、饱餐等,冬天注意保暖。调节饮食,特别是一次进食不宜过饱,避免油腻饮食,禁绝烟酒。调整日常生活与工作量;减轻精神负担;同时治疗贫血、甲状腺功能亢进等相关疾病。

(二)药物治疗

药物治疗的目的是预防心肌梗死和猝死,改善生存率;减轻症状和缺血发作,改善生活质量。在选择治疗药物时,应首先考虑预防心肌梗死和死亡。此外,应积极处理心血管病危险因素。

1.预防心肌梗死和死亡的药物治疗

(1)抗血小板治疗:冠状动脉内血栓形成是急性冠心病事件发生的主要特点,而血小板的激活和白色血栓的形成,是冠状动脉内血栓的最早期形式。因此,在冠心病患者,抑制血小板功能对于预防事件、降低心血管死亡具有重要意义。

阿司匹林:通过抑制血小板环氧化酶从而抑制血栓素 A_2(TXA$_2$)诱导的血小板聚集,防止血栓形成。研究表明,阿司匹林治疗能使稳定型心绞痛患者心血管不良事件的相对危险性降低 33%,在所有缺血性心脏病的患者,无论有否症状,只要没有禁忌证,应常规、终身服用阿司匹林 75～150 mg/d。阿司匹林不良反应主要是胃肠道症状,并与剂量有关。阿司匹林引起消化道出血的年发生率为 1‰～2‰,其禁忌证包括过敏、严重未经治疗的高血压、活动性消化性溃疡、局部出血和出血体质。因胃肠道症状不能耐受阿司匹林的患者,在使用氯吡格雷代替阿司匹林的同时,应使用质子泵抑制剂(如奥美拉唑)。

二磷酸腺苷(ADP)受体拮抗剂:通过 ADP 受体抑制血小板内 Ca^{2+} 活性,从而发挥抗血小板作用,主要抑制 ADP 诱导的血小板聚集。常用药物包括氯吡格雷和噻氯匹定,氯吡格雷的应用剂量为 75 mg,每天 1 次;噻氯匹定为 250 mg,1～2 次/天。由于噻氯匹定可以引起白细胞计数、中性粒细胞和血小板计数减少,因此要定期做血常规检查,目前已经很少使用。在使用阿司匹林有禁忌证时可口服氯吡格雷。在稳定型心绞痛患者,目前尚无足够证据推荐联合使用阿司匹林和氯吡格雷。

(2)β肾上腺素能受体阻滞剂(β受体阻滞剂):β受体阻滞剂对冠心病病死率影响的荟萃分析显示,心肌梗死后患者长期接受β受体阻滞剂治疗,可以使病死率降低24%。而具有内在拟交感活性的β受体阻滞剂心脏保护作用较差,故推荐使用无内在拟交感活性的β受体阻滞剂(如美托洛尔、比索洛尔、阿罗洛尔、普萘洛尔等)。β受体阻滞剂的使用剂量应个体化,从较小剂量开始,逐级增加剂量,以达到缓解症状、改善预后的目的。β受体阻滞剂治疗过程中,以清醒时静息心率不低于50次/分为宜。

β受体阻滞剂长期应用可以显著降低冠心病患者心血管事件的患病率和病死率,为冠心病二级预防的首选药物,应终身服用。如果必须停药时应逐步减量,突然停用可能引起症状反跳,甚至诱发急性心肌梗死。对慢性阻塞性肺部/支气管哮喘、心力衰竭、外周血管病患者,应谨慎使用β受体阻滞剂,对显著心动过缓(用药前清醒时心率<50次/分)或高度房室传导阻滞者不用为宜。

(3)HMG-CoA还原酶抑制剂(他汀类药物):他汀类药物通过抑制胆固醇合成,在治疗冠状动脉粥样硬化中起重要作用,大量临床研究和荟萃分析均证实,降低胆固醇(主要是低密度脂蛋白胆固醇,LDL-C)治疗与冠心病病死率和总病死率的降低有明显的相关性。他汀类药物还可以改善血管内皮细胞的功能、抑制炎症反应、稳定斑块、促使动脉粥样硬化斑块消退,从而发挥调脂以外的心血管保护作用。稳定型心绞痛的患者(高危)应长期接受他汀类治疗,建议将LDL-C降低至2.6 mmol/L(100 mg/dL)以下,对合并糖尿病者(极高危),应将LDL-C降低至2.1 mmol/L(80 mg/dL)以下。

(4)血管紧张素转换酶抑制剂(ACEI):ACEI治疗在降低稳定型冠心病缺血性事件方面有重要作用。ACEI能逆转左心室肥厚、血管增厚,延缓动脉粥样硬化进展,能减少斑块破裂和血栓形成,另外有利于心肌氧供/氧耗平衡和心脏血流动力学,并降低交感神经活性。推荐用于冠心病患者的二级预防,尤其是合并高血压、糖尿病和心功能不全的患者。HOPE、PEACE和EUROPA研究的荟萃分析显示,ACEI用于稳定型心绞痛患者,与安慰剂相比,可以使所有原因导致的死亡降低14%、非致死性心肌梗死降低18%、所有原因导致的卒中降低23%。收缩压<12.0 kPa(90 mmHg)、肾衰竭、双侧肾动脉狭窄和过敏者,不宜使用。其不良反应包括干咳、低血压和罕见的血管性水肿。

2.抗心绞痛和抗缺血治疗

(1)β受体阻滞剂:通过阻断儿茶酚胺对心率和心收缩力的刺激作用。减慢心率、降低血压、抑制心肌收缩力,从而降低心肌氧耗量,预防和缓解心绞痛的发作。由于心率减慢后心室射血时间和舒张期充盈时间均延长,舒张末心室容积(前负荷)增加,在一定程度上抵消了心率减慢引起的心肌耗氧量下降,因此与硝酸酯类药物联合可以减少舒张期静脉回流,而且β受体阻滞剂可以抑制硝酸酯给药后对交感神经系统的兴奋作用,获得药物协同作用。

(2)硝酸酯类药物:这类药物通过扩张容量血管、减少静脉回流、降低心室容量、心腔内压和心室壁张力,同时对动脉系统有轻度扩张作用,降低心脏后负荷,从而降低心肌耗氧量。此外,硝酸酯可以扩张冠状动脉,增加心肌供氧,从而改善心肌氧供和氧耗的失平衡,缓解心绞痛症状。近期研究发现,硝酸酯还具有抑制血小板聚集的作用,其临床意义有待于进一步证实。

硝酸甘油:为缓解心绞痛发作,可使用起效较快的硝酸甘油舌下含片,1～2片(0.3～

0.6 mg)，舌下含化，通过口腔黏膜迅速吸收，给药后 1～2 分钟即开始起作用，约 10 分钟后作用消失。大部分患者在给药 3 分钟内见效，如果用药后症状仍持续 10 分钟以上，应考虑舌下硝酸甘油无效。延迟见效或无效时，应考虑药物是否过期或未溶解，或应质疑患者的症状是否为稳定型心绞痛。硝酸甘油口腔气雾剂也常用于缓解心绞痛发作，作用方式同舌下含片。用 2% 硝酸甘油油膏或贴片(含 5～10 mg)涂或贴在胸前或上臂皮肤而缓慢吸收，适用于预防心绞痛发作。

二硝酸异山梨酯：二硝酸异山梨酯口服 3 次/天，每次 5～20 mg，服后半小时起作用，持续3～5 小时。本药舌下含化后 2～5 分钟见效，作用维持 2～3 小时，每次 5～10 mg。口服二硝酸异山梨酯肝脏首过效应明显，生物利用度仅 20%～30%。气雾剂通过黏膜直接吸收，起效迅速，生物利用度相对较高。

5-单硝酸异山梨酯：为二硝酸异山梨酯的两种代谢产物之一，半衰期长达 4～6 小时，口服吸收完全，普通剂型每天给药 2 次，缓释剂型每天给药 1 次。

硝酸酯药物持续应用的主要问题是产生耐药性，其机制尚未明确，可能与体内巯基过度消耗、肾素-血管紧张素-醛固酮(RAS)系统激活等因素有关。防止发生耐药的最有效方法是偏心给药，保证每天足够长(8～10 小时)的无硝酸酯期。硝酸酯药物的不良作用有头晕、头胀痛、头部跳动感、面红、心悸等，偶有血压下降(静脉给药时相对多见)。

(3)钙通道阻滞剂：本类药物抑制钙离子进入心肌内，抑制心肌细胞兴奋收缩耦联中钙离子的作用。因而抑制心肌收缩；扩张周围血管，降低动脉压，降低心脏后负荷，因此减少心肌耗氧量。钙通道阻滞剂可以扩张冠状动脉，解除冠状动脉痉挛，改善心内膜下心肌的供血。此外，试验研究发现钙通道阻滞剂还可以降低血黏度，抑制血小板聚集，改善心肌的微循环。常用制剂包括二氢吡啶类钙通道阻滞剂(氨氯地平、硝苯地平等)和非二氢吡啶类钙通道阻滞剂(硫氮䓬酮等)。

钙通道阻滞剂在减轻心肌缺血和缓解心绞痛方面，与 β 受体阻滞剂疗效相当。在单用 β 受体阻滞剂症状控制不满意时，二氢吡啶类钙通道阻滞剂可以与 β 受体阻滞剂合用，获得协同的抗心绞痛作用。与硝酸酯联合使用，也有助于缓解症状。应避免将非二氢吡啶类钙通道阻滞剂与β 受体阻滞剂合用，以免两类药物的协同作用导致对心脏的过度抑制。

推荐使用控释、缓释或长效剂型，避免使用短效制剂，以免明显激活交感神经系统。常见的不良反应包括胫前水肿、便秘、头痛、面色潮红、嗜睡、心动过缓和房室传导阻滞等。

(三)经皮冠状动脉介入治疗

经皮冠状动脉介入治疗(PCI)包括经皮冠状动脉球囊成形术(PTCA)、冠状动脉支架植入术和粥样斑块销蚀技术。自 1977 年首例 PTCA 应用于临床以来，PCI 术成为冠心病治疗的重要手段之一。COURAGE研究显示，与单纯理想的药物治疗相比，PCI＋理想药物治疗能减少血运重建的次数，提高患者的生活质量(活动耐量增加)，但是心肌梗死的发生和病死率与单纯药物治疗无显著差异。对 COURAGE 研究进一步分析显示，对左心室缺血面积＞10% 的患者，PCI＋理想药物治疗对硬终点的影响优于单纯药物治疗。随着新技术的出现，尤其是药物洗脱支架(DES)及新型抗血小板药物的应用，远期疗效明显提高。冠状动脉介入治疗不仅可以改善生活质量，而且可明显降低高危患者的心肌梗死发生率和病死率。

(四)冠状动脉旁路手术

冠状动脉旁路手术(CABG)是使用患者自身的大隐静脉、内乳动脉或桡动脉作为旁路移植材料，一端吻合在主动脉，另一端吻合在有病变的冠状动脉段的远端，通过引流主动脉血流以改善病变冠状动脉所供血心肌区域的血流供应。CABG 术前进行选择性冠状动脉造影,了解冠状动脉病变的程度和范围,以供制订手术计划(包括决定移植血管的根数)的参考。目前,在发达的国家和地区,CABG 已成为最普通的择期心脏外科手术,对缓解心绞痛、改善冠心病长期预后有很好效果。随着动脉化旁路手术的开展,极大提高了移植血管桥的远期开通率;微创冠状动脉手术及非体外循环的 CABG 均在一定程度上减少创伤及围术期并发症的发生,患者能够很快恢复。目前,CABG 总的手术死亡率在 $1\%\sim4\%$。

对于低危(年病死率<1%)的患者,CABG 并不比药物治疗给患者更多的预后获益。因此,CABG 的适应证主要包括:①冠状动脉多支血管病变,尤其是合并糖尿病的患者。②冠状动脉左主干病变。③不适合于行介入治疗的严重冠状血管病变患者。④心肌梗死后合并室壁瘤,需要进行室壁瘤切除的患者。⑤闭塞段的远段管腔通畅,血管供应区有存活心肌。

八、预后

稳定型心绞痛患者在接受规律的冠心病二级预防后,大多数患者的冠状动脉粥样斑块能长期保持稳定,患者能够长期存活。决定稳定型心绞痛患者预后的主要因素包括冠状动脉病变的部位和范围、左心室功能、合并的心血管危险因子(如吸烟、糖尿病、高血压等)控制情况、是否坚持规律的冠心病二级预防治疗。一旦患者心绞痛发作在短期内变得频繁、程度严重、对药物治疗反应差,应考虑发生急性冠脉综合征,应采取更积极的药物治疗和血运重建治疗。

(李 毅)

第二节 不稳定型心绞痛

一、定义

临床上,将原来的初发型心绞痛、恶化型心绞痛和各型自发性心绞痛广义地统称为不稳定型心绞痛(UAP)。其特点是疼痛发作频率增加、程度加重、持续时间延长、发作诱因改变,甚至休息时亦出现持续时间较长的心绞痛。含化硝酸甘油效果差,或无效。本型心绞痛介于稳定型心绞痛和急性心肌梗死之间,易发展为心肌梗死,但无心肌梗死的心电图及血清酶学改变。

不稳定型心绞痛是介于稳定型心绞痛和急性心肌梗死之间的一组临床心绞痛综合征。有学者认为除了稳定的劳力性心绞痛为稳定型心绞痛外,其他所有的心绞痛均属于不稳定型心绞痛,包括初发劳力性心绞痛、恶化劳力性心绞痛、卧位型心绞痛、夜间发作的心绞痛、变异型心绞痛、梗死前心绞痛、梗死后心绞痛和混合型心绞痛。如果劳力性和自发性心绞痛同时发生在一个患者身上,则称为混合型心绞痛。

不稳定型心绞痛具有独特的病理生理机制及临床预后,如果得不到恰当及时的治疗,可能发展为急性心肌梗死。

二、病因及发病机制

目前认为有 5 种因素与产生不稳定型心绞痛有关,它们相互关联。

(一)冠脉粥样硬化斑块上有非阻塞性血栓

其为最常见的发病原因,冠脉内粥样硬化斑块破裂诱发血小板聚集及血栓形成,血栓形成和自溶过程的动态不平衡过程,导致冠脉发生不稳定的不完全性阻塞。

(二)动力性冠脉阻塞

在冠脉器质性狭窄基础上,病变局部的冠脉发生异常收缩、痉挛导致冠脉功能性狭窄,进一步加重心肌缺血,产生不稳定型心绞痛。这种局限性痉挛与内皮细胞功能紊乱、血管收缩反应过度有关,常发生在冠脉粥样硬化的斑块部位。

(三)冠状动脉严重狭窄

冠脉以斑块导致的固定性狭窄为主,不伴有痉挛或血栓形成,见于某些冠脉斑块逐渐增大、管腔狭窄进行性加重的患者,或 PCI 术后再狭窄的患者。

(四)冠状动脉炎症

近年来研究认为斑块发生破裂与其局部的炎症反应有十分密切的关系。在炎症反应中感染因素可能也起一定作用,其感染物可能是巨细胞病毒和肺炎衣原体。这些患者炎症递质标志物水平检测常有明显增高。

(五)全身疾病加重的不稳定型心绞痛

在原有冠脉粥样硬化性狭窄基础上,由于外源性诱发因素影响冠脉血管导致心肌氧的供求失衡,心绞痛恶化加重。常见原因:①心肌需氧增加,如发热、心动过速、甲状腺功能亢进等。②冠脉血流减少,如低血压、休克。③心肌氧释放减少,如贫血、低氧血症。

三、临床表现

(一)症状

临床上,不稳定型心绞痛可表现为新近发生(1 个月内)的劳力性心绞痛,或原有稳定型心绞痛的主要特征近期内发生了变化,如心前区疼痛发作更频繁、程度更严重、时间也延长,轻微活动甚至在休息也发作。少数不稳定型心绞痛患者可无胸部不适表现,仅表现为颌、耳、颈、臂或上胸部发作性疼痛不适,或表现为发作性呼吸困难,其他还可表现为发作性恶心、呕吐、出汗和不能解释的疲乏症状。

(二)体格检查

一般无特异性体征。心肌缺血发作时可发现反常的左心室心尖冲动,听诊有心率增快和第一心音减弱,可闻及第三心音、第四心音或二尖瓣反流性杂音。当心绞痛发作时间较长,或心肌缺血较严重时,可发生左心室功能不全的表现,如双肺底细小水泡音,甚至急性肺水肿或伴低血压。也可发生各种心律失常。

体检的主要目的是努力寻找诱发不稳定型心绞痛的原因,如难以控制的高血压、低血压、心律失常、梗阻性肥厚型心肌病、贫血、发热、甲状腺功能亢进、肺部疾病等,并确定心绞痛对患者血流动力学的影响,如对生命体征、心功能、乳头肌功能或二尖瓣功能等的影响,这些体征的存在高度提示预后不良。

体检对胸痛患者的鉴别诊断至关重要,有几种疾病状态如得不到及时准确诊断,即可能出现严重后果。如背痛、胸痛、脉搏不整,心脏听诊发现主动脉瓣关闭不全的杂音,提示主动脉夹层破裂,心包摩擦音提示急性心包炎,而奇脉提示心脏压塞,气胸表现为气管移位、急性呼吸困难、胸膜疼痛和呼吸音改变等。

(三)临床类型

1.静息心绞痛

心绞痛发生在休息时,发作时间较长,含服硝酸甘油效果欠佳,病程 1 个月以内。

2.初发劳力性心绞痛

新近发生的严重心绞痛(发病时间在 1 个月以内),CCS(加拿大心脏病学会的劳力性心绞痛分级标准,表 4-1)分级,Ⅲ级以上的心绞痛为初发性心绞痛,尤其注意近 48 小时内有无静息心绞痛发作及其发作频率变化。

表 4-1 加拿大心脏病学会的劳力性心绞痛分级标准

分级	特点
Ⅰ级	一般日常活动例如走路、登楼不引起心绞痛,心绞痛发生在剧烈、速度快或长时间的体力活动或运动后
Ⅱ级	日常活动轻度受限,心绞痛发生在快步行走、登楼、餐后行走、冷空气中行走、逆风行走或情绪波动后活动
Ⅲ级	日常活动明显受限,心绞痛发生在路一般速度行走时
Ⅳ级	轻微活动即可诱发心绞痛患者不能做任何体力活动,但休息时无心绞痛发作

3.恶化劳力性心绞痛

既往诊断的心绞痛,最近发作次数频繁、持续时间延长或痛阈降低(CCS 分级增加Ⅰ级以上或 CCS 分级Ⅲ级以上)。

4.心肌梗死后心绞痛

急性心肌梗死 24 小时以后至 1 个月内发生的心绞痛。

5.变异型心绞痛

休息或一般活动时发生的心绞痛,发作时 ECG 显示暂时性 ST 段抬高。

四、辅助检查

(一)心电图检查

不稳定型心绞痛患者中,常有伴随症状而出现的短暂的 ST 段偏移伴或不伴有 T 波倒置,但不是所有不稳定型心绞痛患者都发生这种 ECG 改变。ECG 变化随着胸痛的缓解而常完全或部分恢复。症状缓解后,ST 段抬高或降低,或 T 波倒置不能完全恢复,是预后不良的标志。伴随症状产生的 ST 段、T 波改变持续超过 12 小时者可能提示非 ST 段抬高心肌梗死。此外,临床表现拟诊为不稳定型心绞痛的患者,胸导联 T 波呈明显对称性倒置($\geqslant 0.2$ mV),高度提示急性心肌缺血,可能由前降支严重狭窄所致。胸痛患者 ECG 正常也不能排除不稳定型心绞痛可能。若发作时倒置的 T 波呈伪性改变(假正常化),发作后 T 波恢复原倒置状态;或以前心电图正常者近期内出现心前区多导联 T 波深倒,在排除非 Q 波性心肌梗死后结合临床也应考虑不稳定型心绞痛的诊断。

不稳定型心绞痛患者中有 75%～88%的一过性 ST 段改变不伴有相关症状,为无痛性心肌缺血。动态心电图检查不仅有助于检出上述心肌缺血的动态变化,还可用于不稳定型心绞痛患者常规抗心绞痛药物治疗的评估及是否需要进行冠状动脉造影和血管重建术的参考指标。

(二)心脏生化标志物

心脏肌钙蛋白:肌钙蛋白复合物包括 3 个亚单位,即肌钙蛋白 T(TnT)、肌钙蛋白 I(TnI)和肌钙蛋白 C(TnC),目前只有 TnT 和 TnI 应用于临床。约有 35%不稳定型心绞痛患者显示血清

TnT 水平增高,但其增高的幅度与持续的时间与急性心肌梗死(AMI)有差别。AMI 患者 TnT ＞3 ng/mL 者占 88％,非 Q 波心肌梗死中仅占 17％,不稳定型心绞痛中无 TnT＞3.0 ng/mL 者。因此,TnT 升高的幅度和持续时间可作为不稳定型心绞痛与 AMI 的鉴别诊断之参考。

不稳定型心绞痛患者 TnT 和 TnI 升高者较正常者预后差。临床怀疑不稳定型心绞痛者 TnT 定性试验为阳性结果者表明有心肌损伤(相当于 TnT＞0.05 μg/L),但如为阴性结果并不能排除不稳定型心绞痛的可能性。

(三)冠状动脉造影

目前仍是诊断冠心病的金标准。在长期稳定型心绞痛的基础上出现的不稳定型心绞痛常提示为多支冠脉病变,而新发的静息心绞痛可能为单支冠脉病变。冠脉造影结果正常提示可能是冠脉痉挛、冠脉内血栓自发性溶解、微循环系统异常等原因引起,或冠脉造影病变漏诊。

不稳定型心绞痛有以下情况时应视为冠脉造影强适应证:①近期内心绞痛反复发作,胸痛持续时间较长,药物治疗效果不满意者可考虑及时行冠状动脉造影,以决定是否急诊介入性治疗或急诊冠状动脉旁路移植术(CABG)。②原有劳力性心绞痛近期内突然出现休息时频繁发作者。③近期活动耐量明显减低,特别是低于 BruceⅡ级或 4METs 者。④梗死后心绞痛。⑤原有陈旧性心肌梗死,近期出现由非梗死区缺血所致的劳力性心绞痛。⑥严重心律失常、LVEF＜40％或充血性心力衰竭。

(四)螺旋 CT 血管造影(CTA)

近年来,多层螺旋 CT 尤其是 64 排螺旋 CT 冠状动脉成像(CTA)在冠心病诊断中正在推广应用。CTA 能够清晰显示冠脉主干及其分支狭窄、钙化、开口起源异常及桥血管病变。有资料显示,CTA 诊断冠状动脉病变的灵敏度 96.33％、特异度 98.16％,阳性预测值 97.22％,阴性预测值 97.56％。其中对左主干、左前降支病变及＞75％的病变灵敏度最高,分别达到 100％ 和 94.4％。CTA 对冠状动脉狭窄病变、桥血管、开口畸形、支架管腔、斑块形态均显影良好,对钙化病变诊断率优于冠状动脉造影,阴性者可排除冠心病,阳性者应进一步行冠状动脉造影检查。另外,CTA 也可以作为冠心病高危人群无创性筛选检查及冠脉支架术后随访手段。

(五)其他

其他非创伤性检查包括运动平板试验、运动放射性核素心肌灌注扫描、药物负荷试验、超声心动图等,也有助于诊断。通过非创伤性检查可以帮助决定冠状动脉造影单支临界性病变是否需要做介入性治疗,明确缺血相关血管,为血运重建治疗提供依据。同时可以提供有否存活心肌的证据,也可作为经皮腔内冠状动脉成形术(PTCA)后判断有否再狭窄的重要对比资料。但不稳定型心绞痛急性期应避免做任何形式的负荷试验,这些检查宜放在病情稳定后进行。

五、诊断

(一)诊断依据

对同时具备下述情形者,应诊断为不稳定型心绞痛。

(1)临床新出现或恶化的心肌缺血症状表现(心绞痛、急性左心衰竭)或心电图心肌缺血图形。

(2)无或仅有轻度的心肌酶(肌酸激酶同工酶)或 TnT、TnI 增高(未超过 2 倍正常值),且心电图无 ST 段持续抬高。应根据心绞痛发作的性质、特点、发作时体征和发作时心电图改变及冠心病危险因素等,结合临床综合判断,以提高诊断的准确性。心绞痛发作时心电图 ST 段抬高或压低的动态变化或左束支阻滞等具有诊断价值。

(二)危险分层

不稳定型心绞痛的诊断确立后,应进一步进行危险分层,以便于对其进行预后评估和干预措施的选择。

1.中华医学会心血管分会关于不稳定型心绞痛的危险度分层

根据心绞痛发作情况,发作时 ST 段下移程度及发作时患者的一些特殊体征变化,将不稳定型心绞痛患者分为高、中、低危险组(表 4-2)。

表 4-2 不稳定型心绞痛临床危险度分层

组别	心绞痛类型	发作时 ST 降低幅度/mm	持续时间/min	肌钙蛋白 T 或 I
低危险组	初发、恶化劳力型,无静息时发作	≤1	<20	正常
中危险组	1 个月内出现的静息心绞痛,但 48 小时内无发作者(多数由劳力性心绞痛进展而来)或梗死后心绞痛	>1	<20	正常或轻度升高
高危险组	48 小时内反复发作静息心绞痛或梗死后心绞痛	>1	>20	升高

注:①陈旧性心肌梗死患者其危险度分层上调一级,若心绞痛是由非梗死区缺血所致时,应视为高危险组。②左心室射血分数(LVEF)<40%,应视为高危险组。③若心绞痛发作时并发左心功能不全、二尖瓣反流、严重心律失常或低血压[SBP≤12.0 kPa(90 mmHg)],应视为高危险组。④当横向指标不一致时,按危险度高的指标归类。例如:心绞痛类型为低危险组,但心绞痛发作时 ST 段压低>1 mm,应归入中危险组。

2.美国 ACC/AHA 关于不稳定型心绞痛/非 ST 段抬高心肌梗死危险分层

其见表 4-3。

表 4-3 ACC/AHA 关于不稳定型心绞痛/非 ST 段抬高心肌梗死的危险分层

危险分层	高危(至少有下列特征之一)	中危(无高危特点但有以下特征之一)	低危(无高中危特点但有下列特点之一)
①病史	近 48 小时内加重的缺血性胸痛发作	既往 MI、外围血管或脑血管病,或 CABG,曾用过阿司匹林	近 2 周内发生的 CCS 分级Ⅲ级或以上伴有高、中度冠脉病变可能者
②胸痛性质	静息心绞痛>20 分钟	静息心绞痛>20 分钟,现已缓解,有高、中度冠脉病变可能性,静息心绞痛<20 分钟,经休息或含服硝酸甘油缓解	无自发性心绞痛>20 分钟持续发作
③临床体征或发现	第三心音、新的或加重的奔马律,左心室功能不全(EF<40%),二尖瓣反流,严重心律失常或低血压[SBP≤12.0 kPa(90 mmHg)]或存在与缺血有关的肺水肿,年龄>75 岁	年龄>75 岁	
④ECG 变化	休息时胸痛发作伴 ST 段变化>0.1 mV;新出现 Q 波,束支传导阻滞;持续性室性心动过速	T 波倒置>0.2 mV,病理性 Q 波	胸痛期间 ECG 正常或无变化

续表

危险分层	高危(至少有下列特征之一)	中危(无高危特点但有以下特征之一)	低危(无高中危特点但有下列特点之一)
⑤肌钙蛋白监测	明显增高 (TnT 或 TnI>0.1 μg/mL)	轻度升高 (即 TnT>0.01,但<0.1 μg/mL)	正常

六、鉴别诊断

在确定患者为心绞痛发作后,还应对其是否稳定做出判断。

与稳定型心绞痛相比,不稳定型心绞痛症状特点是短期内疼痛发作频率增加、无规律,程度加重、持续时间延长、发作诱因改变或不明显,甚至休息时亦出现持续时间较长的心绞痛,含化硝酸甘油效果差,或无效,或出现了新的症状如呼吸困难、头晕甚至昏厥等。不稳定型心绞痛的常见临床类型包括初发劳力性心绞痛、恶化劳力性心绞痛、卧位型心绞痛、夜间发作的心绞痛、变异型心绞痛、梗死前心绞痛、梗死后心绞痛和混合型心绞痛。

临床上,常将不稳定型心绞痛和非 ST 段抬高心肌梗死(NSTEMI)及 ST 段抬高心肌梗死(STEMI)统称为急性冠脉综合征。

不稳定型心绞痛和非 ST 段抬高心肌梗死(NSTEMI)是在病因和临床表现上相似、但严重程度不同而又密切相关的两种临床综合征,其主要区别在于缺血是否严重到导致足够量的心肌损害,以至于能检测到心肌损害的标志物肌钙蛋白(TnI、TnT)或肌酸激酶同工酶(CK-MB)水平升高。如果反映心肌坏死的标志物在正常范围内或仅轻微增高(未超过 2 倍正常值),就诊断为不稳定型心绞痛,而当心肌坏死标志物超过正常值 2 倍时,则诊断为 NSTEMI。

不稳定型心绞痛和 ST 段抬高心肌梗死(STEMI)的区别,在于后者在胸痛发作的同时出现典型的ST 段抬高并具有相应的动态改变过程和心肌酶学改变。

七、治疗

不稳定型心绞痛的治疗目标是控制心肌缺血发作和预防急性心肌梗死。治疗措施包括内科药物治疗、冠状动脉介入治疗(PCI)和外科冠状动脉旁路移植手术(CABG)。

不稳定型心绞痛的危险分层和治疗过程可以参考图 4-1。

(一)一般治疗

对于符合不稳定型心绞痛诊断的患者应及时收住院治疗(最好收入监护病房),急性期卧床休息 1~3 天,吸氧,持续心电监测。对于低危险组患者留观期间未再发生心绞痛,心电图也无缺血改变,无左心衰竭的临床证据,留观 12~24 小时期间未发现有 CK-MB 升高,TnT 或 TnI 正常者,可在留观 24 小时后出院。对于中危或高危组的患者特别是 TnT 或 TnI 升高者,住院时间相对延长,内科治疗也应强化。

(二)药物治疗

1.控制心绞痛发作

(1)硝酸酯类:硝酸甘油主要通过扩张静脉,减轻心脏前负荷来缓解心绞痛发作。心绞痛发作时应舌下含化硝酸甘油,初次含ODOR硝酸甘油的患者以先含 0.5 mg 为宜。对于已有含服经验的患者,心绞痛发作时若含 0.5 mg 无效,可在 3～5 分钟追加 1 次,若连续含硝酸甘油 1.5～2.0 mg 仍不能控制疼痛症状,需应用强镇痛药以缓解疼痛,并随即采用硝酸甘油或硝酸异山梨酯静脉滴注,硝酸甘油的剂量以 5 μg/min 开始,以后每 5～10 分钟增加 5 μg/min,直至症状缓解或收缩压降低 1.3 kPa(10 mmHg),最高剂量一般不超过 80～100 μg/min,一旦患者出现头痛或血压降低[SBP<12.0 kPa(90 mmHg)]应迅速减少静脉滴注的剂量。维持静脉滴注的剂量以 10～30 μg/min 为宜。对于中危和高危险组的患者,硝酸甘油持续静脉滴注 24～48 小时即可,以免产生耐药性而降低疗效。

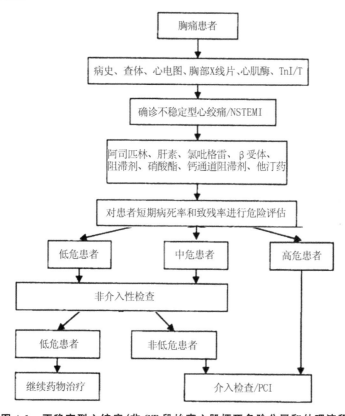

图 4-1　不稳定型心绞痛/非 ST 段抬高心肌梗死危险分层和处理流程

　　常用口服硝酸酯类药物:心绞痛缓解后可改为硝酸酯类口服药物。常用药物有硝酸异山梨酯(消心痛)和 5-单硝酸异山梨酯。硝酸异山梨酯作用的持续时间为 4～5 小时,故以每天 3～4 次口服为妥,对劳力性心绞痛患者应集中在白天给药。5-单硝酸异山梨酯可采用每天 2 次给药。若白天和夜间或清晨均有心绞痛发作者,硝酸异山梨酯可每 6 小时给药 1 次,但宜短期治疗以避免耐药性。对于频繁发作的不稳定型心绞痛患者口服硝酸异山梨酯短效药物的疗效常优于服用 5-单硝类的长效药物。硝酸异山梨酯的使用剂量可以从每次 10 mg 开始,当症状控制不满意时可逐渐加大剂量,一般不超过每次 40 mg,只要患者心绞痛发作时口含硝酸甘油有效,即是增加硝酸异山梨酯剂量的指征,若患者反复口含硝酸甘油不能缓解症状,常提示患者有极为严重的冠状动脉阻塞病变,此时即使加大硝酸异山梨酯剂量也不一定能取得良好效果。

　　(2)β受体阻滞剂:通过减慢心率、降低血压和抑制心肌收缩力而降低心肌耗氧量,从而缓解心绞痛症状,对改善近、远期预后有益。

对不稳定型心绞痛患者控制心绞痛症状及改善其近、远期预后均有好处,除有禁忌证外,主张常规服用。首选具有心脏选择性的药物,如阿替洛尔、美托洛尔和比索洛尔等。除少数症状严重者可采用静脉推注β受体阻滞剂外,一般主张直接口服给药。剂量应个体化,根据症状、心率及血压情况调整剂量。阿替洛尔常用剂量为 12.5～25 mg,每天 2 次,美托洛尔常用剂量为 25～50 mg,每天 2 或 3 次,比索洛尔常用剂量为 5～10 mg,每天 1 次,不伴有劳力性心绞痛的变异型心绞痛不主张使用。

(3)钙通道阻滞剂:通过扩张外周血管和解除冠状动脉痉挛而缓解心绞痛,也能改善心室舒张功能和心室顺应性。非二氢吡啶类有减慢心率和减慢房室传导作用。常用药物有两类。①二氢吡啶类钙通道阻滞剂:硝苯地平对缓解冠状动脉痉挛有独到的效果,故为变异型心绞痛的首选用药,一般剂量为 10～20 mg,每 6 小时 1 次,若仍不能有效控制变异型心绞痛的发作还可与地尔硫䓬合用,以产生更强的解除冠状动脉痉挛的作用,当病情稳定后可改为缓释和控释制剂。对合并高血压病者,应与β受体阻滞剂合用。②非二氢吡啶类钙通道阻滞剂:地尔硫䓬有减慢心率、降低心肌收缩力的作用,故较硝苯地平更常用于控制心绞痛发作。一般使用剂量为 30～60 mg,每天 3～4 次。该药可与硝酸酯类合用,亦可与β受体阻滞剂合用,但与后者合用时需密切注意心率和心功能变化。

如心绞痛反复发作,静脉滴注硝酸甘油不能控制时,可试用地尔硫䓬短期静脉滴注,使用方法为 5～15 μg/(kg·min),可持续静脉滴注 24～48 小时,在静脉滴注过程中需密切观察心率、血压的变化,如静息心率低于 50 次/分,应减少剂量或停用。

钙通道阻滞剂用于控制下列患者的进行性缺血或复发性缺血症状:①已经使用足量硝酸酯类和β受体阻滞剂的患者。②不能耐受硝酸酯类和β受体阻滞剂的患者。③变异型心绞痛的患者。因此,对于严重不稳定型心绞痛患者常需联合应用硝酸酯类、β受体阻滞剂和钙通道阻滞剂。

2.抗血小板治疗

阿司匹林为首选药物。急性期剂量应在 150～300 mg/d,可达到快速抑制血小板聚集的作用,3 天后可改为小剂量即 50～150 mg/d 维持治疗,对于存在阿司匹林禁忌证的患者,可采用氯吡格雷替代治疗,使用时应注意经常检查血常规,一旦出现明显白细胞或血小板计数降低应立即停药。

(1)阿司匹林:阿司匹林对不稳定型心绞痛治疗目的是通过抑制血小板的环氧化酶快速阻断血小板中血栓素 A_2 的形成。因小剂量阿司匹林(50～75 mg)需数天才能发挥作用。故目前主张:①尽早使用,一般应在急诊室服用第一次。②为尽快达到治疗性血药浓度,第一次应采用咀嚼法,促进药物在口腔颊部黏膜吸收。③剂量 300 mg,每天 1 次,3 天后改为 100 mg,每天 1 次,很可能需终身服用。

(2)氯吡格雷:为第二代抗血小板聚集的药物,通过选择性地与血小板表面腺苷酸环化酶耦联的 ADP 受体结合而不可逆地抑制血小板的聚集,且不影响阿司匹林阻滞的环氧化酶通道,与阿司匹林合用可明显增加抗凝效果,对阿司匹林过敏者可单独使用。噻氯匹定的最严重不良反应是中性粒细胞减少,见于连续治疗 2 周以上的患者,易出现血小板减少和出血时间延长,亦可引起血栓性血小板减少性紫癜,而氯吡格雷则不明显,目前在临床上已基本取代噻氯匹定。目前,对于不稳定型心绞痛患者和接受介入治疗的患者多主张强化血小板治疗,即二联抗血小板治疗,在常规服用阿司匹林的基础上立即给予氯吡格雷治疗至少 1 个月,亦可延长至 9 个月。

(3)血小板糖蛋白Ⅱb/Ⅲa受体抑制剂：为第三代血小板抑制剂，主要通过占据血小板表面的糖蛋白Ⅱb/Ⅲa受体，抑制纤维蛋白原结合而防止血小板聚集。但其口服制剂疗效及安全性令人失望。静脉制剂主要有阿昔单抗和非抗体复合物替洛非班、拉米非班、塞米非班、依替巴肽、来达非班等，其在注射停止后数小时作用消失。目前，临床常用药物有盐酸替罗非班注射液，是一种非肽类的血小板糖蛋白Ⅱb/Ⅲa受体的可逆性阻滞剂，能有效地阻止纤维蛋白原与血小板表面的糖蛋白Ⅱb/Ⅲa受体结合，从而阻断血小板的交联和聚集。盐酸替罗非班对血小板功能的抑制的时间与药物的血浆浓度相平行，停药后血小板功能迅速恢复到基线水平。在不稳定型心绞痛患者盐酸替罗非班静脉输注可分两步，在肝素和阿司匹林应用条件下，可先给予负荷量0.4 $\mu g/(kg \cdot min)$（30分钟），而后以0.1 $\mu g/(kg \cdot min)$维持静脉滴注48小时。对于高度血栓倾向的冠脉血管成形术患者盐酸替罗非班两步输注方案为负荷量10 $\mu g/kg$于5分钟内静脉推注，然后以0.15 $\mu g/(kg \cdot min)$维持16～24小时。

3.抗凝血酶治疗

目前，临床使用的抗凝药物有普通肝素、低分子肝素和水蛭素，其他人工合成或口服的抗凝药正在研究或临床观察中。

(1)普通肝素：是常用的抗凝药，通过激活抗凝血酶而发挥抗栓作用，静脉滴注肝素会迅速产生抗凝作用，但个体差异较大，故临床需化验部分凝血活酶时间（APTT）。一般将APTT延长至60～90秒作为治疗窗口。多数学者认为，在ST段不抬高的急性冠状动脉综合征，治疗时间为3～5天，具体用法为75 U/kg，静脉滴注维持，使APTT在正常的1.5～2.0倍。

(2)低分子肝素是由普通肝素裂解制成的小分子复合物，相对分子量2 500～7 000，具有以下特点：抗凝血酶作用弱于肝素，但保持了抗因子Ⅹa的作用，因而抗因子Ⅹa和凝血酶的作用更加均衡；抗凝效果可以预测，不需要检测APTT；与血浆和组织蛋白的亲和力弱，生物利用度高；皮下注射，给药方便；促进更多的组织因子途径抑制物生成，更好地抑制因子Ⅶ和组织因子复合物，从而增加抗凝效果等。许多研究均表明低分子肝素在不稳定型心绞痛和非ST段抬高心肌梗死的治疗中起作用至少等同或优于经静脉应用普通肝素。低分子肝素因生产厂家不同而规格各异，一般推荐量按不同厂家产品以千克体重计算皮下注射，连用一周或更长。

(3)水蛭素：是从药用水蛭唾液中分离出来的第一个直接抗凝血酶制药，通过重组技术合成的是重组水蛭素。重组水蛭素理论上优点：无须通过AT-Ⅲ激活凝血酶；不被血浆蛋白中和；能抑制凝血块黏附的凝血酶；对某一剂量有相对稳定的APTT，但主要经肾脏排泄，在肾功能不全者可导致不可预料的蓄积。多数试验证实水蛭素能有效降低死亡与非致死性心肌梗死的发生率，但出血危险有所增加。

(4)抗血栓治疗的联合应用。①阿司匹林加ADP受体阻滞剂：阿司匹林与ADP受体阻滞剂的抗血小板作用机制不同，一般认为，联合应用可以提高疗效。CURE试验表明，与单用阿司匹林相比，氯吡格雷联合使用阿司匹林可使致死性和非致死性心肌梗死降低20%，减少冠状动脉重建需要和心绞痛复发。②阿司匹林加肝素：RISC试验结果表明，男性非ST段抬高心肌梗死患者使用阿司匹林明显降低死亡或心肌梗死的危险，单独使用肝素没有受益，阿司匹林加普通肝素联合治疗的最初5天事件发生率最低。目前资料显示，普通肝素或低分子肝素与阿司匹林联合使用疗效优于单用阿司匹林；阿司匹林加低分子肝素等同于甚至可能优于阿司匹林加普通肝素。③肝素加血小板GPⅡb/Ⅲa抑制剂：PUR-SUTT试验结果显示，与单独应用血小板GPⅡb/Ⅲa抑制剂相比，未联合使用肝素的患者事件发生率较高。目前，多主张联合应用肝素与血小板 GPⅡb/Ⅲa 抑制剂。由于两者连用可延长 APTT,肝素剂量应小于推荐剂量。④阿司匹林加肝素加血小板 GPⅡb/Ⅲa 抑制剂:目前,合并急性缺血的非 ST 段抬高心肌梗死的高危患者,主张三联抗血栓治疗,是目前最有效地抗血栓治疗方案。持续性或伴有其他高危特征的胸痛患者及准备做早期介入治疗的患者,应给予该方案。

4.调脂治疗

血脂增高的干预治疗除调整饮食、控制体重、体育锻炼、控制精神紧张、戒烟、控制糖尿病等非药物干预手段外,调脂药物治疗是最重要的环节。近代治疗急性冠脉综合征的最大进展之一就是 3-羟基-3 甲基戊二酰辅酶 A(HMGCoA)还原酶抑制剂(他汀类)药物的开发和应用,该类药物除降低总胆固醇(TC)、低密度脂蛋白胆固醇(LDL-C)、甘油三酯(TG)和升高高密度脂蛋白胆固醇(HDL-C)外,还有缩小斑块内脂质核、加固斑块纤维帽、改善内皮细胞功能、减少斑块炎性细胞数目、防止斑块破裂等作用,从而减少冠脉事件,另外还能通过改善内皮功能减弱凝血倾向,防止血栓形成,防止脂蛋白氧化,起到了抗动脉粥样硬化和抗血栓作用。随着长期的大样本的试验结果出现,已经显示他汀类强化降脂治疗和 PTCA 加常规治疗可同样安全有效地减少缺血事件。所有他汀类药物均有相同的不良反应,即胃肠道功能紊乱、肌痛及肝损害,儿童、孕妇及哺乳期妇女不宜应用。常见他汀类降调脂药见表 4-4。

表 4-4　临床常见他汀类药物剂量

药　物	常用剂量(mg)	用法
阿托伐他汀(立普妥)	10～80	每天 1 次,口服
辛伐他汀(舒将之)	10～80	每天 1 次,口服
洛伐他汀(美将之)	20～80	每天 1 次,口服
普伐他汀(普拉固)	20～40	每天 1 次,口服
氟伐他汀(来适可)	40～80	每天 1 次,口服

5.溶血栓治疗

国际多中心大样本的临床试验(TIMI ⅢB)业已证明采用 AMI 的溶栓方法治疗不稳定型心绞痛反而有增加 AMI 发生率的倾向,故已不主张采用。至于小剂量尿激酶与充分抗血小板和抗凝血酶治疗相结合是否对不稳定型心绞痛有益,仍有待临床进一步研究。

6.经皮冠状动脉介入治疗和外科手术治疗

在高危险组患者中如果存在以下情况之一则应考虑行紧急介入性治疗或 CABG。

(1)虽经内科加强治疗,心绞痛仍反复发作。

(2)心绞痛发作时间明显延长超过 1 小时,药物治疗不能有效缓解上述缺血发作。

(3)心绞痛发作时伴有血流动力学不稳定,如出现低血压、急性左心功能不全或伴有严重心律失常等。

不稳定型心绞痛的紧急介入性治疗的风险一般高于择期介入性治疗,故在决定之前应仔细权衡。紧急介入性治疗的主要目标是以迅速开通"罪犯"病变的血管,恢复其远端血流为原则,对于多支病变的患者,可以不必一次完成全部的血管重建。对于血流动力学不稳定的患者最好同时应用主动脉内球囊反搏,力求稳定高危患者的血流动力学。除以上少数不稳定型心绞痛患者外,大多数不稳定型心绞痛患者的介入性治疗宜放在病情稳定至少 48 小时后进行。

目前认为,当不稳定型心绞痛患者经积极的药物治疗或 PCI 治疗效果不满意,或由于各种原因不能进行 PCI 时,可考虑冠脉搭桥术(CABG)治疗。对严重的多支病变和严重的主干病变、特别是左心室功能严重障碍的患者,应首先考虑 CABG。

7.不稳定型心绞痛出院后的治疗

不稳定心绞痛患者出院后仍需定期门诊随诊。低危险组的患者 1～2 个月随访 1 次,中、高危险组的患者无论是否行介入性治疗都应 1 个月随访 1 次,如果病情无变化,随访半年即可。

UA 患者出院后仍需继续服阿司匹林、β 受体阻滞剂。阿司匹林宜采用小剂量,每天 50～150 mg 即可,β 受体阻滞剂宜逐渐增量至最大可耐受剂量。在冠心病的二级预防中阿司匹林和降胆固醇治疗是最重要的。降低胆固醇的治疗应参照国内降血脂治疗的建议,即血清胆固醇>4.68 mmol/L(180 mg/dL)或低密度脂蛋白胆固醇>2.6 mmol/L(100 mg/dL)均应服他汀类降胆固醇药物,并达到有效治疗的目标。血浆甘油三酯>2.26 mmol/L(200 mg/dL)的冠心病患者一般也需要服降低甘油三酯的药物。其他二级预防的措施包括向患者宣教戒烟、治疗高血压和糖尿病、控制危险因素、改变不良的生活方式、合理安排膳食、适度增加活动量、减少体重等。

八、影响不稳定型心绞痛预后的因素

(1)左心室功能为最强的独立危险因素,左心室功能越差,预后也越差,因为这些患者的心脏很难耐受进一步的缺血或梗死。

(2)冠状动脉病变的部位和范围:左主干病变和右冠开口病变最具危险性,三支冠脉病变的危险性大于双支或单支者,前降支病变危险大于右冠或回旋支病变,近端病变危险性大于远端病变。

(3)年龄是一个独立的危险因素,主要与老年人的心脏储备功能下降和其他重要器官功能降低有关。

(4)合并其他器质性疾病或危险因素:不稳定型心绞痛患者如合并肾衰竭、慢性阻塞性肺疾病、糖尿病、高血压、高血脂、脑血管病及恶性肿瘤等,均可影响不稳定型心绞痛患者的预后。其中肾功能状态还明显与 PCI 预后有关。

(李　毅)

第三节　急性心力衰竭

急性心力衰竭(AHF)是临床医师面临的最常见的心脏急症之一。许多国家随着人口老龄化及急性心肌梗死患者存活率的升高,慢性心衰患者的数量快速增长,同时也增加了心功能失代偿患者的数量。AHF 60％～70％是由冠心病所致,尤其是在老年人。在年轻患者,AHF 的原因更多见于扩张型心肌病、心律失常、先天性或瓣膜性心脏病、心肌炎等。

AHF 患者预后不良。急性心肌梗死伴有严重心力衰竭患者病死率非常高,12 个月的病死率 30％。据报道,急性肺水肿院内病死率为 12％,1 年病死率 40％。

2008 年欧洲心脏病学会更新了急性和慢性心力衰竭指南。2010 年中华医学会心血管病分会公布了我国急性心力衰竭诊断和治疗指南。

一、急性心力衰竭的临床表现

AHF是指由于心脏功能异常而出现的急性临床发作。无论既往有无心脏病病史,均可发生。心功能异常可以是收缩功能异常,亦可为舒张功能异常,还可以是心律失常或心脏前负荷和后负荷失调。它通常是致命的,需要紧急治疗。

急性心力衰竭可以在既往没有心功能异常者首次发病,也可以是慢性心力衰竭(CHF)的急性失代偿。

(一)基础心血管疾病的病史和表现

大多数患者有各种心脏病的病史,存在引起急性心衰的各种病因。老年人中的主要病因为冠心病、高血压和老年性退行性心瓣膜病,而在年轻人中多由风湿性心瓣膜病、扩张型心肌病、急性重症心肌炎等所致。

(二)诱发因素

常见的诱因:①慢性心衰药物治疗缺乏依从性;②心脏容量超负荷;③严重感染,尤其肺炎和败血症;④严重颅脑损害或剧烈的精神心理紧张与波动;⑤大手术后;⑥肾功能减退;⑦急性心律失常如室性心动过速(室速)、心室颤动(室颤)、心房颤动(房颤)或心房扑动(房扑)伴快速心室率、室上性心动过速及严重的心动过缓等;⑧支气管哮喘发作;⑨肺栓塞;⑩高心排血量综合征,如甲状腺功能亢进危象、严重贫血等;⑪应用负性肌力药物如维拉帕米、地尔硫草、β受体阻滞剂等;⑫应用非甾体抗炎药;⑬心肌缺血;⑭老年急性舒张功能减退;⑮吸毒;⑯酗酒;⑰嗜铬细胞瘤。这些诱因使心功能原来尚可代偿的患者骤发心衰,或者使已有心衰的患者病情加重。

(三)早期表现

原来心功能正常的患者出现急性失代偿的心衰(首发或慢性心力衰竭急性失代偿)伴有急性心衰的症状和体征,出现原因不明的疲乏或运动耐力明显降低及心率增加 $15\sim20$ 次/分,可能是左心功能降低的最早期征兆。继续发展可出现劳力性呼吸困难、夜间阵发性呼吸困难、睡觉需用枕头抬高头部等,检查可发现左心室增大、闻及舒张早期或中期奔马律、肺动脉第二音亢进、两肺尤其肺底部有细湿啰音,还可有干啰音和哮鸣音,提示已有左心功能障碍。

(四)急性肺水肿

起病急骤,病情可迅速发展至危重状态。突发的严重呼吸困难、端坐呼吸、喘息不止、烦躁不安并有恐惧感,呼吸频率可达 $30\sim50$ 次/分;频繁咳嗽并咳出大量粉红色泡沫样血痰;听诊心率快,心尖部常可闻及奔马律;双肺满布湿啰音和哮鸣音。

(五)心源性休克

主要表现如下。

(1)持续低血压,收缩压降至 $12.0\ kPa(90\ mmHg)$ 以下,或原有高血压的患者收缩压降幅 $\geqslant8.0\ kPa(60\ mmHg)$,且持续 30 分钟以上。

(2)组织低灌注状态,可有:①皮肤湿冷、苍白和发绀,出现紫色条纹;②心动过速 >110 次/分;③尿量显著减少($<20\ mL/h$),甚至无尿;④意识障碍,常有烦躁不安、激动焦虑、恐惧和濒死感;收缩压低于 $9.3\ kPa(70\ mmHg)$,可出现抑制症状如神志恍惚、表情淡漠、反应迟钝,逐渐发展至意识模糊甚至昏迷。

(3)血流动力学障碍:肺毛细血管楔压(PCWP)$\geqslant2.4\ kPa(18\ mmHg)$,心排血指数(CI)$\leqslant36.7\ mL/(s\cdot m^2)[\leqslant2.2\ L/(min\cdot m^2)]$。

（4）低氧血症和代谢性酸中毒。

二、急性心力衰竭严重程度分级

主要分级有 Killip 法（表 4-5）、Forrester 法（表 4-6）和临床程度分级（表 4-7）三种。Killip 法主要用于急性心肌梗死患者，分级依据临床表现和胸部 X 线的结果。

表 4-5　急性心肌梗死的 Killip 法分级

分级	症状与体征
Ⅰ级	无心衰
Ⅱ级	有心衰，两肺中下部有湿啰音，占肺野下 1/2，可闻及奔马律。胸部 X 线片有肺淤血
Ⅲ级	严重心衰，有肺水肿，细湿啰音遍布两肺（超过肺野下 1/2）
Ⅳ级	心源性休克、低血压[收缩压＜12.0 kPa(90 mmHg)]、发绀、出汗、少尿

表 4-6　急性心力衰竭的 Forrester 法分级

分级	PCWP(mmHg)	CI[mL/(s・m²)]	组织灌注状态
Ⅰ级	≤18	＞36.7	无肺淤血，无组织灌注不良
Ⅱ级	＞18	＞36.7	有肺淤血
Ⅲ级	＜18	≤36.7	无肺淤血，有组织灌注不良
Ⅳ级	＞18	≤36.7	有肺淤血，有组织灌注不良

注：PCWP，肺毛细血管楔压；CI，心排血指数，其法定单位[mL/(s・m²)]与旧制单位[L/(min・m²)]的换算因数为16.67。

表 4-7　急性心力衰竭的临床程度分级

分级	皮肤	肺部啰音
Ⅰ级	干、暖	无
Ⅱ级	湿、暖	有
Ⅲ级	干、冷	无/有
Ⅳ级	湿、冷	有

Forrester 分级依据临床表现和血流动力学指标，可用于急性心肌梗死后 AHF，最适用于首次发作的急性心力衰竭。临床程度的分类法适用于心肌病患者，它主要依据临床发现，最适用于慢性失代偿性心衰。

三、急性心力衰竭的诊断

AHF 的诊断主要依据症状和临床表现，同时辅以相应的实验室检查，例如心电图（ECG）、胸片、生化标志物、多普勒超声心动图等，诊断的流程如图 4-2 所示。

在急性心衰患者，需要系统地评估外周循环、静脉充盈、肢端体温。

在心衰失代偿时，右心室充盈压通常可通过中心静脉压评估。AHF 时中心静脉压升高应谨慎分析，因为在静脉顺应性下降合并右心室顺应性下降时，即便右心室充盈压很低也会出现中心静脉压的升高。

左心室充盈压可通过肺部听诊评估,肺部存在湿啰音常提示左心室充盈压升高。进一步的确诊、严重程度的分级及随后可出现的肺淤血、胸腔积液应进行胸片检查。左心室充盈压的临床评估常被迅速变化的临床征象所误导。应进行心脏的触诊和听诊,了解有无室性和房性奔马律(S_3,S_4)。

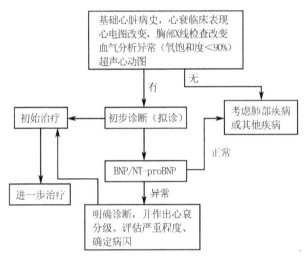

图 4-2　急性心力衰竭的诊断流程

四、实验室检查及辅助检查

(一)ECG

急性心衰时 ECG 多有异常改变。ECG 可以辨别节律,可以帮助确定 AHF 的病因及了解心室的负荷情况。这在急性冠脉综合征中尤为重要。ECG 还可了解左右心室/心房的劳损情况、有无心包炎及既往存在的病变如左右心室的肥大。心律失常时应分析 12 导联心电图,同时应进行连续的 ECG 监测。

(二)胸片及影像学检查

对于所有 AHF 的患者,胸片和其他影像学检查宜尽早完成,以便及时评估已经存在的肺部和心脏病变(心脏的大小及形状)及肺淤血的程度。它不但可以用于明确诊断,还用于了解随后的治疗效果。胸片还可用作左心衰的鉴别诊断,除外肺部炎症或感染性疾病。胸部 CT 或放射性核素扫描可用于判断肺部疾病和诊断大的肺栓塞。CT、经食管超声心动图可用于诊断主动脉夹层。

(三)实验室检查

AHF 时应进行一些实验室检查。动脉血气分析可以评估氧合情况(PaO_2)、通气情况($PaCO_2$)、酸碱平衡(pH)和碱缺失,在所有严重 AHF 患者应进行此项检查。脉搏血氧测定及潮气末 CO_2 测定等无创性检测方法可以替代动脉血气分析,但不适用于低心排血量及血管收缩性休克状态。静脉血氧饱和度(如颈静脉内)的测定对于评价全身的氧供需平衡很有价值。

血浆脑钠尿肽(B 型钠尿肽,BNP)是在心室室壁张力增加和容量负荷过重时由心室释放的,现在已用于急诊室呼吸困难的患者作为排除或确立心力衰竭诊断的指标。BNP 对于排除心衰有着很高的阴性预测价值。如果心衰的诊断已经明确,升高的血浆 BNP 和 N 末端脑钠尿肽前体(NT-proBNP)可以预测预后。

(四)超声心动图

超声心动图对于评价基础心脏病变及与 AHF 相关的心脏结构和功能改变是极其重要的,同时对急性冠脉综合征也有重要的评估值。

多普勒超声心动图应用于评估左右心室的局部或全心功能改变、瓣膜结构和功能、心包病变、急性心肌梗死的机械性并发症和比较少见的占位性病变。通过多普勒超声心动图测定主动脉或肺动脉的血流时速曲线可以估测心排血量。多普勒超声心动图还可估计肺动脉压力(三尖瓣反流射速),同时可监测左心室前负荷。

(五)其他检查

在涉及与冠状动脉相关的病变,如不稳定型心绞痛或心肌梗死时,血管造影是非常重要的,现已明确血运重建能够改善预后。

五、急性心力衰竭患者的监护

急性心力衰竭患者应在进入急诊室后就尽快地开始监护,同时给予相应的诊断性检查以明确基础病因。

(一)无创性监护

在所有的危重患者,必须监测的项目有血压、体温、心率、呼吸、心电图。有些实验室检查应重复做,例如电解质、肌酐、血糖及有关感染和代谢障碍的指标。必须纠正低钾或高钾血症。如果患者情况恶化,这些指标的监测频率也应增加。

1.心电监测

在急性失代偿阶段 ECG 的监测是必需的(监测心律失常和 ST 段变化),尤其是心肌缺血或心律失常是导致急性心衰的主要原因时。

2.血压监测

开始治疗时维持正常的血压很重要,其后也应定时测量(例如每 5 分钟测量一次),直到血管活性药、利尿剂、正性肌力药剂量稳定时。在并无强烈的血管收缩和不伴有极快心率时,无创性自动袖带血压测量是可靠的。

3.血氧饱和度监测

脉搏血氧计是测量动脉氧与血红蛋白结合饱和度的无创性装置(SaO_2)。通常从联合血氧计测得的 SaO_2 的误差在 2% 之内,除非患者处于心源性休克状态。

4.心排血量和前负荷

可应用多普勒超声的方法监测。

(二)有创性监测

1.动脉置管

置入动脉导管的指征是因血流动力学不稳定需要连续监测动脉血压或需进行多次动脉血气分析。

2.中心静脉置管

中心静脉置管联通了中心静脉循环,所以可用于输注液体和药物,也可监测中心静脉压(CVP)及静脉氧饱和度(SvO_2,上腔静脉或右心房处),后者用以评估氧的运输情况。

在分析右心房压力时应谨慎,避免过分注重右心房压力,因为右心房压力几乎与左心房压力无关,因此也与 AHF 时的左心室充盈压无关。CVP 也会受到重度三尖瓣关闭不全及呼气末正压通气(PEEP)的影响。

3.肺动脉导管

肺动脉导管(PAC)是一种漂浮导管,用于测量上腔静脉(SVC)、右心房、右心室、肺动脉压力、肺毛细血管楔压及心排血量。现代导管能够半连续性地测量心排血量及混合静脉血氧饱和度、右心室舒张末容积和射血分数。

虽然置入肺动脉导管用于急性左心衰的诊断通常不是必需的,但对于伴发有复杂心肺疾病的患者,它可以用来鉴别是心源性机制还是非心源性机制。对于二尖瓣狭窄、主动脉关闭不全、高气道压或左心室僵硬(如左心室肥厚、糖尿病、纤维化、使用正性肌力药、肥胖、缺血)的患者,肺毛细血管楔压并不能真实反映左心室舒张末压。

建议 PAC 用于对传统治疗未产生预期疗效的血流动力学不稳定的患者,以及合并淤血和低灌注的患者。在这些情况下,置入肺动脉导管以保证左心室最恰当的液体负荷量,并指导血管活性药物和正性肌力药的使用。

六、急性心力衰竭的治疗

(一)临床评估

对患者均应根据上述各种检查方法及病情变化做出临床评估,包括:①基础心血管疾病;②急性心衰发生的诱因;③病情的严重程度和分级,并估计预后;④治疗的效果。此种评估应多次和动态进行,以调整治疗方案。

(二)治疗目标

(1)控制基础病因和矫治引起心衰的诱因:应用静脉和/或口服降压药物以控制高血压;选择有效抗生素控制感染;积极治疗各种影响血流动力学的快速性或缓慢性心律失常;应用硝酸酯类药物改善心肌缺血。糖尿病伴血糖升高者应有效控制血糖水平,又要防止出现低血糖。对血红蛋白低于 60 g/L 的严重贫血者,可输注浓缩红细胞悬液或全血。

(2)缓解各种严重症状。①低氧血症和呼吸困难:采用不同方式的吸氧,包括鼻导管吸氧、面罩吸氧及无创或气管插管的呼吸机辅助通气治疗。②胸痛和焦虑:应用吗啡。③呼吸道痉挛:应用支气管解痉药物。④淤血症状:利尿剂有助于减轻肺淤血和肺水肿,也可缓解呼吸困难。

(3)稳定血流动力学状态,维持收缩压≥12.0 kPa(90 mmHg),纠正和防止低血压可应用各种正性肌力药物。血压过高者的降压治疗可选择血管扩张药物。

(4)纠正水、电解质紊乱和维持酸碱平衡。

(5)保护重要脏器,如肺、肾、肝和大脑,防止功能损害。

(6)降低死亡危险,改善近期和远期预后。

(三)急性心力衰竭的处理流程

急性心力衰竭确诊后,即按图 4-3 的流程处理。初始治疗后症状未获明显改善或病情严重者应行进一步治疗。

1.急性心力衰竭的一般处理

(1)体位:静息时明显呼吸困难者应半卧位或端坐位,双腿下垂以减少回心血量,降低心脏前负荷。

(2)四肢交换加压:四肢轮流绑扎止血带或血压计袖带,通常同一时间只绑扎三肢,每隔

15～20 分钟轮流放松一肢。血压计袖带的充气压力应较舒张压低 1.3 kPa(10 mmHg)，使动脉血流仍可顺利通过，而静脉血回流受阻。此法可降低前负荷，减轻肺淤血和肺水肿。

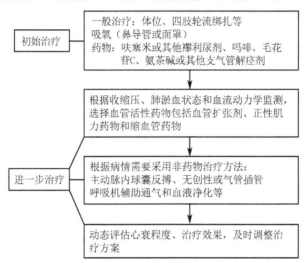

图 4-3 急性心力衰竭的处理流程

（3）吸氧：适用于低氧血症和呼吸困难明显（尤其指端血氧饱和度＜90％）的患者。应尽早采用，使患者 SaO_2≥95％（伴 COPD 者 SaO_2＞90％）。可采用不同的方式：①鼻导管吸氧，低氧流量(1～2 L/min)开始，如仅为低氧血症，动脉血气分析未见 CO_2 潴留，可采用高流量给氧 6～8 L/min。酒精湿化吸氧可使肺泡内的泡沫表面张力降低而破裂，改善肺泡的通气。方法是在氧气通过的湿化瓶中加 50％～70％乙醇或有机硅消泡剂，用于肺水肿患者。②面罩吸氧，适用于伴呼吸性碱中毒患者。必要时还可采用无创性或气管插管呼吸机辅助通气治疗。

（4）做好救治的准备工作：至少开放 2 条静脉通道，并保持通畅。必要时可采用深静脉穿刺置管，以随时满足用药的需要。血管活性药物一般应用微量泵泵入，以维持稳定的速度和正确的剂量。固定和维护好漂浮导管、深静脉置管、心电监护的电极和导联线、鼻导管或面罩、导尿管及指端无创血氧仪测定电极等。保持室内适宜的温度、湿度，灯光柔和，环境幽静。

（5）饮食：进易消化食物，避免一次大量进食，在总量控制下，可少量多餐(6～8 次/天)。应用襻利尿剂情况下不要过分限制钠盐摄入量，以避免低钠血症，导致低血压。利尿剂应用时间较长的患者要补充多种维生素和微量元素。

（6）出入量管理：肺淤血、体循环淤血及水肿明显者应严格限制饮水量和静脉输液速度，对无明显低血容量因素（大出血、严重脱水、大汗淋漓等）者的每天摄入液体量一般宜在 1 500 mL 以内，不要超过 2 000 mL。保持每天水出入量负平衡约 500 mL/d，严重肺水肿者的水负平衡为 1 000～2 000 mL/d，甚至可达 3 000～5 000 mL/d，以减少水、钠潴留和缓解症状。3 天后，如淤血、水肿明显消退，应减少水负平衡量，逐渐过渡到出入水量大体平衡。在水负平衡下应注意防止发生低血容量、低血钾和低血钠等。

2.AHF 时吗啡及其类似物的使用

吗啡一般用于严重 AHF 的早期阶段，特别是患者不安和呼吸困难时。吗啡能够使静脉扩张，也能使动脉轻度扩张，并降低心率。应密切观察疗效和呼吸抑制的不良反应。伴明显和持续低血压、休克、意识障碍、COPD 等患者禁忌使用。老年患者慎用或减量。亦可应用哌替啶 50～

100 mg 肌内注射。

3.AHF 治疗中血管扩张药的使用

对大多数 AHF 患者,血管扩张药常作为一线药,它可以用来开放外周循环,降低前和/或后负荷。

(1)酸酯类药物:急性心衰时此类药在不减少每搏心排血量和不增加心肌氧耗情况下能减轻肺淤血,特别适用于急性冠状动脉综合征伴心衰的患者。临床研究已证实,硝酸酯类静脉制剂与呋塞米合用治疗急性心衰有效;应用大剂量硝酸酯类药物联合小剂量呋塞米的疗效优于单纯大剂量的利尿剂。静脉应用硝酸酯类药物应十分小心滴定剂量,经常测量血压,防止血压过度下降。硝酸甘油静脉滴注起始剂量 $5\sim10$ $\mu g/min$,每 $5\sim10$ 分钟递增 $5\sim10$ $\mu g/min$,最大剂量 $100\sim200$ $\mu g/min$;亦可每 $10\sim15$ 分钟喷雾一次(400 μg),或每次舌下含服 $0.3\sim0.6$ mg。硝酸异山梨酯静脉滴注剂量 $5\sim10$ mg/h,亦可每次舌下含服 2.5 mg。

(2)硝普钠(SNP):适用于严重心衰。临床应用宜从小剂量 10 $\mu g/min$ 开始,可酌情逐渐增加剂量至 $50\sim250$ $\mu g/min$。由于其强效降压作用,应用过程中要密切监测血压,根据血压调整合适的维持剂量。长期使用时其代谢产物(硫代氰化物和氰化物)会产生毒性反应,特别是在严重肝肾衰竭的患者应避免使用。减量时,硝普钠应该缓慢减量,并加用口服血管扩张药,以避免反跳。AHF 时硝普钠的使用尚缺乏对照试验,而且在 AMI 时使用,病死率增高。在急性冠脉综合征所致的心衰患者,因为 SNP 可引起冠脉窃血,故在此类患者中硝酸酯类的使用优于硝普钠。

(3)奈西立肽:这是一类新的血管扩张药肽类,近期被用以治疗 AHF。它是人脑钠尿肽(BNP)的重组体,是一种内源性激素物质。它能够扩张静脉、动脉、冠状动脉,由此降低前负荷和后负荷,在无直接正性肌力的情况下增加心排血量。慢性心衰患者输注奈西立肽对血流动力学产生有益的作用,可以增加钠排泄,抑制肾素-血管紧张素-醛固酮和交感神经系统。它和静脉使用硝酸甘油相比,能更有效地促进血流动力学改善,并且不良反应更少。该药临床试验的结果尚不一致。近期的两项研究(VMAC 和 PROACTION)表明,该药的应用可以带来临床和血流动力学的改善,推荐应用于急性失代偿性心衰。国内一项 Ⅱ 期临床研究提示,该药较硝酸甘油静脉制剂能够更显著降低 PCWP,缓解患者的呼吸困难。应用方法:先给予负荷剂量 1.500 $\mu g/kg$,静脉缓慢推注,继以 $0.007\,5\sim0.015\,0$ $\mu g/(kg \cdot min)$ 静脉滴注;也可不用负荷剂量而直接静脉滴注。疗程一般 3 天,不建议超过 7 天。

(4)乌拉地尔:该药具有外周和中枢双重扩血管作用,可有效降低血管阻力,降低后负荷,增加心排血量,但不影响心率,从而减少心肌耗氧量。适用于高血压心脏病、缺血性心肌病(包括急性心肌梗死)和扩张型心肌病引起的急性心力衰竭;可用于 CO 降低、PCWP>2.4 kPa(18 mmHg)的患者。通常静脉滴注 $100\sim400$ $\mu g/min$,可逐渐增加剂量,并根据血压和临床状况予以调整。伴严重高血压者可缓慢静脉注射 $12.5\sim25.0$ mg。

应用血管扩张药的注意事项:下列情况下禁用血管扩张药物。①收缩压<12.0 kPa(90 mmHg),或持续低血压并伴症状尤其有肾功能不全的患者,以避免重要脏器灌注减少;②严重阻塞性心瓣膜疾病患者,例如主动脉瓣狭窄、二尖瓣狭窄患者,有可能出现显著的低血压,应慎用;③梗阻性肥厚型心肌病。

4.急性心力衰竭时血管紧张素转化酶抑制剂(ACEI)的使用

ACEI 在急性心衰中的应用仍存在诸多争议。急性心衰的急性期、病情尚未稳定的患者不宜应用。急性心肌梗死后的急性心衰可以试用,但须避免静脉应用,口服起始剂量宜小。在急性期病情稳定 48 小时后逐渐加量,疗程至少 6 周,不能耐受 ACEI 者可以应用 ARB。

在心排血量处于边缘状况时,ACEI 应谨慎使用,因为它可以明显降低肾小球滤过率。当联合使用非甾体抗炎药,以及出现双侧肾动脉狭窄时,不能耐受 ACEI 的风险增加。

5.利尿剂

(1)适应证:AHF 和失代偿心衰的急性发作,伴有液体潴留的情况是应用利尿剂的指征。利尿剂缓解症状的益处及其在临床上被广泛认可,无须再进行大规模的随机临床试验来评估。

(2)作用效应:静脉使用襻利尿剂也有扩张血管效应,在使用早期(5～30 分钟)它降低肺阻抗的同时也降低右心房压和肺毛细血管楔压。如果快速静脉注射大剂量(＞1 mg/kg)时,就有反射性血管收缩的可能。它与慢性心衰时使用利尿剂不同,在严重失代偿性心衰使用利尿剂能使容量负荷恢复正常,可以在短期内减少神经内分泌系统的激活。特别是在急性冠脉综合征的患者,应使用低剂量的利尿剂,最好已给予扩血管治疗。

(3)实际应用:静脉使用襻利尿剂(呋塞米、托拉塞米),它有强效快速的利尿效果,在 AHF 患者优先考虑使用。在入院以前就可安全使用,应根据利尿效果和淤血症状的缓解情况来选择剂量。开始使用负荷剂量,然后继续静脉滴注呋塞米或托拉塞米,静脉滴注比一次性静脉注射更有效。噻嗪类和螺内酯可以联合襻利尿剂使用,低剂量联合使用比高剂量使用一种药更有效,而且继发反应也更少。将襻利尿剂和多巴酚丁胺、多巴胺或硝酸盐联合使用也是一种治疗方法,它比仅仅增加利尿剂更有效,不良反应也更少。

(4)不良反应、药物的相互作用:虽然利尿剂可安全地用于大多数患者,但它的不良反应也很常见,甚至可威胁生命。它们包括神经内分泌系统的激活,特别是肾素-血管紧张素-醛固酮系统和交感神经系统的激活;低血钾、低血镁和低氯性碱中毒可能导致严重的心律失常;可以产生肾毒性及加剧肾衰竭。过度利尿可过分降低静脉压、肺毛细血管楔压及舒张期灌注,由此导致每搏输出量和心排血量下降,特别见于严重心衰和以舒张功能不全为主的心衰或缺血所致的右心室功能障碍。

6.β 受体阻滞剂

(1)适应证和基本原理:目前尚无应用 β 受体阻滞剂治疗 AHF,改善症状的研究。相反,在 AHF 时是禁止使用 β 受体阻滞剂的。急性心肌梗死后早期肺部啰音超过基底部的患者,以及低血压患者均被排除在应用 β 受体阻滞剂的临床试验之外。急性心肌梗死患者没有明显心衰或低血压,使用 β 受体阻滞剂能限制心肌梗死范围,减少致命性心律失常,并缓解疼痛。

(2)当患者出现缺血性胸痛对阿片制剂无效、反复发生缺血、高血压、心动过速或心律失常时,可考虑静脉使用 β 受体阻滞剂。在 Gothenburg 美托洛尔研究中,急性心肌梗死后早期静脉使用美托洛尔或安慰剂,接着口服治疗 3 个月。美托洛尔组发展为心衰的患者明显减少。如果患者有肺底部啰音的肺淤血征象,联合使用呋塞米,美托洛尔治疗可产生更好的疗效,降低病死率和并发症。

实际应用:当患者伴有明显急性心衰,肺部啰音超过基底部时,应慎用 β 受体阻滞剂。对出现进行性心肌缺血和心动过速的患者,可以考虑静脉使用美托洛尔。

但是,对急性心肌梗死伴发急性心衰患者,病情稳定后,应早期使用 β 受体阻滞剂。对于慢性心衰患者,在急性发作稳定后(通常 4 天后),应早期使用 β 受体阻滞剂。

在大规模临床试验中,比索洛尔、卡维地洛或美托洛尔的初始剂量很小,然后逐渐缓慢增加到目标剂量。应个体化增加剂量。β 受体阻滞剂可能过度降低血压,减慢心率。一般原则是,在

服用 β 受体阻滞剂的患者由于心衰加重而住院,除非必须用正性肌力药物维持,否则应继续服用 β 受体阻滞剂。但如果疑为 β 受体阻滞剂剂量过大(如有心动过缓和低血压)时,可减量继续用药。

7.正性肌力药

此类药物适用于低心排血量综合征,如伴症状性低血压或 CO 降低伴有循环淤血的患者,可缓解组织低灌注所致的症状,保证重要脏器的血液供应。血压较低和对血管扩张药物及利尿剂不耐受或反应不佳的患者尤其有效。使用正性肌力药有潜在的危害性,因为它能增加耗氧量、增加钙负荷,所以应谨慎使用。

对于失代偿的慢性心衰患者,其症状、临床过程和预后很大程度上取决于血流动力学。所以,改善血流动力学参数成为治疗的目的。在这种情况下,正性肌力药可能有效,甚至挽救生命。但它改善血流动力学参数的益处,部分被它增加心律失常的危险抵消了。而且在某些病例,由于过度增加能量消耗引起心肌缺血和心衰的慢性进展。但正性肌力药的利弊比率,不同的药并不相同。对于那些兴奋 β_1 受体的药物,可以增加心肌细胞内钙离子的浓度,可能有更高的危险性。有关正性肌力药用于急性心衰治疗的对照试验研究较少,特别对预后的远期效应的评估更少。

(1)洋地黄类:此类药物能轻度增加 CO 和降低左心室充盈压;对急性心力衰竭患者的治疗有一定帮助。一般应用毛花苷 C 0.2~0.4 mg 缓慢静脉注射,2 小时后可以再用 0.2 mg,伴快速心室率的房颤患者可酌情适当增加剂量。

(2)多巴胺:小剂量<2 μg/(kg·min)的多巴胺仅作用于外周多巴胺受体,直接或间接降低外周阻力。在此剂量下,对于肾脏低灌注和肾衰竭的患者,它能增加肾血流量、肾小球滤过率、利尿和增加钠的排泄,并增强对利尿剂的反应。大剂量>2 μg/(kg·min)的多巴胺直接或间接刺激 β 受体,增加心肌的收缩力和心排血量。当剂量>5 μg/(kg·min)时,它作用于 α 受体,增加外周血管阻力。此时,虽然它对低血压患者很有效,但它对 AHF 患者可能有害,因为它增加左心室后负荷,增加肺动脉压和肺阻力。多巴胺可以作为正性肌力药[>2 μg/(kg·min)]用于 AHF 伴有低血压的患者。当静脉滴注低剂量≤2 μg/(kg·min)时,它可以使失代偿性心衰伴有低血压和尿量减少的患者增加肾血流量,增加尿量。但如果无反应,则应停止使用。

(3)多巴酚丁胺:多巴酚丁胺的主要作用在于通过刺激 β_1 受体和 β_2 受体产生剂量依赖性的正性变时、正性变力作用,并反射性地降低交感张力和血管阻力,其最终结果依个体而不同。小剂量时,多巴酚丁胺能产生轻度的血管扩张反应,通过降低后负荷而增加射血量。大剂量时,它可以引起血管收缩。心率通常呈剂量依赖性增加,但增加的程度弱于其他儿茶酚胺类药物。但在房颤的患者,心率可能增加到难以预料的水平,因为它可以加速房室传导。全身收缩压通常轻度增加,但也可能不变或降低。心衰患者静脉滴注多巴酚丁胺后,观察到尿量增多,这可能是它提高心排血量而增加肾血流量的结果。多巴酚丁胺用于外周低灌注(低血压,肾功能下降)伴或不伴有淤血或肺水肿、使用最佳剂量的利尿剂和扩血管剂无效时。多巴酚丁胺常用来增加心排血量。它的起始静脉滴注速度为 2~3 μg/(kg·min),可以逐渐增加到 20 μg/(kg·min)。无须负荷量。静脉滴注速度根据症状、尿量反应或血流动力学监测结果来调整。它的血流动力学作用和剂量成正比,在静脉滴注停止后,它的清除也很快。在接受 β 受体阻滞剂治疗的患者,需要增加多巴酚丁胺的剂量,才能恢复它的正性肌力作用。单从血流动力学看,多巴酚丁胺的正性肌力作用增加了磷酸二酯酶抑制剂(PDEI)作用。PDEI 和多巴酚丁胺的联合使用能产生比单一用药更强的正性肌力作用。长时间地持续静脉滴注多巴酚丁胺(48 小时以上)会出现耐药,部分血流动力学效应消失。长时间应用应逐渐减量。静脉滴注多巴酚丁胺常伴有心律失常发生率的增加,可来源于心室和心房。这种影响呈剂量依赖性,可能比使用 PDEI 时更明显。在使用利尿剂时应及时补钾。心动过速时使用多巴酚丁胺要慎重,多巴酚丁胺静脉滴注可以促发冠心病患者的胸痛。现在还没有关于 AHF 患者使用多巴酚丁胺的对照试验,一些试验显示它增加不利的心血管事件。

(4)磷酸二酯酶抑制剂:米力农和依诺昔酮是两种临床上使用的Ⅲ型磷酸二酯酶抑制剂(PDEI)。在 AHF 时,它们能产生明显的正性肌力、松弛性及外周扩血管效应,由此增加心排血量和搏出量,同时伴随有肺动脉压、肺毛细血管楔压的下降,全身和肺血管阻力下降。它在血流动力学方面,介于纯粹的扩血管剂(如硝普钠)和正性肌力药(如多巴酚丁胺)之间。因为它们的作用部位远离 β 受体,所以在使用 β 受体阻滞剂的同时,PDEI 仍能够保留其效应。Ⅲ 型 PDEI 用于低灌注伴或不伴有淤血,使用最佳剂量的利尿剂和扩血管剂无效时应用。当患者在使用 β 受体阻滞剂时,和/或对多巴酚丁胺没有足够的反应时,Ⅲ型 PDEIs 可能优于多巴酚丁胺。由于其过度的外周扩血管效应可引起的低血压,静脉推注较静脉滴注更常见。有关 PDEI 治疗对 AHF 患者的远期疗效目前数据尚不充分,但人们已提高了对其安全性的重视,特别是在缺血性心脏病心衰患者。

(5)左西孟旦:这是一种钙增敏剂,通过结合于心肌细胞上的肌钙蛋白 C 促进心肌收缩,还通过介导 ATP 敏感的钾通道而发挥血管舒张作用和轻度抑制磷酸二酯酶的效应。其正性肌力作用独立于 β 肾上腺素能刺激,可用于正接受 β 受体阻滞剂治疗的患者。左西孟旦的乙酰化代谢产物,仍然具有药理活性,半衰期约 80 小时,停药后作用可持续 48 小时。临床研究表明,急性心衰患者应用本药静脉滴注可明显增加 CO 和每搏输出量,降低 PCWP、全身血管阻力和肺血管阻力;冠心病患者不会增加病死率。用法:首剂 $12\sim24~\mu g/kg$ 静脉注射(大于 10 分钟),继以 $0.1~\mu g/(kg\cdot min)$ 静脉滴注,可酌情减半或加倍。对于收缩压$<13.3~kPa$(100 mmHg)的患者,不需要负荷剂量,可直接用维持剂量,以防止发生低血压。在比较左西孟旦和多巴酚丁胺的随机对照试验中,已显示左西孟旦能改善呼吸困难和疲劳等症状,并产生很好的结果。不同于多巴酚丁胺的是,当联合使用 β 受体阻滞剂时,左西孟旦的血流动力学效应不会减弱,甚至会更强。在大剂量使用左西孟旦静脉滴注时,可能会出现心动过速、低血压,对收缩压低于 11.3 kPa(85 mmHg)的患者不推荐使用。在与其他安慰剂或多巴酚丁胺比较的对照试验中显示,左西孟旦并没有增加恶性心律失常的发生率。

8.非药物治疗

(1)IABP:临床研究表明,这是一种有效改善心肌灌注同时又降低心肌耗氧量和增加 CO 的治疗手段。

IABP 的适应证:①急性心肌梗死或严重心肌缺血并发心源性休克,且不能由药物治疗纠正;②伴血流动力学障碍的严重冠心病(如急性心肌梗死伴机械并发症);③心肌缺血伴顽固性肺水肿。

IABP 的禁忌证:①存在严重的外周血管疾病;②主动脉瘤;③主动脉瓣关闭不全;④活动性出血或其他抗凝禁忌证;⑤严重血小板缺乏。

(2)机械通气。急性心衰者行机械通气的指征:①出现心跳呼吸骤停而进行心肺复苏时;②合并Ⅰ型或Ⅱ型呼吸衰竭。机械通气的方式有下列两种。

无创呼吸机辅助通气:这是一种无需气管插管、经口/鼻面罩给患者供氧、由患者自主呼吸触发的机械通气治疗。分为持续气道正压通气(CPAP)和双相间歇气道正压通气(BiPAP)两种模式。①作用机制:通过气道正压通气可改善患者的通气状况,减轻肺水肿,纠正缺氧和 CO_2 潴留,从而缓解Ⅰ型或Ⅱ型呼吸衰竭。②适用对象:Ⅰ型或Ⅱ型呼吸衰竭患者经常规吸氧和药物治疗仍不能纠正时应及早应用。主要用于呼吸频率≤25次/分、能配合呼吸机通气的早期呼吸衰竭患者。在下列情况下应用受限:不能耐受和合作的患者、有严重认知障碍和焦虑的患者、呼吸急促(频率>25次/分)、呼吸微弱和呼吸道分泌物多的患者。

气道插管和人工机械通气:应用指征为心肺复苏时、严重呼吸衰竭经常规治疗不能改善者,尤其是出现明显的呼吸性和代谢性酸中毒并影响到意识状态的患者。

(3)血液净化治疗,以下为其机制、适应证、不良反应和处理心室机械辅助装备。

机制:此法不仅可维持水、电解质和酸碱平衡,稳定内环境,还可清除尿毒症毒素(肌酐、尿素、尿酸等)、细胞因子、炎症递质及心脏抑制因子等。治疗中的物质交换可通过血液滤过(超滤)、血液透析、连续血液净化和血液灌流等来完成。

适应证:本法对急性心衰有益,但并非常规应用的手段。出现下列情况之一时可以考虑采用:①高容量负荷如肺水肿或严重的外周组织水肿,且对襻利尿剂和噻嗪类利尿剂抵抗;②低钠血症(血钠<110 mmol/L)且有相应的临床症状,如神志障碍、肌张力减退、腱反射减弱或消失、呕吐及肺水肿等,在上述两种情况应用单纯血液滤过即可;③肾功能进行性减退,血肌酐>500 μmol/L或符合急性血液透析指征的其他情况。

不良反应和处理:建立体外循环的血液净化均存在与体外循环相关的不良反应,如生物不相容、出血、凝血、血管通路相关并发症、感染、机器相关并发症等。应避免出现新的内环境紊乱,连续血液净化治疗时应注意热量及蛋白的丢失。

心室机械辅助装置:急性心衰经常规药物治疗无明显改善时,有条件的可应用此种技术。此类装置有体外膜式氧合(ECMO)、心室辅助泵(如可置入式电动左心辅助泵、全人工心脏)。根据急性心衰的不同类型,可选择应用心室辅助装置,在积极纠治基础心脏病的前提下,短期辅助心脏功能,可作为心脏移植或心肺移植的过渡。ECMO可以部分或全部代替心肺功能。临床研究表明,短期循环呼吸支持(如应用ECMO)可以明显改善预后。

(李　毅)

第四节　慢性心力衰竭

慢性原发性心肌病变和心室长期压力或容量负荷过重,可分别引起原发性或继发性心肌舒缩功能受损。在早期,通过代偿调节,尚能使心室每搏量和心排血量满足休息和活动时组织代谢的需要;在后期,即使通过充分代偿调节已不能维持足够的每搏量和心排血量。前者称为慢性心功能不全的代偿期,亦称潜在性、代偿性或无症状性心功能不全;后者称为慢性心功能不全的失代偿期,亦称为失代偿性心功能不全。由于慢性心功能不全的失代偿期大多有各器官阻性充血(或淤血)的表现,因而通常称为慢性心力衰竭,又称充血性心力衰竭,亦称有症状性心力衰竭。

一、病因

先天或获得性心肌、心瓣、心包或大血管、冠脉结构异常,导致血流动力功能不全是慢性心功能不全的基础病因。成人充血性心力衰竭的常见的病因为冠状动脉粥样硬化心脏病(冠心病)、高血压心脏病(高心病)、瓣膜病、心肌病和肺源性心脏病(肺心病)。其他较常见的病因有心肌炎、肾炎和先天性心脏病。较少见的易被忽视的病因有心包疾病、甲状腺功能亢进与减退症、贫血、维生素 B_1 缺乏病、动静脉瘘、心房黏液瘤及肿瘤、结缔组织疾病、高原病及少见的内分泌病等。

上述心力衰竭的基本原因,可通过下列机制影响心功能,引起心力衰竭。①原发性心肌收缩力受损:包括心肌梗死、心肌炎症、变性或坏死(如冠心病、肺心病、心肌病等)、心肌缺氧或纤维化(如冠心病、肺心病、心肌病等)、心肌的代谢、中毒性改变等,都使心肌收缩力减弱而导致心力衰竭。②心室的压力负荷(后负荷)过重:肺及体循环高压,左、右心室流出道狭窄,主动脉瓣或肺动脉瓣狭窄等,均能使心室收缩时阻力增高、后负荷加重,引起继发性心肌舒缩功能减弱而导致心力衰竭。③心室的容量负荷(前负荷)过重:瓣膜关闭不全,心内或大血管间左至右分流等,使心室舒张期容量增加,前负荷加重,也可引起继发性心肌收缩力减弱和心力衰竭。④高动力性循环状态:主要发生于贫血、体循环动静脉瘘、甲状腺功能亢进症、维生素 B_1 缺乏性心脏病,由于周围血管阻力降低,心排血量增多,也能引起心室容量负荷加重,导致心力衰竭。⑤心室前负荷不足:二尖瓣狭窄,心脏压塞和限制型心肌病等,引起心室充盈受限,体、肺循环充血。

心力衰竭的诱发因素常见有以下 9 种。①感染:呼吸道感染为最多,其次为风湿热。在儿童风湿热则占首位。女性患者中泌尿系统感染亦常见。亚急性感染性心内膜炎也常因损害心瓣膜和心肌而诱发心力衰竭。②过度体力活动和情绪激动。③钠盐摄入过多。④心律失常,特别是快速性心律失常,如伴有快速心室率的心房颤动(房颤)、心房扑动(房扑)。⑤妊娠和分娩。⑥输液(特别是含钠盐的液体)、输血过快和/或过多。⑦洋地黄过量或不足。⑧药物作用:使用抑制心肌收缩力的药物,如 β 受体阻滞剂,体内儿茶酚胺的消耗药物(如利血平类),交感神经节阻滞剂(如胍乙啶)和某些抗心律失常药物(如奎尼丁、普鲁卡因胺、维拉帕米等);水、钠潴留,激素和药物的应用,如肾上腺皮质激素等造成水、钠潴留。⑨其他:出血和贫血、肺栓塞、室壁瘤、心肌收缩不协调、乳头肌功能不全等。

二、临床表现和实验室检查

按心力衰竭开始发生于哪一侧和充血主要表现的部位,将心力衰竭分为左心衰竭、右心衰竭和全心衰竭。心力衰竭开始发生在左侧心脏,以肺充血为主的称为左心衰竭;开始发生在右侧心脏并以肝、肾等器官和周围静脉淤血为主的,称为右心衰竭。两者同时存在的称全心衰竭。以左心衰竭开始的情况较为多见,大多经过一段时间发展为肺动脉高压而引起右心衰竭。单独的右心衰竭较少见。

(一)左心衰竭

可分为左心室衰竭和左心房衰竭两种。左心室衰竭多见于高血压心脏病、冠心病、主动脉病变和二尖瓣关闭不全。急性肾小球肾炎和风湿性全心炎是儿童和少年患者左心室衰竭的常见病因。二尖瓣狭窄时,左心房压力明显增高,也有肺充血表现,但非左心室衰竭引起,因而称为左心房衰竭。

1.症状

(1)呼吸困难:是左心衰竭的主要症状。不同情况下肺充血的程度有差异,呼吸困难的表现有下列不同形式。①劳力性呼吸困难:开始仅在剧烈活动或体力劳动后出现呼吸急促,如登楼、上坡或平地快走等活动时出现气急。随肺充血程度的加重,可逐渐发展到更轻的活动时或体力劳动后、甚至休息时,也发生呼吸困难。②端坐呼吸:一种由于平卧时极度呼吸困难而必须采取的高枕、半卧位或坐位以解除或减轻困难的状态。程度较轻的,高枕或半卧位时无呼吸困难;严重的必须端坐;最严重的即使端坐床边,两腿下垂,上身向前,双手紧握床边,仍不能缓解严重的呼吸困难。③阵发性夜间呼吸困难:又称心源性哮喘,是左心室衰竭早期的典型表现。呼吸困难可连续数夜,每夜发作或间断发作。典型发作在夜间熟睡1小时后,患者因气闷、气急而突然惊醒,被迫立即坐起,可伴阵咳、哮鸣性呼吸音或咳泡沫样痰。发作较轻的采取坐位后十余分钟至1小时左右呼吸困难自动消退,患者又能平卧入睡,次日白天无异常感觉。严重的可持续发作,阵发咳嗽,咳粉红色泡沫样痰,甚至发展成为急性肺水肿。由于早期呼吸困难多在夜间发作,开始常能自动消退,白天症状可不明显,因而并不引起患者注意。即使就医,也常因缺少心力衰竭的阳性体征而被忽视。发作时伴阵咳或哮鸣的可被误诊为支气管炎或哮喘。④急性肺水肿:急性肺水肿的表现与急性左心功能不全相同。

(2)体力下降:倦怠、乏力、运动耐力减弱。

2.体征

(1)原有心脏病的体征。

(2)陈-施呼吸:见于严重心力衰竭,预后不良。呼吸有节律地由暂停逐渐增快、加深,再逐渐减慢、变浅,直到再停,1分钟后呼吸再起,如此周而复始。脑缺氧严重的患者还可伴有嗜睡、烦躁、神志错乱等精神症状。

(3)左心室增大:心尖冲动向左下移位,心率增快,心尖区有舒张期奔马律,肺动脉瓣区第二心音亢进,其中舒张期奔马律最有诊断价值,在患者心率增快或卧位并做深呼气时更容易听到。左心室扩大还可形成相对性二尖瓣关闭不全,产生心尖区收缩期杂音。

(4)交替脉:脉搏强弱交替。轻度交替脉仅能在测血压时发现。

(5)肺部啰音:阵发性呼吸困难或急性肺水肿时可有粗大湿啰音,满布两肺,并可伴有哮鸣音。

(6)胸腔积液:左心衰竭患者中的25%有胸腔积液。胸腔积液可局限于肺叶间,也可呈单侧或双侧胸腔积液,胸腔积液蛋白含量高,心力衰竭好转后消退。

3.早期X线检查

肺静脉充盈左心衰竭在X线检查时仅见肺上叶静脉扩张、下叶静脉较细,肺门血管阴影清晰。在肺间质水肿期可见肺门血管影增粗、模糊不清,肺血管分支扩张增粗,或肺叶间淋巴管扩张。在肺泡水肿阶段,开始可见密度增高的粟粒状阴影,继而发展为云雾状阴影。急性肺水肿时可见自肺门伸向肺野中部及周围的扇形云雾状阴影。此外,左心衰竭有时还可见到局限性肺叶间、单侧或双侧胸腔积液;慢性左心衰竭患者还可以有叶间胸膜增厚,心影可增大(左心室增大)。

(二)右心衰竭

多由左心衰竭引起。出现右心衰竭后,由于右心室排血量减少,肺充血现象有所减轻,呼吸困难亦随之减轻。单纯右心衰竭多由急性或慢性肺心病引起。

1.症状

主要由慢性持续淤血引起各脏器功能改变所致,如长期消化道淤血引起的食欲缺乏、恶心、

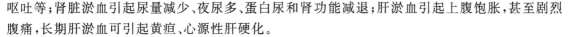

呕吐等;肾脏淤血引起尿量减少、夜尿多、蛋白尿和肾功能减退;肝淤血引起上腹饱胀,甚至剧烈腹痛,长期肝淤血可引起黄疸、心源性肝硬化。

2.体征

(1)原有心脏病体征。

(2)心脏增大:以右心室增大为主者可伴有心前区抬举性搏动(胸骨左缘心脏冲动有力且持久)。心率增快,部分患者可在胸骨左缘相当于右心室表面处听到舒张早期奔马律。右心室明显扩大可形成功能性三尖瓣关闭不全,产生三尖瓣区收缩期杂音,吸气时杂音增强。

(3)静脉充盈:颈外静脉充盈为右心衰竭的早期表现。半卧位或坐位时在锁骨上方见到颈外静脉充盈,或颈外静脉充盈最高点距离胸骨角水平 10 cm 以上,都表示静脉压增高,常在右侧较明显。严重右心衰竭静脉压显著升高时,手背静脉和其他表浅静脉也充盈,并可见静脉搏动。

(4)肝大和压痛:出现也较早,大多发生于皮下水肿之前。肝大剑突下较肋下肋缘明显,质地较软,具有充实饱满感,边缘有时扪不清,叩诊剑突下有浊音区,且有压痛。压迫肝脏(或剑突下浊音区)时可见颈静脉充盈加剧(肝-颈静脉反流现象)。随心力衰竭的好转或恶化,肝大可在短时期内减轻或增剧。右心衰竭突然加重时,肝脏急性淤血,肝小叶中央细胞坏死,引起肝脏急剧增大,可伴有右上腹与剑突下剧痛和明显压痛、黄疸,同时血清 ALT 常显著升高,少数人甚至达 1 000 U。一旦心力衰竭改善,肝大和黄疸消退,血清转氨酶也在 1～2 周恢复正常。长期慢性右心衰竭引起心源性肝硬化时,肝触诊质地较硬,压痛可不明显,常伴黄疸、腹水及慢性肝功能损害。

(5)下垂性水肿:早期右心衰竭水肿常不明显,多在颈静脉充盈和肝大明显后才引起凹陷性水肿。水肿最早出现在身体的下垂部位,起床活动者以足、踝内侧和胫前较明显,仰卧者骶区消肿;侧卧者卧侧肢体水肿显著。病情严重可发展到全身水肿。

(6)胸腔积液和腹水:胸膜静脉回流至上腔静脉、支气管静脉和肺静脉,右心衰竭时静脉压增高,可有双侧或单侧胸腔积液。双侧胸腔积液时,右侧量常较多,单侧胸腔积液也以右侧为多见,其原因不明。胸腔积液含蛋白量较高(2～3 g/100 mL),细胞数正常。大量腹水多见于三尖瓣狭窄、三尖瓣下移和缩窄性心包炎,亦可见于晚期心力衰竭和右心房球形血栓堵塞下腔静脉入口时。

(7)心包积液:少量心包积液在右心衰竭或全心衰竭时不少见。

(8)发绀:长期右心衰竭患者大多数有发绀,可表现为面部毛细血管扩张、发绀和色素沉着。

(9)其他:晚期患者可有明显营养不良、消瘦甚至恶病质。

3.实验室检查

(1)静脉压增高:肘静脉压超过 1.4 kPa(14 cmH₂O)或重压肝脏 0.5～1 分钟后上升 0.1～0.2 kPa(1～2 cmH₂O)以上的,提示有右心衰竭[我国 1 425 例正常成年人测定正常范围 0.3～1.4 kPa(3～14 cmH₂O),平均 1.0 kPa(9.9 cmH₂O)]。

(2)血液检查:血清胆红素和丙氨酸氨基转移酶(ALT)可略增高。

(3)尿的改变:可有轻度蛋白尿、尿中有少量透明或颗粒管型和少量红细胞,可有轻度氮质血症。

(三)舒张性心力衰竭

正常心脏舒张期等容弛张阶段心室腔压力快速下降,持续至二尖瓣开放后,进入快速充盈阶段,再经过缓慢充盈和心房收缩阶段,心室充盈量在肺静脉平均压低于 1.6 kPa(12 mmHg)时足以提供适应机体需要的心排血量。舒张功能障碍时,心室舒张和/或充盈不良,充盈压增高,充盈量减少,左心房和肺静脉压相应增高。心室充盈量在肺静脉平均压等于 1.6 kPa(12 mmHg)条件下才能提供足以适应机体需要的心排血量。舒张性功能障碍的主要后果是心室充盈压增高,与其上游静脉压增高所致肺或体循环淤血。

舒张功能障碍可表现为舒张早期心室功能受损和/或心室顺应性减低,起始通过充盈压增高可能维持静息时每搏量正常,但常难以满足机体需要增高时的心排血量。心力衰竭患者大多有左心室收缩功能障碍伴不同程度舒张功能障碍;部分患者以左心室舒张功能障碍为主,静息时收缩功能正常或接近正常。心肌缺血、心肌肥厚和心肌纤维性变是舒张功能障碍常见的病理基础。最常见的病因包括冠心病、原发性高血压病、糖尿病、主动脉瓣狭窄、肥厚型心肌病、限制型心肌病等。心室顺应性降低也见于部分高龄正常人。

舒张性心力衰竭的临床表现可从无症状、运动耐力下降到气促、肺水肿。急性心肌缺血或高血压未满意控制的患者可出现急性舒张功能不全所致急性肺水肿。

超声心动图多普勒测定或核素心肌显影评估收缩和舒张功能是诊断舒张和/或收缩功能障碍的常用方法。目前大多数采用多普勒超声心动图二尖瓣血流频谱间接测定心室舒张功能。

(四)心功能的判定和分级

心功能指心脏做功能力的限度。NYHA 心功能的限度美国纽约心脏病学会据患者自觉症状的分级。①Ⅰ级:体力活动不受限,一般体力活动不引起过度的乏力、心悸、气促和心绞痛。②Ⅱ级:轻度体力活动受限,静息时无不适,但低于日常活动量即致乏力、心悸、气促或心绞痛。③Ⅲ级:体力活动明显受限,静息时无不适,但低于日常活动量即致乏力、心悸、气促或心绞痛。④Ⅳ级:不能无症状地进行任何体力活动,休息时可有心力衰竭或心绞痛症状,任何体力活动都加重不适。

1994 年 3 月上述分级方案修订时,增加了客观评价指标(包括心电图、负荷试验、X 线、超声心动图和核素显影检查结果):①无心血管疾病的客观依据。②有轻度心血管疾病的客观依据。③有中等程度心血管疾病的客观依据。④严重心血管疾病的客观依据。轻、中、重心血管疾病的定义难以确切标明,由临床医师主观判断。

联合症状和客观指标分级可能弥补原有方案主观症状与客观指标分离,仅反映血流动力学的症状变化等不足。如客观检查示严重主动脉瓣狭窄或严重冠脉狭窄的患者,自觉症状不明显或极轻微,联合分级定为ⅠD。而客观检查示轻度主动脉瓣狭窄或轻度冠脉狭窄的无症状患者,则定为ⅠB。又如 LVEF 均<35%的无症状左心室收缩功能障碍者定为ⅠC,而有症状性心力衰竭者定为Ⅱ~ⅢC。

本分组简便易行,新修订的联合指标分级在对比不同临床试验人选对象的心功能状态、评价治疗效果及分析不同亚组的治疗影响时,均很有帮助。

三、诊断

典型的心力衰竭诊断并不困难。左心衰竭的诊断依据为原有心脏病的体征和体循环淤血的表现,且患者大多有左心衰竭的病史。

值得注意的是心力衰竭的早期诊断。早期心力衰竭患者症状可不明显,常能自由活动,坚持工作,劳力性气促和阵发性夜间呼吸困难是左心衰竭的早期症状,但常不引起注意,并常因白天就诊缺少阳性体征而被忽视,如不详细询问病史、不仔细检查、未发现舒张期奔马律及 X 线典型表现,易被漏诊。颈静脉充盈和肝大是右心衰竭的早期症状,易被忽视。心力衰竭时肝大等也不一定都是心力衰竭所致。如劳力性气促可由阻塞性肺气肿、肺功能不全、肥胖或身体虚弱引起。夜间呼吸困难也可由支气管哮喘发作引起。肺底湿啰音可由慢性支气管炎、支气管扩张或肺炎引起。心力衰竭引起的湿啰音大多为两侧对称性的,偶见于单侧,或仅有哮鸣音。下肢水肿可由静脉曲张、静脉炎、肾脏或肝脏疾病、淋巴水肿等所致,还可在久坐或月经前后、妊娠后期发生;妇女原因不明性下肢水肿亦不少见。另外,心力衰竭时可因长期卧床液体积聚在腰骶部而不发生下肢水肿。肝大可由血吸虫病、肝炎、脂肪肝引起。颈静脉充盈可由肺气肿或纵隔瘤压迫上腔静脉引起。胸腔积液可由胸膜结核、肿瘤和肺梗死引起;腹水也可由肝硬化、低蛋白血症、腹膜结核、肿瘤引起。

心力衰竭时常伴心脏扩大,但正常大小的心脏也可发生心力衰竭,如急性心肌梗死。肺气肿时心脏扩大可被掩盖;心脏移位或心包积液又可被误认为心脏扩大。

X线是确诊左心肺间质水肿期的主要依据,还有助于心力衰竭和肺部疾病的鉴别。超声心动图不能确诊心力衰竭,但是区分收缩或舒张功能不全的主要手段,还能评估心脏结构和功能,帮助确立心力衰竭病因。静脉压测定有助于确诊早期右心衰竭。血流动力学监测不适用于慢性心力衰竭的诊断。心电图和血生化指标则对心力衰竭诊断无帮助。

四、并发症

血流迟缓和长期卧床可导致下肢静脉血栓形成,继而发生肺栓塞和肺梗死,此时有胸痛、咯血、黄疸、心力衰竭加重甚至休克等表现。左、右心腔内附壁血栓可分别引起体动脉和肺动脉栓塞;体动脉栓塞可致脑、肾、脾、肠系膜梗死及上、下肢坏死。有卵圆孔未闭者,体循环静脉血栓脱落形成的栓子,有可能穿过未闭的卵圆孔到达左心房,再经左心房进入体循环,形成所谓反常栓塞。长期卧床患者特别是有肺水肿者极易并发呼吸道感染,特别是支气管肺炎。

五、防治

近年来对心力衰竭的防治有重大进展。评价疗效的方法除根据症状、血流动力学效应、运动耐量和生活质量的改善外,还增加了长期治疗的安全性、病死率、生存期、神经激素系统激活程度等指标。治疗药物也在 ARB/ACEI、β 受体阻滞剂、醛固酮受体拮抗剂基础上,考虑血管紧张素受体-脑啡肽酶抑制剂——沙库巴曲缬沙坦治疗。

具体措施包括以下几方面。

(一)病因防治

风湿性心瓣膜病在我国仍属慢性心力衰竭的常见病因。应用青霉素治疗链球菌感染,已使风湿热和风湿性心瓣膜病在发达国家基本绝迹。择期手术治疗心瓣膜病,有效地控制高血压及积极防治冠脉病变与心肌缺血等病因治疗;消除心力衰竭的诱因如控制感染、避免体力过劳和精神刺激等,可预防心力衰竭的发生。

(二)收缩性心力衰竭的治疗

1.减轻心脏负荷

包括减少体力活动和精神刺激。严重者宜绝对卧床休息,在心功能逐步改善过程中,适当下床活动,以免卧床休息过久并发静脉血栓形成或肺炎。此外,应注意解除精神负担,必要时给予小量镇静药。

2.限制钠盐的摄入

适当限制日常饮食中的钠盐摄入量,食盐量日 2～5 g,忌盐腌制食物。应用利尿剂引起大量利尿时,钠盐限制不宜过严,以免发生低钠血症。

3.利尿剂的应用

利尿剂通过抑制肾小管不同部位的 Na^+ 重吸收,或增加肾小球 Na^+ 的滤过,增进 H_2O、Na^+ 排出,从而降低心室充盈压,减轻肺循环和/或体循环淤血所致临床症状,其疗效肯定,但对心力衰竭整体过程的影响(如生存率等)不明,长期应用利尿剂理论上可能产生以下不良反应:①降低心排血量,从而激活 RAS,血浆肾素和醛固酮增高。②导致低钾血症。③降低糖耐量。④导致高尿酸血症。⑤导致高脂血症。⑥导致室性心律失常。目前利尿剂为治疗心力衰竭伴水、钠潴留患者的一线药物,大多与其他心力衰竭的治疗药物(如地高辛、ACEI)联合应用,单纯舒张性心力衰竭利尿剂宜慎用。

常用的利尿剂:①噻嗪类利尿剂。氢氯噻嗪 12.5～50 mg/d,氯噻酮 12.5～50 mg/d,美托拉宗1～10 mg/d,氯噻嗪 250～1 000 mg/d。②襻利尿剂。呋塞米口服 20～40 mg/d,布美他尼口服0.5～1 mg/d,依他尼酸口服 25～50 mg/d。③保钾利尿剂。螺内酯 25～75 mg/d,阿米洛利2.5～7.5 mg/d,氨苯蝶啶 50～100 mg/d。

合理应用利尿剂:①利尿剂适用于有左或右心室充盈压增高表现的患者,如颈静脉充盈伴静脉压增高,肝大伴肝颈静脉反流征阳性,劳力性或夜间阵发气促,肺淤血,肺水肿及心源性水肿等。②急性心力衰竭伴肺水肿时,静脉推注襻利尿剂(呋塞米)是首选治疗。其静脉扩张作用可在利尿作用出现前迅速减轻前负荷与症状。③轻度钠潴留患者应用噻嗪类利尿剂常可获得满意疗效,中度以上钠潴留患者多需应用襻利尿剂。起始先用小剂量间断治疗,如每周 2～3 次,利尿效果不满意时,再增加剂量和/或连续服用,病情减轻后再间断给药。定期测体重可及时发现隐性水肿,以调节利尿剂用量。连续利尿应注意预防低钾血症,可联用保钾利尿剂。④重度心力衰竭或伴肾功能不全的患者,宜选用襻利尿剂,也可联用襻利尿剂和美托拉宗。注意大量利尿所致并发症。⑤顽固性水肿大多联合应用利尿剂,如大剂量襻利尿剂和噻嗪类、保钾利尿剂联用,间断辅以静脉推注襻利尿剂。噻嗪类或襻利尿剂与 ACEI 联用,可减少利尿剂引起低钾血症和RAS 系统激活等不良反应,降低耐药性的发生率。联用时应密切观察血压、血容量、肾功能与血电解质改变。

(三)正性肌力药物的应用

由于慢性心力衰竭患者心肌收缩力减弱,改善心肌收缩功能曾被认为是心力衰竭的首要治疗。

正性肌力药物主要有以下几种。

1.洋地黄类

常用洋地黄类药物见表 4-8。

(1)禁忌证:①洋地黄过量或中毒。洋地黄过量或中毒的表现之一是心力衰竭症状加重,常被误诊为剂量不足而盲目增加洋地黄量,甚至因而致死。②肥厚性梗阻型心肌病并发心力衰竭的病理生理机制为心室舒张不全与收缩过度,因而属单纯舒张性心力衰竭。洋地黄不能改善心室舒张功能,其正性收缩作用可使流出道梗阻加重,因而除并发心房颤动或其他房性快速心律失常外,不宜用洋地黄治疗。③房室阻滞。部分或完全性房室阻滞都属于洋地黄应用的禁忌证。但如并发急性肺水肿,来不及置入人工心脏起搏器治疗时,可在严密观察下试用快速作用的洋地黄制剂,并在病情许可时安置起搏器。起搏器安置后仍有心力衰竭表现的患者,可以加用洋地黄治疗。④室性期前收缩和室性心动过速(室速)曾被列为洋地黄应用的禁忌证。但由心力衰竭引起的室性期前收缩或室性心动过速及因室性期前收缩或室性心动过速而加重的心力衰竭,而能排除洋地黄过量,则洋地黄治疗可中断上述的恶性循环。

表 4-8　用于慢性心力衰竭的洋地黄类药物

制剂	给药途径	作用时间				负荷量		平均每天维持量
		开始	高峰	持续	消失	剂量	给药法	
洋地黄	口服	2～4 小时	8～12 小时	4～7 天	2～3 周	0.7 g	3 次/天,每次 0.1 g (首剂0.2 g)共 2 天	0.05 g
洋地黄毒苷	口服	2～4 小时	8～12 小时	4～7 天	2～3 周	0.7 mg	3 次/天,每次 0.1 mg (首剂0.2 mg)共 2 天	0.05 mg
地高辛	口服	1～2 小时	4～12 小时			1.5 mg	3 次/天,每次 0.25 mg 共 2 天	0.25～0.375 mg
	静脉	10 分钟	第一峰 30～60 分钟 第二峰 4～6 小时	1～2 小时	3～6 天	0.75 mg	首剂 0.25～0.5 mg, 4～6 小时后可再注射 0.25 mg	
毛花苷 C	静脉	10 分钟	1～2 小时	1～2 天	3～6 天	0.8 mg	首剂 0.6 mg 或0.4 mg, 2～4 小时后再注射 0.2～0.4 mg	
毒毛花苷 K	静脉	5 分钟	1 小时	1～2 天	2～3 天	0.25～0.375 mg	首剂 0.25 mg,必要时 可在2 小时后再注射 0.125 mg	

(2)预防性用药:已证明尚能维持代偿功能。使用洋地黄也能提高心肌工作效率,因而有主张在特殊条件下用洋地黄预防心力衰竭的。如:①准备进行心内手术的患者,术前洋地黄预防治疗。为避免手术完毕直流电复律时并发严重室性快速心律失常,一般于术前 2 天停用。②缩窄性心包炎、心包剥离术前用洋地黄可预防术后严重心力衰竭和心源性休克。

(3)给药方法:一般每天给予维持量即可。为使洋地黄制剂较早出现疗效,可选用毛花苷 C 或地高辛,先给负荷量继以维持量,负荷量可分次给予。3 天内用过地高辛的一般不用负荷量,但如病情需要,可小剂量分次给药,并密切观察疗效及毒副作用。对急性左心衰竭和心室率快速的房性快速心律失常(伴或不伴心力衰竭)患者,宜将负荷量一次给予。急性心肌梗死、急性心肌炎、肺心病、黏液性水肿或贫血等引起的心力衰竭,负荷量不宜过大,并应分次给予。肾功能不全者禁用负荷量。

2.非洋地黄类正性肌力药

(1)肾上腺素能受体兴奋药:多巴胺是去甲肾上腺素的前体,其作用随应用剂量的大小而表现不同,较小剂量[2 μg/(kg·min)]表现为心肌收缩力增强,血管扩张,特别是肾小动脉扩张,心率加快不明显。这些都是治疗心力衰竭所需的作用。如果大剂量或更大剂量[5～10 μg/(kg·min)]则可出现心力衰竭不利的相反作用。

此外,患者对多巴胺的反应个体差异较大,应由小剂量开始逐渐增量,以不引起心率加快及血压升高为度。

(2)磷酸二酯酶抑制剂:氨力农用量为负荷量 0.75 mg/kg,稀释后静脉注入,再以 $5\sim10$ $\mu g/(kg\cdot min)$ 静脉滴注,每天总量 100 mg。米力农用量为 0.75 mg/kg,稀释后静脉注入,再以0.5 $\mu g/(kg\cdot min)$ 静脉滴注 4 小时。

(四)血管紧张素转换酶抑制剂的应用

提早对心力衰竭治疗,从心脏尚处于代偿期而无明显症状时,即开始给予 ACE 抑制剂的干预治疗是心力衰竭治疗方面的重要进展。通过 ACE 抑制剂限制心肌、小血管重构,以达到维护心肌的功能,推迟充血性心力衰竭的到来,降低远期死亡率。

ACE 抑制剂目前种类很多,在选择应用时主要考虑其半衰期的长短,确定用药剂量及每天次数。卡托普利为最早用于临床的含巯基的 ACE 抑制剂,用量为 $12.5\sim25$ mg,每天 2 次;贝那普利半衰期较长并有 1/3 经肝脏排泄,对有早期肾功能损害者较适用,用量为 $5\sim10$ mg,每天 1 次;培哚普利亦为长半衰期制剂,可每天用一次 $2\sim4$ mg。

(五)β受体阻滞剂的应用

从传统的观念看来 β受体阻滞剂以其负性肌力作用而禁用于心力衰竭。但现代观点认为心力衰竭时心脑的代偿机制虽然在早期能维持心脏排血功能,但在长期的发展过程中将对心肌产生有害的影响,加速患者的死亡。代偿机制中交感神经兴奋性的增强是一个重要的组成部分,而 β受体阻滞剂可对抗这一效应。为此 20 世纪 80 年代以来不少学者在严密观察下审慎地进行了 β受体阻滞剂治疗心力衰竭的临床验证,其中一项较大规模的试验应用美托洛尔治疗扩张型心肌病心力衰竭,与对照组相比其结果证实患者不仅可以耐受用药,还可以降低致残率、住院率,提高运动量。

进一步研究是 β受体阻滞剂的制剂选择问题,美托洛尔选择性阻滞 $β_1$ 受体,受体而无血管扩张作用;卡维地洛作为新的非选择性并有扩张血管作用的 β受体阻滞剂,用于心力衰竭治疗,大规模临床试验其结果优于美托洛尔,可明显降低病死率、住院率及提高患者的运动耐量。

由于 β受体阻滞剂确实具有负性肌力的作用,临床应用仍应十分慎重。待心力衰竭情况稳定后,首先从小剂量开始,逐渐增加剂量,适量维持。

(六)舒张性心力衰竭的治疗

舒张性心力衰竭的治疗原则与收缩功能不全有所差别,主要措施如下。

(1)β受体阻滞剂:改善心肌顺应性,使心室的容量-压力曲线下降,表明舒张功能改善。

(2)钙通道阻滞剂:降低心肌细胞内钙浓度,改善心脏主动舒张功能,主要用于肥厚型心肌病。

(3)ACE 阻滞剂:有效控制高血压,从长远来看改善心肌及小血管重构,有利于改善舒张功能,最适用于高血压心脏病及冠心病。

(4)尽量维持窦性心律,保持房室顺序传导,保证心室舒张期充分容量。

(5)对肺淤血症状较明显者,可适量应用静脉扩张药(硝酸甘油制剂)或利尿剂降低前负荷,但不宜过度,因过分地减少前负荷可使心排血量下降。

(6)在无收缩功能障碍的情况下,禁用正性肌力药物。

(七)血管紧张素受体-脑啡肽酶抑制剂(ARNI)治疗

心力衰竭的神经内分泌发病机制是一个里程碑式的发现,针对交感神经激活的 β受体阻滞剂和针对肾素-血管紧张素-醛固酮系统的血管紧张素转化酶抑制剂、血管紧张素受体拮抗剂、醛固酮拮抗剂能显著改善心力衰竭患者的预后,已成为心力衰竭治疗的基石。但即使给予了"最适治疗",心力衰竭的死亡率、致残率仍很高,新的治疗靶点研发紧迫。血管紧张素受体-脑啡肽酶抑制剂是近年来心力衰竭治疗上的重要发现。

脑啡肽酶抑制剂可通过抑制脑啡肽酶水平提高脑啡肽浓度,因此对心衰有良好的治疗作用。但是,单独应用脑啡肽酶抑制剂会使肾上腺髓质素、缓激肽、血管紧张素Ⅱ和内皮素Ⅰ浓度升高,以致血管收缩和舒张效果互相抵消。沙库巴曲缬沙坦通过将血管紧张素Ⅱ受体阻滞剂(ARB)与脑啡肽酶抑制剂整合到一起解决了这一问题。

《舒张性心力衰竭诊断和治疗专家共识》指出,收缩性心衰合并心室舒张功能障碍患者应用沙库巴曲缬沙坦可减少心衰住院率和心血管死亡风险。

(八)"顽固性心力衰竭"及不可逆心力衰竭的治疗

"顽固性心力衰竭"又称为难治性心力衰竭,是指经过各种治疗,心力衰竭不见好转,甚至还有进展者,但并非心脏情况已至终末期不可逆转者。对这类患者应努力寻找潜在的原因,并纠正,如风湿活动、感染性心内膜炎、贫血、甲状腺功能亢进症、电解质紊乱、洋地黄类过量、反复发生的小面积肺栓塞等。或者患者是否有与心脏无关的其他疾病如肿瘤等。同时调整心力衰竭用药,强效利尿剂和血管扩张药及正性肌力药物联合应用等。对重度顽固性水肿也有试用血液超滤法。

对不可逆心力衰竭患者大多是病因无法纠正的,如扩张型心肌病、晚期缺血性心肌病患者,心肌情况已至终末状态不可逆转。其唯一的出路是心脏移植。从技术上看心脏移植成功率已很高,5年存活率已可达60%。

(李　毅)

第五节　扩张型心肌病

扩张型心肌病(DCM)是以一侧或双侧心腔扩大,收缩性心力衰竭为主要特征的一组疾病。病因不明者称为原发性扩张型心肌病,由于主要表现为充血性心力衰竭,以往又被称为充血性心肌病,该病常伴心律失常,5年存活率低于50%,发病率为5/10万~10/10万,近年来有增高的趋势,男多于女,男女发病比例为2.5:1。

一、病因

(一)遗传因素

遗传因素包括单基因遗传和基因多态性。前者包括显性和隐性两种,根据基因所在的染色体进一步分为常染色体和性染色体遗传。致病基因已经清楚者归为家族性心肌病,未清楚而又有希望的基因是编码 *dystrophin* 和 *cardiotrophin* -1 的基因。基因多态性目前以 ACE 的 DD 型研究较多,但与原发性扩张型心肌病的关系尚有待进一步证实。

(二)病毒感染

主要是柯萨奇病毒,此外尚有巨细胞病毒、腺病毒(小儿多见)和埃柯病毒等。以柯萨奇病毒研究较多。病毒除直接引起心肌细胞损伤外,尚可通过免疫反应,包括细胞因子和抗体损伤心肌细胞。

(三)免疫障碍

免疫障碍分两大部分:一是引起机体抵抗力下降,机体易于感染,尤其是嗜心肌病毒如柯萨奇病毒感染;二是以心肌为攻击靶位的自身免疫损伤,目前已知的有抗 β-受体抗体,抗 M-受体抗体,抗线粒体抗体,抗心肌细胞膜抗体,抗 ADP/ATP 载体蛋白抗体等。有些抗体具强烈干扰心肌细胞功能作用,如抗β-受体抗体的儿茶酚胺样作用较去甲肾上腺素强 100 倍以上,抗ADP/ATP抗体严重干扰心肌能量代谢等。

(四)其他

某些营养物质、毒物的作用或叠加作用应注意。

二、病理及病理生理

(一)大体解剖

心腔大、室壁相对较薄、附壁血栓,瓣膜及冠状动脉正常,随着病情发展,心腔逐渐变为球形。

(二)组织病理

心肌细胞肥大、变长、变性坏死、间质纤维化。组化染色(抗淋巴细胞抗体)淋巴细胞计数增多,约 46% 符合 Dallas 心肌炎诊断标准。

(三)细胞病理(超微结构)

(1)收缩单位变少,排列紊乱。

(2)线粒体增多变性,细胞化学染色示线粒体嵴排列紊乱、脱失及融合;线粒体分布异常,膜下及核周分布增多,而肌纤维间分布减少。

(3)脂褐素增多。

(4)严重者心肌细胞空泡变性,脂滴增加。

在上述病理改变的基础上,原发扩张型心肌病的病理生理特点可用一句话概括:收缩功能障碍为主,继发舒张功能障碍。扩张型心肌病的可能发生机制如图 4-4 所示。

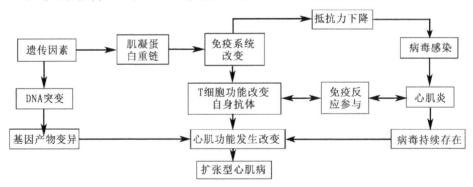

图 4-4　扩张型心肌病发病机制

三、临床表现

(1)充血性心力衰竭的临床表现。

(2)心律失常:快速、缓慢心律失常及各种传导阻滞,以室内阻滞较有特点。

(3)栓塞:以肺栓塞多见。绝大部分是细小动脉多次反复栓塞,表现为少量咯血或痰中带血,肺动脉高压等。周围动脉栓塞在国内较少见,可表现为脑、脾、肾、肠系膜动脉及肢体动脉栓塞。有栓塞者预后一般较差。

四、辅助检查

(一)超声心动图检查

房室腔内径扩大,瓣膜正常,室壁搏动减弱、呈"大腔小口"样改变是其特点。早期仅左心室和左心房大,晚期全心大。可伴二、三尖瓣功能性反流,很少见附壁血栓。

(二)ECG 检查

QRS 可表现为电压正常、增高(心室大)和减低。有室内阻滞者 QRS 增宽。可见病理性 Q 波,多见于侧壁和高侧壁。左心室极度扩大者,胸前导联 R 波呈马鞍形改变,即 V_3、V_4 呈 rS,$V_{1R} > V_{2R}$,$V_{5R} > V_{4R} > V_{3R}$。可见继发 ST-T 改变。有各种心律失常,常见的有室性期前收缩、室性心动过速、房室传导阻滞、室内传导阻滞、心房颤动、心房扑动等。

(三)X 线检查

普大心影,早期肺淤血明显,晚期由于肺动脉高压和/或右心衰竭,肺野透亮度可增加,肺淤血不明显,左、右心室同时衰竭者肺淤血也可不明显。伴有心力衰竭者常有胸腔积液,以右侧或双侧多见,单左侧胸腔积液十分少见。

(四)SPECT 检查

核素心血池显像示左心室舒张末容积(EDV)扩大,严重者可达 800 mL,EF 下降 < 40%,严重者仅 3%~5%,心肌显像左心室大或左、右心室均大,左心室壁显影稀疏不均,呈花斑样。

(五)心肌损伤标志

CK-MB、cTnT、cTnI 可增高。心肌损伤标志阳性者往往提示近期疾病活动、心衰加重,也提示有病毒及免疫因素参加心肌损伤。

(六)其他检查

包括肝功能、肾功能、血常规、电解质、血沉异常等。

五、诊断及鉴别诊断

原发性扩张型心肌病目前尚无公认的诊断标准。可采用下列顺序:①心脏大,心率快,奔马律等心衰表现;②EF < 40%(UCG、SPECT、LVG);③超声心动图表现为"大腔小口"样改变,左心室舒张末内径指数 ≥ 27 mm/m²,瓣膜正常;④SPECT 示 EDV 增大,心肌显像呈花斑样改变;⑤以上表现用其他原因不能解释,即除外继发性心脏损伤。在临床上遇到难以解释的充血性心力衰竭首先应想到本病,通过病史询问、查体及上述检查符合①~④,且仍未找到可解释的原因即可诊断本病。

鉴别诊断:①应与所有引起心脏普大的原因鉴别;②ECG 有病理性 Q 波者应与陈旧性心梗鉴别。

六、治疗

与心力衰竭治疗基本相同,但强调的是,β-受体阻滞剂及保护心肌药物(如辅酶 Q_{10}、B 族维生素)的应用见心力衰竭。

(刘辉海)

第六节　肥厚型心肌病

肥厚型心肌病是指心室壁明显肥厚而又不能用血流动力学负荷解释，或无引起心室肥厚原因的一组疾病。肥厚可发生在心室壁的任何部位，可以是对称性，也可以是非对称性，室间隔、左心室游离壁及心尖部较多见，右心室壁罕见。根据有无左心室内梗阻，可分为梗阻性和非梗阻性。根据梗阻部位又可分为左心室中部梗阻和左心室流出道梗阻，后者又称为特发性肥厚型主动脉瓣下狭窄，以室间隔明显肥厚，左心室流出道梗阻为其特点，此种类型约占肥厚型心肌病的 1/4。

一、病因

本病 30%～40% 有明确家族史，余为散发。梗阻性肥厚型心肌病有家族史者更多见，可高达 60% 左右。目前认为是常染色体显性遗传疾病，收缩蛋白基因突变是主要的致病因素。儿茶酚胺代谢异常、高血压和高强度体力活动可能是本病的促进因素。

二、病理生理

收缩功能正常乃至增强，舒张功能障碍为其共同特点。梗阻性肥厚型心肌病在心室和主动脉之间可出现压力阶差，在心室容量和外周阻力减小、心脏收缩加强时压力阶差增大。

三、临床表现

与发病年龄有关，发病年龄越早，临床表现越严重。部分可无任何临床表现，仅在体检或尸检时才发现。心悸、劳力性呼吸困难、心绞痛、劳力性晕厥、猝死是常见的临床表现。目前认为，晕厥及猝死的主要原因是室性心律失常，剧烈活动是其常见诱因。心脏查体可见心界轻度扩大，有病理性第四心音。晚期由于心房扩大，可发生心房颤动。也有少数演变为扩张型心肌病者，出现相应的体征。梗阻性肥厚型心肌病可在胸骨左缘第 3～4 肋间和心尖区听到粗糙混合性杂音，该杂音既具喷射性杂音的性质，亦有反流性杂音的特点。目前认为，该杂音系不对称肥厚的室间隔造成左心室流出道梗阻，血液高速流过狭窄的左心室流出道，由于 Venturi 效应（流体的流速越快，压力越低）将二尖瓣前叶吸引至室间隔，加重梗阻，同时造成二尖瓣关闭不全所造成的。该杂音受心肌收缩力、左心室容量和外周阻力影响明显。凡能增加心肌收缩力、减少左心室容量和外周阻力的因素均可使杂音加强，反之则减弱。如含服硝酸甘油片或体力活动使左心室容量减少或增加心肌收缩力，均可使杂音增强，使用 β-受体阻滞剂或下蹲位，使心肌收缩力减弱或左心室容量增加，则均可使杂音减弱。

四、辅助检查

（一）心电图检查

最常见的表现为左心室肥大和继发性 ST-T 改变，病理性 Q 波亦较常见，多出现在 Ⅱ、Ⅲ、aVF、aVL、V_5、V_6 导联，偶有 V_{1R} 增高。上述改变可出现在超声心动图发现室壁肥厚之前，其机制不清。以 V_3、V_4 为中心的巨大倒置 T 波是心尖肥厚型心肌病的常见心电图表现。此外，尚有室内阻滞、心房颤动及期前收缩等表现。

(二)超声心动图检查

对本病具诊断意义,且可以确定肥厚的部位。梗阻性肥厚型心肌病室间隔厚度与左心室后壁之比≥1.3(图4-5A、B、D);室间隔肥厚部分向左心室流出道突出,二尖瓣前叶在收缩期前向运动(SAM,图4-5C)。主动脉瓣在收缩期呈半开放状态。二尖瓣多普勒超声血流图示A峰>E峰,提示舒张功能低下。

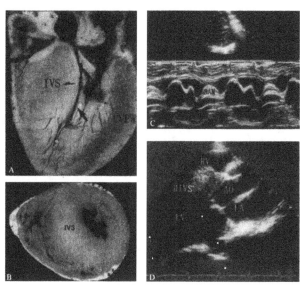

图4-5 肥厚型心肌病

A.心脏纵切面观,室间隔厚度与之比>1.3;B.梗阻性肥厚心肌病横断面;C.梗阻性肥厚心肌病M超声心动图SAM征;D.左心室游离壁梗阻性肥厚心肌病B型超声心动图HIVS征象,HIVS:室间隔肥厚 RV:右心室,LV:左心室,IVS:室间隔,AO:主动脉LVPW:左心室后壁,SAM:收缩期前向运动

(三)心导管检查和心血管造影

左心室舒张末压升高,左心室腔与左心室流出道压力阶差>2.7 kPa(20 mmHg)者则可诊断梗阻存在。Brocken brough现象为梗阻性肥厚型心肌病的特异性表现。该现象是指具完全代偿期间的室性期前收缩后心搏增强、心室内压增高而主动脉内压降低的反常现象。这是由于心搏增强加重左心室流出道梗阻造成。心室造影显示左心室腔变形,呈香蕉状(室间隔肥厚)、舌状或黑桃状(心尖肥厚)。冠状动脉造影多为正常,供血肥厚区域的冠状动脉分支常较粗大。

(四)同位素心肌显像

可显示肥厚的心室壁及室壁显影稀疏,提示心肌代谢异常。此与心脏淀粉样变性心室壁厚而显影密度增高相鉴别。

(五)心肌 MRI

可显示心室壁肥厚和心腔变形。

(六)心内膜心肌活检(病理改变)

心肌细胞肥大、畸形、排列紊乱。

五、诊断及鉴别诊断

临床症状、体征及心电图可提供重要的诊断线索。诊断主要依靠超声心动图、同位素心肌显像、心脏 MRI 等影像学检查,心导管检查对梗阻性肥厚型心肌病亦具诊断意义,而 X 线心脏拍片对肥厚型心肌病诊断帮助不大。心绞痛及心电图 ST-T 改变需与冠心病鉴别。心室壁肥厚需与负荷过重引起的室壁肥厚及心脏淀粉样变性室壁肥厚鉴别。冠心病缺乏肥厚型心肌病心室壁肥厚的影像特征,通过冠状动脉造影可显示冠状动脉狭窄。后负荷过重引起的心室壁肥厚可查出后负荷过重疾病,如高血压、主动脉狭窄、主动脉缩窄等;心脏淀粉样变性心室壁肥厚时,心电图表现为低电压,可资鉴别。

六、治疗及预后

基本治疗原则为改善舒张功能,防止心律失常的发生。可用 β-受体阻滞剂及主要作用于心脏的钙通道阻滞剂。对重症梗阻性肥厚型心肌病[左心室腔与左心室流出道压力阶差≥8.0 kPa (60 mmHg)]患者可安装 DDD 型起搏器,室间隔化学消融及手术切除肥厚的室间隔心肌等方法治疗。本病的预后因人而异。一般而言,发病年龄越早,预后越差。成人多死于猝死,小儿多死于心力衰竭,其次是猝死。家族史阳性者猝死率较高。应指导患者避免剧烈运动、持重及屏气,以减少猝死发生。

(刘辉海)

第七节　心包缩窄

心包缩窄是多种心包疾病的最终结果,表现为心包纤维化、钙化、粘连和增厚,导致各房室充盈障碍,类似于右心衰竭的临床表现。

由于心包缩窄,心脏舒张期充盈受限,舒张终末期压力升高,容量减少,尽管收缩功能正常,但每搏量降低,心排血量减少,然而,由于代偿性心率增快,心排血量降低不明显,因此,与心力衰竭比较右心房压力升高明显,而心排血量降低较少,右心房压力可达 $1.0\sim2.0$ kPa($10\sim20$ cmH$_2$O)。由于右心房压力升高,体循环淤血,静脉压升高。

在欧美和日本,心包缩窄的主要病因为特发性心包炎,在南非和一些热带国家,结核性仍是最常见的病因,我国结核性缩窄性心包炎,约占缩窄性心包炎病因的 40%。心包缩窄的其他病因主要包括心脏手术后、接受血液透析的慢性肾衰竭、结缔组织病和肿瘤浸润。化脓性心包炎引流不畅可发展为缩窄性心包炎,亦可是真菌感染和寄生虫感染的并发症。偶可见于心肌梗死、心包切开术后综合征及石棉沉着病引起的心包炎。

一、心包缩窄的病理生理

增厚致密的心包较坚硬并固缩压迫心脏,限止了两侧心脏于舒张期充分扩张,使舒张期回心血量减少,心搏量因之而下降。心搏量减少必然造成输血量减少,故血压一般偏低,机体为了维持一定的输血量,必须增加心室率而达代偿目的。心排血量减少也导致肾血流量不足,使肾脏水、钠潴留增多,循环血容量增加。另一方面静脉血液回流障碍,因此出现静脉压力升高,其升高的程度常较心力衰竭时更为明显,故临床上出现颈静脉怒张、肝大、腹水、胸腔积液、下肢水肿等体征。因左心室受缩窄心包的影响可出现肺循环瘀血,临床上有呼吸困难等症状。

心包缩窄时,血流动力学改变主要是由于大静脉和心房受压抑或心室缩窄,在过去曾有不同意见,目前认为是心室受压的结果,实验动物心脏缩窄后,仅解除心房的瘢痕组织,血流动力学并无改善,而将心室部分瘢痕解除后,则有明显改善;另外右心室受压后即可产生体循环静脉高压的表现。因此临床上行心包剥脱术时,应剥除心室部位的增厚心包。

二、心包缩窄的临床特征

心包缩窄形成的时间长短不一,通常将急性心包炎发生后 1 年内演变为心包缩窄者称急性缩窄,1 年以上者称为慢性缩窄。演变过程有 3 种形式:①持续型,急性心包炎经治疗后在数天内其全身反应和症状,如发热胸痛等可逐渐缓解,甚至完全消失,但肝大、颈静脉怒张等静脉瘀血体征不减反而加重,故在这类患者中很难确定急性期和缩窄期的界限,这与渗液在吸收的同时,心包增厚和缩窄形成几乎同时存在有关,因此难以区分两期的界限。②间歇型,心包炎急性期的症状和体征可在一定时间完全消退,患者以为病变痊愈,但数月后重新出现心包缩窄的症状和体征,这与心包的反应较慢,在较长时间内形成缩窄有关。③缓起型,这类患者急性心包炎的临床表现较轻甚至无病史,但有渐进性疲乏无力、腹胀、下肢水肿等症状,在 1~2 年出现心包缩窄。

(一)症状

心包缩窄的主要症状为腹胀、下肢水肿,这与静脉压增高有关,虽有呼吸困难或端坐呼吸,其并非由于心功能不全所致,而是由于腹水或胸腔积液压迫所致。此外患者常诉疲乏、食欲缺乏、上腹部胀痛等。

(二)体征

(1)血压低,脉搏快,1/3 出现奇脉,30%并心房颤动。

(2)静脉压明显升高,即使利尿后静脉压仍保持较高水平。颈静脉怒张,吸气时更明显(Kussmaul 征),扩张的颈静脉舒张早期突然塌陷(Freidreich 征)。Kussmaul 征和 Freidreich 征均属非特异性体征,心脏压塞和任何原因的严重右心衰竭,皆可见到。

(3)心脏视诊见收缩期心尖回缩,舒张早期心尖冲动。触诊有舒张期搏动撞击感。叩诊心浊音界正常或稍扩大。胸骨左缘 3、4 肋间听到心包叩击音,无杂音。

(4)其他体征,如黄疸、肺底湿啰音、肝大、腹水比下肢水肿更明显,与肝硬化相似。

(三)辅助检查

1.颈静脉搏动图检查

见 X(心房主动扩张)和 Y(右心房血向右室排空,相当于右室突发而短促的充盈期)波槽明显加深,以 Y 降支变化最明显。

2.心电图检查

胸导联 QRS 波呈低电压,P 波双峰,T 波倒置,如倒置较深表示心包受累严重,缩窄累及右室流出道致使右室肥厚,心房颤动通常见于重症者。广泛心包钙化可见宽 Q 波。

3.胸部 X 线检查

心影正常或稍扩大,心脏边缘不规则、僵硬。透视下见心脏搏动减弱或消失。上腔静脉充血使上纵隔影增宽,心房扩大,心包钙化者占 40%,在心脏侧位观察房室沟、右心前缘和纵隔有钙化阴影,但心包钙化不一定有缩窄。肺无明显充血,如有充血征示左心受累。50%患者见胸腔积液。

4.超声心动图检查

M 型和二维超声心动图表现均属非特异性变化。M 型超声心动图表现为左室壁舒张中晚期回声运动平坦;二尖瓣舒张早期快速开放(DE 速度加快);舒张期关闭斜率(EF 斜率)加快;室间隔在心房充盈期过度向前运动,肺动脉瓣过早开放。

二维超声心动图表现心室腔受限变小,心房正常或稍大,心包膜回声增强,下腔静脉扩张,心脏外形固定,房室瓣活动度大,当快速到缓慢充盈过渡期,见到心室充盈突然停止。吸气时回心血量增加,因右室舒张受限使房、室间隔被推向左侧。

5.CT 或 MRI 检查

心包膜增厚比超声心动图更清晰,厚度可达 5 mm,右室畸形。左室后壁纤维化增厚,上下腔静脉和肝静脉也见特征性改变。

6.心导管检查

通过左、右心导管同时记录到上腔静脉压、右心房平均压、肺毛细血管楔压、肺动脉舒张压,左、右室压力升高,升高水平大致相等。左、右室升高,升高水平大致相等。左、右室升高的舒张压相差不超过 0.7 kPa(5 mmHg)。右心房压力曲线 a、v 波振幅增高,x、y 波加深形成"M"型"W"型。右室压力曲线,舒张早期迅速下陷接近基线,随后上升维持高平原波呈"平方根"样符号,高平原波时压力常超过右室收缩压的 25%,约等于右心房平均压。肺动脉收缩压<6.7 kPa(50 mmHg)。

三、心包缩窄的诊断与鉴别诊断

(一)心包缩窄的诊断依据

心包疾病病史,结合颈静脉怒胀、肝大、腹水,但心界不大、心音遥远伴有心包叩击音,可初步建立心包缩窄的诊断。再经胸部 X 线检查发现心包钙化,心电图表现为低电压和 T 波改变则可确定诊断。对不典型病例行心导管检查,可获得心腔内压力曲线以协助诊断。

(二)心包缩窄的鉴别诊断

1.肝硬化门静脉高压伴腹水

患者虽有肝大、腹水和水肿,与缩窄性心包炎表现相似,但无颈静脉怒张和周围静脉压升高现象,无奇脉,心尖冲动正常;食管钡餐透视显示食管静脉曲张;肝功能损害及低蛋白血症。

2.肺心病

右心衰竭时颈静脉怒张、肝大、腹水、水肿,与缩窄性心包炎鉴别。肺心病有慢性呼吸道疾病史;休息状态下仍有呼吸困难;两肺湿啰音;吸气时颈静脉下陷,Kussmaul 征阴性;血气分析低氧血症及代偿或非代偿性呼吸性酸中毒;心电图右室肥厚;胸部 X 线片见肺纹理粗乱或肺淤血,右下肺动脉段增宽,心影往往扩大等,可与缩窄性心包炎鉴别。

3.心脏瓣膜疾病

局限性心包缩窄由于缩窄部位局限于房室沟和大血管出入口可产生与瓣膜病及腔静脉阻塞病相似的体征。如缩窄局限于左房室沟,形成外压性房室口通道狭窄,体征及血流动力学变化酷似二尖瓣狭窄。风湿性心脏病二尖瓣狭窄可有风湿热史而无心包炎病史。心脏杂音存在时间较久。超声心动图示二尖瓣增厚或城墙样改变,瓣膜活动受限与左室后壁呈同向运动。胸部 X 线检查,心脏搏动正常无心包钙化。心导管检查,缩窄性心包炎有特征性的压力曲线,再结合心血管造影有助于与先天性或后天获得性瓣膜病鉴别。

4.心力衰竭

患者往往有心脏瓣膜病或其他类型心脏病,虽有颈静脉怒张和静脉压升高,但 Kussmaul 征阴性;心脏扩大或伴有心脏瓣膜病变的杂音;且下肢水肿较腹水明显均可帮助鉴别。

5.限制型心肌病

原发性或继发性限制型心肌病由于心内膜和心肌受浸润或纤维瘢痕化,心肌顺应性丧失引起心室舒张期充盈受限。血流动力学和临床表现与缩窄性心包炎相似,鉴别诊断极为困难。因两者治疗方法,预后截然不同,故鉴别诊断很重要,确实难以鉴别时可采用开胸探查明确诊断。

四、心包缩窄的治疗

心包剥离术是治疗缩窄性心包炎的有效方法,术后存活者 90％症状明显改善,恢复劳动力。故目前主张早期手术,即在临床上心包感染基本上已控制时就可施行手术,过迟手术患者心肌常有萎缩及纤维变性,手术虽成功但因心肌病变致术后情况改善不多,甚至因变性的心肌不能适应进入心脏血流的增多而发生心力衰竭,此外过迟手术也因一般情况不佳会增加患者手术的危险性。内科疗法主要是减轻患者症状及手术前准备。患者术前数周应休息,进低盐饮食,有贫血或低蛋白血症者可小量输血或给予清蛋白。腹水较多者可适量放水和给予利尿剂,除非有快速心房颤动一般不给予洋地黄制剂。术前 1～2 天开始用青霉素,结核病例术前数天就应开始用抗结核药。

五、缩窄性心包炎

(一)渗出缩窄性心包炎

渗出缩窄性心包炎既有心包腔积液引起心脏压塞的症状,又有心包膜增厚粘连引起心包缩窄的临床特征。本病进展缓慢,病程持续 1 年左右,可发展为缩窄性心包炎。

1.病因

结核感染、肿瘤、放射性损伤及非特异性心包炎。

2.临床表现

胸痛,劳力性呼吸困难,颈静脉及中心静脉压升高,常出现奇脉,心包叩击音少见。胸部 X 线示心脏增大,无心包钙化影。CT 检查心包壁层增厚,心包积液。心包穿刺抽液前心房压力曲线以 x 支下降明显,抽液后转为 y 降支下降更显著。右室压力曲线抽液前后均呈现"平方根"征。抽液后心包腔内压虽下降,而中心静脉压仍保持较高的水平。

3.治疗

除继续治疗原发病外,激素和心包穿刺抽液治疗可暂时缓解症状。有时心包切除术是最有效的治疗方法。

(二)隐匿性缩窄性心包炎

此病少见。患者可有急性心包炎病史。常诉胸痛,劳累后呼吸困难,体查无缩窄性心包炎体征。超声心动图检查也无心包积液和缩窄的征象。右心导管,心房心室压力曲线正常。若为明确诊断和行心包切开术前,可采用较少用的增加血容量方法,诱发血流动力学改变。在 10 分钟内静脉滴注大约 1 L 盐水,此时右心房压力曲线显出缩窄性心包炎的"M"型或"W"型特征,而左、右心室舒张压相等。

（三）慢性钙化缩窄性心包炎

目前慢性钙化缩窄性心包炎较罕见，属缩窄性心包炎晚期的一种特殊类型。临床特点：严重恶病质；巩膜、皮肤黄疸、蜘蛛痣、肝掌；静脉压极度升高；心律不齐，心房颤动；肝大，腹水，甚至出现意识障碍；射血分数极低，心包切除手术治疗危险性大，即使手术治疗，术后心功能也得不到改善。

（四）心包切开术后及心外科手术后缩窄性心包炎

心包切开术后缩窄性心包炎发生率在 0.2％以下。心脏手术时心包膜损害、出血、手术操作的刺激、局部低温等因素，导致心包无菌性炎症。约 25％患者术后经超声心动图检查可发现心包积液，但经数周可逐渐吸收。部分大量血性心包积液者，虽经心包穿刺引流治疗，但由于血性渗液的组织机化，会很快出现缩窄性心包炎临床表现。如心脏手术后数月内出现似右心衰竭表现，静脉压升高、肝大、腹水，应注意心包切开术后缩窄性心包炎。一旦明确诊断，需进行心包切除术治疗。

心外科手术后缩窄性心包炎是心脏外科手术的一种并发症，从心脏手术到确诊的时间通常为 1 年，但其范围由少于 1 个月至 15 年以上。5 207 例成年患者外科手术后 0.2％（11 例）并发缩窄性心包炎，行心导管检查，平均术后 82 天并发。心脏移植的患者中，超过 12％者可能发生延迟性心包积液和缩窄，易与慢性排异反应而发生的心肌病相混淆。

1.病因

聚乙烯酮碘冲洗心脏被假定为对某些患者的诱发因素，许多报告并未提到这一因素，似乎心包腔出血和浆膜损伤是主要因素。一组报告暂时性心包切开术后综合征是手术后缩窄性心包炎的病因，约占 60％。现已有证据证明，手术后缩窄性心包炎，可能是由于旁路血管移植术和移植血管早期闭塞，切开心包时损害移植血管所致。发生缩窄性心包炎，还可能与隐藏的心包积血和心外膜安装 AICD 后数月，电极异物刺激心包的反应或电极局部感染的因素有关。

2.临床表现

外科术后缩窄性心包炎的重要临床特征包括呼吸困难、胸痛、颈静脉扩张、足部水肿，X 线胸片显示心脏扩大，超声心动图显示有心包增厚及大量心包积液。另 MRI 和 CT 检查可证实一些患者心包增厚。

3.治疗

若怀疑某些患者患有此综合征，在其心包探查术之前应用心导管术以确诊缩窄性心包炎。这些患者大多数是心包出血引起的纤维化，常伴有心脏后壁血肿，约 85％在施行广泛心包切除术后可以好转。这类患者心包切除的死亡率高，为 5％～14％。

（刘辉海）

第八节　急性病毒性心肌炎

急性病毒性心肌炎是指嗜心性病毒感染引起的，以心肌非特异性间质性炎症为主，伴有心肌细胞变性、溶解或坏死病变的心肌炎。病变可累及心脏传导和起搏系统，亦可累及心包膜。临床上以肠道病毒（如柯萨奇病毒 B 组 2、4 两型最多见，其次为 5、3、1 型及 A 组的 1、4、9、16、23 型，

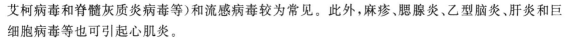

艾柯病毒和脊髓灰质炎病毒等)和流感病毒较为常见。此外,麻疹、腮腺炎、乙型脑炎、肝炎和巨细胞病毒等也可引起心肌炎。

一、发病机制

病毒如何引起心肌损伤的机制迄今尚未阐明,可能途径包括以下 2 条。

(一)病毒直接侵犯心肌

病毒感染后可引起病毒血症,经血流直接侵犯心肌,导致心肌纤维溶解、坏死、水肿及炎性细胞浸润。有人认为,急性暴发性病毒性心肌炎和病毒感染后 1～4 周猝死者,病毒直接侵犯心肌可能是主要的发病机制。

(二)免疫变态反应

对于大多数病毒性心肌炎,尤其是慢性心肌炎,目前认为主要是通过免疫变态反应而致病。参与免疫反应可能是病毒本身,也可能是病毒-心肌抗体复合物。既有体液免疫参与,又有细胞免疫参与。此外,患者免疫功能低下在发病中也起重要作用。

二、诊断

(一)临床表现特点

(1)起病前 1～3 周常有上呼吸道或消化道感染史。

(2)心脏受累表现:心悸、气促、心前区疼痛等。体检:轻者心浊音界不扩大,重者心浊音界扩大,心率增快且与体温升高不相称,可出现舒张期奔马律,心律失常以频发期前收缩多见,亦可表现为房室传导阻滞,以至出现心动过缓、心尖区第一心音低钝。可闻及收缩期吹风样杂音。重症患者可短期内出现心力衰竭或心源性休克,少数因严重心律失常而猝死。

(3)老幼均可发病,但以儿童和年轻人较易发病。

(二)实验室检查及其他辅助检查特点

(1)心电图常有各种心律失常表现,以心室性期前收缩最常见,其次为房室传导阻滞、束支及室内阻滞、心动过速等。心肌损害可表现为 ST 段降低、T 波低平或倒置、Q-T 间期延长等。暴发性病毒性心肌炎可有异常 Q 波、阵发性室性心动过速、高度房室传导阻滞,甚至心室颤动等。心电图改变对心肌炎的诊断并无特异性。

(2)血清酶学检查可有 CK 及其同工酶(CK-MB)、AST 或 LDH 及其同工酶(LDH1)增高。

(3)X 线、超声心动图检查示心脏轻至中度增大,搏动减弱,有时可伴有心包积液,此时称心肌心包炎。

(4)血白细胞可轻至中度增多,血沉加速。

(5)从咽拭、尿、粪、血液及心包穿刺液中分离出病毒,且在恢复期血清中同型病毒抗体滴度较初期或急性期(第一份)血清升高或下降 4 倍以上,可认为是新近有病毒感染。

诊断病毒性心肌炎必须排除可能引起心肌损害的其他疾病,如风湿性心肌炎、中毒性心肌炎、结缔组织和代谢性疾病、原发性心肌病等。

三、治疗

目前,对急性病毒性心肌炎尚缺乏特异性治疗方法,但多数患者经过一段时间休息及对症治疗后能自行痊愈,少数可演变为慢性心肌炎或遗留不同程度心律失常表现,个别暴发型重症病例可导致死亡。本病主要治疗措施如下。

(一)充分休息,防止过劳

本病一旦确诊,应卧床休息,进食易消化和富含维生素、蛋白质的食物。充分休息在急性期应列为主要治疗措施之一。早期不重视卧床休息,可能会导致心脏进行性增大和带来较多的后遗症,一般需休息3个月左右。心脏已经扩大或曾出现过心功能不全者应延长至半年,直至心脏不再缩小、心功能不全症状消失后,在密切观察下逐渐增加活动量,恢复期仍应适当限制活动3～6个月。

(二)酌情应用改善心肌细胞营养与代谢的药物

辅酶 A 50～100 U 或肌苷 200～400 mg,每天 1～2 次,肌内注射或静脉注射;细胞色素 C 15～30 mg,每天1～2次,静脉注射,该药应先皮试,无过敏者才能注射。ATP 或三磷酸胞苷(CTP)20～40 mg,每天 1～2 次,肌内注射,前者尚有口服或静脉制剂,剂量相同。辅酶 Q_{10},每天 30～60 mg,口服;或 10 mg,每天 2 次,肌内注射及静脉注射。FDP 5～10 g,每天 1～2 次,静脉滴注,对重症病毒性心肌炎可能有效。一般情况下,上述药物视病情可适当搭配或联合应用 2 或 3 种即可,10～14 天为 1 个疗程。此外,极化液疗法:氯化钾 1.0～1.5 g、普通胰岛素 8～12 U,加入 10%葡萄糖液 500 mL 内,每天 1 次,静脉滴注,尤适用于频发室性期前收缩者。在极化液基础上再加入 25%硫酸镁 5～10 mL,对快速型心律失常疗效更佳,7～14 天为 1 个疗程。大剂量维生素 C,每天5～10 g静脉滴注及丹参酮注射液40～80 mg,分 2 次加入 50%葡萄糖液20 mL 内静脉注射或稀释后静脉滴注,连用 2 周,也有一定疗效。

(三)肾上腺皮质激素

激素有抑制炎性反应、降低血管通透性、减轻组织水肿及抗过敏作用,但可抑制免疫反应和干扰素的合成、促进病毒繁殖和炎症扩散、加重心肌损害,因此应用激素有利有弊。为此,多数学者主张病毒性心肌炎急性期,尤其是最初 2 周内,病情并非危重者不用激素。但短期内心脏急剧增大、高热不退、急性心力衰竭、严重心律失常、休克、全身中毒症状严重合并多脏器损害或高度房室传导阻滞者,可使用地塞米松,每天 10～30 mg,分次静脉注射,或用氢化可的松,每天200～300 mg,静脉滴注,连用 3～7 天,待病情改善后改口服,并迅速减量至停,一般疗程不宜超过 2 周。若用药 1 周仍无效,则停用。激素对重症病毒性心肌炎有效,其可能原因与抑制了心肌炎症、水肿,消除过度、强烈的免疫反应和减轻毒素作用有关。

(四)抗生素

急性病毒性心肌炎可使用广谱抗生素,如氨苄西林、头孢菌素等,以防止继发性细菌感染,因后者常是诱发病毒感染的条件,特别是流感、柯萨奇及腮腺炎病毒感染,且可加重病毒性心肌炎的病情。

(五)抗病毒药物

疗效不肯定,因为病毒性心肌炎主要是免疫反应的结果。即使是由于病毒直接侵犯所致,但抗病毒药物能否进入心肌细胞内杀灭病毒也尚有疑问。流感病毒所致心肌炎可试用吗啉胍(ABOB)100～200 mg,每天 3 次;金刚烷胺 100 mg,每天 2 次。疱疹病毒性心肌炎可试用阿糖胞苷和利巴韦林(三氮唑核苷),前者剂量为每天 50～100 mg,静脉滴注,连用 1 周;后者为 100 mg,每天 3 次,视病情连用数天至 1 周,必要时亦可静脉滴注,剂量为每天 300 mg。此外,中草药如板蓝根、连翘、大青叶、黄连、黄芩、虎杖等也具抗病毒作用。

(六)免疫调节剂

(1)人白细胞干扰素 1.5 万～2.5 万 U,每天 1 次,肌内注射,7～10 天为 1 个疗程,间隔 2～3 天,视病情可再用 1～2 个疗程。

(2)应用基因工程制成的干扰素 100 万 U,每天 1 次,肌内注射,2 周为 1 个疗程。

(3)聚肌胞每天 1～2 mg,每 2～3 天 1 次,肌内注射,2～3 个月为 1 个疗程。

(4)简化胸腺素 10 mg,每天肌内注射 1 次,共 3 个月,以后改为 10 mg,隔天肌内注射 1 次,共半年。

(5)免疫核糖核酸(IRNA)3 mg,每 2 周 1 次,皮下注射或肌内注射,共 3 个月,以后每月肌内注射 3 mg,连续6～12 个月。

(6)转移因子(TF)1 mg,加盐水 2 mL,每周 1～2 次,于上臂内侧或两侧腋部皮下或臀部肌内注射。

(7)黄芪有抗病毒及调节免疫功能,对干扰素系统有激活作用,在淋巴细胞中可诱生 γ 干扰素,还能改善内皮细胞生长及正性肌力作用,可口服、肌内注射或静脉内给药。用量为黄芪口服液(每支含生黄芪 15 g)1 支,每天 2 次,口服,或黄芪注射液(每支含生黄芪 4 g/2 mL)2 支,每天 1～2 次,肌内注射;或在 5% 葡萄糖液 500 mL 内加黄芪注射液 4～5 支,每天 1 次,3 周为 1 个疗程。

(七)纠正心律失常

基本上按一般心律失常治疗。对于室性期前收缩、快速型心房颤动可用胺碘酮 0.2 g,每天 3 次,1 周后或有效后改为每天 0.1～0.2 g 维持。阵发性室性心动过速、心室扑动或颤动,应尽早采用直流电电击复律,亦可迅速静脉注射利多卡因 50～100 mg,必要时隔 5 分钟后再注,有效后静脉滴注维持 24～72 小时。心动过缓可用阿托品治疗,也可加用激素。对于莫氏Ⅱ型和三度房室传导阻滞,尤其有脑供血不足表现或有阿-斯综合征发作者,应及时安置人工心脏起搏器。

(八)心力衰竭和休克的防治

重症急性病毒性心肌炎可并发心力衰竭或休克。有心力衰竭者应给予低盐饮食、供氧,视病情缓急可选用口服或静脉注射洋地黄类制剂,但剂量应控制在常规负荷量的 1/2～2/3,必要时可并用利尿剂、血管扩张剂和非洋地黄类正性肌力药物,同时注意水、电解质平衡。

(刘辉海)

第九节　原发性高血压

高血压是一种以体循环动脉压升高为主要表现的临床综合征,是最常见的心血管疾病。可分为原发性及继发性两大类。在绝大多数患者中,高血压的病因不明,称为原发性高血压,占总高血压患者的 95% 以上;在不足 5% 的患者中,血压升高是某些疾病的一种临床表现,本身有明确而独立的病因,称为继发性高血压。

我国高血压的发病率较高,致死率和致残率也较高,知晓率、治疗率和控制率均较低。

一、病因和发病机制

原发性高血压的病因尚未完全阐明,目前认为是在一定的遗传背景下由于多种后天环境因素作用使正常血压调节机制失代偿所致。

(一)遗传和基因因素

高血压有明显的遗传倾向,据估计人群中 20%～40% 的血压变异是由遗传决定的。流行病学研究提示高血压发病有明显的家族聚集性。双亲无高血压、一方有高血压或双亲均有高血压,其子女高血压发生率分别为 3%、28% 和 46%。单卵双生的同胞血压一致性较双卵双生同胞更为明显。

(二)环境因素

高血压可能是遗传易感性和环境因素相互影响的结果。体重超重、膳食中高盐和中度以上饮酒是国际上已确定且亦为我国的流行病学研究证实的与高血压发病密切相关的危险因素。

国人平均体重指数(BMI)中年男性和女性分别为 21.0～24.5 和 21～25,近 10 年国人的 BMI 均值及超重率有增加的趋势。BMI 与血压呈显著相关,前瞻性研究表明,基线 BMI 每增加 $1 \, kg/m^2$,高血压的发生危险 5 年内增加 9%。每天饮酒量与血压呈线性相关。

膳食中钠盐摄入量与人群血压水平和高血压患病率呈显著相关性。每天为满足人体生理平衡仅需摄入 0.5 g 氯化钠。国人食盐量北方每天为 12～18 g,南方为 7～8 g,高于西方国家。每人每天食盐平均摄入量增加 2 g,收缩压和舒张压分别增高 0.3 kPa(2 mmHg)和 0.2 kPa(1.2 mmHg)。我国膳食钙摄入量低于中位数人群中,膳食钠/钾比值亦与血压呈显著相关。

(三)交感神经活性亢进

交感神经活性亢进是高血压发病机制中的重要环节。动物实验表明,条件反射可形成狗的神经精神源性高血压。长期处于应激状态如从事驾驶员、飞行员、外科医师、会计师、程序员等职业者高血压的患病率明显增加。原发性高血压患者中约 40% 循环中儿茶酚胺水平升高。长期的精神紧张、焦虑、压抑等所致的反复应激状态及对应激的反应性增强,使大脑皮质下神经中枢功能紊乱,交感神经和副交感神经之间的平衡失调,交感神经兴奋性增加,其末梢释放儿茶酚胺增多。

(四)肾素-血管紧张素-醛固酮系统(RAAS)

体内存在两种 RAAS,即循环 RAAS 和局部 RAAS。血管紧张素Ⅱ(AngⅡ)是循环 RAAS 的最重要成分,通过强有力的直接收缩小动脉或通过刺激肾上腺皮质球状带分泌醛固酮而扩大血容量,或通过促进肾上腺髓质和交感神经末梢释放儿茶酚胺,均可显著升高血压。此外,体内其他激素如糖皮质激素、生长激素、雌激素等升高血压的途径亦主要经 RAAS 而产生。近年来发现,很多组织,例如血管壁、心脏、中枢神经、肾脏肾上腺中均有 RAAS 各成分的 mRNA 表达,并有 AngⅡ受体和盐皮质激素受体存在。

引起 RAAS 激活的主要因素:肾灌注减低,肾小管内液钠浓度减少,血容量降低,低钾血症,利尿剂及精神紧张,寒冷,直立运动等。

目前认为,醛固酮在 RAAS 中占有不可缺少的重要地位。它具有依赖于 AngⅡ的一面,又有不完全依赖于 AngⅡ的独立作用,特别是在心肌和血管重塑方面。它除了受 AngⅡ的调节外,还受低钾、ACTH 等的调节。

(五)血管重塑

血管重塑既是高血压所致的病理改变,也是高血压维持的结构基础。血管壁具有感受和整合急、慢性刺激并做出反应的能力,其结构处于持续的变化状态。高血压伴发的阻力血管重塑包括营养性重塑和肥厚性重塑两类。血压因素、血管活性物质和生长因子及遗传因素共同参与了高血压血管重塑的过程。

(六)内皮细胞功能受损

血管管腔的表面均覆盖着内皮组织,其细胞总数几乎和肝脏相当,可看作人体内最大的脏器之一。内皮细胞不仅是一种屏障结构,而且具有调节血管舒缩功能、血流稳定性和血管重塑的重要作用。血压升高使血管壁剪切力和应力增加,去甲肾上腺素等血管活性物质增多,可明显损害内皮及其功能。内皮功能障碍可能是高血压导致靶器官损害及其并发症的重要原因。

(七)胰岛素抵抗

高血压患者中约有半数存在胰岛素抵抗现象。胰岛素抵抗指的是机体组织对胰岛素作用敏感性和/或反应性降低的一种病理生理反应,还使血管对体内升压物质反应增强,血中儿茶酚胺水平增加。高胰岛素血症可影响跨膜阳离子转运,使细胞内钙升高,加强缩血管作用。此外,还可影响糖、脂代谢及脂质代谢。上述这些改变均能促使血压升高,诱发动脉粥样硬化病变。

二、病理解剖

高血压的主要病理改变是动脉的病变和左心室的肥厚。随着病程的进展,心、脑、肾等重要脏器均可累及,其结构和功能因此发生不同程度的改变。

(一)心脏

高血压引起的心脏改变主要包括左心室肥厚和冠状动脉粥样硬化。血压升高和其他代谢内分泌因素引起心肌细胞体积增大和间质增生,使左心室体积和重量增加,从而导致左心室肥厚。血压升高和冠状动脉粥样硬化有密切的关系。冠状动脉粥样硬化病变的特点为动脉壁上出现纤维素性和纤维脂肪性斑块,并有血栓附着。随斑块的扩大和管腔狭窄的加重,可产生心肌缺血;斑块的破裂、出血及继发性血栓形成等可堵塞管腔造成心肌梗死。

(二)脑

脑小动脉尤其颅底动脉环是高血压动脉粥样硬化的好发部位,可造成脑卒中,颈动脉的粥样硬化可导致同样的后果。近半数高血压患者脑内小动脉有许多微小动脉瘤,这是导致脑出血的重要原因。

(三)肾

高血压持续5~10年,即可引起肾脏小动脉硬化(弓状动脉硬化及小叶间动脉内膜增厚,入球小动脉玻璃样变),管壁增厚,管腔变窄,进而继发肾实质缺血性损害(肾小球缺血性皱缩、硬化,肾小管萎缩,肾间质炎性细胞浸润及纤维化),造成良性小动脉性肾硬化症。良性小动脉性肾硬化症发生后,由于部分肾单位被破坏,残存肾单位为代偿排泄废物,肾小球即会出现高压、高灌注及高滤过("三高"),而此"三高"又有两面性,若持续存在又会促使残存肾小球本身硬化,加速肾损害的进展,最终引起肾衰竭。

三、临床特点

(一)血压变化

高血压初期血压呈波动性,血压可暂时性升高,但仍可自行下降和恢复正常。血压升高与情绪激动、精神紧张、焦虑及体力活动有关,休息或去除诱因血压便下降。随病情迁延,尤其是在并发靶器官损害或有并发症之后,血压逐渐呈稳定和持久升高,此时血压仍可波动,但多数时间血压处于正常水平以上,情绪和精神变化可使血压进一步升高,休息或去除诱因并不能使之满意下降和恢复正常。

(二)症状

大多数患者起病隐袭,症状不明显,仅在体检或因其他疾病就医时才被发现。有的患者可出现头痛、心悸、后颈部或颞部搏动感,还有表现为神经症状如失眠、健忘或记忆力减退、注意力不集中、耳鸣、情绪易波动或发怒及神经质等。病程后期心、脑、肾等靶器官受损或有并发症时,可出现相应的症状。

(三)并发症的表现

左心室肥厚的可靠体征为抬举性心尖冲动,表现为心尖冲动明显增强,搏动范围扩大及心尖冲动左移,提示左心室增大。主动脉瓣区第二心音可增加,带有金属音调。合并冠心病时可发生心绞痛、心肌梗死,甚至猝死。晚期可发生心力衰竭。

脑血管并发症是我国高血压最为常见的并发症,年发病率为$(120\sim180)/10$万,是急性心肌梗死的$4\sim6$倍。早期可有短暂性脑缺血发作(TIA),还可发生脑血栓形成、脑栓塞(包括腔隙性脑梗死)、高血压脑病及颅内出血等。长期持久血压升高可引起良性小动脉性肾硬化症,从而导致肾实质的损害,可出现蛋白尿、肾功能损害,严重者可出现肾衰竭。

眼底血管被累及可出现视力进行性减退,严重高血压可促使形成主动脉夹层并破裂,常可致命。

四、实验室和特殊检查

(一)血压的测量

测量血压是诊断高血压和评估其严重程度的主要依据。目前评价血压水平的方法有以下3种。

1.诊所偶测血压

诊所偶测血压(简称偶测血压)是由医护人员在标准条件下按统一的规范进行测量,是目前诊断高血压和分级的标准方法。应相隔2分钟重复测量,以2次读数平均值为准,如2次测量的收缩压或舒张压读数相差超过0.7 kPa(5 mmHg),应再次测量,并取3次读数的平均值。

2.自测血压

采用无创半自动或全自动电子血压计在家中或其他环境自测或家属帮忙测血压的方法,称为自测血压,它是偶测血压的重要补充,在诊断单纯性诊所高血压、评价降压治疗的效果,改善治疗的依从性等方面均极其有益。

3.动态血压监测

一般监测的时间为24小时,测压时间间隔:白天为30分钟,夜间为60分钟。动态血压监测提供24小时,各时间段血压的平均值和离散度,可较为客观和敏感地反映患者的实际血压水平,且可了解血压的变异性和昼夜变化的节律性,估计靶器官损害与预后,比偶测血压更为准确。

动态血压监测的参考标准正常值:24 小时低于 17.3/10.7 kPa(130/80 mmHg),白天低于 18.0/11.3 kPa(135/85 mmHg),夜间低于 16.7/10.0 kPa(125/75 mmHg)。夜间血压均值一般较白天均值低 10%～20%。正常血压波动曲线形状如长柄勺,夜间 2～3 时处于低谷,凌晨迅速上升,上午6～8 时和下午 4～6 时出现两个高峰,尔后缓慢下降。早期高血压患者的动态血压曲线波动幅度较大,晚期患者波动幅度较小。

(二)尿液检查

肉眼观察尿的透明度、颜色,有无血尿;测比重、pH、蛋白和糖含量,并做镜检。尿比重降低(<1.010)提示肾小管浓缩功能障碍。正常尿液 pH 在 5.0～7.0。某些肾脏疾病如慢性肾炎并发的高血压可在血糖正常的情况下出现糖尿,是由于近端肾小管重吸收障碍引起。尿微量蛋白可采用酶联免疫法测定,其升高程度与高血压病程及合并的肾功能损害有密切关系。尿转铁蛋白排泄率更为敏感。

(三)血液生化检查

测定血钾、尿素氮、肌酐、尿酸、空腹血糖、血脂,还可检测一些选择性项目,如血浆肾素活性(PRA)、醛固酮。

(四)胸部 X 线片

早期高血压患者可无特殊异常,后期患者可见主动脉弓迂曲延长、左心室增大。胸部 X 线片对发现主动脉夹层、胸主动脉及腹主动脉缩窄有一定的帮助,但进一步确诊还需做相关检查。

(五)心电图检查

体表心电图对诊断高血压患者是否合并左心室肥厚、左心房负荷过重和心律失常有一定帮助。心电图诊断左心室肥厚的敏感性不如超声心动图,但对评估预后有帮助。

(六)超声心动图(UCG)检查

UCG 能可靠地诊断左心室肥厚,其敏感性较心电图高 7～10 倍。左心室重量指数(LVMI)是一项反映左心肥厚及其程度的较为准确的指标,与病理解剖的符合率和相关性较高。UCG 还可评价高血压患者的心脏功能,包括收缩功能、舒张功能。如疑有颈动脉、外周动脉和主动脉病变,应做血管超声检查;疑有肾脏疾病的患者,应做肾脏 B 超。

(七)眼底检查

可发现眼底的血管病变和视网膜病变。血管病变包括变细、扭曲、反光增强、交叉压迫及动静脉比例降低。视网膜病变包括出血、渗出、视盘水肿等。高血压眼底改变可分为 4 级。

Ⅰ级:视网膜小动脉出现轻度狭窄、硬化、痉挛和变细。

Ⅱ级:小动脉呈中度硬化和狭窄,出现动脉交叉压迫症,视网膜静脉阻塞。

Ⅲ级:动脉中度以上狭窄伴局部收缩,视网膜有棉絮状渗出、出血和水肿。

Ⅳ级:视神经乳盘水肿并有Ⅲ级眼底的各种表现。

高血压眼底改变与病情的严重程度和预后相关。Ⅲ和Ⅳ级眼底,是急进型和恶性高血压诊断的重要依据。

五、诊断和鉴别诊断

高血压患者应进行全面的临床评估。评估的方法是详细询问病史、做体格检查和实验室检查,必要时还要进行一些特殊的器械检查。

(一)诊断标准和分类

如表 4-9 所示,根据 1999 年世界卫生组织高血压专家委员会(WHO/ISH)确定的标准和中国高血压防治指南(1999 年 10 月)的规定,18 岁以上成年人高血压定义:在未服抗高血压药物的情况下收缩压≥18.7 kPa(140 mmHg)和/或舒张压≥12.0 kPa(90 mmHg)。患者既往有高血压史,目前正服用抗高血压药物,血压虽已低于 18.7/12.0 kPa(140/90 mmHg),也应诊断为高血压;患者收缩压与舒张压属于不同的级别时,应按两者中较高的级别分类。

表 4-9　WHO 血压水平的定义和分类(1999 年)

类别	收缩压(mmHg)	舒张压(mmHg)
理想血压	<120	<80
正常血压	<120	<85
正常高值	130～139	85～89
1 级高血压(轻度)	140～159	90～99
亚组:临界高血压	140～149	90～94
2 级高血压(中度)	160～179	100～109
3 级高血压(重度)	≥180	≥110
单纯收缩期高血压	≥140	<90
亚组:临界收缩期高血压	140～149	<90

注:1 mmHg=0.133 kPa。

(二)高血压的危险分层

高血压是脑卒中和冠心病的独立危险因素。高血压患者的预后和治疗决策不仅要考虑血压水平,还要考虑到心血管疾病的危险因素、靶器官损害和相关的临床状况,并可根据某几项因素合并存在时对心血管事件绝对危险的影响,做出危险分层的评估,即将心血管事件的绝对危险性分为 4 类:低危、中危、高危和极高危。在随后的 10 年中发生一种主要心血管事件的危险性低危组、中危组、高危组和极高危组分别为低于 15%、15%～20%、20%～30%和高于 30%(表 4-10)。

高血压危险分层的主要根据是弗明翰研究中心的平均年龄 60 岁(45～80 岁)患者随访 10 年心血管疾病死亡、非致死性脑卒中和心肌梗死的资料。但西方国家高血压人群中并发的脑卒中发病率相对较低,而心力衰竭或肾脏疾病较常见,故这一危险性分层仅供我们参考(表 4-11)。

(三)鉴别诊断

在确诊高血压之前应排除各种类型的继发性高血压,因为有些继发性高血压的病因可消除,其原发疾病治愈后,血压即可恢复正常。常见的继发性高血压有下列几种类型。

1.肾实质性疾病

慢性肾小球肾炎、慢性肾盂肾炎、多囊肾和糖尿病肾病等均可引起高血压。这些疾病早期均有明显的肾脏病变的临床表现,在病程的中后期出现高血压,至终末期肾病阶段高血压几乎都和肾功能不全相伴发。因此,根据病史、尿常规和尿沉渣细胞计数不难与原发性高血压的肾脏损害相鉴别。肾穿刺病理检查有助于诊断慢性肾小球肾炎;多次尿细菌培养和静脉肾盂造影对诊断慢性肾盂肾炎有价值。糖尿病肾病患者均有多年糖尿病史。

表 4-10 **影响预后的因素**

心血管疾病的危险因素	靶器官损害	合并的临床情况
用于危险性分层的危险因素：	1.左心室肥厚（心电图、超声心动图或 X 线）	脑血管疾病：
1.收缩压和舒张压的水平（1～3 级）	2.蛋白尿和/或血浆肌酐水平升高 106～177 $\mu mol/L$（1.2～2.0 mg/dL）	1.缺血性脑卒中
2.男性＞55 岁	3.超声或 X 线证实有动脉粥样硬化斑块（颈、髂、股或主动脉）	2.脑出血
3.女性＞65 岁	4.视网膜普遍或灶性动脉狭窄	3.短暂性脑缺血发作（TIA）
4.吸烟		心脏疾病：
5.胆固醇＞5.72 mmol/L（2.2 mg/dL）		1.心肌梗死
6.糖尿病		2.心绞痛
7.早发心血管疾病家族史（发病年龄：男＜55 岁,女＜65 岁）		3.冠状动脉血运重建
加重预后的其他因素：		4.充血性心力衰竭
1.高密度脂蛋白胆固醇降低		肾脏疾病：
2.低密度脂蛋白胆固醇升高		1.糖尿病肾病
3.糖尿病伴微量清蛋白尿		2.肾衰竭（血肌酐水平＞177 $\mu mol/L$或 2.0 mg/dL）
4.葡萄糖耐量降低		血管疾病：
5.肥胖		1.夹层动脉瘤
6.以静息为主的生活方式		2.症状性动脉疾病
7.血浆纤维蛋白原增高		重度高血压性视网膜病变：
		1.出血或渗出
		2.视盘水肿

表 4-11 **高血压的危险分层**

危险因素和病史	血压（kPa）		
	1 级	2 级	3 级
Ⅰ 无其他危险因素	低危	中危	高危
Ⅱ 1～2 危险因素	中危	中危	极高危
Ⅲ ≥3 个危险因素或靶器官损害或糖尿病	高危	高危	极高危
Ⅳ 并存的临床情况	极高危	极高危	极高危

2.肾血管性高血压

单侧或双侧肾动脉主干或分支病变可导致高血压。肾动脉病变可为先天性或后天性。先天性肾动脉狭窄主要为肾动脉肌纤维发育不良所致；后天性狭窄由大动脉炎、肾动脉粥样硬化、动脉内膜纤维组织增生等病变所致,此外,肾动脉周围粘连或肾蒂扭曲也可导致肾动脉狭窄。此病在成人高血压中不足 1%,但在骤发的重度高血压和临床上有可疑诊断线索的患者中则有较高的发病率。如有骤发的高血压并迅速进展至急进性高血压、中青年,尤其是 30 岁以下的高血压患者且无其他原因、腹部或肋脊角闻及血管杂音,提示肾血管性高血压的可能。可疑病例可做肾动脉多普勒超声、口服卡托普利激发后做同位素肾图和肾素测定、肾动脉造影、数字减影血管造影术（DSA）,有助于做出诊断。

3.嗜铬细胞瘤

嗜铬细胞瘤 90% 位于肾上腺髓质,右侧多于左侧。交感神经节和体内其他部位的嗜铬组织也可发生此病。肿瘤释放出大量儿茶酚胺,引起血压升高和代谢紊乱。高血压可为持续性,亦可呈阵发性。阵发性高血压发作的持续时间从十多分钟至数天,间歇期亦长短不等。发作频繁者一天可数次。发作时除血压骤然升高外,还有头痛、心悸、恶心、多汗、四肢冰冷和麻木感、视力下降、上腹或胸骨后疼痛等。典型的发作可由于情绪改变如兴奋、恐惧、发怒而诱发。年轻人难以控制的高血压,应注意与此病相鉴别。此病如表现为持续性高血压则难与原发性高血压相鉴别。血和尿儿茶酚胺及其代谢产物香草基杏仁酸(VMA)的测定、酚妥拉明试验、胰高血糖素激发试验、可乐定抑制试验、甲氧氯普胺(灭吐灵)试验有助于做出诊断。超声、放射性核素及电子计算机 X 线体层显像(CT)、磁共振成像可显示肿瘤的部位。

4.原发性醛固酮增多症

病因为肾上腺肿瘤或增生所致的醛固酮分泌过多,典型的症状和体征见以下 3 个方面。

(1)轻至中度高血压。

(2)多尿尤其夜尿增多、口渴、尿比重下降、碱性尿和蛋白尿。

(3)发作性肌无力或瘫痪、肌痛、抽搐或手足麻木感等。

凡高血压者合并上述 3 项临床表现,并有低钾血症、高血钠性碱中毒而无其他原因可解释的,应考虑此病之可能。实验室检查可发现血和尿醛固酮升高,血浆肾素降低,尿醛固酮排泄增多等。

5.库欣综合征

库欣综合征是由肾上腺皮质肿瘤或增生分泌糖皮质激素过多所致。除高血压外,有向心性肥胖、满月脸、水牛背、皮肤紫纹、毛发增多、血糖增高等特征,诊断一般并不困难。24 小时尿中 17-羟及 17-酮类固醇增多,地塞米松抑制试验及肾上腺皮质激素兴奋试验阳性有助于诊断。颅内蝶鞍 X 线检查、肾上腺 CT 扫描及放射性碘化胆固醇肾上腺扫描可用于病变定位。

6.主动脉缩窄

多数为先天性血管畸形,少数为多发性大动脉炎所引起。特点为上肢血压增高而下肢血压不高或降低,呈上肢血压高于下肢血压的反常现象。肩胛间区、胸骨旁、腋部可有侧支循环动脉的搏动和杂音或腹部听诊有血管杂音。胸部 X 线片可显示肋骨受侧支动脉侵蚀引起的切迹。主动脉造影可确定诊断。

六、治疗

(一)高血压患者的评估和监测程序

如图 4-6 所示,确诊高血压的患者应根据其危险因素、靶器官损害及相关的临床情况做出危险分层。高危和极高危患者应立即开始用药物治疗。中危和低危患者则先监测血压和其他危险因素,而后再根据血压状况决定是否开始药物治疗。

(二)降压的目标

根据新指南的精神,中青年高血压患者血压应降至 17.3/11.3 kPa(130/85 mmHg)以下。HOT 研究表明,舒张压达到较低目标血压组的糖尿病患者,其心血管病危险明显降低,故伴糖尿病者应把血压降至 17.3/10.7 kPa(130/80 mmHg)以下;高血压合并肾功能不全、尿蛋白超过 1 g/24 h,至少应将血压降至 17.3/10.7 kPa(130/80 mmHg),甚至16.7/10.0 kPa(125/75 mmHg)以下;老年高血压患者的血压应控制在 18.7/12.0 kPa(140/90 mmHg)以下,且尤应重视降低收缩压。

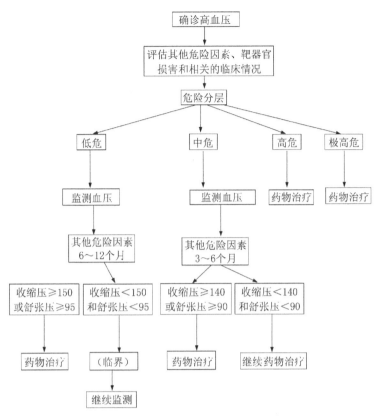

图4-6 高血压患者评估和处理程序(血压单位为mmHg)

(三)非药物治疗

高血压应采取综合措施治疗,任何治疗方案都应以非药物疗法为基础。积极有效的非药物治疗可通过多种途径干扰高血压的发病机制,起到一定的降压作用,并有助于减少靶器官损害的发生。非药物治疗的具体内容包括以下几项。

1.戒烟

吸烟所致的加压效应使高血压并发症如脑卒中、心肌梗死和猝死的危险性显著增加,并降低或抵消降压治疗的疗效,加重脂质代谢紊乱,降低胰岛素敏感性,减弱内皮细胞依赖性血管扩张效应和增加左心室肥厚的倾向。戒烟对心血管的益处,任何年龄组在戒烟1年后即可显示出来。

2.戒酒或限制饮酒

戒酒和减少饮酒可使血压显著降低。

3.减轻和控制体重

体重减轻10%,收缩压可降低0.9 kPa(6.6 mmHg)。超重10%以上的高血压患者体重减少5 kg,血压便明显降低,且有助于改善伴发的危险因素如糖尿病、高脂血症、胰岛素抵抗和左心室肥厚。新指南中建议体重指数(kg/m^2)应控制在24以下。

4.合理膳食

按WHO的建议,钠摄入每天应少于2.4 g(相当于氯化钠6 g)。通过食用含钾丰富的水果(如香蕉、橘子)和蔬菜(如油菜、苋菜、香菇、大枣等),增加钾的摄入。要减少膳食中的脂肪,适量补充优质蛋白质。

5.增加体力活动

根据新指南提供的参考标准,常用运动强度指标可用运动时的最大心率达到 180 次/分或 170 次/分减去平时心率,如要求精确则采用最大心率的 $60\%\sim85\%$ 作为运动适宜心率。运动频度一般要求每周 3～5 次,每次持续 20～60 分钟即可。中老年高血压患者可选择步行、慢跑、上楼梯、骑自行车等。

6.减轻精神压力,保持心理平衡

长期精神压力和情绪忧郁既是导致高血压,又是降压治疗效果欠佳的重要原因。应对患者进行耐心的劝导和心理疏导,鼓励其参加体育/文化和社交活动,鼓励高血压患者保持轻松、平和、乐观的健康心态。

(四)初始降压治疗药物的选择

高血压的治疗应采取个体化的原则。应根据高血压危险因素、靶器官损害及合并疾病等情况选择初始降压药物。

(五)高血压的药物治疗

1.药物治疗原则

(1)采用最小的有效剂量以获得可能有的疗效而使不良反应减至最小。

(2)为了有效防止靶器官损害,要求一天 24 小时内稳定降压,并能防止从夜间较低血压到清晨血压突然升高而导致猝死、脑卒中和心脏病发作。要达到此目的,最好使用每天一次给药而有持续降压作用的药物。

(3)单一药物疗效不佳时不宜过多增加单种药物的剂量,而应及早采用两种或两种以上药物联合治疗,这样有助于提高降压效果而不增加不良反应。

(4)判断某一种或几种降压药物是否有效及是否需要更改治疗方案时,应充分考虑该药物达到最大疗效所需的时间。在药物发挥最大效果前过于频繁地改变治疗方案是不合理的。

(5)高血压是一种终身性疾病,一旦确诊后应坚持终身治疗。

2.降压药物的选择

目前临床常用的降压药物有许多种类。无论选用何种药物,其治疗目的均是将血压控制在理想范围,预防或减轻靶器官损害。"新指南"强调,降压药物的选用应根据治疗对象的个体情况、药物的作用、代谢、不良反应和药物的相互作用确定。

3.临床常用的降压药物

临床常用的药物主要有六大类:利尿剂、α 受体阻滞剂、钙通道阻滞剂、血管紧张素转换酶抑制剂(ACEI)、β 受体阻滞剂及血管紧张素 II 受体拮抗剂。降压药物的疗效和不良反应情况个体间差异很大,临床应用时要充分注意。具体选用哪一种或几种药物就参照前述的用药原则全面考虑。

(1)利尿剂:此类药物可减少细胞外液容量、降低心排血量,并通过利钠作用降低血压。降压作用较弱,起作用较缓慢,但与其他降压药物联合应用时常有相加或协同作用,常可作为高血压的基础治疗。螺内酯不仅可以降压,而且能抑制心肌及血管的纤维化。

种类和应用方法:有噻嗪类、保钾利尿剂和襻利尿剂 3 类。降压治疗中比较常用的利尿剂有下列几种:氢氯噻嗪 12.5～25.0 mg,每天 1 次;阿米洛利 5～10 mg,每天 1 次;吲达帕胺 1.25～2.50 mg,每天 1 次;氯噻酮 12.5～25.0 mg,每天 1 次;螺内酯 20 mg,每天 1 次;氨苯蝶啶 25～50 mg,每天 1 次。在少数情况下用呋塞米(速尿)20～40 mg,每天 2 次。

主要适应证:利尿剂可作为无并发症高血压患者的首选药物,主要适用于轻中度高血压,尤其是老年高血压,包括老年单纯性收缩期高血压、肥胖及并发心力衰竭患者。襻利尿剂作用迅速,肾功能不全时应用较多。

注意事项:利尿剂应用可降低血钾,尤以噻嗪类和呋塞米为明显,长期应用者应适量补钾(每天 1～3 g),并鼓励多吃水果和富含钾的绿色蔬菜。此外,噻嗪类药物可干扰糖、脂和尿酸代谢,故应慎用于糖尿病和血脂代谢失调者,禁用于痛风患者。保钾利尿剂因可升高血钾,应尽量避免与 ACEI 合用,禁用于肾功能不全者。利尿剂的不良反应与剂量密切相关,故宜采用小剂量。

(2)β受体阻滞剂:通过减慢心率、减低心肌收缩力、降低心排血量、减低血浆肾素活性等多种机制发挥降压作用。其降压作用较弱,起效时间较长(1～2 周)。

主要适应证:主要适用于轻中度高血压,尤其是在静息时心率较快(＞80 次/分)的中青年患者,也适用于高肾素活性的高血压、伴心绞痛或心肌梗死后及伴室上性快速心律失常者。

种类和应用方法:常用于降压治疗的 β₁ 受体阻滞剂有以下 3 种。美托洛尔 25～50 mg,每天 1～2 次;阿替洛尔 25 mg,每天 1～2 次;比索洛尔 2.5～10.0 mg,每天 1 次。选择性 α₁ 和非选择性 β 受体阻滞剂有以下 2 种。拉贝洛尔每次 0.1 g,每天 3～4 次,以后按需增至 0.6～0.8 g,重症高血压可达每天 1.2～2.4 g;卡维地洛 6.25～12.50 mg,每天 2 次。拉贝洛尔和美托洛尔均有静脉制剂,可用于重症高血压或高血压危象而需要较迅速降压治疗的患者。

注意事项:常见的不良反应有疲乏和肢体冷感,可出现躁动不安、胃肠功能不良等。还可能影响糖代谢、脂代谢,因此伴有心脏传导阻滞、哮喘、慢性阻塞性肺部疾病及周围血管疾病患者应列为禁忌;因此类药可掩盖低血糖反应,因此应慎用于胰岛素依赖性糖尿病患者。长期应用者突然停药可发生反跳现象,即原有的症状加重、恶化或出现新的表现,较常见有血压反跳性升高,伴头痛、焦虑、震颤、出汗等,称为撤药综合征。

(3)钙通道阻滞剂(CCB):主要通过阻滞细胞质膜的钙离子通道、松弛周围动脉血管的平滑肌,使外周血管阻力下降而发挥降压作用。

主要适应证:可用于各种程度的高血压,尤其是老年高血压,伴冠心病、心绞痛、周围血管病、糖尿病或糖耐量异常妊娠期高血压及合并有肾脏损害的患者。

种类和应用方法:应优先考虑使用长效制剂如非洛地平缓释片 2.5～5.0 mg,每天 1 次;硝苯地平控释片 30 mg,每天 1 次;氨氯地平 5 mg,每天 1 次;拉西地平 4 mg,每天 1～2 次;维拉帕米缓释片 120～240 mg,每天 1 次;地尔硫䓬缓释片 90～180 mg,每天 1 次。由于有诱发猝死之嫌,速效二氢吡啶类钙通道阻滞剂的临床使用正在逐渐减少,而提倡应用长效制剂。其价格一般较低廉,在经济条件落后的农村及边远地区速效制剂仍不失为一种可供选择的抗高血压药物,可使用硝苯地平或尼群地平普通片剂 10 mg,每天 2～3 次。

注意事项:主要不良反应为血管扩张所致的头痛、颜面潮红和踝部水肿,发生率在 10% 以下,需要停药的只占极少数。踝部水肿是由于毛细血管前血管扩张而非水、钠潴留所致。硝苯地平的不良反应较明显且可引起反射性心率加快,但若从小剂量开始逐渐加大剂量,可明显减轻或减少这些不良反应。非二氢吡啶类对传导功能及心肌收缩力有负性影响,因此禁用于心脏传导阻滞和心力衰竭时。

(4)血管紧张素转换酶抑制剂(ACEI):通过抑制血管紧张素转换酶使血管紧张素Ⅱ生成减少,并抑制缓激肽,使缓激肽降解。这类药物可抑制循环和组织的 RAAS,减少神经末梢释放去甲肾上腺素和血管内皮形成内皮素;还可作用于缓激肽系统,抑制缓激肽降解,增加缓激肽和扩张血管的前列腺素的形成。这些作用不仅能有效降低血压,而且具有靶器官保护的功能。

ACEI 对糖代谢和脂代谢无影响,血浆尿酸可能降低。即使合用利尿剂亦可维持血钾稳定,因 ACEI 可防止利尿剂所致的继发性高醛固酮血症。此外,ACEI 在产生降压作用时不会引起反射性心动过速。

种类和应用方法:常用的 ACEI 有以下几种。卡托普利 25~50 mg,每天 2~3 次;依那普利 5~10 mg,每天 1~2 次;贝那普利 5~20 mg,雷米普利 2.5~5.0 mg,培哚普利 4~8 mg,福辛普利 10~20 mg,均每天 1 次。

主要适应证:ACEI 可用来治疗轻中度或严重高血压,尤其适用于伴左心室肥厚、左心室功能不全或心力衰竭、糖尿病并有微量蛋白尿、肾脏损害(血肌酐<265 μmol/L)并有蛋白尿等患者。本药还可安全地使用于伴有慢性阻塞性肺部疾病或哮喘、周围血管疾病或雷诺现象、抑郁症及胰岛素依赖性糖尿病患者。

注意事项:最常见不良反应为持续性干咳,发生率为 3%~22%。多见于用药早期(数天至几周),亦可出现于治疗的后期,其机制可能由于 ACEI 抑制了激肽酶Ⅱ,使缓激肽的作用增强和前列腺素形成。症状不重应坚持服药,半数可在 2~3 月咳嗽消失。改用其他 ACEI,咳嗽可能不出现。福辛普利和西拉普利引起干咳少见。其他可能发生的不良反应有低血压、高钾血症、血管神经性水肿(偶尔可致喉痉挛、喉或声带水肿)、皮疹及味觉障碍。

双侧肾动脉狭窄或单侧肾动脉严重狭窄、合并高钾血症或严重肾衰竭等患者,ACEI 应列为禁忌。因有致畸危险也不能用于合并妊娠的妇女。

(5)血管紧张素Ⅱ受体拮抗剂(ARB):这类药物可选择性阻断 AngⅡ 的Ⅰ型受体而起作用,具有与 ACEI 相似的血流动力学效应。从理论上讲,其和 ACEI 相比存在如下优点:①作用不受 ACE 基因多态性的影响。②抑制非 ACE 催化产生的 AngⅡ 的致病作用。③促进 AngⅡ 与血管紧张素Ⅱ型受体(AT_2)结合发挥"有益"效应。这 3 项优点结合起来将可能使 ARB 的降血压及对靶器官保护作用更有效,但需要大规模的临床试验进一步证实,目前尚无循证医学的证据表明 ARB 的疗效优于或等同于 ACEI。

种类和应用方法:目前在国内上市的 ARB 有 3 类。第一、二、三代分别为氯沙坦、缬沙坦、依贝沙坦。氯沙坦 50~100 mg,每天 1 次,氯沙坦和小剂量氢氯噻嗪(25 mg/d)合用,可明显增强降压效应;缬沙坦 80~160 mg,每天 1 次;依贝沙坦 150 mg,每天 1 次;替米沙坦 80 mg,每天 1 次;坎地沙坦 1 mg,每天 1 次。

主要适应证:适用对象与 ACEI 相同。目前主要用于 ACEI 治疗后发生干咳等不良反应且不能耐受的患者。氯沙坦有降低血尿酸的作用,尤其适用于伴高尿酸血症或痛风的高血压患者。

注意事项:此类药物的不良反应轻微而短暂,因不良反应需中止治疗者极少。不良反应为头晕、与剂量有关的直立性低血压、皮疹、血管神经性水肿、腹泻、肝功能异常、肌痛和偏头痛等。禁用对象与 ACEI 相同。

(6)α_1 受体阻滞剂:这类药可选择性阻滞血管平滑肌突触后膜 α_1-受体,使小动脉和静脉扩张,外周阻力降低。长期应用对糖代谢并无不良影响,且可改善脂代谢,升高 HDL-C 水平,还能减轻前列腺增生患者的排尿困难,缓解症状。降压作用较可靠,但是否与利尿剂、受体阻滞剂一样具有降低病死率的效果,尚不清楚。

种类和应用方法:常用制剂有哌唑嗪 1 mg,每天 1 次;多沙唑嗪 1~6 mg,每天 1 次;特拉唑嗪 1~8 mg,每天 1 次;萘哌地尔 25~50 mg,每天 2 次。

适应证:目前一般用于轻中度高血压,尤其适用于伴高脂血症或前列腺肥大患者。

注意事项:主要不良反应为"首剂现象",多见于首次给药后 30~90 分钟,表现为严重的直立性低血压、眩晕、晕厥、心悸等,是由于内脏交感神经的收缩血管作用被阻滞后,静脉舒张使回心血量减少。首剂现象以哌唑嗪较多见,特拉唑嗪较少见。合用 β 受体阻滞剂、低钠饮食或曾用过利尿剂者较易发生。防治方法是首剂量减半,临睡前服用,服用后平卧或半卧休息 60~90 分钟,并在给药前至少一天停用利尿剂。其他不良反应有头痛、嗜睡、口干、心悸、鼻塞、乏力、性功能障碍等,常可在连续用药过程中自行减轻或缓解。有研究表明哌唑嗪能增加高血压患者的病死率,因此现在临床上已很少应用。

(六)降压药物的联合应用

降压药物的联合应用已公认为是较好的和合理的治疗方案。

1.联合用药的意义

研究表明,单药治疗使高血压患者血压达标<18.7/12.0 kPa(140/90 mmHg)比率仅为 40%~50%,而两种药物的合用可使 70%~80%的患者血压达标。HOT 试验结果表明,达到预定血压目标水平的患者中,采用单一药物、两药合用或三药合用的患者分别占 30%~40%、40%~50%和少于 10%,处于联合用药状态约占 68%。

联合用药可减少单一药物剂量,提高患者的耐受性和依从性。单药治疗如效果欠佳,只能加大剂量,这就增加不良反应发生的危险性,且有的药物随剂量增加,不良反应增大的危险性超过了降压作用增加的效益,亦即药物的危险/效益比转向不利的一面。联合用药可避免此种两难局面。

联合用药还可使不同的药物互相取长补短,有可能减轻或抵消某些不良反应。任何药物在长期治疗中均难以完全避免其不良反应,如 β 受体阻滞剂的减慢心率作用,CCB 可引起踝部水肿和心率加快。这些不良反应如能选择适当的合并用药就有可能被矫正或消除。

2.利尿剂为基础的两种药物联合应用

大型临床试验表明,噻嗪类利尿剂可与其他降压药有效地合用,故在需要合并用药时利尿剂可作为基础药物。常采用下列合用方法。

(1)利尿剂+ACEI 或血管紧张素 II 受体拮抗剂:利尿剂的不良反应是激活肾素-血管紧张素醛固酮(RAAS),造成一系列不利于降低血压的负面作用。然而,这反而增强了 ACEI 或血管紧张素 II 受体拮抗剂对 RAAS 的阻断作用,亦即这两种药物通过利尿剂对 RAAS 的激活,可产生更强有力的降压效果。此外,ACEI 和血管紧张素 II 受体拮抗剂由于可使血钾水平稍上升,从而能防止利尿剂长期应用所致的电解质紊乱,尤其是低血钾等不良反应。

(2)利尿剂+β 受体阻滞剂或 α₁ 受体阻滞剂:β 受体阻滞剂可抵消利尿剂所致的交感神经兴奋和心率增快作用,而噻嗪类利尿剂又可消除 β 受体阻滞剂或 α₁ 受体阻滞剂的促肾滞钠作用。此外,在对血管的舒缩作用上噻嗪类利尿剂可加强 α₁ 受体阻滞剂的扩血管效应,而抵消 β 受体阻滞剂的缩血管作用。

3.CCB 为基础的两药合用

我国临床上初治药物中仍以 CCB 最为常用。国人对此类药一般均有良好反应,CCB 为基础的联合用药在我国有广泛的基础。

(1)CCB+ACEI:前者具有直接扩张动脉的作用,后者通过阻断 RAAS 和降低交感活性,既扩张动脉,又扩张静脉,故两药在扩张血管上有协同降压作用。二氢吡啶类 CCB 产生的踝部水肿可被 ACEI 消除。两药在保护心、肾和血管上,在抗增生和减少蛋白尿上亦均有协同作用。此外,ACEI 可阻断 CCB 所致反射性交感神经张力增加和心率加快的不良反应。

(2)二氢吡啶类 CCB＋β 受体阻滞剂:前者具有的扩张血管和轻度增加心排血量的作用,正好抵消 β 受体阻滞剂的缩血管及降低心排血量作用。两药对心率的相反作用可使患者心率不受影响。

4.其他的联合应用方法

如两药合用仍不能奏效,可考虑采用 3 种药物合用,例如噻嗪类利尿剂＋ACEI＋水溶性β 受体阻滞剂(阿替洛尔),或噻嗪类利尿剂＋ACEI＋CCB 及利尿剂＋β 受体阻滞剂＋其他血管扩张剂(肼屈嗪)。

七、高血压危象

(一)定义和分类

已经有许多不同的名词被用于血压重度急性升高的情况。但多数研究者将高血压急症定义为收缩压或舒张压急剧增高[如舒张压增高到 16.0～17.3 kPa(120～130 mmHg)以上],同时伴有中枢神经系统、心脏或肾脏等靶器官损伤。高血压急症较少见,此类患者需要在严密监测下通过静脉给药的方法使血压立即降低。与高血压急症不同,如果患者的血压重度增高,但无急性靶器官损害的证据,则定义为高血压次急症。对此类患者,需在 24～48 小时使血压逐渐下降。两者统称为高血压危象(表 4-12)。

表 4-12　高血压危象的分类

高血压急症	高血压次急症
高血压脑病	急进性恶性高血压
颅内出血	循环中儿茶酚胺水平过高
动脉硬化栓塞性脑梗死	降压药物的撤药综合征
急性肺水肿	服用拟交感神经药物
急性冠脉综合征	食物或药物与单胺氧化酶抑制剂相互作用
急性主动脉夹层	围术期高血压
急性肾衰竭	
肾上腺素能危象	
子痫	

(二)临床表现

高血压危象的症状和体征的轻重往往因人而异。一般症状可有出汗、潮红、苍白、眩晕、濒死感、耳鸣、鼻出血;心脏症状可有心悸、心律失常、胸痛、呼吸困难、肺水肿;脑部症状可有头痛、头晕、恶心、局部症状、痛性痉挛、昏迷等;肾脏症状有少尿、血尿、蛋白尿、电解质紊乱、氮质血症、尿毒症;眼部症状有闪光、点状视觉、视力模糊、视觉缺陷、复视、失明。

(三)高血压危象的治疗

1.治疗的一般原则

对高血压急症患者,需在 ICU 中严密监测(必要时进行动脉内血压监测),通过静脉给药迅速控制血压(但并非降至正常水平)。对高血压次急症患者,应在 24～48 小时逐渐降低血压(通常给予口服降压药)。

静脉用药控制血压的即刻目标是在 30～60 分钟将舒张压降低 10％～15％,或降到14.7 kPa (110 mmHg)左右。对急性主动脉夹层患者,应 15～30 分钟达到这一目标。以后用口服降压药维持。

2.高血压急症的治疗

导致高血压急症的疾病很多。目前有多种静脉用药可作降压之用(表 4-13)。

表 4-13　高血压急症静脉用药的选择

疾病	药物选择
急性肺水肿	硝普钠或乌拉地尔,与硝酸甘油和一种襻利尿剂合用
急性心肌缺血	柳胺苄心定或美托洛尔,与硝酸甘油合用。如血压控制不满意,可加用尼卡地平或非诺多泮
脑卒中	柳胺苄心定、尼卡地平或非诺多泮
急性主动脉夹层	柳胺苄心定或硝普钠加美托洛尔
子痫	肼屈嗪,亦可选用柳胺苄心定或尼卡地平
急性肾衰竭/微血管性贫血	非诺多泮或尼卡地平
儿茶酚胺危象	尼卡地平、维拉帕米或非诺多泮

(1)高血压脑病:高血压脑病的首选治疗包括静脉注射硝普钠、柳胺苄心定、乌拉地尔或尼卡地平。

(2)脑血管意外:对任何种类的急性脑卒中患者给予紧急降压治疗所能得到的益处目前还都是推测性的,还缺少充分的临床和实验研究证据。①颅内出血:血压＜24.0/14.0 kPa(180/105 mmHg)无须降压。血压＞30.7/16.0 kPa(230/120 mmHg)可静脉给予柳胺苄心定、拉贝洛尔、硝普钠、乌拉地尔。血压在 24.0～30.7/20.0～16.0 kPa(180～230/150～120 mmHg)可静脉给药,也可口服给药。②急性缺血性脑卒中(中风):参照颅内出血的治疗方案。

(3)急性主动脉夹层:一旦确定为主动脉夹层的诊断,即应力图在 15～30 分钟使血压降至最低可以耐受的水平(即保持足够的器官灌注)。最初的治疗应包括联合使用静脉硝普钠和一种静脉给予的 β 受体阻滞剂,其中美托洛尔最为常用。尼卡地平或 fenoldopam 也可使用。柳胺苄心定兼有 α 和 β 受体阻滞作用,可作为硝普钠和 β 受体阻滞剂联合方案的替代。另外,地尔硫䓬静脉滴注也可用于主动脉夹层。

(4)急性左心室衰竭和肺水肿:严重高血压可诱发急性左心室衰竭。在这种情况下,可给予扩血管药如硝普钠直接减轻心脏后负荷。也可选用硝酸甘油。

(5)冠心病和急性心肌梗死:静脉给予硝酸甘油是这种高血压危象时的首选药物。次选药为柳胺苄心定,静脉给予。如血压控制不满意,可加用尼卡地平。

(6)围术期高血压:降压药物的选用应根据患者的背景情况,在密切观察下可选用乌拉地尔、柳胺苄心定、硝普钠和硝酸甘油等。

(7)子痫:近年来,在舒张压超过 15.3 kPa(115 mmHg)或发生子痫时,传统上采用肼屈嗪(肼苯哒嗪)静脉注射,此药能有效降低血压而不减少胎盘血流。现今在有重症监护的条件下,静脉给予柳胺苄心定和尼卡地平被认为更安全有效。如惊厥出现或迫近,可注射硫酸镁。

3.高血压次急症的治疗

对于高血压次急症患者来说,过快降压会影响心脏和脑的血流供应(尤其是老年人),引起严重的不良反应。如果血压暂时升高的原因是容易识别的,如疼痛或急性焦虑,则合适的治疗是止痛药或抗焦虑药。如果血压增高的原因不明,可给予各种口服降压药(表4-14)。降压治疗的目的是使增高的血压在 24～48 小时逐渐降低,这种治疗方法需要在发病后前几天对患者进行密切的随访。

表 4-14　治疗高血压次急症常用的口服药

药名	作用机制	剂量(mg)	说明
卡托普利	ACE 抑制剂	25～50	口服或舌下给药。最大作用见于给药后 30～90 分钟。在体液容量不足者,易有血压过度下降。肾动脉狭窄患者禁用
硝酸甘油	血管扩张剂	1.25～2.5	舌下给药,最大作用见于 15～30 分钟。推荐用于冠心病患者
尼卡地平	钙通道阻滞剂	30	口服或舌下给药。仅有少量心率增快。比硝苯地平起效慢而降压时间更长。可致低血压的潮红
柳胺苄心定	α 和 β 受体阻滞剂	200～1 200	口服给药。禁用于慢性阻塞性肺病、充血性心力衰竭恶化、心动过缓的患者。可引起低血压、眩晕、头痛、呕吐、潮红
可乐定	α-激动剂	0.1,每 20 分钟 1 次	口服后 30 分钟至 2 小时起效,最大作用见于 1～4 小时,作用维持 6～8 小时。不良反应为嗜睡、眩晕、口干和停药后血压反跳
呋塞米(速尿)	襻利尿剂	40～80	口服给药。可继其他抗高血压措施之后给药

在目前缺少任何对各种高血压药物长期疗效进行比较的资料的情况下,药物品种的选择应根据其作用机制、疗效和安全性资料确定。

硝苯地平和卡托普利加快心率,可乐定和柳胺苄心定则减慢心率。这对于冠心病患者特别重要。其他应注意的问题包括:柳胺苄心定慎用于支气管痉挛和心动过缓及二度以上房室传导阻滞患者;卡托普利不可用于双侧肾动脉狭窄患者。在血容量不足的患者,抗高血压药的使用均应小心。

（李　毅）

第十节　继发性高血压

继发性高血压也称症状性高血压,是指由一定的基础疾病引起的高血压,占所有高血压患者的1%～5%。由于继发性高血压的出现与某些确定的疾病和原因有关,一旦治愈这些原发性疾病(如原发性醛固酮增多症、嗜铬细胞瘤、肾动脉狭窄等)后,高血压即可消失。所以临床上,对一个高血压患者(尤其是初发病例),应给予全面详细评估,以发现有可能的继发性高血压的病因,以利于进一步治疗。

一、继发性高血压的基础疾病

(一)肾性高血压

(1)肾实质性:急、慢性肾小球肾炎,多囊肾,糖尿病肾病,肾积水。

(2)肾血管性:肾动脉狭窄、肾内血管炎。

(3)肾素分泌性肿瘤。

(4)原发性钠潴留(Liddles综合征)。

(二)内分泌性高血压

(1)肢端肥大症。

(2)甲状腺功能亢进症。

(3)甲状腺功能减退症。

(4)甲状旁腺功能亢进症。

(5)肾上腺皮质:库欣综合征、原发性醛固酮增多症、嗜铬细胞瘤。

(6)女性长期口服避孕药。

(7)绝经期综合征等。

(三)血管病变

主动脉缩窄、多发性大动脉炎。

(四)颅脑病变

脑肿瘤、颅内压增高、脑外伤、脑干感染等。

(五)药物

如糖皮质激素、拟交感神经药、甘草等。

(六)其他

高原病、红细胞增多症、高血钙等。

二、常见的继发性高血压几种类型的特点

(一)肾实质性疾病所致的高血压

1.急性肾小球肾炎

(1)多见于青少年。

(2)起病急。

(3)有链球菌感染史。

(4)发热、血尿,水肿等表现。

2.慢性肾小球肾炎

应注意与高血压引起的肾脏损害相鉴别。

(1)反复水肿史。

(2)贫血明显。

(3)血浆蛋白低。

(4)蛋白尿出现早而血压升高相对轻。

(5)眼底病变不明显。

3.糖尿病肾病

无论是胰岛素依赖型糖尿病(1型)或非胰岛素依赖型糖尿病(2型),均可发生肾损害而有高血压,肾小球硬化、肾小球毛细血管基膜增厚为主要的病理改变,早期肾功能正常,仅有微量蛋白尿,血压也可能正常;病情发展,出现明显蛋白尿及肾功能不全时血压升高。

对于肾实质病变引起的高血压,可以应用 ACEI 治疗,对肾脏有保护作用,除降低血压外,还可减少蛋白尿,延缓肾功能恶化。

(二)嗜铬细胞瘤

肾上腺髓质或交感神经节等嗜铬细胞肿瘤,间歇或持续分泌过多的肾上腺素和去甲肾上腺素,出现阵发性或持续性血压升高。其临床特点包括以下几个方面。

(1)有剧烈头痛,心动过速、出汗、面色苍白、血糖增高、代谢亢进等特征。

(2)对一般降压药物无效。

(3)血压增高期测定血或尿中儿茶酚胺及其代谢产物香草基杏仁酸(VMA),显著增高。

(4)超声、放射性核素、CT、MRI 可显示肿瘤的部位。

(5)大多数肿瘤为良性,可做手术切除。

(三)原发性醛固酮增多症

此病是由于肾上腺皮质增生或肿瘤分泌过多醛固酮所致。其特征包括以下几点。

(1)长期高血压伴顽固的低血钾。

(2)肌无力、周期性瘫痪、烦渴、多尿等。

(3)血压多为轻、中度增高。

(4)实验室检查:有低血钾、高血钠、代谢性碱中毒、血浆肾素活性降低、尿醛固酮排泄增多。

(5)螺内酯(安体舒通)试验(+)具有诊断价值。

(6)超声、放射性核素、CT 可做定位诊断。

(7)大多数原发性醛固酮增多症是由单一肾上腺皮质腺瘤所致,手术切除是最好的治疗方法。

(8)螺内酯是醛固酮拮抗剂,可使血压降低,血钾升高,症状减轻。

(四)库欣综合征(库欣综合征)

由于肾上腺皮质肿瘤或增生,导致皮质醇分泌过多。其临床特点表现为以下几点。

(1)水、钠潴留,高血压。

(2)向心性肥胖、满月脸,多毛、皮肤纹、血糖升高。

(3)24 小时尿中 17-羟类固醇或 17-酮类固醇增多。

(4)肾上腺皮质激素兴奋者试验阳性。

(5)地塞米松抑制试验阳性。

(6)颅内蝶鞍 X 线检查、肾上腺 CT 扫描及放射性碘化胆固醇肾上腺扫描可用于病变定位。

(五)肾动脉狭窄

(1)可为单侧或双侧。

(2)青少年患者的病变性质多为先天性或炎症性,老年患者多为动脉粥样硬化性。

(3)高血压进展迅速或高血压突然加重,呈恶性高血压表现。

(4)舒张压中、重度升高。

(5)四肢血压多不对称,差别大,有时呈无脉症。

（6）体检时可在上腹部或背部肋脊角处闻及血管杂音。

（7）眼底呈缺血性进行性改变。

（8）对各类降压药物疗效较差。

（9）大剂量断层静脉肾盂造影，放射性核素肾图有助诊断。

（10）肾动脉造影可明确诊断。

（11）药物治疗可选用 ACEI 或钙通道阻滞剂，但双侧肾动脉狭窄者不宜应用，以避免可能使肾小球滤过率进一步降低，肾功能恶化。

（12）经皮肾动脉成形术（PTRA）手术简便，疗效好，为首选治疗。

（13）必要时，可行血流重建术、肾移植术、肾切除术。

（六）主动脉缩窄

主动脉缩窄为先天性血管畸形，少数为多发性大动脉炎引起。其临床特点表现为以下几点。

（1）上肢血压增高而下肢血压不高或降低，呈上肢血压高于下肢的反常现象。

（2）肩胛间区、胸骨旁、腋部可有侧支循环动脉的搏动和杂音或腹部听诊有血管杂音。

（3）胸部 X 线片可显示肋骨受侧支动脉侵蚀引起的切迹。

（4）主动脉造影可确定诊断。

（李　毅）

第五章　消化内科疾病的临床诊治

第一节　胃食管反流病

一、概说

胃食管反流病(GERD)是指胃内容物反流入食管,引起不适症状和/或并发症的一种疾病。如酸(碱)反流导致的食管黏膜破损称为反流性食管炎(RE)。常见症状有胸骨后疼痛或烧灼感、反酸、胃灼热、恶心、呕吐、咽下困难,甚至吐血等。

本病经常和慢性胃炎,消化性溃疡或食管裂孔疝等病并存,但也可单独存在。广义上讲,凡能引起胃食管反流的情况,如进行性系统性硬化症、妊娠呕吐,以及任何原因引起的呕吐,或长期放置胃管、三腔管等,均可导致胃食管反流,引起继发性反流性食管炎。长期反复不愈的食管炎可致食管瘢痕形成、食管狭窄,或裂孔疝、慢性局限性穿透性溃疡,甚至发生癌变。

2006 年中国胃食管反流病共识意见中提出 GERD 可分为非糜烂性反流病(NERD)、糜烂性食管炎(EE)和 Barrett 食管(BE)三种类型,也可称为 GERD 相关疾病。有人认为 GERD 的三种类型相对独立,相互之间不转化或很少转化,但有些学者则认为这三者之间可能有一定相关性。①NERD 是指存在反流相关的不适症状,但内镜下未见 BE 和食管黏膜破损。②EE 是指内镜下可见食管远段黏膜破损。③BE 是指食管远段的鳞状上皮被柱状上皮所取代。

在 GERD 的三种疾病形式中,NERD 最为常见,EE 可合并食管狭窄、溃疡和消化道出血,BE 有可能发展为食管腺癌。这三种疾病形式之间相互关联和进展的关系需作进一步研究。

蒙特利尔共识意见对 GERD 进行了分类,将 GERD 的表现分为食管综合征和食管外综合征,食管外综合征再分为明确相关和可能相关。

食管综合征包括以下两种:①症状综合征,典型反流综合征、反流性胸痛综合征。②伴食管破损的综合征,反流性食管炎、反流性食管狭窄、Barrett 食管、食管腺癌。

食管外综合征包括以下两种:①明确相关的,反流性咳嗽综合征、反流性喉炎综合征、反流性哮喘综合征、反流性牙侵蚀综合征。②可能相关的,咽炎、鼻窦炎、特发性肺纤维化、复发性中耳炎。

广泛使用 GERD 蒙特利尔定义中公认的名词将会使 GERD 的研究更加全球化。

在正常情况下,食管下端与胃交界线上 3～5 cm 范围内,有一高压带(LES)构成一个压力屏障,能防止胃内容物反流入食管。当食管下端括约肌关闭不全时,或食管黏膜防御功能破坏时,不能防止胃十二指肠内容物反流到食管,以致胃酸、胃蛋白酶、胆盐和胰酶等损伤食管黏膜,均可促使发生胃食管反流病。其中尤以 LES 功能失调引起的反流性食管炎为主要机制。

二、诊断

(一)临床表现

本病初起,可不出现症状,但有胃食管明显反流者,常出现下列自觉症状。

1.胸骨后烧灼感或疼痛

此为最早最常见的症状,表现为在胸骨后感到烧灼样不适,并向胸骨上切迹、肩胛部或颈部放射,在餐后 1 小时躺卧或增高腹内压时出现,严重者可使患者于夜间醒来,口服抗酸剂后迅速缓解,但一部分长期有反流症状的患者,亦可伴有挤压性疼痛,与体位或进食无关,抗酸剂不能使之缓解,进酸性或热性液体时,则反使疼痛加重。

但胃灼热亦可在食管运动障碍或心、胆囊及胃十二指肠疾病中出现,确诊仍有赖于其他客观检查。

2.胃、食管反流

胃、食管反流表现为酸性或苦味液体反流到口腔,偶尔有食物从胃反流到口内,若严重者夜间出现反酸,可将液体或食物吸入肺内,引起阵发性咳嗽、呼吸困难及非季节性哮喘等。

3.咽下困难

初期多因炎症而有咽下轻度疼痛和阻塞不顺之感觉,进而食管痉挛,多有间歇性咽下梗阻,后期食管狭窄则咽下困难,甚至有进食后不能咽下的间断反吐现象,严重病例可呈间歇性咽下困难,伴有咽下疼痛,此时,不一定有食管狭窄,可能为食管远端的运动功能障碍,继发食管痉挛所致。慢性患者由于持续的咽下困难,饮食减少,摄取营养不足,体重明显下降。

4.出血

严重的活动性炎症,由于黏膜糜烂出血,可出现大便潜血阳性,或吐出物带血,或引起轻度缺铁性贫血,饮酒后,出血更重。

5.消化道外症状

Delahuntg 综合征即发生慢性咽炎,慢性声带炎和气管炎等综合征。这是由于胃食管的经常性反流,对咽部和声带产生损伤性炎症,引起咽部灼酸苦辣感觉;还可以并发 Zenker 憩室和"唇烧灼"综合征,即发生口腔黏膜糜烂和舌、唇、口腔的烧灼感;反流性食管炎还可导致反复发作的咳嗽、哮喘、夜间呼吸暂停、心绞痛样胸痛。

反流性食管炎出现症状的轻重,与反流量,伴发裂孔疝的大小及内镜所见的组织病变程度均无明显的正相关,而与反流物质和食管黏膜接触时间有密切关系。症状严重者,反流时食管 pH 在 4.0 以下,而且酸清除时间明显延长。

(二)辅助检查

1.上消化道内镜检查

上消化道内镜检查有助于确定有无反流性食管炎以及有无并发症,如食管裂孔疝、食管炎性狭窄、食管癌等,结合病理活检有利于明确病变性质。但内镜下的食管炎不一定均有反流所致,还有其他病因如吞服药物、真菌感染、腐蚀剂等,需除外。一般来说,远端食管炎常常由反流引起。

2.钡餐检查

反流性食管炎患者的食管钡餐检查可显示下段食管黏膜皱襞增粗、不光滑,可见浅龛影或伴有狭窄等,食管蠕动可减弱。有时可显示食管裂孔疝,表现为贲门增宽,胃黏膜疝入食管内,尤其在头低位时,钡剂可向食管反流。卧位时如吞咽小剂量的硫酸钡,则显示多数 GERD 患者的食管体部和 LES 排钡延缓。一般来说,此项检查阳性率不高,有时难以判断病变性质。

3.食管 pH 监测

24 小时食管 pH 监测能详细显示酸反流、昼夜酸反流规律、酸反流与症状的关系以及患者对治疗的反应,使治疗个体化。其对 EE 的阳性率>80%,对 NERD 的阳性率为 50%～75%。此项检查虽能显示过多的酸反流,也是迄今为止公认的金标准,但也有假阴性。

4.食管测压

食管测压能显示 LESP 低下,一过性 LES 松弛情况。尤其是松弛后蠕动压低以及食管蠕动收缩波幅低下或消失,这些正是胃食管反流的运动病理基础。在 GERD 的诊断中,食管测压除帮助食管 pH 电极定位、术前评估食管功能和预测手术外,还能预测抗反流治疗的疗效和是否需长期维持治疗。

5.食管胆汁反流监测

其方法是将光纤导管的探头放置 LES 上缘之上 5 cm 处,以分光光度法监测食管反流物内的胆红素含量,并将结果输回光电子系统。胆汁是十二指肠内容物的重要成分。其中含有的胆红素是胆汁中的主要的色素成分,在 453 nm 处有特殊的吸收高峰,可间接表明食管暴露于十二指肠内容物的情况。此项检查虽能间接反映十二指肠胃食管的反流情况,但有其局限性,一是胆红素不是唯一的有害物质,二是反流物中的黏液、食物颗粒、血红蛋白等的影响可出现假阳性的结果。

6.其他

对食管黏膜超微结构的研究可了解反流存在的病理生理学基础;无线食管 pH 测定可提供更长时间的酸反流检测;腔内阻抗技术的应用可监测所有反流事件,明确反流物的性质(气体、液体或气体液体混合物),与食管 pH 监测联合应用可明确反流物为酸性或非酸性以及反流物与反流症状的关系。

三、临床诊断

(一)GERD 诊断

1.临床诊断

(1)有典型的胃灼热和反流症状,且无幽门梗阻或消化道梗阻的证据,临床上可考虑为GERD。

(2)有食管外症状,又有反流症状,可考虑是反流相关或可能相关的食管外症状,如反流相关的咳嗽、哮喘。

(3)如仅有食管外症状,但无典型的胃灼热和反流症状,尚不能诊断为 GERD。宜进一步了解食管外症状发生的时间、与进餐和体位的关系以及其他诱因。需注意有无重叠症状(如同时有GERD 和肠易激综合征或功能性消化不良)、焦虑、抑郁状态、睡眠障碍等。

2.上消化道内镜检查

由于我国是胃癌、食管癌的高发国家,内镜检查已广泛开展,因此,对于拟诊患者一般先进行内镜检查,特别是症状发生频繁、程度严重,伴有报警征象,或有肿瘤家族史,或患者很希望内镜检查时。上消化道内镜检查有助于确定有无反流性食管炎及有无并发症,如食管裂孔疝、食管炎性狭窄以及食管癌等;有助于 NERD 的诊断;先行内镜检查比先行诊断性治疗,能够有效地缩短诊断时间。对食管黏膜破损者,可按 1994 年洛杉矶会议提出的分级标准,将内镜下食管病变严重程度分为 A～D 级。A 级:食管黏膜有一个或几个<5 mm 的黏膜损伤。B 级:同 A 级外,连续病变黏膜损伤>5 mm。C 级:非环形的超过两个皱襞以上的黏膜融合性损伤(范围<75％食管周径)。D 级:广泛黏膜损伤,病灶融合,损伤范围>75％食管周径或全周性损伤。

3.诊断性治疗

对拟诊患者或疑有反流相关食管外症状的患者,尤其是上消化道内镜检查阴性时,可采用诊断性治疗。

质子泵抑制剂(PPI)诊断性治疗(PPI 试验)已被证实是行之有效的方法。建议服用标准剂量 PPI 一天 2 次,疗程 1～2 周。服药后如症状明显改善,则支持酸相关 GERD 的诊断;如症状改善不明显,则可能有酸以外的因素参与或不支持诊断。

PPI 试验不仅有助于诊断 GERD,同时还启动了治疗。其本质在于 PPI 阳性与否充分强调了症状与酸之间的关系,是反流相关的检查。PPI 阴性有以下几种可能:①抑酸不充分;②存在酸以外因素诱发的症状;③症状不是反流引起的。

PPI 试验具有方便、可行、无创和敏感性高的优点,缺点是特异性较低。

(二)NERD 诊断

1.临床诊断

NERD 主要依赖症状学特点进行诊断,典型的症状为胃灼热和反流。患者以胃灼热症状为主诉时,如能排除可能引起胃灼热症状的其他疾病,且内镜检查未见食管黏膜破损,可做出 NERD 的诊断。

2.相关检查

内镜检查对 NERD 的诊断价值在于可排除 EE 或 BE 以及其他上消化道疾病,如溃疡或胃癌。

3.诊断性治疗

PPI 试验是目前临床诊断 NERD 最为实用的方法。PPI 治疗后,胃灼热等典型反流症状消失或明显缓解提示症状与酸反流相关,如内镜检查无食管黏膜破损的证据,临床可诊断为NERD。

(三)BE 诊断

1.临床诊断

BE 本身通常不引起症状,临床主要表现为 GERD 的症状,如胃灼热、反流、胸骨后疼痛、吞咽困难等。但约 25％的患者无 GERD 症状,因此在筛选 BE 时不应仅局限于有反流相关症状的人群,行常规胃镜检查时,对无反流症状的患者也应注意有无 BE 存在。

2.内镜诊断

BE 的诊断主要根据内镜检查和食管黏膜活检结果。如内镜检查发现食管远端有明显的柱状上皮化生并得到病理学检查证实时,即可诊断为 BE。按内镜下表现分型如下。①全周型:红色黏膜向食管延伸,累及全周,与胃黏膜无明显界限,游离缘距 LES 在 3 cm 以上。②岛型:齿状线 1 cm 以上出现斑片状红色黏膜。舌型;与齿状线相连,伸向食管呈火舌状。

按柱状上皮化生长度分为以下 2 种。①长段 BE:上皮化生累及食管全周,且长度≥3 cm。②短段 BE:柱状上皮化生未累及食管全周,或虽累及全周,但长度<3 cm。

内镜表现如下。①SCJ 内镜标志:食管鳞状上皮表现为淡粉色光滑上皮,胃柱状上皮表现为橘红色,鳞、柱状上皮交界处构成的齿状 Z 线,即为 SCJ。②EGJ 内镜标志:为管状食管与囊状胃的交界处,其内镜下定位标志为最小充气状态下胃黏膜皱襞的近侧缘和/或食管下端纵行栅栏样血管末梢。③明确区分 SCJ 及 EGJ:这对于识别 BE 十分重要,因为在解剖学上 EGJ 与内镜观察到的 SCJ 并不一致,且反流性食管炎黏膜在外观上可与 BE 混淆,所以确诊 BE 需病理活检证实。④BE 内镜下典型表现:EGJ 近端出现橘红色柱状上皮,即 SCJ 与 EGJ 分离。BE 的长度测量应从 EGJ 开始向上至 SCJ。内镜下亚甲蓝染色有助于对灶状肠化生的定位,并能指导活检。

3.病理学诊断

(1)活检取材:推荐使用四象限活检法,即常规从 EGJ 开始向上以 2 cm 的间隔分别在 4 个象限取活检;对疑有 BE 癌变者应向上每隔 1 cm 在 4 个象限取活检对有溃疡、糜烂、斑块、小结节狭窄和其他腔内异常者,均应取活检行病理学检查。

(2)组织分型。①贲门腺型:与贲门上皮相似,有胃小凹和黏液腺,但无主细胞和壁细胞。②胃底腺型:与胃底上皮相似,可见主细胞和壁细胞,但 BE 上皮萎缩较明显,腺体较少且短小,此型多分布于 BE 远端近贲门处。③特殊肠化生型:又称Ⅲ型肠化生或不完全小肠化生型,分布于鳞状细胞和柱状细胞交界处,化生的柱状上皮中可见杯状细胞为其特征性改变。

(3)BE 的异型增生。①低度异型增生(LGD):由较多小而圆的腺管组成,腺上皮细胞拉长,细胞核染色质浓染,核呈假复层排列,黏液分泌很少或不分泌,增生的细胞可扩展至黏膜表面。②高度异型增生(HGD):腺管形态不规则,呈分支或折叠状,有些区域失去极性。与 LGD 相比,HGD 细胞核更大、形态不规则且呈簇状排列,核膜增厚,核仁呈明显双嗜性,间质无浸润。

四、鉴别诊断

(一)反流性食管炎

两病可合并存在,在临床上,两者均可出现反流性症状,如胃灼热感、反酸、咽下困难及出血等。也可因腹内压或胃内压增高而加重症状。但反流性食管炎症状仅限于胃食管反流现象。而食管裂孔疝不但影响食管,也侵及附近神经,甚至影响心肺功能,故其反流症状较重,胸骨后可出现明显疼痛,也可出现咽部异物感和阵发性心律不齐。而在诊断上,食管裂孔疝主要依靠 X 线钡餐,而反流性食管炎主要依靠内镜。

(二)食管贲门黏膜撕裂综合征

前者最典型的病史是先有干呕或呕吐正常胃内容物一次或多次,随后呕吐新鲜血液,诊断主要靠内镜。由于浅表的撕裂病损,在出血后 48~72 小时多数已愈合,因此应及时作内镜检查。

(三)食管贲门失弛缓症

这是一种食管的神经肌肉功能障碍性疾病,也可出现如反流性食管炎样的食物反流、吞咽困难及胸骨后疼痛等症状。但本症多见于 20~40 岁的年轻患者,发病常与情绪波动及冷饮有关。X 线钡餐检查,可见鸟嘴状及钡液平面等特征性改变。食管压力测定可观察到食管下端 2/3 无蠕动,吞咽时 LES 压力比静止压升高 1.33 kPa,并松弛不完全,必要时可做内镜检查,以排除其他疾病。

（四）弥漫性食管痉挛

弥漫性食管痉挛也可伴有吞咽困难和胸骨后疼痛,是一种食管下端 2/3 无蠕动而又强烈收缩的疾病,一般不常见,可发生在任何年龄。食管钡餐检查可见"螺旋状食管",即食管收缩时食管外观呈锯齿状。食管测压试验可观察到反复非蠕动性高幅度持久的食管收缩。

（五）食管癌

食管癌以进行性咽下困难为典型症状,出现胃灼热和反酸的症状较少,但若由于癌瘤的糜烂及溃疡形成或伴有食管炎症,亦可见到胸骨后烧灼痛,一般进行食管 X 线钡餐检查,或食管镜检查,不难与反流性食管炎作出鉴别。

五、并发症

（一）食管并发症

1.反流性食管炎

反流性食管炎是内镜下可见远段食管黏膜的破损,甚至出现溃疡,是胃食管反流病食管损伤的最常见后果和表现。

2.Barrett 食管

Barrett 食管多发生于鳞状上皮与柱状上皮交界处。蒙特利尔定义认为,当内镜疑似食管化生活检发现柱状上皮时,应诊断为 Barrett 食管,并具体说明是否存在肠型化生。

3.食管狭窄和出血

反流性食管狭窄是严重反流性疾病的结果。长期食管炎症由于瘢痕形成而致食管狭窄,表现为吞咽困难,反胃和胸骨后疼痛,狭窄多发生于食管下段。GERD 引起的出血罕见,主要见于食管溃疡者。

4.食管腺癌

蒙特利尔共识意见明确指出食管腺癌是 GERD 的并发症,食管腺癌的危险性与胃灼热的频率和时间成正比,慢性 GERD 症状增加食管腺癌的危险性。长节段 Barrett 食管伴化生是食管腺癌最重要的、明确的危险因素。

（二）食管外并发症

反流性食管炎由于反流的胃液侵袭咽部、声带和气管,引起慢性咽炎、声带炎和气管炎,甚至吸入性肺炎。

六、治疗

（一）改变生活方式

抬高床头、睡前 3 小时不再进食、避免高脂肪食物、戒烟酒、减少摄入可以降低食管下段括约肌(LES)压力的食物(如巧克力、薄荷、咖啡、洋葱、大蒜等)。减轻体质量可减少 GERD 患者反流症状。

（二）抑制胃酸分泌

抑制胃酸的药物包括 H_2 受体阻滞剂(H_2-RA)和质子泵抑制剂(PPI)等。

1.初始治疗的目的是尽快缓解症状,治愈食管炎

(1)H_2-RA 仅适用于轻至中度 GERD 治疗。H_2-RA(西咪替丁、雷尼替丁、法莫替丁等)治疗反流性 GERD 的食管炎愈合率为 $50\% \sim 60\%$,胃灼热症状缓解率为 50%。

（2）PPI是GERD治疗中最常用的药物,伴有食管炎的GERD治疗首选。临床奥美拉唑、兰索拉唑、泮托拉唑、雷贝拉唑和埃索美拉唑可供选用。在标准剂量下,新一代PPI具有更强的抑酸作用。

PPI治疗糜烂性食管炎的内镜下4周、8周愈合率分别为80％和90％左右,PPI推荐采用标准剂量,疗程8周。部分患者症状控制不满意时可加大剂量或换一种PPI。

（3）非糜烂性反流病（NERD）治疗的主要药物是PPI。由于NERD发病机制复杂,PPI对其症状疗效不如糜烂性食管炎,但PPI是治疗NERD的主要药物,治疗的疗程应不少于8周。

2.维持治疗是巩固疗效、预防复发的重要措施

GERD是一种慢性疾病,停药后半年的食管炎与症状复发率分别为80％和90％,故经初始治疗后,为控制症状、预防并发症,通常需采取维持治疗。

目前维持治疗的方法有3种:维持原剂量或减量、间歇用药、按需治疗。采取哪一种维持治疗方法,主要根据患者症状及食管炎分级来选择药物与剂量,通常严重的糜烂性食管炎（LAC-D级）需足量维持治疗,NERD可采用按需治疗。H_2-RA长期使用会产生耐受性,一般不适合作为长期维持治疗的药物。

（1）原剂量或减量维持:维持原剂量或减量使用PPI,每天1次,长期使用以维持症状持久缓解,预防食管炎复发。

（2）间歇治疗:PPI剂量不变,但延长用药周期,最常用的是隔天疗法。3天1次或周末疗法因间隔太长,不符合PPI的药代动力学,抑酸效果较差,不提倡使用。在维持治疗过程中,若症状出现反复,应增至足量PPI维持。

（3）按需治疗:按需治疗仅在出现症状时用药,症状缓解后即停药。按需治疗建议在医师指导下,由患者自己控制用药,没有固定的治疗时间,治疗费用低于维持治疗。

3.Barrett食管（BE）治疗

虽有文献报道PPI能延缓BE的进程,尚无足够的循证依据证实其能逆转BE。BE伴有糜烂性食管炎及反流症状者,采用大剂量PPI治疗,并长期维持治疗。

4.控制夜间酸突破（NAB）

NAB指在每天早、晚餐前服用PPI治疗的情况下,夜间胃内pH<4持续时间>1小时。控制NAB是治疗GERD的措施之一。治疗方法包括调整PPI用量、睡前加用H_2-RA、应用血浆半衰期更长的PPI等。

（三）对GERD可选择性使用促动力药物

在GERD的治疗中,抑酸药物治疗效果不佳时,考虑联合应用促动力药物,特别是对于伴有胃排空延迟的患者。

（四）手术与内镜治疗应综合考虑,慎重决定

GERD手术与内镜治疗的目的是增强LES抗反流作用,缓解症状,减少抑酸剂的使用,提高患者的生活质量。

BE伴高度不典型增生、食管严重狭窄等并发症,可考虑内镜或手术治疗。

（郭　栋）

第二节 贲门失弛缓症

贲门失弛缓症是一种食管运动障碍性疾病,以食管缺乏蠕动和食管下括约肌(LES)松弛不良为特征。临床上贲门失弛缓症表现为患者对液体和固体食物均有吞咽困难、体重减轻、餐后反食、夜间呛咳以及胸骨后不适或疼痛。本病曾称为贲门痉挛。

一、流行病学

贲门失弛缓症是一种少见疾病。欧美国家较多,发病率每年为$(0.5\sim8)/10$万,男女发病率接近,约为$1:1.15$。本病多见于$30\sim40$岁的成年人,其他年龄亦可发病。

二、病因和发病机制

病因可能与基因遗传、病毒感染、自身免疫及心理-社会因素有关。贲门失弛缓症的发病机制有先天性、肌源性和神经源性学说。先天性学说认为本病是常染色体隐性遗传;肌源性学说认为贲门失弛缓症 LES 压力升高是由 LES 本身病变引起,但最近的研究表明,贲门失弛缓症患者的病理改变主要在神经而不在肌肉,目前人们广泛接受的是神经源性学说。

三、临床表现

患者主要症状为吞咽困难、反食、胸痛,也可有呼吸道感染、贫血、体重减轻等表现。

(一)吞咽困难

几乎所有的患者均有程度不同的吞咽困难。起病多较缓慢,病初吞咽困难时有时无,时轻时重,后期则转为持续性。吞咽困难多呈间歇性发作,常因与人共餐、情绪波动、发怒、忧虑、惊骇或进食过冷和辛辣等刺激性食物而诱发。大多数患者吞咽固体和液体食物同样困难,少部分患者吞咽液体食物较固体食物更困难,故以此征象与其他食管器质性狭窄所产生的吞咽困难相鉴别。

(二)反食

多数患者合并反食症状。随着咽下困难的加重,食管的进一步扩张,相当量的内容物可潴留在食管内达数小时或数天之久,而在体位改变时反流出来。尤其是在夜间平卧位更易发生。从食管反流出来的内容物因未进入过胃腔,故无胃内呕吐物酸臭的特点,但可混有大量黏液和唾液。

(三)胸痛

胸痛是发病早期的主要症状之一,发生率为$40\%\sim90\%$,性质不一,可为闷痛、灼痛或针刺痛。疼痛部位多在胸骨后及中上腹,疼痛发作有时酷似心绞痛,甚至舌下含化硝酸甘油片后可获缓解。疼痛发生的原因可能是食管平滑肌强烈收缩,或食物滞留性食管炎所致。随着吞咽困难的逐渐加剧,梗阻以上食管的进一步扩张,疼痛反而逐渐减轻。

(四)体重减轻

此症与吞咽困难的程度相关。严重吞咽困难可有明显的体重下降,但很少有恶病质样变。

(五)呼吸道症状

由于食物反流,尤其是夜间反流,误入呼吸道引起吸入性感染。出现刺激性咳嗽、咳痰、气喘等症状。

(六)出血和贫血

患者可有贫血表现。偶有出血,多为食管炎所致。

(七)其他

在后期病例,极度扩张的食管可压迫胸腔内器官而产生干咳、气急、发绀和声音嘶哑等。患者很少发生呃逆,为本病的重要特征。

(八)并发症

本病可继发食管炎、食管溃疡、巨食管症、自发性食管破裂、食管癌等。贲门失弛缓症患者患食管癌的风险为正常人的 14～140 倍。有研究报道,贲门失弛缓症治疗 30 年后,19％的患者死于食管癌。因其合并食管癌时,临床症状可无任何变化,临床诊断比较困难,容易漏诊。

四、实验室及其他检查

(一)X 线检查

X 线检查是诊断本病的首选方法。

1.胸部平片检查

本病初期,胸片可无异常。随着食管扩张,可在后前位胸片见到纵隔右上边缘膨出。在食管高度扩张、伸延与弯曲时,可见纵隔增宽而超过心脏右缘,有时可被误诊为纵隔肿瘤。当食管内潴留大量食物和气体时,食管内可见液平面。大部分病例可见胃泡消失。

2.食管钡餐检查

动态造影可见食管的收缩具有紊乱和非蠕动性质,吞咽时 LES 不松弛,钡餐常难以通过贲门部而潴留于食管下端,并显示远端食管扩张、黏膜光滑,末端变细呈鸟嘴形或漏斗形。

(二)内镜检查

内镜下可见食管体部扩张呈憩室样膨出,无张力,蠕动差。食管内见大量食物和液体潴留,贲门口紧闭,内镜通过有阻力,但均能通过。若不能通过则要考虑有无其他器质性原因所致狭窄。

(三)食管测压

本病最重要的特点是吞咽后 LES 松弛障碍,食管体部无蠕动收缩,LES 压力升高[>4.0 kPa（30 mmHg）],不能松弛、松弛不完全或短暂松弛(<6 秒),食管内压高于胃内压。

(四)放射性核素检查

用^{99m}Tc 标记液体后吞服,显示食管通过时间和节段性食管通过时间,同时也显示食管影像。立位时,食管通过时间平均为 7 秒,最长不超过 15 秒。卧位时比立位时要慢。

五、诊断

根据病史有典型的吞咽困难、反食、胸痛等临床表现,结合典型的食管钡餐影像及食管测压结果即可确诊本病。

六、鉴别诊断

(一)反流性食管炎伴食管狭窄

本病反流物有酸臭味,或混有胆汁,胃灼热症状明显,应用质子泵抑制剂治疗有效。食管钡餐检查无典型的"鸟嘴样"改变,LES 压力降低,且低于胃内压力。

(二)恶性肿瘤

恶性肿瘤细胞侵犯肌间神经丛，或肿瘤环绕食管远端压迫食管，可见与贲门失弛缓症相似的临床表现，包括食管钡餐影像。常见的肿瘤有食管癌、贲门胃底癌等，内镜下活检具有重要的鉴别作用。如果内镜不能达到病变处则应行扩张后取活检，或行 CT 检查以明确诊断。

(三)弥漫性食管痉挛

本病亦为食管动力障碍性疾病，与贲门失弛缓症有相同的症状。但食管钡餐显示为强烈的不协调的非推进型收缩，呈现串珠样或螺旋状改变。食管测压显示为吞咽时食管各段同期收缩，重复收缩，LES 压力大部分是正常的。

(四)继发性贲门失弛缓症

锥虫病、淀粉样变性、特发性假性肠梗阻、迷走神经切断术后等也可以引起类似贲门失弛缓症的表现，食管测压无法区别病变是原发性或继发性。但这些疾病均累及食管以外的消化道或其他器官，借此与本病鉴别。

七、治疗

目前尚无有效的方法恢复受损的肌间神经丛功能，主要是针对 LES，不同程度解除 LES 的松弛障碍，降低 LES 压力，预防并发症。主要治疗手段有药物治疗、内镜下治疗和手术治疗。

(一)药物治疗

目前可用的药物有硝酸甘油类和钙通道阻滞剂，如硝酸甘油 0.6 mg，每天 3 次，餐前 15 分钟舌下含化，或硝酸异山梨酯 10 mg，每天 3 次，或硝苯地平 10 mg，每天 3 次。由于药物治疗的效果并不完全，且作用时间较短，一般仅用于贲门失弛缓症的早期、老年高危患者或拒绝其他治疗的患者。

(二)内镜治疗

1.内镜下 LES 内注射肉毒毒素

肉毒毒素是肉毒梭状杆菌产生的外毒素，是一种神经肌肉胆碱能阻断剂。它能与神经肌肉接头处突触前胆碱能末梢快速而强烈地结合，阻断神经冲动的传导而使骨骼肌麻痹，还可抑制平滑肌的活动，抑制胃肠道平滑肌的收缩。内镜下注射肉毒毒素是一种简单、安全且有效的治疗手段，但由于肉毒毒素在几天后降解，其对神经肌肉接头处突触前胆碱能末梢的作用减弱或消失，因此，若要维持疗效，需要反复注射。

2.食管扩张

球囊扩张术是目前治疗贲门失弛缓症最为有效的非手术疗法，它的近期及远期疗效明显优于其他非手术治疗，但并发症发生率较高，尤以穿孔最为严重，发生率为 1%～5%。球囊扩张的原理主要是通过强力作用，使 LES 发生部分撕裂，解除食管远端梗阻，缓解临床症状。

3.手术治疗

Heller 肌切开术是迄今治疗贲门失弛缓症的标准手术，其目的是降低 LES 压力，缓解吞咽困难。同时保持一定的 LES 压力，防止食管反流的发生。手术方式分为开放性手术和微创性手术两种，开放性手术术后症状缓解率可达 80%～90%，但 10%～46% 的患者可能发生食管反流。因此大多数学者主张加做防反流手术。尽管开放性手术的远期效果是肯定的，但是由于其创伤大、术后恢复时间长、费用昂贵，一般不作为贲门失弛缓症的一线治疗手段，仅在其他治疗方法失败，且患者适合手术时才选用开放性手术。

（郭　栋）

第三节 急性胃炎

急性胃炎是由多种不同的病因引起的急性胃黏膜炎症,包括急性单纯性胃炎、急性糜烂出血性胃炎和吞服腐蚀物引起的急性腐蚀性胃炎与胃壁细菌感染所致的急性化脓性胃炎。其中,临床意义最大和发病率最高的是以胃黏膜糜烂、出血为主要表现的急性糜烂出血性胃炎。

一、流行病学

迄今为止,目前国内外尚缺乏有关急性胃炎的流行病学调查。

二、病因

急性胃炎的病因众多,大致有外源性和内源性两大类,包括急性应激、化学性损伤(如药物、乙醇、胆汁、胰液)和急性细菌感染等。

(一)外源性因素

1.药物

各种非甾体抗炎药(NSAID),包括阿司匹林、吲哚美辛、吡罗昔康和多种含有该类成分复方药物。另外,糖皮质激素和某些抗生素及氯化钾等均可导致胃黏膜损伤。

2.乙醇

主要是大量酗酒可致急性胃黏膜胃糜烂甚至出血。

3.生物性因素

沙门菌、嗜盐菌和葡萄球菌等细菌或其毒素可使胃黏膜充血水肿和糜烂。Hp感染可引起急、慢性胃炎,发病机制类似,将在慢性胃炎节中叙述。

4.其他

某些机械性损伤(包括胃内异物或胃柿石等)可损伤胃黏膜。放射疗法可致胃黏膜受损。偶可见因吞服腐蚀性化学物质(强酸或强碱或甲酚及氯化汞、砷、磷等)引起的腐蚀性胃炎。

(二)内源性因素

1.应激因素

多种严重疾病如严重创伤、烧伤或大手术及颅脑病变和重要脏器功能衰竭等可导致胃黏膜缺血、缺氧而损伤。通常称为应激性胃炎,如果系脑血管病变、头颅部外伤和脑手术后引起的胃十二指肠急性溃疡称为Cushing溃疡,而大面积烧灼伤所致溃疡称为Curling溃疡。

2.局部血供缺乏

局部血供缺乏主要是腹腔动脉栓塞治疗后或少数因动脉硬化致胃动脉的血栓形成或栓塞引起供血不足。另外,还可见于肝硬化门静脉高压并发上消化道出血者。

3.急性蜂窝织炎或化脓性胃炎

此两者甚少见。

三、病理生理学和病理组织学

(一)病理生理学

胃黏膜防御机制包括黏膜屏障、黏液屏障、黏膜上皮修复、黏膜和黏膜下层丰富的血流、前列腺素和肽类物质(表皮生长因子等)和自由基清除系统。上述结果破坏或保护因素减少,使胃腔中的 H^+ 逆弥散至胃壁,肥大细胞释放组胺,则血管充血甚或出血、黏膜水肿及间质液渗出,同时可刺激壁细胞分泌盐酸、主细胞分泌胃蛋白酶原。若致病因子损及腺颈部细胞,则胃黏膜修复延迟、更新受阻而出现糜烂。

严重创伤、大手术、大面积烧伤、脑血管意外和严重脏器功能衰竭及休克或者败血症等所致的急性应激的发生机制为:急性应激→皮质-垂体前叶-肾上腺皮质轴活动亢进、交感-副交感神经系统失衡→机体的代偿功能不足→不能维持胃黏膜微循环的正常运行→黏膜缺血、缺氧→黏液和碳酸氢盐分泌减少及内源性前列腺素合成不足→黏膜屏障破坏和氢离子反弥散→降低黏膜内 pH→进一步损伤血管与黏膜→糜烂和出血。

NSAID 所引起者则为抑制环加氧酶(COX)致使前列腺素产生减少,黏膜缺血缺氧。氯化钾和某些抗生素或抗肿瘤药等则可直接刺激胃黏膜引起浅表损伤。

乙醇可致上皮细胞损伤和破坏,黏膜水肿、糜烂和出血。另外,幽门关闭不全、胃切除(主要是 BillrothⅡ式)术后可引起十二指肠-胃反流,则此时由胆汁和胰液等组成的碱性肠液中的胆盐、溶血磷脂酰胆碱、磷脂酶 A 和其他胰酶可破坏胃黏膜屏障,引起急性炎症。

门静脉高压可致胃黏膜毛细血管和小静脉扩张及黏膜水肿,组织学表现为只有轻度或无炎症细胞浸润,可有显性或非显性出血。

(二)病理学改变

急性胃炎主要病理和组织学表现以胃黏膜充血、水肿,表面有片状渗出物或黏液覆盖为主。黏膜皱襞上可见局限性或弥漫性陈旧性或新鲜出血与糜烂,糜烂加深可累及胃腺体。

显微镜下则可见黏膜固有层多少不等的中性粒细胞、淋巴细胞、浆细胞和少量嗜酸性粒细胞浸润,可有水肿。表面的单层柱状上皮细胞和固有腺体细胞出现变性与坏死。重者黏膜下层亦有水肿和充血。

对于腐蚀性胃炎若接触了高浓度的腐蚀物质且长时间,则胃黏膜出现凝固性坏死、糜烂和溃疡,重者穿孔或出血甚至腹膜炎。

另外少见的化脓性胃炎可表现为整个胃壁(主要是黏膜下层)炎性增厚,大量中性粒细胞浸润,黏膜坏死。可有胃壁脓性蜂窝织炎或胃壁脓肿。

四、临床表现

(一)症状

部分患者可有上腹痛、腹胀、恶心、呕吐、嗳气及食欲缺乏等。如伴胃黏膜糜烂出血,则有呕血和/或黑便,大量出血可引起出血性休克。有时上腹胀气明显。细菌感染导致者可出现腹泻等。并有疼痛、吞咽困难和呼吸困难(由于喉头水肿)。腐蚀性胃炎可吐出血性黏液,严重者可发生食管或胃穿孔,引起胸膜炎或弥漫性腹膜炎。化脓性胃炎起病常较急,有上腹剧痛、恶心和呕吐、寒战和高热,血压可下降,出现中毒性休克。

(二)体征

上腹部压痛是常见体征，尤其多见于严重疾病引起的急性胃炎出血者。腐蚀性胃炎因口腔黏膜、食管黏膜和胃黏膜都有损害，口腔、咽喉黏膜充血、水肿和糜烂。化脓性胃炎有时体征酷似急腹症。

五、辅助检查

急性糜烂出血性胃炎的确诊有赖于急诊胃镜检查，一般应在出血后 24～48 小时进行，可见到以多发性糜烂、浅表溃疡和出血灶为特征的急性胃黏膜病损。黏液糊或者可有新鲜或陈旧血液。一般急性应激所致的胃黏膜病损以胃体、胃底部为主，而 NSAID 或乙醇所致的则以胃窦部为主。注意 X 线钡剂检查并无诊断价值。出血者做呕吐物或大便隐血试验，红细胞计数和血红蛋白测定。感染因素引起者，做白细胞计数和分类检查、大便常规检查和培养。

六、诊断和鉴别诊断

主要由病史和症状做出拟诊，经胃镜检查可得以确诊。但吞服腐蚀物质者禁忌胃镜检查。有长期服用 NSAID、酗酒及临床重危患者，均应想到急性胃炎的可能。对于鉴别诊断，腹痛为主者，应通过反复询问病史与急性胰腺炎、胆囊炎和急性阑尾炎等急腹症甚至急性心肌梗死相鉴别。

七、治疗

(一)基础治疗

基础治疗包括给予镇静、禁食、补液、解痉、止吐等对症支持治疗。此后给予流质或半流质饮食。

(二)针对病因治疗

针对病因治疗包括根除 Hp、去除 NSAID 或乙醇等诱因。

(三)对症处理

表现为反酸、上腹隐痛、烧灼感和嘈杂者，给予 H_2 受体拮抗药或质子泵抑制剂。以恶心、呕吐或上腹胀闷为主者可选用甲氧氯普胺、多潘立酮或莫沙必利等促动力药。以痉挛性疼痛为主者，可给予莨菪碱等药物进行对症处理。

有胃黏膜糜烂、出血者，可用抑制胃酸分泌的 H_2 受体阻滞剂或质子泵抑制剂外，还可同时应用胃黏膜保护药如硫糖铝或铝碳酸镁等。

对于较大量的出血则应采取综合措施进行抢救。当并发大量出血时，可以冰水洗胃或在冰水中加去甲肾上腺素(每 200 mL 冰水中加 8 mL)，或同管内滴注碳酸氢钠，浓度为 1 000 mmol/L，24 小时滴 1 L，使胃内 pH 保持在 5 以上。凝血酶是有效的局部止血药，并有促进创面愈合作用，大剂量时止血作用显著。常规的止血药，如卡巴克络、抗血栓溶芳酸和酚磺乙胺等可静脉应用，但效果一般。内镜下止血往往可收到较好效果。

其他具体的药物请参照"慢性胃炎"和"消化性溃疡"的部分内容。

八、并发症的诊断、预防和治疗

急性胃炎的并发症包括穿孔、腹膜炎、水、电解质紊乱和酸碱失衡等。为预防细菌感染者选用抗生素治疗,因过度呕吐致脱水者及时补充水和电解质,并适时检测血气分析,必要时纠正酸碱平衡紊乱。对于穿孔或腹膜炎者,则必要时行外科治疗。

九、预后

病因去除后,急性胃炎多在短期内恢复正常。相反病因长期持续存在,则可转为慢性胃炎。由于绝大多数慢性胃炎的发生与 Hp 感染有关,而 Hp 自发清除少见,故慢性胃炎可持续存在,但多数患者无症状。流行病学研究显示,部分 Hp 相关性胃窦炎(<20%)可发生十二指肠溃疡。

(郭 栋)

第四节 慢 性 胃 炎

慢性胃炎是由各种病因引起的胃黏膜慢性炎症。根据新悉尼胃炎系统和我国 2006 年颁布的《中国慢性胃炎共识意见》标准,由内镜及病理组织学变化,将慢性胃炎分为非萎缩性(浅表性)胃炎及萎缩性胃炎两大基本类型和一些特殊类型胃炎。

一、流行病学

幽门螺杆菌(Hp)感染为慢性非萎缩性胃炎的主要病因。大致上说来,慢性非萎缩性胃炎发病率与 Hp 感染情况相平行,慢性非萎缩性胃炎流行情况因不同国家、不同地区 Hp 感染情况而异。一般 Hp 感染率发展中国家高于发达国家,感染率随年龄增加而升高。我国属 Hp 高感染率国家,估计人群中 Hp 感染率为 40%~70%。慢性萎缩性胃炎是原因不明的慢性胃炎,在我国是一种常见病、多发病,在慢性胃炎中占 10%~20%。

二、病因

(一)慢性非萎缩性胃炎的常见病因

1.Hp 感染

Hp 感染是慢性非萎缩性胃炎最主要的病因,两者的关系符合 Koch 提出的确定病原体为感染性疾病病因的 4 项基本要求,即该病原体存在于该病的患者中,病原体的分布与体内病变分布一致,清除病原体后疾病可好转,在动物模型中该病原体可诱发与人相似的疾病。

研究表明,80%~95%的慢性活动性胃炎患者胃黏膜中有 Hp 感染,5%~20%的 Hp 阴性率反映了慢性胃炎病因的多样性;Hp 相关胃炎者,Hp 胃内分布与炎症分布一致;根除 Hp 可使胃黏膜炎症消退,一般中性粒细胞消退较快,但淋巴细胞、浆细胞消退需要较长时间;志愿者和动物模型中已证实 Hp 感染可引起胃炎。

Hp 感染引起的慢性非萎缩性胃炎中胃窦为主全胃炎患者胃酸分泌可增加,十二指肠溃疡发生的危险度较高;而胃体为主全胃炎患者胃溃疡和胃癌发生的危险性增加。

2.胆汁和其他碱性肠液反流

幽门括约肌功能不全时含胆汁和胰液的十二指肠液反流入胃,可削弱胃黏膜屏障功能,使胃黏膜遭到消化液的刺激作用,产生炎症、糜烂、出血和上皮化生等病变。

3.其他外源性因素

酗酒、服用 NSAID 等药物、某些刺激性食物等均可反复损伤胃黏膜。这类因素均可各自或与 Hp 感染协同作用而引起或加重胃黏膜慢性炎症。

(二)慢性萎缩性胃炎的主要病因

1973 年,Strickland 将慢性萎缩性胃炎分为 A、B 两型,A 型是胃体弥漫性萎缩,导致胃酸分泌下降,影响维生素 B_{12} 及内因子的吸收,因此常合并恶性贫血,与自身免疫有关;B 型在胃窦部,少数人可发展成胃癌,与幽门螺杆菌、化学损伤(胆汁反流、非皮质激素消炎药、吸烟、酗酒等)有关,在我国,80％以上的属于第二类。

胃内攻击因子与防御修复因子失衡是慢性萎缩性胃炎发生的根本原因。具体病因与慢性非萎缩性胃炎相似。包括 Hp 感染;长期饮浓茶、烈酒、咖啡,食用过热、过冷、过于粗糙的食物,可导致胃黏膜的反复损伤;长期大量服用非甾体抗炎药如阿司匹林、吲哚美辛等可抑制胃黏膜前列腺素的合成,破坏黏膜屏障;烟草中的尼古丁不仅影响胃黏膜的血液循环,还可导致幽门括约肌功能紊乱,造成胆汁反流;各种原因的胆汁反流均可破坏黏膜屏障造成胃黏膜慢性炎症改变。比较特殊的是壁细胞抗原和抗体结合形成免疫复合体在补体参与下,破坏壁细胞;胃黏膜营养因子(如胃泌素、表皮生长因子等)缺乏;心力衰竭、动脉粥样硬化、肝硬化合并门脉高压、糖尿病、甲状腺病、慢性肾上腺皮质功能减退、尿毒症、干燥综合征、胃血流量不足及精神因素等均可导致胃黏膜萎缩。

三、病理生理学和病理学

(一)病理生理学

1.Hp 感染

Hp 感染途径为粪-口或口-口途径,其外壁靠黏附素而紧贴胃上皮细胞。

Hp 感染的持续存在,致使腺体破坏,最终发展成为萎缩性胃炎。而感染 Hp 后胃炎的严重程度则除了与细菌本身有关外,还决定与患者机体情况和外界环境。如带有空泡毒素(VacA)和细胞毒相关基因(CagA)者,胃黏膜损伤明显较重。患者的免疫应答反应强弱、其胃酸的分泌情况、血型、民族和年龄差异等也影响胃黏膜炎症程度。此外,患者饮食情况也有一定作用。

2.自身免疫机制

研究早已证明,以胃体萎缩为主的 A 型萎缩性胃炎患者血清中,存在壁细胞抗体(PCA)和内因子抗体(IFA)。前者的抗原是壁细胞分泌小管微绒毛膜上的质子泵 H^+/K^+-ATP 酶,它破坏壁细胞而使胃酸分泌减少。而 IFA 则对抗内因子(壁细胞分泌的一种糖蛋白),使食物中的维生素 B_{12} 无法与后者结合被末端回肠吸收,最后引起维生素 B_{12} 吸收不良,甚至导致恶性贫血。IFA 具有特异性,几乎仅见于胃萎缩伴恶性贫血者。

造成胃酸和内因子分泌减少或丧失,恶性贫血是 A 型萎缩性胃炎的终末阶段,是自身免疫性胃炎最严重的标志。当泌酸腺完全萎缩时称为胃萎缩。

另外,近年发现 Hp 感染者中也存在着自身免疫反应,其血清抗体能与宿主胃黏膜上皮及黏液起交叉反应,如菌体 LewisX 和 LewisY 抗原。

3.外源性损伤因素破坏胃黏膜屏障

碱性十二指肠液反流等,可减弱胃黏膜屏障功能。致使胃腔内 H^+ 通过损害的屏障,反弥散入胃黏膜内,使炎症不易消散。长期慢性炎症,又加重屏障功能的减退,如此恶性循环使慢性胃炎久治不愈。

4.生理因素和胃黏膜营养因子缺乏

萎缩性变化和肠化生等皆与衰老相关,而炎症细胞浸润程度与年龄关系不大。这主要是老龄者的退行性变-胃黏膜小血管扭曲,小动脉壁玻璃样变性,管腔狭窄导致黏膜营养不良、分泌功能下降引起的。

新近研究证明,某些胃黏膜营养因子(胃泌素、表皮生长因子等)缺乏或胃黏膜感觉神经终器对这些因子不敏感可引起胃黏膜萎缩。如手术后残胃炎原因之一是 G 细胞数量减少,而引起胃泌素营养作用减弱。

5.遗传因素

萎缩性胃炎、维生素 B_{12} 吸收不良的患病率和 PCA、IFA 的阳性率很高,提示可能有遗传因素的影响。

(二)病理学

慢性胃炎病理变化是由胃黏膜损伤和修复过程所引起。病理组织学的描述包括活动性慢性炎症、萎缩和化生及异型增生等。此外,在慢性炎症过程中,胃黏膜也有反应性增生变化,如胃小凹上皮过形成、黏膜肌增厚、淋巴滤泡形成、纤维组织和腺管增生等。

近几年对于慢性胃炎尤其是慢性萎缩性胃炎的病理组织学,有不少新的进展。以下结合2006 年9月中华医学会消化病学分会的"全国第二届慢性胃炎共识会议"中制订的慢性胃炎诊治的共识意见,论述以下关键进展问题。

1.萎缩的定义

1996 年,新悉尼系统把萎缩定义为"腺体的丧失",这是模糊而易产生歧义的定义,反映了当时肠化是否属于萎缩,病理学家有不同认识。其后国际上一个病理学家的自由组织——萎缩联谊会(Atrophy Club 2000)进行了 3 次研讨会,并在 2002 年发表了对萎缩的新分类,12 位学者中有 8 位也曾是悉尼系统的执笔者,故此意见可认为是悉尼系统的补充和发展,有很高的权威性。

萎缩联谊会把萎缩新定义为"萎缩是胃固有腺体的丧失",将萎缩分为 3 种情况:无萎缩、未确定萎缩和萎缩,进而将萎缩分两个类型:非化生性萎缩和化生性萎缩。前者特点是腺体丧失伴有黏膜固有层中的纤维化或纤维肌增生;后者是胃黏膜腺体被化生的腺体所替换。这两类萎缩的程度分级仍用最初悉尼系统标准和新悉尼系统的模拟评分图,分为 4 级,即无、轻度、中度和重度萎缩。国际的萎缩新定义对我国来说不是新的,我国学者早年就认为"肠化或假幽门腺化生不是胃固有腺体,因此尽管胃腺体数量未减少,但也属萎缩",并在"全国第一届慢性胃炎共识会议"中做了说明。

对于上述第 2 个问题,答案显然是肯定的。这是因为多灶性萎缩性胃炎的胃黏膜萎缩呈灶状分布,即使活检块数少,只要病理活检发现有萎缩,就可诊断为萎缩性胃炎。在此次全国慢性胃炎共识意见中强调,需注意取材于糜烂或溃疡边缘的组织易存在萎缩,但不能简单地视为萎缩性胃炎。此外,活检组织太浅、组织包埋方向不当等因素均可影响萎缩的判断。

"未确定萎缩"是国际新提出的观点,认为黏膜层炎症很明显时,单核细胞密集浸润造成腺体被取代、移置或隐匿,以致难以判断这些"看来似乎丧失"的腺体是否真正丧失,此时暂先诊断为"未确定萎缩",最后诊断延期到炎症明显消退(大部分在 Hp 根除治疗 3 个月后),再取活检时做出。对萎缩的诊断采取了比较谨慎的态度。

目前,我国共识意见并未采用此概念。因为:①炎症明显时腺体被破坏、数量减少,在这个时点上,病理按照萎缩的定义可以诊断为萎缩,非病理不能。②一般临床希望活检后有病理结论,病理如不做诊断,会出现临床难做出诊断、对治疗效果无法评价的情况。尤其是在临床研究上,设立此诊断项会使治疗前或后失去相当一部分统计资料。慢性胃炎是个动态过程,炎症可以有两个结局:完全修复和不完全修复(纤维化和肠化),炎症明显期病理无责任预言今后趋向哪个结局。可以预料对萎缩采用的诊断标准不一,治疗有效率也不一,采用"未确定萎缩"的研究课题,因为事先去除了一部分可逆的萎缩,萎缩的可逆性就低。

2.肠化分型的临床意义与价值

用 AB-PAS 和 HID-AB 黏液染色能区分肠化亚型,然而,肠化分型的意义并未明了。传统观念认为,肠化亚型中的小肠型和完全型肠化无明显癌前病变意义,而大肠型肠化的胃癌发生危险性增高,从而引起临床的重视。支持肠化分型有意义的学者认为化生是细胞表型的一种非肿瘤性改变,通常在长期不利环境作用下出现。这种表型改变可以是干细胞内出现体细胞突变的结果,或是表现遗传修饰的变化导致后代细胞向不同方向分化的结果。胃内肠化生部位发现很多遗传改变,这些改变甚至可出现在异型增生前。他们认为肠化生中不完全型结肠型者,具有大多数遗传学改变,有发生胃癌的危险性。但近年,越来越多的临床资料显示其预测胃癌价值有限而更强调重视肠化范围,肠化分布范围越广,其发生胃癌的危险性越高。10 多年来罕有从大肠型肠化随访发展成癌的报道。另一方面,从病理检测的实际情况看,肠化以混合型多见,大肠型肠化的检出率与活检块数有密切关系,即活检块数越多,大肠型肠化检出率越高。客观地讲,该型肠化生的遗传学改变和胃不典型增生(上皮内瘤)的改变相似。因此,对肠化分型的临床意义和价值的争论仍未有定论。

3.关于异型增生

异型增生(上皮内瘤变)是重要的胃癌癌前病变,分为轻度和重度(或低级别和高级别)两级。异型增生和上皮内瘤变是同义词,后者是 WHO 国际癌症研究协会推荐使用的术语。

4.萎缩和肠化发生过程是否存在不可逆转点

胃黏膜萎缩的产生主要有两种途径:一是干细胞区室和/或腺体被破坏;二是选择性破坏特定的上皮细胞而保留干细胞。这两种途径在慢性 Hp 感染中均可发生。

萎缩与肠化的逆转报道已经不在少数,但是否所有病患均有逆转可能,是否在萎缩的发生与发展过程中存在某一不可逆转点。这一转折点是否可能为肠化生,已明确 Hp 感染可诱发慢性胃炎,经历慢性炎症→萎缩→肠化→异型增生等多个步骤最终发展至胃癌(Correa 模式)。可否通过根除 Hp 来降低胃癌发生危险性始终是近年来关注的热点。多数研究表明,根除 Hp 可防止胃黏膜萎缩和肠化的进一步发展,但萎缩、肠化是否能得到逆转尚待更多研究证实。

Mera 和 Correa 等最新报道了一项长达 12 年的大型前瞻性随机对照研究,纳入 795 例具有胃癌前病变的成人患者,随机给予他们抗 Hp 治疗和/或抗氧化治疗。他们观察到萎缩黏膜在 Hp 根除后持续保持阴性 12 年后可以完全消退,而肠化黏膜也有逐渐消退的趋向,但可能需要随访更长时间。他们认为通过抗 Hp 治疗来进行胃癌的化学预防是可行的策略。

但是,部分学者认为在考虑萎缩的可逆性时,需区分缺失腺体的恢复和腺体内特定细胞的再生。在后一种情况下,干细胞区室被保留,去除有害因素可使壁细胞和主细胞再生,并完全恢复腺体功能。当腺体及干细胞被完全破坏后,腺体的恢复只能由周围未被破坏的腺窝单元来完成。

当萎缩伴有肠化生时,逆转机会进一步减小。如果肠化生是对不利因素的适应性反应,而且不利因素可以被确定和去除,此时肠化生有可能逆转。但是,肠化生还有很多其他原因,如胆汁反流、高盐饮食、乙醇。这意味着即使在 Hp 感染个体,感染以外的其他因素亦可以引发或加速化生的发生。如果肠化生是稳定的干细胞内体细胞突变的结果,则改变黏膜的环境也许不能使肠化生逆转。

1992—2002 年的 34 篇文献里,根治 Hp 后萎缩可逆和无好转的基本各占一半,主要由于萎缩诊断标准、随访时间和间隔长短、活检取材部位和数量不统一所造成。建议今后制订统一随访方案,联合各医疗单位合作研究,使能得到大宗病例的统计资料。根治 Hp 可以产生某些有益效应,如消除炎症,消除活性氧所致的 DNA 损伤,缩短细胞更新周期,提高低胃酸者的泌酸量,并逐步恢复胃液维生素 C 的分泌。在预防胃癌方面,这些已被证实的结果可能比希望萎缩和肠化生逆转重要得多。

实际上,国际著名学者对有否此不可逆转点也有争论。如美国的 Correa 教授并不认同它的存在,而英国 Aberdeen 大学的 Emad Munir El-Omar 教授则强烈认为在异型增生发展至胃癌的过程中有某个节点,越过此则基本处于不可逆转阶段,但至今为止尚未明确此点的确切位置。

四、临床表现

流行病学研究表明,多数慢性非萎缩性胃炎患者无任何症状。少数患者可有上腹痛或不适、上腹胀、早饱、嗳气、恶心等非特异性消化不良症状。某些慢性萎缩性胃炎患者可有上腹部灼痛、胀痛、钝痛或胀闷且以餐后为著,食欲缺乏、恶心、嗳气、便秘或腹泻等症状。内镜检查和胃黏膜组织学检查结果与慢性胃炎患者症状的相关分析表明,患者的症状缺乏特异性,且症状之有无及严重程度与内镜所见及组织学分级并无肯定的相关性。

伴有胃黏膜糜烂者,可有少量或大量上消化道出血,长期少量出血可引起缺铁性贫血。胃体萎缩性胃炎可出现恶性贫血,常有全身衰弱、疲软、神情淡漠、隐性黄疸,消化道症状一般较少。

体征多不明显,有时上腹轻压痛,胃体胃炎严重时可有舌炎和贫血。

慢性萎缩性胃炎的临床表现不仅缺乏特异性,而且与病变程度并不完全一致。

五、辅助检查

(一)胃镜及活组织检查

1.胃镜检查

随着内镜器械的长足发展,内镜观察更加清晰。内镜下慢性非萎缩性胃炎可见红斑(点状、片状、条状),黏膜粗糙不平,出血点(斑),黏膜水肿及渗出等基本表现,尚可见糜烂及胆汁反流。萎缩性胃炎则主要表现为黏膜色泽白,不同程度的皱襞变平或消失。在不过度充气状态下,可透见血管纹,轻度萎缩时见到模糊的血管,重度时看到明显血管分支。内镜下肠化黏膜呈灰白色颗粒状小隆起,重者贴近观察有绒毛状变化。肠化也可以呈平坦或凹陷外观的。如果喷撒亚甲蓝色素,肠化区可能出现被染上蓝色,非肠化黏膜不着色。

胃黏膜血管脆性增加可致黏膜下出血,谓之壁内出血,表现为水肿或充血胃黏膜上见点状、斑状或线状出血,可多发、新鲜和陈旧性出血相混杂。如观察到黑色附着物常提示糜烂等致出血。

值得注意的是,少数 Hp 感染性胃炎可有胃体部皱襞肥厚,甚至宽度达到 5 mm 以上,且在适当充气后皱襞不能展平,用活检钳将黏膜提起时,可见帐篷征,这是和恶性浸润性病变鉴别点之一。

2.病理组织学检查

萎缩的确诊依赖于病理组织学检查。萎缩的肉眼与病理之符合率仅为 $38\%\sim78\%$，这与萎缩或肠化甚至 Hp 的分布都是非均匀的，或者说多灶性萎缩性胃炎的胃黏膜萎缩呈灶状分布有关。当然，只要病理活检发现有萎缩，就可诊断为萎缩性胃炎。但如果未能发现萎缩，却不能轻易排除之。如果不取足够多的标本或者内镜医师并未在病变最重部位（这也需要内镜医师的经验）活检，则势必可能遗漏病灶。反之，当在糜烂或溃疡边缘的组织活检时，即使病理发现了萎缩，却不能简单地视为萎缩性胃炎，这是因为活检组织太浅、组织包埋方向不当等因素均可影响萎缩的判断。还有，根除 Hp 可使胃黏膜活动性炎症消退，慢性炎症程度减轻。一些因素可影响结果的判断，如：①活检部位的差异。②Hp 感染时胃黏膜大量炎症细胞浸润，形如萎缩；但根除 Hp 后胃黏膜炎症细胞消退，黏膜萎缩、肠化可望恢复。然而在胃镜活检取材多少问题上，病理学家的要求与内镜医师出现了矛盾。从病理组织学观点来看，5 块或更多则有利于组织学的准确判断，然而，就内镜医师而言，考虑到患者的医疗费用，主张 2～3 块即可。

(二)Hp 检测

活组织病理学检查时可同时检测 Hp，并可在内镜检查时多取 1 块组织做快呋塞米素酶检查以增加诊断的可靠性。其他检查 Hp 的方法包括：①胃黏膜直接涂片或组织切片，然后以 Gram 或 Giemsa 或 Warthin-Starry 染色（经典方法），甚至 HE 染色，免疫组化染色则有助于检测球形 Hp。②细菌培养：为金标准；需特殊培养基和微需氧环境，培养时间 3～7 天，阳性率可能不高但特异性高，且可做药物敏感试验。③血清 Hp 抗体测定：多在流行病学调查时用。④尿素呼吸试验：是一种非侵入性诊断法，口服 ^{13}C 或 ^{14}C 标记的尿素后，检测患者呼气中的 $^{13}CO_2$ 或 $^{14}CO_2$ 量，结果准确。⑤聚合酶联反应法（PCR 法）：能特异地检出不同来源标本中的 Hp。

根除 Hp 治疗后，可在胃镜复查时重复上述检查，亦可采用非侵入性检查手段，如 ^{13}C 或 ^{14}C 尿素呼气试验、粪便 Hp 抗原检测及血清学检查。应注意，近期使用抗生素、质子泵抑制剂、铋剂等药物，因有暂时抑制 Hp 作用，会使上述检查（血清学检查除外）呈假阴性。

(三)X 线钡剂检查

X 线钡剂检查主要是很好地显示胃黏膜相的气钡双重造影。对于萎缩性胃炎，常常可见胃皱襞相对平坦和减少。但依靠 X 线诊断慢性胃炎价值不如胃镜和病理组织学。

(四)实验室检查

1.胃酸分泌功能测定

非萎缩性胃炎胃酸分泌常正常，有时可以增高。萎缩性胃炎病变局限于胃窦时，胃酸可正常或低酸，低酸是由于泌酸细胞数量减少和 H^+ 向胃壁反弥散所致。测定基础胃液分泌量（BAO）及注射组胺或五肽胃泌素后测定最大泌酸量（MAO）和高峰泌酸量（PAO）以判断胃泌酸功能，有助于萎缩性胃炎的诊断及指导临床治疗。A 型慢性萎缩性胃炎患者多无酸或低酸，B 型慢性萎缩性胃炎患者可正常或低酸，往往在给予酸分泌刺激药后，亦不见胃液和胃酸分泌。

2.胃蛋白酶原（PG）测定

胃体黏膜萎缩时血清 PGⅠ水平及 PGⅠ/Ⅱ比例下降，严重者可伴餐后血清 G-17 水平升高；胃窦黏膜萎缩时餐后血清 G-17 水平下降，严重者可伴 PGⅠ水平及 PGⅠ/Ⅱ比例下降。然而，这主要是一种统计学上的差异。

日本学者发现无症状胃癌患者，本法 85% 阳性，PGⅠ或比值降低者，推荐进一步胃镜检查，以检出伴有萎缩性胃炎的胃癌。该试剂盒用于诊断萎缩性胃炎和判断胃癌倾向在欧洲国家应用要多于我国。

3.血清胃泌素测定

如果以放射免疫法检测血清胃泌素,则正常值应低于 100 pg/mL。慢性萎缩性胃炎胃体为主者,因壁细胞分泌胃酸缺乏、反馈性地 G 细胞分泌胃泌素增多,致胃泌素中度升高。特别是当伴有恶性贫血时,该值可达 1 000 pg/mL 或更高。注意此时要与胃泌素瘤相鉴别,后者是高胃酸分泌。慢性萎缩性胃炎以胃窦为主时,空腹血清胃泌素正常或降低。

4.自身抗体

血清 PCA 和 IFA 阳性对诊断慢性胃体萎缩性胃炎有帮助,尽管血清 IFA 阳性率较低,但胃液中 IFA 的阳性,则十分有助于恶性贫血的诊断。

5.血清维生素 B_{12} 浓度和维生素 B_{12} 吸收试验

慢性胃体萎缩性胃炎时,维生素 B_{12} 缺乏,常低于 200 ng/L。维生素 B_{12} 吸收试验(Schilling 试验)能检测维生素 B_{12} 在末端回肠吸收情况且可与回盲部疾病和严重肾功能障碍相鉴别。同时服用 ^{58}Co 和 ^{57}Co(加有内因子)标记的氰钴素胶囊。此后收集 24 小时尿液。如两者排出率均 >10% 则正常,若尿中 ^{58}Co 排出率低于 10%,而 ^{57}Co 的排出率正常则常提示恶性贫血;而两者均降低的常是回盲部疾病或者肾衰竭者。

六、诊断和鉴别诊断

(一)诊断

鉴于多数慢性胃炎患者无任何症状,或即使有症状也缺乏特异性体征,因此根据症状和体征难以做出慢性胃炎的正确诊断。慢性胃炎的确诊主要依赖于内镜检查和胃黏膜活检组织学检查,尤其是后者的诊断价值更大。

按照悉尼胃炎标准要求,完整的诊断应包括病因、部位和形态学三方面。例如,诊断为"胃窦为主慢性活动性 Hp 胃炎"和"NSAID 相关性胃炎"。当胃窦和胃体炎症程度相差 2 级或以上时,加上"为主"修饰词,如"慢性(活动性)胃炎,胃窦显著"。当然这些诊断结论最好是在病理报告后给出,实际的临床工作中,胃镜医师可根据胃镜下表现给予初步诊断。病理诊断则主要依据新悉尼胃炎系统,如图 5-1 所示。

对于自身免疫性胃炎诊断,要予以足够的重视。因为胃体活检者甚少,或者很少开展 PCA 和 IFA 的检测,诊断该病者很少。为此,如果遇到以全身衰弱和贫血为主要表现,而上消化道症状往往不明显者,应做血清胃泌素测定和/或胃液分析,异常者进一步做维生素 B_{12} 吸收试验,血清维生素 B_{12} 浓度测定可获确诊。注意不能仅仅凭活检组织学诊断本病,特别标本数少时,这是因为 Hp 感染性胃炎后期,胃窦肠化,Hp 上移,胃体炎症变得显著,可与自身免疫性胃炎表现相重叠,但后者胃窦黏膜的变化很轻微。另外,淋巴细胞性胃炎也可出现类似情况,而其并无泌酸腺萎缩。

A 型、B 型萎缩性胃炎特点见表 5-1。

(二)鉴别诊断

1.功能性消化不良

2006 年,《中国慢性胃炎共识意见》将消化不良症状与慢性胃炎做了对比:一方面慢性胃炎患者可有消化不良的各种症状;另一方面,一部分有消化不良症状者如果胃镜和病理检查无明显阳性发现,可能仅仅为功能性消化不良。当然,少数功能性消化不良患者可同时伴有慢性胃炎。

这样在慢性胃炎与消化不良症状功能性消化不良之间形成较为错综复杂的关系。但一般说来，消化不良症状的有无和严重程度与慢性胃炎的内镜所见或组织学分级并无明显相关性。

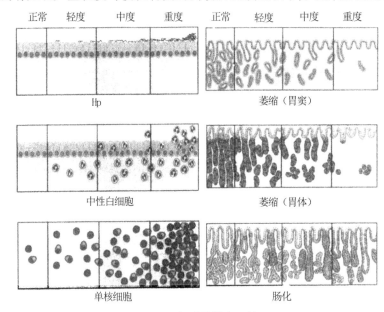

图 5-1　新悉尼胃炎系统

表 5-1　A 型和 B 型慢性萎缩性胃炎的鉴别

项　目		A 型慢性萎缩性胃炎	B 型慢性萎缩性胃炎
部位	胃窦	正常	萎缩
	胃体	弥漫性萎缩	多然性
血清胃泌素		明显升高	不定，可以降低或不变
胃酸分泌		降低	降低或正常
自身免疫抗体(内因子抗体和壁细胞抗体)阳性率		90%	10%
恶性贫血发生率		90%	10%
可能的病因		自身免疫，遗传因素	幽门螺杆菌、化学损伤

2.早期胃癌和胃溃疡

几种疾病的症状有重叠或类似，但胃镜及病理检查可鉴别。重要的是，如遇到黏膜糜烂，尤其是隆起性糜烂，要多取活检和及时复查，以排除早期胃癌。这是因为即使是病理组织学诊断，也有一定局限性。原因主要是：①胃黏膜组织学变化易受胃镜检查前夜的食物(如某些刺激性食物加重黏膜充血)性质、被检查者近日是否吸烟、胃镜操作者手法的熟练程度、患者恶心反应等诸种因素影响。②活检是点的调查，而慢性胃炎病变程度在整个黏膜面上并非一致，要多点活检才能做出全面估计，判断治疗效果时，尽量在黏膜病变较重的区域或部位活检，如系治疗前后比较，则应在相同或相近部位活检。③病理诊断易受病理医师主观经验的影响。

3.慢性胆囊炎与胆石症

其与慢性胃炎症状十分相似，同时并存者也较多。对于中年女性诊断慢性胃炎时，要仔细询问病史，必要时行胆囊 B 超检查，以了解胆囊情况。

4.其他

慢性肝炎和慢性胰腺疾病等，也可出现与慢性胃炎类似症状，在详询病史后，行必要的影像学检查和特异的实验室检查。

七、预后

慢性萎缩性胃炎常合并肠上皮化生。慢性萎缩性胃炎绝大多数预后良好，少数可癌变，其癌变率为1%～3%。目前认为慢性萎缩性胃炎若早期发现，及时积极治疗，病变部位萎缩的腺体是可以恢复的，其可转化为非萎缩性胃炎或被治愈，改变了以往人们对慢性萎缩性胃炎不可逆转的认识。根据萎缩性胃炎每年的癌变率为0.5%～1%，那么，胃镜和病理检查的随访间期定位多长才既提高早期胃癌的诊断率，又方便患者和符合医药经济学要求。这也一直是不同地区和不同学者分歧较大的问题。在我国，城市和乡村由不同胃癌发生率和医疗条件差异。如果纯粹从疾病进展和预防角度考虑，一般认为，不伴有肠化和异型增生的萎缩性胃炎可1～2年做内镜和病理随访1次；活检有中重度萎缩伴有肠化的萎缩性胃炎1年左右随访1次。伴有轻度异型增生并剔除取于癌旁者，根据内镜和临床情况缩短至6～12个月随访1次；而重度异型增生者需立即复查胃镜和病理，必要时手术治疗或内镜下局部治疗。

八、治疗

慢性非萎缩性胃炎的治疗目的是缓解消化不良症状和改善胃黏膜炎症。治疗应尽可能针对病因，遵循个体化原则。消化不良症状的处理与功能性消化不良相同。无症状、Hp阴性的非萎缩性胃炎无须特殊治疗。

(一)一般治疗

慢性萎缩性胃炎患者，不论其病因如何，均应戒烟、忌酒，避免使用损害胃黏膜的药物如NSAID等，及避免对胃黏膜有刺激性的食物和饮品，如过于酸、甜、咸、辛辣和过热、过冷食物，浓茶、咖啡等，饮食宜规律，少吃油炸、烟熏、腌制食物，不食腐烂变质的食物，多吃新鲜蔬菜和水果，所食食品要新鲜并富于营养，保证有足够的蛋白质、维生素(如维生素C和叶酸等)及铁质摄入，精神上乐观，生活要规律。

(二)针对病因或发病机制的治疗

1.根除Hp

慢性非萎缩性胃炎的主要症状为消化不良，其症状应归属于功能性消化不良范畴。目前，国内外均推荐对Hp阳性的功能性消化不良行根除治疗。因此，有消化不良症状的Hp阳性慢性非萎缩性胃炎患者均应根除Hp。另外，如果伴有胃黏膜糜烂，也该根除Hp。大量研究结果表明，根除Hp可使胃黏膜组织学得到改善；对预防消化性溃疡和胃癌等有重要意义；对改善或消除消化不良症状具有费用-疗效比优势。

2.保护胃黏膜

关于胃黏膜屏障功能的研究由来已久。1964年，美国密歇根大学Horace Willard Davenport博士首次提出"胃黏膜具有阻止H^+自胃腔向黏膜内扩散的屏障作用"。1975年，美国密歇根州Upjohn公司的A.Robert博士发现前列腺素可明显防止或减轻NSAID和应激等对胃黏膜的损伤，其效果呈剂量依赖性。从而提出细胞保护的概念。1996年，加拿大的Wallace教授较全面阐述胃黏膜屏障，根据解剖和功能将胃黏膜的防御修复分为5个层次——黏液-

HCO_3^-屏障、单层柱状上皮屏障、胃黏膜血流量、免疫细胞-炎症反应和修复重建因子作用等。至关重要的上皮屏障主要包括胃上皮细胞顶膜能抵御高浓度酸、胃上皮细胞之间紧密连接、胃上皮抗原呈递，免疫探及并限制潜在有害物质，并且它们大约每72小时完全更新一次。这说明它起着关键作用。

近年来，有关前列腺素和胃黏膜血流量等成为胃黏膜保护领域的研究热点。这与NSAID药物的广泛应用带来的不良反应日益引起学者的重视有关。美国加州大学戴维斯分校的Tarnawski教授的研究显示，前列腺素保护胃黏膜抵抗致溃疡及致坏死因素损害的机制不仅是抑制胃酸分泌。当然表皮生长因子(EGF)、成纤维生长因子(bFGF)和血管内皮生长因子(VEGF)及热休克蛋白等都是重要的黏膜保护因子，在抵御黏膜损害中起重要作用。

然而，当机体遇到有害因素强烈攻击时，仅依靠自身的防御修复能力是不够的，强化黏膜防卫能力，促进黏膜的修复是治疗胃黏膜损伤的重要环节之一。具有保护和增强胃黏膜防御功能或者防止胃黏膜屏障受到损害的一类药物统称为胃黏膜保护药。包括铝碳酸镁、硫糖铝、胶体铋剂、地诺前列酮、替普瑞酮、吉法酯、谷氨酰胺类、瑞巴派特等药物。另外，吉法酯能增加胃黏膜更新，提高细胞再生能力，增强胃黏膜对胃酸的抵抗能力，达到保护胃黏膜作用。

3.抑制胆汁反流

促动力药如多潘立酮可防止或减少胆汁反流；胃黏膜保护药，特别是有结合胆酸作用的铝碳酸镁制剂，可增强胃黏膜屏障、结合胆酸，从而减轻或消除胆汁反流所致的胃黏膜损害。考来烯胺可络合反流至胃内的胆盐，防止胆汁酸破坏胃黏膜屏障，方法为每次3～4 g，每天3～4次。

(三)对症处理

消化不良症状的治疗由于临床症状与慢性非萎缩性胃炎之间并不存在明确关系，因此症状治疗事实上属于功能性消化不良的经验性治疗。慢性胃炎伴胆汁反流者可应用促动力药(如多潘立酮)和/或有结合胆酸作用的胃黏膜保护药(如铝碳酸镁制剂)。

(1)有胃黏膜糜烂和/或以反酸、上腹痛等症状为主者，可根据病情或症状严重程度选用抗酸药、H_2受体拮抗药或质子泵抑制剂(PPI)。

(2)促动力药如多潘立酮、马来酸曲美布汀、莫沙必利、盐酸伊托必利主要用于上腹饱胀、恶心或呕吐等为主要症状者。

(3)胃黏膜保护药如硫糖铝、瑞巴派特、替普瑞酮、吉法酯、依卡倍特适用于有胆汁反流、胃黏膜损害和/或症状明显者。

(4)抗抑郁药或抗焦虑治疗：可用于有明显精神因素的慢性胃炎伴消化不良症状患者，同时应予耐心解释或心理治疗。

(5)助消化治疗：对于伴有腹胀、食欲缺乏等消化不良症状而无明显上述胃灼热、反酸、上腹饥饿痛症状者，可选用含有胃酶、胰酶和肠酶等复合酶制剂治疗。

(6)其他对症治疗：包括解痉止痛、止吐、改善贫血等。

(7)对于贫血，若为缺铁，应补充铁剂。大细胞贫血者根据维生素B_{12}或叶酸缺乏分别给予补充。

（郭　栋）

第五节 消化性溃疡

消化性溃疡主要指发生在胃和十二指肠的慢性溃疡,即胃溃疡(GU)和十二指肠溃疡(DU),因溃疡形成与胃酸/胃蛋白酶的消化作用有关而得名。溃疡的黏膜缺损超过黏膜肌层,不同于糜烂。

一、流行病学

消化性溃疡是全球性常见病。西方国家资料显示,自20世纪50年代以后,消化性溃疡发病率呈下降趋势。我国临床统计资料提示,消化性溃疡患病率在近十多年来亦开始呈下降趋势。本病可发生于任何年龄,但中年最为常见,DU多见于青壮年,而GU多见于中老年,后者发病高峰比前者约迟10年。男性患病比女性较多。临床上,DU比GU为多见,两者之比为(2~3):1,但有地区差异,在胃癌高发区GU所占的比例有所增加。

二、病因和发病机制

在正常生理情况下,胃十二指肠黏膜经常接触有强侵蚀力的胃酸和在酸性环境下被激活、能水解蛋白质的胃蛋白酶。此外,还经常受摄入的各种有害物质的侵袭,但却能抵御这些侵袭因素的损害,维持黏膜的完整性,这是因为胃十二指肠黏膜具有一系列防御和修复机制。目前认为,胃十二指肠黏膜的这一完善而有效的防御和修复机制,足以抵抗胃酸/胃蛋白酶的侵蚀。一般而言,只有当某些因素损害了这一机制才可能发生胃酸/胃蛋白酶侵蚀黏膜而导致溃疡形成。近年的研究已经明确,幽门螺杆菌和非甾体抗炎药是损害胃十二指肠黏膜屏障从而导致消化性溃疡发病的最常见病因。少见的特殊情况,当过度胃酸分泌远远超过黏膜的防御和修复作用也可能导致消化性溃疡发生。现将这些病因及其导致溃疡发生的机制分述如下。

(一)幽门螺杆菌

确认幽门螺杆菌为消化性溃疡的重要病因主要基于两方面的证据:①消化性溃疡患者的幽门螺杆菌检出率显著高于对照组的普通人群,在DU的检出率约为90%,GU为70%~80%(幽门螺杆菌阴性的消化性溃疡患者往往能找到NSAID服用史等其他原因);②大量临床研究肯定,成功根除幽门螺杆菌后溃疡复发率明显下降,用常规抑酸治疗后愈合的溃疡年复发率为50%~70%,而根除幽门螺杆菌可使溃疡复发率降至5%以下,这就表明去除病因后消化性溃疡可获治愈。至于何以在感染幽门螺杆菌的人群中仅有少部分人(约15%)发生消化性溃疡,一般认为,这是幽门螺杆菌、宿主和环境因素三者相互作用的不同结果。

幽门螺杆菌感染导致消化性溃疡发病的确切机制尚未阐明。目前比较普遍接受的一种假说试图将幽门螺杆菌、宿主和环境3个因素在DU发病中的作用统一起来。该假说认为,胆酸对幽门螺杆菌生长具有强烈的抑制作用,因此正常情况下幽门螺杆菌无法在十二指肠生存,十二指肠球部酸负荷增加是DU发病的重要环节,因为酸可使结合胆酸沉淀,从而有利于幽门螺杆菌在十二指肠球部生长。幽门螺杆菌只能在胃上皮组织定植,因此在十二指肠球部存活的幽门螺杆菌只有当十二指肠球部发生胃上皮化生才能定植下来,而据认为十二指肠球部的胃上皮化生是十二指肠对酸负荷的一种代偿反应。十二指肠球部酸负荷增加的原因,一方面与幽门螺杆菌感染引起慢性胃窦炎有关,幽门螺杆菌感染直接或间接作用于胃窦 D、G 细胞,削弱了胃酸分泌的负反馈调节,从而导致餐后胃酸分泌增加;另一方面,吸烟、应激和遗传等因素均与胃酸分泌增加有关。定植在十二指肠球部的幽门螺杆菌引起十二指肠炎症,炎症削弱了十二指肠黏膜的防御和修复功能,在胃酸/胃蛋白酶的侵蚀下最终导致 DU 发生。十二指肠炎症同时导致十二指肠黏膜分泌碳酸氢盐减少,间接增加十二指肠的酸负荷,进一步促进 DU 的发生和发展过程。

对幽门螺杆菌引起 GU 的发病机制研究较少,一般认为是幽门螺杆菌感染引起的胃黏膜炎症削弱了胃黏膜的屏障功能,胃溃疡好发于非泌酸区与泌酸区交界处的非泌酸区侧,反映了胃酸对屏障受损的胃黏膜的侵蚀作用。

(二)非甾体抗炎药(NSAID)

NSAID 是引起消化性溃疡的另一个常见病因。大量研究资料显示,服用 NSAID 患者发生消化性溃疡及其并发症的危险性显著高于普通人群。临床研究报道,在长期服用 NSAID 患者中 10%~25% 可发现胃或十二指肠溃疡,有 1%~4% 的患者发生出血、穿孔等溃疡并发症。NSAID 引起的溃疡以 GU 较 DU 多见。溃疡形成及其并发症发生的危险性除与服用 NSAID 种类、剂量、疗程有关外,尚与高龄、同时服用抗凝血药、糖皮质激素等因素有关。

NSAID 通过削弱黏膜的防御和修复功能而导致消化性溃疡发病,损害作用包括局部作用和系统作用两方面,系统作用是主要致溃疡机制,主要是通过抑制环加氧酶(COX)而起作用。COX 是花生四烯酸合成前列腺素的关键限速酶,COX 有两种异构体,即结构型 COX-1 和诱生型 COX-2。COX-1 在组织细胞中恒量表达,催化生理性前列腺素合成而参与机体生理功能调节;COX-2 主要在病理情况下由炎症刺激诱导产生,促进炎症部位前列腺素的合成。传统的NSAID 如阿司匹林、吲哚美辛等旨在抑制 COX-2 而减轻炎症反应,但特异性差,同时抑制了COX-1,导致胃肠黏膜生理性前列腺素 E 合成不足。后者通过增加黏液和碳酸氢盐分泌、促进黏膜血流增加、细胞保护等作用在维持黏膜防御和修复功能中起重要作用。

NSAID 和幽门螺杆菌是引起消化性溃疡发病的两个独立因素,至于两者是否有协同作用则尚无定论。

(三)胃酸/胃蛋白酶

消化性溃疡的最终形成是由于胃酸/胃蛋白酶对黏膜自身消化所致。因胃蛋白酶活性是pH 依赖性的,在 pH>4 时便失去活性,因此,在探讨消化性溃疡发病机制和治疗措施时主要考虑胃酸。无酸情况下罕有溃疡发生及抑制胃酸分泌药物能促进溃疡愈合的事实均确证胃酸在溃疡形成过程中的决定性作用,是溃疡形成的直接原因。胃酸的这一损害作用一般只在正常黏膜防御和修复功能遭受破坏时才能发生。

DU 患者中约有 1/3 存在五肽胃泌素刺激的最大酸排量(MAO)增高,其余患者 MAO 多在正常高值,DU 患者胃酸分泌增高的可能因素及其在 DU 发病中的间接及直接作用已如前述。GU 患者基础酸排量(BAO)及 MAO 多属正常或偏低。对此,可能解释为 GU 患者多伴多灶萎缩性胃炎,因而胃体壁细胞泌酸功能已受影响,而 DU 患者多为慢性胃窦炎,胃体黏膜未受损或受损轻微因而仍能保持旺盛的泌酸能力。少见的特殊情况如胃泌素瘤患者,极度增加的胃酸分泌的攻击作用远远超过黏膜的防御作用,而成为溃疡形成的起始因素。近年来,非幽门螺杆菌、非 NSAID(也非胃泌素瘤)相关的消化性溃疡报道有所增加,这类患者病因未明,是否与高酸分泌有关尚有待研究。

(四)其他因素

下列因素与消化性溃疡发病有不同程度的关系。

(1)吸烟:吸烟者消化性溃疡发生率比不吸烟者高,吸烟影响溃疡愈合和促进溃疡复发。吸烟影响溃疡形成和愈合的确切机制未明,可能与吸烟增加胃酸分泌、减少十二指肠及胰腺碳酸氢盐分泌、影响胃十二指肠协调运动、黏膜损害性氧自由基增加等因素有关。

(2)遗传:遗传因素曾一度被认为是消化性溃疡发病的重要因素,但随着幽门螺杆菌在消化性溃疡发病中的重要作用得到认识,遗传因素的重要性受到挑战。例如,消化性溃疡的家族史可能是幽门螺杆菌感染的"家庭聚集"现象;O型血胃上皮细胞表面表达更多黏附受体而有利于幽门螺杆菌定植。因此,遗传因素的作用尚有待进一步研究。

(3)急性应激可引起应激性溃疡已是共识。但在慢性溃疡患者,情绪应激和心理障碍的致病作用却无定论。临床观察发现长期精神紧张、过劳,确实易使溃疡发作或加重,但这多在慢性溃疡已经存在时发生,因此情绪应激可能主要起诱因作用,可能通过神经内分泌途径影响胃十二指肠分泌、运动和黏膜血流的调节。

(4)胃十二指肠运动异常:研究发现部分 DU 患者胃排空增快,这可使十二指肠球部酸负荷增大;部分 GU 患者有胃排空延迟,这可增加十二指肠液反流入胃,加重胃黏膜屏障损害。但目前认为,胃肠运动障碍不大可能是原发病因,但可加重幽门螺杆菌或 NSAID 对黏膜的损害。

概言之,消化性溃疡是一种多因素疾病,其中幽门螺杆菌感染和服用 NSAID 是已知的主要病因,溃疡发生是黏膜侵袭因素和防御因素失平衡的结果,胃酸在溃疡形成中起关键作用。

三、病理

DU 发生在球部,前壁比较常见;GU 多在胃角和胃窦小弯。组织学上,GU 大多发生在幽门腺区(胃窦)与泌酸腺区(胃体)交界处的幽门腺区一侧。幽门腺区黏膜可随年龄增长而扩大[假幽门腺化生和/或肠化生],使其与泌酸腺区之交界线上移,故老年患者 GU 的部位多较高。溃疡一般为单个,也可多个,呈圆形或椭圆形。DU 直径多<10 mm,GU 要比 DU 稍大。亦可见到直径>2 cm 的巨大溃疡。溃疡边缘光整、底部洁净,由肉芽组织构成,上面覆盖有灰白色或灰黄色纤维渗出物。活动性溃疡周围黏膜常有炎症水肿。溃疡浅者累及黏膜肌层,深者达肌层甚至浆膜层,溃破血管时引起出血,穿破浆膜层时引起穿孔。溃疡愈合时周围黏膜炎症、水肿消退,边缘上皮细胞增生覆盖溃疡面,其下的肉芽组织纤维转化,变为瘢痕,瘢痕收缩使周围黏膜皱襞向其集中。

四、临床表现

上腹痛是消化性溃疡的主要症状,但部分患者可无症状或症状较轻以致不为患者所注意,而以出血、穿孔等并发症为首发症状。典型的消化性溃疡有如下临床特点:①慢性过程,病史可达数年至数十年;②周期性发作,发作与自发缓解相交替,发作期可为数周或数月,缓解期亦长短不一,短者数周、长者数年;发作常有季节性,多在秋冬或冬春之交发病,可因精神情绪不良或过劳而诱发;③发作时上腹痛呈节律性,表现为空腹痛即餐后 2~4 小时和/或午夜痛,腹痛多为进食或服用抗酸药所缓解,典型节律性表现在 DU 多见。

(一)症状

上腹痛为主要症状,性质多为灼痛,亦可为钝痛、胀痛、剧痛或饥饿样不适感。多位于中上腹,可偏右或偏左。一般为轻至中度持续性痛。疼痛常有典型的节律性如上述。腹痛多在进食或服用抗酸药后缓解。

部分患者无上述典型表现的疼痛,而仅表现为无规律性的上腹隐痛或不适。具或不具典型疼痛者均可伴有反酸、嗳气、上腹胀等症状。

(二)体征

溃疡活动时上腹部可有局限性轻压痛,缓解期无明显体征。

五、特殊类型的消化性溃疡

(一)复合溃疡

复合溃疡指胃和十二指肠同时发生的溃疡。DU 往往先于 GU 出现。幽门梗阻发生率较高。

(二)幽门管溃疡

幽门管位于胃远端,与十二指肠交界,长约 2 cm。幽门管溃疡与 DU 相似,胃酸分泌一般较高。幽门管溃疡上腹痛的节律性不明显,对药物治疗反应较差,呕吐较多见,较易发生幽门梗阻、出血和穿孔等并发症。

(三)球后溃疡

DU 大多发生在十二指肠球部,发生在球部远段十二指肠的溃疡称球后溃疡。多发生在十二指肠乳头的近端。具 DU 的临床特点,但午夜痛及背部放射痛多见,对药物治疗反应较差,较易并发出血。

(四)巨大溃疡

巨大溃疡指直径>2 cm 的溃疡。对药物治疗反应较差、愈合时间较慢,易发生慢性穿透或穿孔。胃的巨大溃疡注意与恶性溃疡鉴别。

(五)老年人消化性溃疡

近年,老年人发生消化性溃疡的报道增多。临床表现多不典型,GU 多位于胃体上部甚至胃底部,溃疡常较大,易误诊为胃癌。

(六)无症状性溃疡

约 15% 消化性溃疡患者可无症状,而以出血、穿孔等并发症为首发症状。可见于任何年龄,以老年人较多见;NSAID 引起的溃疡近半数无症状。

六、实验室和其他检查

(一)胃镜检查

胃镜检查是确诊消化性溃疡首选的检查方法。胃镜检查不仅可对胃十二指肠黏膜直接观察、摄像,还可在直视下取活组织作病理学检查及幽门螺杆菌检测,因此胃镜检查对消化性溃疡的诊断及胃良、恶性溃疡鉴别诊断的准确性高于 X 线钡餐检查。例如,在溃疡较小或较浅时钡餐检查有可能漏诊;钡餐检查发现十二指肠球部畸形可有多种解释;活动性上消化道出血是钡餐检查的禁忌证;胃的良、恶性溃疡鉴别必须由活组织检查来确定。

内镜下消化性溃疡多呈圆形或椭圆形,也有呈线形,边缘光整,底部覆有灰黄色或灰白色渗出物,周围黏膜可有充血、水肿,可见皱襞向溃疡集中。内镜下溃疡可分为活动期(A)、愈合期(H)和瘢痕期(S)3 个病期,其中每个病期又可分为 1 和 2 两个阶段。

(二)X 线钡餐检查

X 线钡餐检查适用于对胃镜检查有禁忌或不愿接受胃镜检查者。溃疡的 X 线征象有直接和间接两种：龛影是直接征象，对溃疡有确诊价值；局部压痛、十二指肠球部激惹和球部畸形、胃大弯侧痉挛性切迹均为间接征象，仅提示可能有溃疡。

(三)幽门螺杆菌检测

幽门螺杆菌检测应列为消化性溃疡诊断的常规检查项目，因为有无幽门螺杆菌感染决定治疗方案的选择。检测方法分为侵入性和非侵入性两大类。前者需通过胃镜检查取胃黏膜活组织进行检测，主要包括快呋塞米素酶试验、组织学检查和幽门螺杆菌培养；后者主要有 ^{13}C 或 ^{14}C 尿素呼气试验、粪便幽门螺杆菌抗原检测及血清学检查（定性检测血清抗幽门螺杆菌 IgG 抗体）。

快呋塞米素酶试验是侵入性检查的首选方法，操作简便、费用低。组织学检查可直接观察幽门螺杆菌，与快呋塞米素酶试验结合，可提高诊断准确率。幽门螺杆菌培养技术要求高，主要用于科研。^{13}C 或 ^{14}C 尿素呼气试验检测幽门螺杆菌敏感性及特异性高而无须胃镜检查，可作为根除治疗后复查的首选方法。

应注意，近期应用抗生素、质子泵抑制剂、铋剂等药物，因有暂时抑制幽门螺杆菌作用，会使上述检查（血清学检查除外）呈假阴性。

(四)胃液分析和血清胃泌素测定

胃液分析和血清胃泌素测定一般仅在疑有胃泌素瘤时做鉴别诊断之用。

七、诊断和鉴别诊断

慢性病程、周期性发作的节律性上腹疼痛，且上腹痛可为进食或抗酸药所缓解的临床表现是诊断消化性溃疡的重要临床线索。但应注意，一方面有典型溃疡样上腹痛症状者不一定是消化性溃疡，另一方面部分消化性溃疡患者症状可不典型甚至无症状。因此，单纯依靠病史难以做出可靠诊断。确诊有赖胃镜检查。X 线钡餐检查发现龛影亦有确诊价值。

鉴别诊断本病主要临床表现为慢性上腹痛，当仅有病史和体检资料时，需与其他有上腹痛症状的疾病如肝、胆、胰、肠疾病和胃的其他疾病相鉴别。功能性消化不良临床常见且临床表现与消化性溃疡相似，应注意鉴别。如做胃镜检查，可确定有无胃十二指肠溃疡存在。

胃镜检查如见胃十二指肠溃疡，应注意与引起胃十二指肠溃疡的少见特殊病因或以溃疡为主要表现的胃十二指肠肿瘤鉴别。其中，与胃癌、胃泌素瘤的鉴别要点如下。

(一)胃癌

内镜或 X 线检查见到胃的溃疡，必须进行良性溃疡（胃溃疡）与恶性溃疡（胃癌）的鉴别。Ⅲ型（溃疡型）早期胃癌单凭内镜所见与良性溃疡鉴别有困难，放大内镜和染色内镜对鉴别有帮助，但最终必须依靠直视下取活组织检查鉴别。恶性溃疡的内镜特点为：①溃疡形状不规则，一般较大；②底凹凸不平、苔污秽；③边缘呈结节状隆起；④周围皱襞中断；⑤胃壁僵硬、蠕动减弱（X 线钡餐检查亦可见上述相应的 X 线征）。活组织检查可以确诊，但必须强调，对于怀疑胃癌而一次活检阴性者，必须在短期内复查胃镜进行再次活检；即使内镜下诊断为良性溃疡且活检阴性，仍有漏诊胃癌的可能，因此对初诊为胃溃疡者，必须在完成正规治疗的疗程后进行胃镜复查，胃镜复查溃疡缩小或愈合不是鉴别良、恶性溃疡的最终依据，必须重复活检加以证实。

(二)胃泌素瘤

胃泌素瘤亦称 Zollinger-Ellison 综合征，是胰腺非 β 细胞瘤分泌大量胃泌素所致。肿瘤往往很小(直径<1 cm),生长缓慢,半数为恶性。大量胃泌素可刺激壁细胞增生,分泌大量胃酸,使上消化道经常处于高酸环境,导致胃十二指肠球部和不典型部位(十二指肠降段、横段、甚或空肠近端)发生多发性溃疡。胃泌素瘤与普通消化性溃疡的鉴别要点是该病溃疡发生于不典型部位,具难治性特点,有过高胃酸分泌(BAO 和 MAO 均明显升高,且 BAO/MAO>60%)及高空腹血清胃泌素(>200 pg/mL,常>500 pg/mL)。

八、并发症

(一)出血

溃疡侵蚀周围血管可引起出血。出血是消化性溃疡最常见的并发症,也是上消化道大出血最常见的病因(约占所有病因的50%)。

(二)穿孔

溃疡病灶向深部发展穿透浆膜层则并发穿孔。溃疡穿孔临床上可分为急性、亚急性和慢性3种类型,以第一种常见。急性穿孔的溃疡常位于十二指肠前壁或胃前壁,发生穿孔后胃肠的内容物漏入腹腔而引起急性腹膜炎。十二指肠或胃后壁的溃疡深至浆膜层时已与邻近的组织或器官发生粘连,穿孔时胃肠内容物不流入腹腔,称为慢性穿孔,又称为穿透性溃疡。这种穿透性溃疡改变了腹痛规律,变得顽固而持续,疼痛常放射至背部。邻近后壁的穿孔或游离穿孔较小,只引起局限性腹膜炎时称亚急性穿孔,症状较急性穿孔轻而体征较局限,且易漏诊。

(三)幽门梗阻

幽门梗阻主要是由 DU 或幽门管溃疡引起。溃疡急性发作时可因炎症水肿和幽门部痉挛而引起暂时性梗阻,可随炎症的好转而缓解;慢性梗阻主要由于瘢痕收缩而呈持久性。幽门梗阻临床表现为餐后上腹饱胀、上腹疼痛加重,伴有恶心、呕吐,大量呕吐后症状可以改善,呕吐物含发酵酸性宿食。严重呕吐可致失水和低氯低钾性碱中毒。可发生营养不良和体重减轻。体检可见胃型和胃蠕动波,清晨空腹时检查胃内有振水声。进一步做胃镜或 X 线钡剂检查可确诊。

(四)癌变

少数 GU 可发生癌变,DU 则否。GU 癌变发生于溃疡边缘,据报道癌变率在1%左右。长期慢性GU病史、年龄在45岁以上、溃疡顽固不愈者应提高警惕。对可疑癌变者,在胃镜下取多点活检做病理检查;在积极治疗后复查胃镜,直到溃疡完全愈合;必要时定期随访复查。

九、治疗

治疗的目的是消除病因、缓解症状、愈合溃疡、防止复发和防治并发症。针对病因的治疗如根除幽门螺杆菌,有可能彻底治愈溃疡病,是近年消化性溃疡治疗的一大进展。

(一)一般治疗

生活要有规律,避免过度劳累和精神紧张。注意饮食规律,戒烟、酒。服用 NSAID 者尽可能停用,即使未用亦要告诫患者今后慎用。

(二)治疗消化性溃疡的药物及其应用

治疗消化性溃疡的药物可分为抑制胃酸分泌的药物和保护胃黏膜的药物两大类,主要起缓解症状和促进溃疡愈合的作用,常与根除幽门螺杆菌治疗配合使用。现就这些药物的作用机制及临床应用分别简述如下。

1.抑制胃酸药物

溃疡的愈合与抑酸治疗的强度和时间成正比。抗酸药具中和胃酸作用,可迅速缓解疼痛症状,但一般剂量难以促进溃疡愈合,故目前多作为加强止痛的辅助治疗。H_2受体阻滞剂(H_2RA)可抑制基础及刺激的胃酸分泌,以前一作用为主,而后一作用不如 PPI 充分。使用推荐剂量各种 H_2RA 溃疡愈合率相近,不良反应发生率均低。西咪替丁可通过血-脑屏障,偶有精神异常不良反应;与雄激素受体结合而影响性功能;经肝细胞色素 P450 代谢而延长华法林、苯妥英钠、茶碱等药物的肝内代谢。雷尼替丁、法莫替丁和尼扎替丁上述不良反应较少。已证明 H_2RA 全天剂量于睡前顿服的疗效与 1 天 2 次分服相仿。由于该类药物价格较 PPI 便宜,临床上特别适用于根除幽门螺杆菌疗程完成后的后续治疗,及某些情况下预防溃疡复发的长程维持治疗。质子泵抑制剂(PPI)作用于壁细胞胃酸分泌终末步骤中的关键酶 H^+/K^+-ATP 酶,使其不可逆失活,因此抑酸作用比 H_2RA 更强且作用持久。与 H_2RA 相比,PPI 促进溃疡愈合的速度较快、溃疡愈合率较高,因此特别适用于难治性溃疡或 NSAID 溃疡患者不能停用 NSAID 时的治疗。对根除幽门螺杆菌治疗,PPI 与抗生素的协同作用较 H_2RA 好,因此是根除幽门螺杆菌治疗方案中最常用的基础药物。使用推荐剂量的各种 PPI,对消化性溃疡的疗效相仿,不良反应均少。

2.保护胃黏膜药物

硫糖铝和胶体铋目前已少用作治疗消化性溃疡的一线药物。枸橼酸铋钾(胶体次枸橼酸铋)因兼有较强抑制幽门螺杆菌作用,可作为根除幽门螺杆菌联合治疗方案的组分,但要注意此药不能长期服用,因会过量蓄积而引起神经毒性。米索前列醇具有抑制胃酸分泌、增加胃十二指肠黏膜的黏液及碳酸氢盐分泌和增加黏膜血流等作用,主要用于 NSAID 溃疡的预防,腹泻是常见不良反应,因会引起子宫收缩,故孕妇忌服。

(三)根除幽门螺杆菌治疗

对幽门螺杆菌感染引起的消化性溃疡,根除幽门螺杆菌不但可促进溃疡愈合,而且可预防溃疡复发,从而彻底治愈溃疡。因此,凡有幽门螺杆菌感染的消化性溃疡,无论初发或复发、活动或静止、有无并发症,均应予以根除幽门螺杆菌治疗。

1.根除幽门螺杆菌的治疗方案

已证明在体内具有杀灭幽门螺杆菌作用的抗生素有克拉霉素、阿莫西林、甲硝唑(或替硝唑)、四环素、呋喃唑酮、某些喹诺酮类如左氧氟沙星等。PPI 及胶体铋体内能抑制幽门螺杆菌,与上述抗生素有协同杀菌作用。目前尚无单一药物可有效根除幽门螺杆菌,因此必须联合用药。应选择幽门螺杆菌根除率高的治疗方案力求一次根除成功。研究证明以 PPI 或胶体铋为基础加上两种抗生素的三联治疗方案有较高根除率。这些方案中,以 PPI 为基础的方案所含 PPI 能通过抑制胃酸分泌提高口服抗生素的抗菌活性从而提高根除率,再者 PPI 本身具有快速缓解症状和促进溃疡愈合作用,因此是临床中最常用的方案。而其中,又以 PPI 加克拉霉素再加阿莫西林或甲硝唑的方案根除率最高。幽门螺杆菌根除失败的主要原因是患者的服药依从性问题和幽门螺杆菌对治疗方案中抗生素的耐药性。因此,在选择治疗方案时要了解所在地区的耐药情况,近年世界不少国家和我国一些地区幽门螺杆菌对甲硝唑和克拉霉素的耐药率在增加,应引起注意。呋喃唑酮(200 mg/d,分 2 次)耐药性少见、价廉,国内报道用呋喃唑酮代替克拉霉素或甲硝唑的三联疗法亦可取得较高的根除率,但要注意呋喃唑酮引起的周围神经炎和溶血性贫血等不良反应。治疗失败后地再治疗比较困难,可换用另外两种抗生素(阿莫西林原发和继发耐药均极少见,可以不换)如 PPI 加左氧氟沙星(500 mg/d,每天 1 次)和阿莫西林,或采用 PPI 和胶体铋合用再加四环素(1 500 mg/d,每天 2 次)和甲硝唑的四联疗法。

2.根除幽门螺杆菌治疗结束后的抗溃疡治疗

在根除幽门螺杆菌疗程结束后,继续给予一个常规疗程的抗溃疡治疗(如 DU 患者予 PPI 常规剂量,每天 1 次,总疗程 2～4 周,或 H_2RA 常规剂量、疗程 4～6 周;GU 患者 PPI 常规剂量、每天1 次、总疗程4～6周,或 H_2RA 常规剂量、疗程 6～8 周)是最理想的。这在有并发症或溃疡面积大的患者尤为必要,但对无并发症且根除治疗结束时症状已得到完全缓解者,也可考虑停药以节省药物费用。

3.根除幽门螺杆菌治疗后复查

治疗后应常规复查幽门螺杆菌是否已被根除,复查应在根除幽门螺杆菌治疗结束至少 4 周后进行,且在检查前停用 PPI 或铋剂 2 周,否则会出现假阴性。可采用非侵入性的^{13}C 或^{14}C 尿素呼气试验,也可通过胃镜在检查溃疡是否愈合的同时取活检做尿素酶和/或组织学检查。对未排除胃恶性溃疡或有并发症的消化性溃疡应常规进行胃镜复查。

(四)NSAID 溃疡的治疗、复发预防及初始预防

对服用 NSAID 后出现的溃疡,如情况允许应立即停用 NSAID,如病情不允许可换用对黏膜损伤少的 NSAID 如特异性 COX-2 抑制剂(如塞来昔布)。对停用 NSAID 者,可予常规剂量常规疗程的 H_2RA 或 PPI 治疗;对不能停用 NSAID 者,应选用 PPI 治疗(H_2RA 疗效差)。因幽门螺杆菌和 NSAID 是引起溃疡的两个独立因素,因此应同时检测幽门螺杆菌,如有幽门螺杆菌感染应同时根除幽门螺杆菌。溃疡愈合后,如不能停用 NSAID,无论幽门螺杆菌阳性还是阴性都必须继续 PPI 或米索前列醇长程维持治疗以预防溃疡复发。对初始使用 NSAID 的患者是否应常规给药预防溃疡的发生仍有争论。已明确的是,对于发生 NSAID 溃疡并发症的高危患者,如既往有溃疡病史、高龄、同时应用抗凝血药(包括低剂量的阿司匹林)或糖皮质激素者,应常规予抗溃疡药物预防,目前认为 PPI 或米索前列醇预防效果较好。

(五)溃疡复发的预防

有效根除幽门螺杆菌及彻底停服 NSAID,可消除消化性溃疡的两大常见病因,因而能大大减少溃疡复发。对溃疡复发同时伴有幽门螺杆菌感染复发(再感染或复燃)者,可予根除幽门螺杆菌再治疗。下列情况则需用长程维持治疗来预防溃疡复发:①不能停用 NSAID 的溃疡患者,无论幽门螺杆菌阳性还是阴性(如前述);②幽门螺杆菌相关溃疡,幽门螺杆菌感染未能被根除;③幽门螺杆菌阴性的溃疡(非幽门螺杆菌、非 NSAID 溃疡);④幽门螺杆菌相关溃疡,幽门螺杆菌虽已被根除,但曾有严重并发症的高龄或有严重伴随病患者。长程维持治疗一般以 H_2RA 或 PPI 常规剂量的半量维持,而 NSAID 溃疡复发的预防多用 PPI 或米索前列醇,已如前述。

(六)外科手术指征

由于内科治疗的进展,目前外科手术主要限于少数有并发症者,包括:①大量出血经内科治疗无效;②急性穿孔;③瘢痕性幽门梗阻;④胃溃疡癌变;⑤严格内科治疗无效的顽固性溃疡。

十、预后

由于内科有效治疗的发展,预后远较过去为佳,病死率显著下降。死亡主要见于高龄患者,死亡的主要原因是并发症,特别是大出血和急性穿孔。

(郭　栋)

第六节 溃疡性结肠炎

一、病因和发病机制

(一)病因

溃疡性结肠炎的病因尚不十分明确,可能与基因因素、心理因素、自身免疫因素、感染因素等有关。

(二)发病机制

肠道菌群失调后,一些肠道有害菌或致病菌分泌的毒素、脂多糖等激活了肠黏膜免疫和肠道产酪酸菌减少,引起易感患者肠免疫功能紊乱造成的肠黏膜损伤。

二、临床表现

(一)临床症状

本病多发病缓慢,偶有急性发作者,病程多呈迁延发作与缓解期交替发作。

1.消化系统表现

腹泻、腹痛和便血为最常见症状。初期症状较轻,粪便表面有黏液,以后大便次数增多,粪中常混有脓血和黏液,可呈糊状软便。重者腹胀、食欲缺乏、恶心、呕吐,体检可发现左下腹压痛,可有腹肌紧张、反跳痛等。

2.全身表现

全身表现可有发热、贫血、消瘦和低蛋白血症、精神焦虑等。急性暴发型重症患者,出现发热,水、电解质失衡,维生素和蛋白质从肠道丢失,贫血,体重下降等。

3.肠外表现

肠外表现可有关节炎、结节性红斑、口腔黏膜复发性溃疡、巩膜外层炎、前葡萄膜炎等。这些肠外表现在结肠炎控制或结肠切除后可以缓解和恢复;强直性脊柱炎、原发性硬化性胆管炎及少见的淀粉样变性等可与溃疡性结肠炎共存,但与溃疡性结肠炎本身的病情变化无关。

(二)体征

轻型患者除左下腹有轻压痛外,无其他阳性体征。重症和暴发型患者,可有明显鼓肠、腹肌紧张、腹部压痛和反跳痛。有些患者可触及痉挛或肠壁增厚的乙状结肠和降结肠,肠鸣音亢进,肝脏可因脂肪浸润或并发慢性肝炎而肿大。直肠指检常有触痛,肛门括约肌常痉挛,但在急性中毒症状较重的患者可松弛,指套染血。

(三)并发症

并发症主要包括中毒性巨结肠、大出血、穿孔、癌变等。

三、诊断要点

(一)症状

有持续或反复发作的腹痛、腹泻,排黏液血便,伴里急后重,重者伴有恶心、呕吐等症状,病程多在4周以上。可有关节、皮肤、眼、口及肝胆等肠外表现。需再根据全身表现来综合判断。

(二)体征

轻型患者常有左下腹或全腹压痛伴肠鸣音亢进。重型和暴发型患者可有腹肌紧张、反跳痛，或可触及痉挛或肠壁增厚的乙状结肠和降结肠。直肠指检常有压痛。

(三)实验室检查

血常规示小细胞性贫血，中性粒细胞增高。血沉增快。人血白蛋白降低，球蛋白升高。严重者可出现电解质紊乱，低血钾。大便外观有黏液脓血，镜下见红细胞、白细胞及脓细胞。

(四)放射学钡剂检查

急性期一般不宜做钡剂检查。特别注意的是重度溃疡性结肠炎在做钡灌肠时，有诱发肠扩张与穿孔的可能性。钡灌肠对本病的诊断和鉴别诊断有重要价值。尤其是对克罗恩病、结肠恶变有意义。临床静止期可做钡灌肠检查，以判断近端结肠病变，排除克罗恩病者宜再做全消化道钡餐检查。钡剂灌肠检查可见黏膜粗糙水肿、多发性细小充盈缺损、肠管短缩、袋囊变浅或消失呈铅管状等。

(五)内镜检查

临床上多数病变在直肠和乙状结肠，采用乙状结肠镜检查很有价值，对于慢性或疑为全结肠患者，宜行纤维结肠镜检查。内镜检查有确诊价值，通过直视下反复观察结肠的肉眼变化及组织学改变，既能了解炎症的性质和动态变化，又可早期发现恶变前病变，能在镜下准确地采集病变组织和分泌物以利排除特异性肠道感染性疾病。检查可见病变，病变多从直肠开始呈连续性、弥漫性分布，黏膜血管纹理模糊、紊乱或消失、充血、水肿、质脆、出血、脓性分泌物附着，亦常见黏膜粗糙，呈细颗粒状等炎症表现。病变明显处可见弥漫性、多发性糜烂或溃疡。重者有多发性糜烂或溃疡，缓解期患者结肠袋囊变浅或消失，可有假息肉或桥形黏膜等。肠镜图片见图5-2、图5-3。

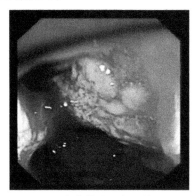

图 5-2　溃疡性结肠炎肠镜所见

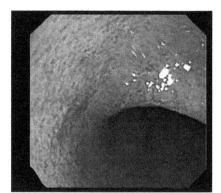

图 5-3　溃疡性结肠炎肠镜所见

(六)黏膜活检和手术取标本

1.黏膜组织学检查

本病活动期和缓解期有不同表现。

(1)活动期表现：①固有膜内有弥漫性慢性炎性细胞、中性粒细胞、嗜酸性粒细胞浸润。②隐窝有急性炎性细胞浸润，尤其是上皮细胞间有中性粒细胞浸润及隐窝炎，甚至形成隐窝脓肿，脓肿可溃入固有膜。③隐窝上皮增生，杯状细胞减少。④可见黏膜表层糜烂、溃疡形成和肉芽组织增生。

（2）缓解期表现：①中性粒细胞消失，慢性炎性细胞减少。②隐窝大小、形态不规则，排列紊乱。③腺上皮与黏膜肌层间隙增宽。④潘氏细胞化生。

2.手术切除标本病理检查

手术切除标本病理检查可根据黏膜组织学特点进行。

（七）诊断方法

在排除细菌性痢疾、阿米巴痢疾、慢性血吸虫病、肠结核等感染性结肠炎及结肠 CD、缺血性结肠炎、放射性结肠炎等疾病基础上，具体诊断方法如下。

（1）具有临床表现、肠镜检查及放射学钡剂检查三者之一者可拟诊。

（2）如果加上黏膜活检或手术取标本做病理者可确诊。

（3）初发病例、临床表现和结肠镜改变均不典型者，暂不诊断为 UC，但须随访 3～6 个月，观察发作情况。

（4）结肠镜检查发现的轻度慢性直、乙状结肠炎不能与 UC 等同，应观察病情变化，认真寻找病因。

四、治疗原则

UC 的治疗应掌握好分级、分期、分段治疗的原则。分级指按疾病的严重度，采用不同药物和不同治疗方法；分期指疾病分为活动期和缓解期，活动期以控制炎症及缓解症状为主要目标，缓解期应继续维持缓解，预防复发；分段治疗指确定病变范围以选择不同给药方法，远段结肠炎可采用局部治疗，广泛性结肠炎或有肠外症状者则以系统性治疗为主。溃疡性直肠炎治疗原则和方法与远段结肠炎相同，局部治疗更为重要，优于口服用药。

（一）一般治疗

休息，进柔软、易消化、富含营养的食物，补充多种维生素。贫血严重者可输血，腹泻严重者应补液，纠正电解质紊乱。

（二）药物治疗

1.活动期的治疗

（1）轻度 UC：可选用柳氮磺吡啶（SASP）制剂，每天 3～4 g，分次口服；或用相当剂量的 5-氨基水杨酸（5-ASA）制剂。病变分布于远端结肠者可酌用 SASP 栓剂 0.5～1.0 g，2 次/天。氢化可的松琥珀酸钠盐 100～200 mg 保留灌肠，每晚 1 次。亦可用中药保留灌肠治疗。

（2）中度 UC：可用上述剂量水杨酸类制剂治疗，疗效不佳者，适当加量或改口服类固醇皮质激素，常用泼尼松 30～40 mg/d，分次口服。

（3）重度 UC：①如患者尚未用过口服类固醇激素，可用口服泼尼松龙 40～60 mg/d，观察 7～10 天。亦可直接静脉给药。已使用者应静脉滴注氢化可的松 300 mg/d 或甲泼尼龙 48 mg/d。②肠外应用广谱抗生素控制肠道继发感染，如氨苄西林、硝基咪唑及喹诺酮类制剂。③应嘱患者卧床休息，适当补液、补充电解质，防止电解质紊乱。便血量大者应考虑输血。营养不良病情较重者进要素饮食，必要时可给予肠外营养。④静脉类固醇激素使用 10 天后无效者可考虑应用环孢素静脉滴注，每天 2～4 mg/kg。应注意监测血药浓度。⑤慎用解痉剂及止泻剂，避免诱发中毒性巨结肠。如上述药物治疗效果不佳时，应及时予内外科会诊，确定结肠切除手术的时机与方式。

综上，对于各类型 UC 的药物治疗方案可以总结见表 5-2。

表 5-2　各类型溃疡性结肠炎药物治疗方案

类型	药物治疗方案
轻度 UC	柳氮磺吡啶片 1.0 g,口服,1 次/天或相当 5-美沙拉泰(5-ASA)
中度 UC	柳氮磺吡啶片 1.0 g,口服,1 次/天或相当 5-ASA 醋酸泼尼松片 10 mg,口服,2 次/天
重度 UC	甲泼尼龙 48 mg/d(或者氢化可的松 300 mg/d)静脉滴注广谱抗生素(喹诺酮或头孢类＋硝基咪唑类)

2.缓解期的治疗

症状缓解后,维持治疗的时间至少 1 年,一般认为类固醇类无维持治疗效果,在症状缓解后逐渐减量,应尽可能过渡到用 SASP 维持治疗。维持治疗剂量一般为口服每天 1.0～3.0 g,亦可用相当剂量的 5-氨基水杨酸类药物。6-巯基嘌呤(6-MP)或巯唑嘌呤等用于对上述药物不能维持或对类固醇激素依赖者。

3.手术治疗

大出血、穿孔、明确的或高度怀疑癌变者;重度 UC 伴中毒性巨结肠,静脉用药无效者;内科治疗症状顽固、体能下降、对类固醇类药物耐药或依赖者应考虑手术治疗。

（郭　栋）

第六章 肾内科疾病的临床诊治

第一节 急性肾小球肾炎

一、疾病概述

急性肾小球肾炎简称急性肾炎，是一组常见的肾小球疾病。起病急，以血尿、少尿、蛋白尿、水肿及高血压等为其临床特征。急性肾炎可由多种病因所致，其中最常见的为链球菌感染后肾炎。在我国上呼吸道感染占 $60\%\sim70\%$，皮肤感染占 $1\%\sim20\%$，除链球菌之外，葡萄球菌、肺炎球菌、脑膜炎双球菌、淋球菌、流感杆菌及伤寒杆菌等感染都可引起肾小球肾炎。任何年龄均可发病，但以学龄儿童为多见，青年次之，中年及老年少见。一般男性发病率较高，男女之比约为 $2:1$。

本病发病机制多与抗原抗体介导的免疫损伤有关。机体感染链球菌后，其菌体内某些成分作为抗原，经过 2 周与体内产生的相应抗体结合，形成免疫复合物，通过血液循环，沉积于肾小球内，当补体被激活后，炎症细胞浸润，导致肾小球损伤而发病。肾小球毛细血管的免疫性炎症使毛细血管腔变窄，甚至闭塞，并损害肾小球滤过膜，可出现血尿、蛋白尿及管型尿等，并使肾小球滤过率下降，因而对水和各种溶质（包括含氮代谢产物、无机盐）的排泄减少，发生水钠潴留，继而引起细胞外液容量增加，因此临床上有水肿、尿少、全身循环充血状态如呼吸困难、肝大、静脉压增高等表现。本病的高血压，目前认为是由于血容量增加所致，是否与"肾素-血管紧张素-醛固酮系统"活力增强有关，尚无定论。

近年来，认为链球菌感染后肾炎不止一种抗原，与链球菌有关的内源性抗原抗体系统可能也参与发病。致肾炎链球菌通过酶作用或其产物与机体的免疫球蛋白（Ig）结合，改变 Ig 化学组成或其抗原性，然后形成免疫复合物而致病。如致肾炎链球菌能产生唾液酸酶（sialiadase）使 Ig 发生改变。目前认为致肾炎链球菌抗原先植入肾小球毛细血管壁，然后与抗体作用而形成免疫复合物（原位形成）是主要的发病机制。

本病预后一般良好，儿童 $85\%\sim99\%$、成人 $50\%\sim75\%$ 可完全恢复，就儿童急性肾炎来说，6 个月内血尿消失者达 90%，持续或间歇蛋白尿超过 1 年者占 58%，在 2 年以上仍有蛋白尿者占 32%，急性肾炎演变为慢性肾炎者不超过 10%。

急性肾小球肾炎起病较急，与患者体质有一定关系，临床表现以水肿、血尿为主要特征。水不自行，赖气以动，故水肿一证是全身气化功能障碍的一种表现，涉及的脏腑也较多，但与肺、脾、肾三脏的关系最为密切,其中又以肾为本。究其病因主要如下。①先天不足,房劳过度:先天不足,肾元亏虚,复遭外邪侵袭,则气化失司,水湿内蕴而成本病;若肾津亏虚,则阴虚不能制阳,可致虚热伤络,发为血尿。②外邪侵袭,风水相搏:风邪外袭,内舍于肺,肺失宣通肃降,以致风遏水阻,风水相搏。风鼓水溢,内犯脏腑经络,外溢四肢肌肤。③湿毒浸淫,内归脾肺:湿热之邪蕴于肌肤,郁久则热甚成毒,湿毒之邪蕴于局部,则化为痈疡疮痍,邪归脾肺,致脾失健运,肺失宣降,水湿不行,运行受阻,溢于肌肤四肢。④食居不节,水湿困脾:水湿之邪内盛则湿困脾胃,运化转输功能失司,水湿不运,溢于肌肤四肢。综上,风邪与寒、热、湿、毒等邪气兼挟侵袭是本病的主要原因,肾元亏虚则是发病的内因,过度劳累、汗出当风、冒雨涉水等则为本病发病的诱因。

本病病机的转化主要表现为主导病邪的转化和虚实的转化。病初以风寒为主者,病程中可以化热;以风热为主者,可以化火生毒,或伤阴耗气;风热夹湿可化为湿热火毒,湿热伤及脾肾,火热灼伤脉络,耗气伤阴,可致阴虚阳亢而生变症等。病程短者以邪实为主;病程长者,正气耗伤,正虚邪存,难以痊愈,不仅损伤身体,而且涉及肺、脾、肝、心等诸脏。疾病发生发展过程中还可出现气滞、血瘀、痰湿等兼挟证。当分别缓急,详审轻重。

二、诊断要点

(一)临床表现

本病起病较急,病情轻重不等。多数患者有明确的链球菌感染史,如上呼吸道感染、咽炎、扁桃体炎及皮肤感染等。潜伏期相当于致病抗原初次免疫后诱导机体产生免疫复合物所需的时间,呼吸道感染者的潜伏期较皮肤感染者短,一般经过2～4周(上呼吸道感染、咽炎、扁桃体炎一般6～10天,皮肤感染者约2周后)突然起病,首发症状多为水肿和血尿,呈典型急性肾炎综合征表现,重症者可发生急性肾损伤。本病可见于各年龄组,但以儿童最为常见。

1.全身症状

起病时症状轻重不一,患者常有头痛、食欲减退、恶心、呕吐、疲乏无力、腰酸等,部分患者先驱感染没有控制,可有发热,咽喉疼痛,体温一般在38 ℃上下,发热以儿童为多见。

2.水肿及少尿

常为本病之首发症状,出现率为80％～90％。在发生水肿之前,患者都有少尿,每天尿量常在500 mL左右,少数患者可少至400 mL以下,发生尿闭者少见。轻者仅晨起眼睑水肿,面色较苍白,呈"肾炎面容",重者延及全身,体重亦随之增加。水肿多先出现于面部,特别以眼睑为著,下肢及阴囊亦显著。晨起以面部为著,活动后下肢为著。水肿出现的部位主要决定于两个因素,即重力作用和局部组织的张力,儿童皮肤及皮下组织较紧密,则水肿的凹陷性不十分明显,水肿的程度还与食盐的摄入量有密切关系,食盐摄入量多则水肿加重,反之亦然。大部分患者经过2～4周,可自行利尿退肿,严重者可有胸腔积液、腹水。产生原因主要是全身毛细血管壁通透性增强,肾小球滤过率降低,而肾小管对钠的重吸收增加致水钠潴留。

3.血尿

肉眼血尿为常见初起症状之一,40％～70％的患者可见到。尿呈浑浊红棕色,为洗肉水样,一般在数天内消失,也可持续1～2周才转为显微镜血尿。镜下血尿多在6个月内消失,也可因感染、劳累而暂时反复,也有持续1～3年才完全消失。此外,也有少数患者肾小球病变基本消退,而镜下血尿持续存在,认为无多大临床意义。

4.蛋白尿

多数患者均有不同程度蛋白尿,主要为清蛋白,20％～30％表现为肾病综合征(尿蛋白超过3.5 g/24 h。血浆清蛋白低于 30 g/L),经 2 周后可完全消失。蛋白尿持续存在提示病情迁延,或转为慢性肾炎的可能。

5.高血压

高血压见于 80％的病例,多为轻中度高血压,收缩压及舒张压均增高。急性肾炎之血压升高多为一过性,往往与水肿及血尿同时发生,一般持续 2～3 周,多随水肿消退而降至正常。产生原因主要为水、钠潴留使血容量扩张所致,经利尿、消肿后血压亦随之下降。重度高血压者提示肾损害严重,可并发高血压危象、心力衰竭或视网膜病变等。

6.神经系统症状

症状主要为头痛、恶心、呕吐、失眠、反应迟钝;重者可有视力障碍。甚至出现昏迷、抽搐。此与血压升高及水、钠潴留有关。

(二)体征

急性肾炎的主要体征是程度轻重不一的水肿,以组织疏松及低垂部位为明显,晨起时眼睑、面部可见水肿,活动后下肢水肿明显。随病情发展至全身,严重者可出现胸腔、腹腔、阴囊,甚至心包腔的大量积液,重度高血压者眼底检查可出现视网膜小动脉痉挛或视盘水肿。

(三)检查与检验

1.尿液检查

血尿为急性肾炎重要所见,或肉眼血尿或镜下血尿,尿沉渣检查中,红细胞多为严重变形红细胞,但应用襻利尿剂时可暂为非变形红细胞,此外还可见红细胞管型,提示肾小球有出血渗出性炎症,是急性肾炎的重要特点。尿沉渣还常见肾小管上皮细胞、白细胞、大量透明和颗粒管型。

尿蛋白通常为(＋)～(＋＋),1～3 g/d,多属非选择性蛋白,若病情好转,则尿蛋白减少,但可持续数周至数月。如果蛋白尿持续在 1 年以上,多数提示为慢性肾炎或演变为慢性肾炎。

尿常规一般在 4～8 周内大致恢复正常,残余镜下血尿(或爱迪计数异常)或少量蛋白尿(可表现为起立性蛋白尿)可持续半年或更长。

2.血常规检查

严重贫血少见,红细胞计数及血红蛋白可稍低,系因血容量扩大,血液稀释所致,白细胞计数可正常或增高,此与原发感染灶是否继续存在有关。

急性肾炎时血沉几乎都增快,一般在 30～60 mm/h,随着急性期缓解,血沉在 2～3 个月也逐渐恢复正常。

3.肾功能检查

急性肾炎患者肾小球滤过率(GFR)呈不同程度下降,但肾血浆流量仍可正常,因而滤过分数常减少,与肾小球滤过功能受累相比较,肾小管功能相对良好,肾浓缩功能多能保持。临床常见一过性氮质血症,血中尿素氮、肌酐增高,不限进水的患儿,可有轻度稀释性低钠血症,此外还可有高血钾及代谢性酸中毒。

4.血浆蛋白和脂质测定

血清清蛋白浓度常轻度降低,此系水、钠潴留及血容量增加和稀血症所致,急性肾炎病程较短而尿蛋白量少,所以血清清蛋白降低不是由于尿中大量蛋白丢失所造成,且利尿消肿后即恢复正常浓度。血清蛋白电泳多见清蛋白降低,γ 球蛋白增高,少数病例伴有 α_2 和/或 β 球蛋白增高,后者增高的病例往往并存高脂血症。

5.细胞学和血清学检查

急性肾炎发病后自咽部或皮肤感染灶培养出 β 溶血性链球菌的阳性率约 30％,早期接受青霉素治疗者更不易检出,链球菌感染后可产生相应抗体,常借检测抗体证实前驱的链球菌感染,如抗链球菌溶血素,抗体(ASO),其阳性率达 50％～80％。通常于链球菌感染后 2～3 周出现,3～5 周滴度达高峰,半年内恢复正常。判断其临床意义时应注意,其滴度升高仅表示近期有过链球菌感染,与急性肾炎的严重性无直接相关性;经有效抗生素治疗者其阳性率减低,皮肤感染灶患者阳性率也低,尚可检测抗脱氧核糖核酸酶 B 及抗玻璃酸酶(anti-HAse)。并应注意于 3 周后复查,如滴度升高,则更具诊断价值。

6.血补体测定

除个别病例外,肾炎病程早期血总补体及 C3 均明显下降,8 周后恢复正常,此规律性变化为本症的典型表现。血补体下降程度与急性肾炎病情轻重无明显相关,但低补体血症持续 8 周以上,应考虑有其他类型肾炎之可能,如膜增生性肾炎、冷球蛋白血症或狼疮肾炎等。

7.尿纤维蛋白降解产物(FDP)

血液和尿液测定中出现 FDP 意味着体内有纤维蛋白形成和纤维蛋白原及纤维蛋白分解代谢增强,尿液 FDP 测定能更正确地反映肾血管内凝血。

8.其他检查

部分病例急性期可测得循环免疫复合物及冷球蛋白,通常典型病例不需肾活检,但如与急进性肾炎鉴别困难或病后 3 个月仍有高血压、持续低补体血症或肾功能损害者建议肾活检检查,明确病理类型。

(四)鉴别诊断

1.热性蛋白尿

急性感染发热的患者可出现蛋白尿、管型或镜下血尿,极易与不典型或轻型急性肾炎相混淆,但前者没有潜伏期,无水肿及高血压,热退后尿常规迅速恢复正常。

2.急进性肾炎

起病过程与急性肾炎相似,但除急性肾炎综合征外,常早期出现少尿、无尿及肾功能急剧恶化为特征,重症急性肾炎呈现急性肾损伤伴少尿或无尿持续不缓解,病死率高,与该病相鉴别困难时,应及时做肾活检以明确诊断。

3.慢性肾炎急性发作

发作时症状同本病,但有慢性肾炎史,诱发因素较多,如感染诱发者临床症状(多在 1 周内,缺乏间歇期)迅速出现,常有明显贫血、低蛋白血症、肾功能损害等,B 超检查有的显示双肾缩小。急性症状控制后,贫血仍存在,肾功能不能恢复正常,对鉴别有困难的。除了肾穿刺进行病理分析之外,还可根据病程和症状、体征及化验结果的动态变化来加以判断。

4.IgA 肾病

该病潜伏期短,多于上呼吸道感染后 1～2 天即以血尿起病,通常不伴水肿和高血压,链球菌培养阴性,ASO 滴度不升高。一般无血清补体下降,1/3 患者血清 IgA 增高,该病多有反复发作史,鉴别困难时需行肾活检,病理免疫荧光示 IgA 弥漫沉积于系膜区。

5.全身系统性疾病引起的肾损害

如过敏性紫癜肾炎、狼疮性肾炎等,虽有类似本病之临床表现,但原发病症状明显,不难诊断。

6.急性泌尿系感染或肾盂肾炎

可表现有血尿、腰痛等与急性肾炎相似的临床表现,但急性肾盂肾炎一般无少尿表现,少有水肿和高血压,多有发热、尿路刺激症状。尿中以白细胞为主,尿细菌培养阳性可以区别,抗感染治疗有效等,均可帮助诊断。

三、治疗

(一)治疗原则

急性肾小球肾炎为自限性疾病,无特异疗法,主要是对症处理,改善肾功能,预防和控制并发症,促进机体自然恢复。

(二)一般治疗

1.休息

急性期应卧床休息,通常需 2～3 周,待肉眼血尿消失、血压恢复、水肿减退即可逐步增加室内活动量。对遗留的轻度蛋白尿及血尿应加强随访观察而无须延长卧床期,但如病情反复,应继续卧床休息,卧床休息能增加肾血流量,可改善尿异常改变,同时 3 个月内宜避免剧烈体力活动,并应注意防寒、防潮。

2.饮食治疗

(1)控制钠盐摄入:对有水肿、血压高者用无盐或低盐饮食,一般每天摄取钠 1.2 g/d,水肿严重时限制为 0.5 g/d,注意禁用腌制食品,尽量少用味精,同时禁食含碱主食及含钠高的蔬菜,如白萝卜、菠菜、小白菜或酱油。

(2)蛋白质摄入:一般认为血尿素氮＜14 mmol/L,蛋白质可不限制;尿素氮如超过 21.4 mmol/L,每天饮食蛋白质应限制到 0.5 g/kg 体重,蛋白质以乳类及鸡蛋为最好,羊肉除营养丰富、含优质蛋白质外,还有消肿利尿的作用,糖类及各种维生素应充分供给。

(3)水的摄入:对严重水肿且尿少者液体也应限制,目前多主张每天摄入水量以不显性失水量加尿量计算。儿童不显性失水每天为 15～20 mL/kg 体重,在条件许可下,每天测量体重,对决定摄入液体量是否合适较有帮助。

(三)药物治疗

1.感染灶的治疗

对有前驱感染且病灶尚存者应积极进行治疗,使其痊愈,即使找不到明确感染灶的急性肾炎患者。也有人主张用青霉素(过敏者用红霉素)常规治疗 10～14 天,也有人主张在 2 周青霉素疗程后,继续用长效青霉素 2～4 周。抗生素对预防本病的再发往往无效。因此不必预防性的使用,对反复扁桃体发炎的患者,在病情稳定的情况下,可做扁桃体切除术。

2.对症治疗

(1)水肿的治疗:对轻、中度水肿,限制钠水入量及卧床休息即可;高度水肿者应使用噻嗪类或髓襻利尿药,如呋塞米(速尿)2 mg/kg 体重,每天 1～2 次治疗,一般不主张使用贮钾利尿药及渗透性利尿药,多巴胺等多种可以解除血管痉挛的药物也可应用,以促进利尿。

(2)高血压的治疗:轻度高血压经限制钠盐和卧床休息后可纠正,明显高血压者[儿童舒张压＞13.3 kPa(100 mmHg)或成人舒张压＞14.7 kPa(110 mmHg)]应使用抗高血压药物。一般采用利尿药、钙通道阻滞剂、β-受体阻滞剂及血管扩张药,如硝苯地平(硝苯吡啶)20～40 mg/d,或肼屈嗪(肼苯哒嗪)25 mg,每天 3 次以使血压适当降低。

3.抗凝疗法

肾小球内凝血是急性肾炎的重要病理改变之一,主要为纤维素沉积及血小板聚集。因此,采用抗凝疗法将有助于肾炎缓解,可以应用普通肝素静脉滴注或低分子肝素皮下注射,每天 1 次,10～14次为 1 个疗程,间隔 3～5 天,根据患者凝血指标调整,共 2～3 个疗程。双嘧达莫(潘生丁)口服,尿激酶 2 万～6 万单位加入 5％葡萄糖液 250 mL 静脉滴注,或每天 1 次,10 天为 1 个疗程,根据病情进行 2～3 个疗程。注意肝素与尿激酶不可同时应用。

4.抗氧化剂应用

(1)超氧歧化酶可使 O^- 转变成 H_2O_2。

(2)硒谷胱甘肽过氧化物酶,使 H_2O_2 还原为 H_2O。

(3)维生素 E 是体内血浆及红细胞膜上脂溶性清除剂,维生素 E 及辅酶 Q_{10} 可清除自由基,阻断由自由基触发的脂质过氧化连锁反应,保护肾细胞,减轻肾内炎症过程。

5.肾上腺糖皮质激素

一般不用,但急性期症状明显时可小剂量短期使用,一般不超过 2 周。

6.并发症的治疗

(1)高血压脑病:出现高血压脑病时应选用硝普钠 50 mg 溶于葡萄糖液 250 mL 中静脉滴注,速度为 0.5 $\mu g/(kg \cdot min)$,随血压变化调整剂量。

(2)急性心力衰竭:近年研究认为,急性肾炎患者出现胸闷、心悸、肺底啰音、心界扩大等症状时,心排血量并不降低,射血指数亦不减少,与心力衰竭的病理生理基础不同,而是水钠潴留、血容量增加所致的淤血状态,因此洋地黄类药物疗效不理想,且易引起中毒。严格控制水钠摄入,静脉注射呋塞米、硝普钠或酚妥拉明等多能使症状缓解。

(3)继发细菌感染,急性肾炎由于全身抵抗力较低,易继发感染,最常见的是肺部和泌尿系统感染。一旦发生应及时选用敏感、强效及无肾毒性的抗生素治疗,并加强支持疗法,常用的为青霉素类和第三代头孢菌素或四代抗生素。

(四)透析治疗

目前对急性肾炎所致的急性肾衰主张"早期、预防性和充分透析治疗",早期预防性透析是指在并发症出现之前即进行透析治疗,特别是高分解代谢型急性肾损伤,可以有效降低病死率,血液透析或腹膜透析均可采用,血液透析疗效快速,适用于紧急透析,其中连续性血液透析滤过治疗效果最佳。腹膜透析适用于活动性出血、无法耐受血液透析和无血液透析设备的情况。

(满玉洁)

第二节　慢性肾小球肾炎

慢性肾小球肾炎简称慢性肾炎,以蛋白尿、血尿、高血压、水肿为基本临床表现,起病方式各有不同,病情迁延,缓慢进展,可有不同程度的肾功能减退,最终将发展为慢性肾衰竭。

一、病因和发病机制

绝大多数慢性肾炎患者的病因尚不明确,仅有少数慢性肾炎是由急性肾炎发展所致。虽然慢性肾炎的病因、发病机制和病理类型不尽相同,但起始因素多为免疫介导炎症,导致病程慢性化的机制除免疫因素外,非免疫因素如高血压、蛋白尿、高血脂等亦占有重要作用。

二、病理

慢性肾炎可由多种病理类型引起,常见类型有系膜增生性肾小球肾炎(包括 IgA 和非 IgA 系膜增生性肾小球肾炎)、系膜毛细血管性肾小球肾炎、膜性肾病及局灶性节段性肾小球硬化等。

病变进展至后期,所有上述不同类型病理变化均可转化为程度不等的肾小球硬化、肾小管萎缩、肾间质纤维化。疾病晚期肾体积缩小,转化为硬化性肾小球肾炎。

三、临床表现

多数起病缓慢、隐袭。临床表现呈多样性,蛋白尿、血尿、高血压、水肿为其基本临床表现,可有不同程度肾功能减退,病情时轻时重、迁延,渐进性发展为慢性肾衰竭。

早期患者可有乏力、疲倦、腰部疼痛、食欲缺乏,水肿可有可无,一般不严重。有的患者可无明显临床症状。血压可正常或轻度升高。肾功能正常或轻度受损(肾小球滤过率下降),这种情况可持续一段时间后,肾功能逐渐恶化,最终发展成尿毒症。部分患者除上述慢性肾炎的一般表现外,血压可以有程度不等的升高,甚至出现高血压脑病,这时患者可有眼底出血、渗出,甚至视盘水肿,如血压控制不好,肾功能恶化较快,预后较差。慢性肾炎往往有急性发作现象,常因感染、劳累呈急性发作,或用肾毒性药物后病情急骤恶化,经及时去除诱因和适当治疗后病情可一定程度缓解,但也可能由此而进入不可逆慢性肾衰竭。

四、实验室检查

(一)尿液检查
血尿,多以镜下血尿为主,可有红细胞管型。程度不等的蛋白尿,部分患者出现大量蛋白尿(尿蛋白定量超过 3.5 g/24 h)。

(二)血液检查
早期血常规检查正常或轻度贫血,白细胞和血小板计数多正常。

(三)肾功能检查
早期肾功能无异常,随着病情的进展,可出现血肌酐升高和肾小球滤过率下降。

(四)病理检查
肾脏活体组织检查可明确慢性肾炎的病理类型,对于指导治疗和估计预后具有重要意义。

五、诊断与鉴别诊断

(一)诊断
凡尿化验异常(蛋白尿、血尿、管型尿)、水肿及高血压病史达一年以上,在除外继发性肾小球肾炎及遗传性肾小球肾炎后,临床上可诊断为慢性肾炎。

(二)鉴别诊断
1.继发性肾小球疾病

如狼疮性肾炎、过敏性紫癜肾炎、糖尿病肾病等,依据相应的病史及实验室检查,一般不难鉴别。

2.其他原发性肾小球疾病

(1)隐匿型肾小球肾炎:临床上轻型慢性肾炎应与隐匿型肾小球肾炎相鉴别,后者主要表现为无症状性血尿和/或蛋白尿,无水肿、高血压和肾功能损害。

(2)感染后急性肾炎:有前驱感染史并以急性发作起病的慢性肾炎需与此病相鉴别。慢性肾炎急性发作多在短期内(数天)病情急骤恶化,血清补体 C3 一般无动态变化有助于与感染后急性肾炎相鉴别;此外,疾病的转归不同,慢性肾炎无自愈倾向,呈慢性进展,可资区别。

3.原发性高血压肾损害

伴有高血压的慢性肾炎需与原发性高血压肾损害(即良性小动脉性肾硬化症)鉴别,后者先有较长期高血压,其后再出现肾损害,临床上远曲小管功能损伤(如尿浓缩功能减退、夜尿增多)多较肾小球功能损伤早,尿改变轻微(微量至轻度蛋白尿,可有镜下血尿及管型),常有高血压的其他靶器官(心、脑)并发症。

4.Alport 综合征

常起病于青少年(多在 10 岁之前),患者同时出现眼部、耳部疾病及肾脏损害,有阳性家族史(多为性连锁显性遗传)。

六、治疗

慢性肾炎的治疗主要是防止或延缓肾功能进行性恶化,改善或缓解临床症状及防治严重合并症,根据肾脏病理检查结果进行综合性治疗。

(一)低蛋白饮食和必需氨基酸治疗

肾功能正常者注意低盐低脂饮食,不宜严格限制蛋白质入量,出现肾功能损害的患者应限制蛋白及磷的入量并配合使用必需氨基酸或 α-酮酸。

(二)控制高血压

高血压是加速肾小球硬化、促进肾功能恶化的重要因素,积极控制高血压是十分重要的环节。治疗原则:①力争把血压控制在理想水平,蛋白尿不低于 1 g/d,血压应控制在 16.7/10.0 kPa(125/75 mmHg)以下;尿蛋白低于 1 g/d,血压控制可放宽到 17.3/10.7 kPa(130/80 mmHg)以下。②选择能延缓肾功能恶化、具有肾保护作用的降血压药物。

高血压患者应限盐(<3 g/d);有水钠潴留容量依赖性高血压患者可选用噻嗪类利尿药。对肾素依赖性高血压则首选血管紧张素转换酶抑制剂(ACEI)或血管紧张素Ⅱ受体阻滞剂。此外钙通道阻滞剂、β受体阻滞剂、α受体阻滞剂也可选用。高血压难以控制时可选用不同类型降压药联合应用。

近年研究证实,ACEI 除具有降低血压作用外,还有减少尿蛋白和延缓肾功能恶化的肾保护作用,故 ACEI 可作为慢性肾炎患者控制高血压的首选药物。肾功能不全患者应用 ACEI 要防止高血钾,血肌酐大于 350 μmol/L 的非透析治疗患者不宜再使用,注意少数患者应用 ACEI 干咳的不良反应。血管紧张素Ⅱ受体阻滞剂具有与 ACEI 相似的肾保护作用和减少尿蛋白作用,但不引起持续性干咳。

(三)糖皮质激素和细胞毒药物

鉴于慢性肾炎为一临床综合征,其病因、病理类型及其程度、临床表现和肾功能等变异较大,故此类药物是否应用应区别对待。在肾活检明确病理类型后谨慎应用。还可选择中药雷公藤总苷片,但应注意该药可以引起血白细胞减少及肝功能损害,女性患者长期服用可导致月经周期紊乱甚至闭经。

(四)避免加重肾损害的因素

感染、劳累、妊娠及应用肾毒性药物(如氨基糖苷类抗生素、含马兜铃酸的中草药等),均可能加重肾脏损害,导致肾功能恶化,应予以避免。

七、预后

慢性肾炎病情迁延,病变呈进行性发展,最终出现慢性肾衰竭。病变进展速度个体差异很大,病理类型为重要因素,但防止各种危险因素、正确制订延缓肾功能损害进展的措施同样具有重要意义。

(满玉洁)

第三节　狼疮性肾炎

系统性红斑狼疮(systemic lupus erythematosus,SLE)是由多种复杂因素共同作用,个体差异明显、病程迁延反复的器官非特异性自身免疫性疾病。血清中出现以抗核抗体(ANA)为代表的多种自身抗体和多个器官、系统受累是 SLE 的两大主要临床特征。SLE 累及肾脏即称为狼疮性肾炎(lupus nephritis,LN),LN 是 SLE 较常见且严重的并发症,也是我国继发性肾小球疾病的首要原因。

一、病因和发病机制

SLE 的病因及发病机制至今仍未完全明确,可能与遗传、环境因素、激素异常及免疫紊乱等有着密切关系。SLE 发病机制中,T 细胞过度活跃和不耐受自身成分,促使 B 细胞增殖、产生一系列自身抗体,由此形成的自身免疫复合物沉积及多器官炎症反应决定了 SLE 及 LN 病变的性质和程度。

(一)遗传、环境因素及激素异常

SLE 存在显著的家族聚集性和种族差异性,同卵双胞胎同患 SLE 的概率超过 25%,而异卵双胞胎只有 5%。SLE 患者家庭成员的自身抗体阳性率及其他自身免疫疾病均高于普通人群,提示 SLE 有非常明显的遗传倾向。

SLE 流行病学研究发现缺乏补体成分($C1q$、$C2$、$C4$)的纯合子,及 FcγRⅢ 受体基因多态性与 SLE 发病易感性相关。采用全基因组关联分析(genome-wide association studies,GWAS)方法确定了一些 SLE 易感基因,这些基因与 B 细胞信号转导、Toll 样受体和中性粒细胞功能相关。

环境因素在 SLE 与 LN 的发生上也起到重要的作用,阳光或紫外线照射均能诱导和加剧 SLE 和 LN。激素异常在 SLE 及 LN 发病中的作用体现在 SLE 女性患病率高,怀孕或分娩后不久有些患者 SLE 症状加重及某些情况下激素对 SLE 的治疗作用。虽然某些药物会导致 SLE 或狼疮样症状,但这些患者很少出现 LN。目前病毒导致 SLE 的证据尚不充分。

自发性和诱导性 SLE 小鼠模型包括 NZBB/WF1 杂交鼠,BXSB 和 BRL/lpr 模型鼠等。SLE 动物模型研究发现细胞凋亡异常,导致缺陷的细胞克隆清除障碍及 B 细胞的异常增殖;在

动物模型上注射抗DNA抗体、抗磷脂抗体或平滑肌抗原(SMA)多肽类似物可诱导动物的SLE。

(二)SLE的自身免疫异常

SLE起始于自身免疫耐受性的丧失和多种自身抗体的产生。抗体针对与转录和翻译机制有关的核酸和蛋白质,如核小体(DNA-组蛋白)、染色质抗原及胞质核糖体蛋白等。多克隆性B细胞增生,合并T细胞自身调节缺陷是自身抗体产生的基础。免疫异常机制包括机体不能消除或沉默自身免疫性B细胞及T细胞自身抗原的异常暴露或呈递,T细胞活性增加、B细胞激活细胞因子增加;机体不能通过凋亡清除或沉默自身反应性细胞(即免疫耐受),这些细胞克隆性增生导致自身免疫性细胞和抗体生成增加。SLE自身抗原异常暴露的原因可能是由于自身抗原在凋亡细胞表面聚集,并致幼稚细胞突变而发生自身免疫性细胞的克隆性增殖。此外与自体细胞有相似序列的病毒或细菌多肽可充当"模拟抗原",诱导类似的自身免疫性细胞增殖。抗原呈递过程中,某些核抗原能作用于细胞内的各种Toll样受体而触发免疫反应。

(三)LN的发病机制

狼疮肾炎被认为是免疫复合物介导的炎症损伤所致,SLE自身抗体与抗原结合形成抗原抗体复合物,如果没能被及时清除,免疫复合物就会沉积于系膜、内皮下及血管壁,从而导致弥漫性炎症。LN肾小球受累的特点是循环免疫复合物沉积和原位免疫复合物的形成。LN患者体内会有抗ds-DNA、SMA、C1q及其他各种抗原的抗体,但每种抗体在免疫复合物形成中的确切作用仍不清楚。一般情况下,系膜和内皮下的免疫复合物是由循环免疫复合物沉积所致,而上皮下免疫复合物往往由原位免疫复合物形成。免疫复合物在肾小球内的沉积部位与复合物大小、所带电荷、亲和力、系膜细胞清除能力及局部血流动力学有关。免疫复合物在肾小球内沉积可激活补体并导致补体介导的损伤、使促凝血因子活化、白细胞浸润并释放蛋白水解酶,并可激活与细胞增殖和基质形成有关的一系列细胞因子。有抗磷脂抗体(APA)的LN患者,肾小球内高压和凝血级联反应的活化也导致肾小球损伤。LN的其他肾脏损伤还包括程度不等的血管病变,从血管壁免疫复合物沉积到罕见的坏死性血管炎损害。LN还常见有肾小管间质病变。

二、流行病学

SLE和LN的发病率和患病率各国报道结果不一致,与年龄、性别、种族、地理区域、所用诊断标准和确诊方法有关。SLE高发年龄为15~45岁,成年女性患病率约为110.3/10万,成年SLE患者中90%为女性。SLE患者中,LN患病率在男女性别间没有显著差异;但儿童和男性LN患者的病变更严重,老年人LN相对病变较轻。非裔美国人、加勒比黑人、亚裔及西班牙裔美国人SLE和LN的患病率是高加索人的3~4倍。导致LN的其他危险因素包括青年人、社会经济地位较低、有多条美国风湿病学会(ACR)SLE诊断标准、SLE患病时间长、SLE阳性家族史和高血压等。

三、临床表现

(一)肾脏临床表现

30%~50%SLE患者确诊时有肾脏受累,常出现程度不同的蛋白尿、镜下血尿、白细胞尿、管型尿、水肿、高血压及肾功能不全等。临床可表现急性肾炎综合征、慢性肾炎综合征、肾病综合征、急进性肾炎及镜下血尿和/或蛋白尿,少数表现为间质性肾炎及肾小管功能障碍、肾小管酸中毒(RTA)等。

1.蛋白尿

几乎所有的 LN 患者都会出现程度不等的蛋白尿,常伴有不同程度的水肿。

2.血尿

出现率可达 80%,以镜下血尿为主,罕有肉眼血尿。血尿罕有单独出现,均伴有蛋白尿。

3.肾病综合征

约 50%患者可表现为肾病综合征,多见于肾脏病理表现重者。

4.高血压

20%～50%的患者可出现高血压。肾脏病理表现重者出现高血压的概率大,高血压一般程度不重,罕有表现为恶性高血压者。

5.肾功能不全

约 20%的患者在诊断 LN 时即有肌酐清除率的下降,但表现为急性肾损伤(ARF)者少见。LN 致 ARF 的原因有新月体肾炎、严重的毛细血管腔内微血栓形成、急性间质性肾炎及肾脏大血管的血栓栓塞等。

6.肾小管功能障碍

很多患者常可表现为肾小管功能障碍,如肾小管酸中毒与低钾血症(RTA I 型)或高钾血症(RAT IV 型)。

临床上两种特殊类型的 LN 应引起重视,分别为亚临床型(静息)LN 及隐匿性红斑狼疮。亚临床型指病理检查有 LN 的活动性增生性表现,但临床上没有提示疾病活动的临床症状或尿沉渣变化(但如仔细检查可能会发现微量血尿和红细胞管型,无肾功能损害、抗 dsDNA 及血清补体水平正常。亚临床型 LN 极为罕见,常发生于 SLE 的早期,随 SLE 病程延长,逐渐出现肾脏病的临床表现及实验室异常。

隐匿性红斑狼疮指少数 SLE 患者,以无症状性蛋白尿或肾病综合征为首发症状,在相当长的病程中无 SLE 的特征性表现;ANA 及抗双链 DNA(ds-DNA)抗体往往阴性,往往误诊为原发性肾炎。这些患者在有肾脏病临床表现后数月到数年出现 SLE 肾外表现及自身抗体阳性,肾活检多为膜性 LN,无肾外表现可能与抗 DNA 抗体的低亲和力和低滴度有关。

(二)肾外临床表现

活动性 SLE 患者常有一些非特异性主诉,如乏力、低热、食欲缺乏及体重减轻等。其他常见表现包括口腔溃疡、关节痛、非退行性关节炎及各种皮肤损害;包括光过敏,雷诺现象和经典的面部"蝶形红斑"。皮肤网状青斑可能与流产、血小板计数减少和存在 APA 有关。SLE 神经系统受累表现为头痛、肢体瘫痪、精神症状甚至昏迷。SLE 浆膜炎包括胸膜炎或心包炎。SLE 血液系统异常包括贫血、血小板和白细胞计数减少。贫血可能与红细胞生成缺陷、自身免疫性溶血或出血有关;血小板和白细胞计数减少可能是 SLE 所致或者与药物有关。其他器官、系统受累还包括肺动脉高压、Libman-Sacks 心内膜炎和二尖瓣脱垂等,SLE 患者脾和淋巴结肿大也很常见。

四、实验室检查

(一)尿液检查

除蛋白尿外,尿沉渣可见红细胞、白细胞、颗粒及细胞管型。尿白细胞可为单个核细胞或多形核细胞,但尿培养为阴性。

(二)血液检查

除贫血、血小板及白细胞计数减少外,大部分患者有血沉增快、C反应蛋白升高及高γ球蛋白血症。血浆清蛋白常降低,部分患者血肌酐水平升高。

(三)免疫学检查

1.ANA

确诊LN必须有血清ANA阳性,超过90%的未治疗患者ANA阳性,但ANA的特异性不高(65%),ANA可见于其他风湿性疾病(如类风湿关节炎、干燥综合征及混合性结缔组织病等)和非风湿性疾病患者。ANA包括一系列针对细胞核抗原成分的自身抗体,其中抗双链DNA(ds-DNA)抗体对SLE的诊断具有较高的特异性(95%),高滴度的抗ds-DNA与疾病的活动性相关。抗Sm抗体是诊断SLE非常特异的抗体(99%),但敏感性仅为25%~30%;该抗体的存在与疾病的活动性无关。与抗ds-DNA比较,抗C1q抗体与活动性LN的相关性更好、也可用于判断LN的预后。

2.APA

国外报道30%~50%SLE患者APA阳性,包括抗心磷脂抗体(anti-cardiolipin antibody,aCL)、抗β2-糖蛋白Ⅰ抗体(aβ2-GPⅠ)及狼疮抗凝物(lupus anticoagulant,LA)等。这些抗体在体外能使磷脂依赖性凝血时间(APTT及KCT)延长,但在体内与血栓栓塞并发症有关;APTT及KCT延长不能被正常血浆所纠正。APA与肾动脉、肾静脉、肾小球毛细血管栓塞、Libman-Sacks心内膜炎、脑栓塞、血小板计数减少、肺动脉高压及频发流产有关。高凝倾向的原因可能包括血管内皮功能异常、血小板聚集增强、前列环素和其他内皮细胞抗凝因子生产减少和纤溶酶原激活等。

3.补体

未治疗的SLE患者约75%有低补体血症,血清补体C3、C4水平同时降低或只有C4降低,补体降低水平与疾病活动性呈负相关。

五、肾脏病理

LN肾脏病理表现多样,肾小球、小管间质、肾血管均可累及。循环或原位免疫复合物在肾脏沉积,诱导补体介导的炎症反应,导致肾脏不同程度的损伤;沉积部位不同,临床表现各异。如系膜区沉积,临床多表现为血尿、少量蛋白尿;内皮下沉积可导致血尿、蛋白尿及肾小球滤过率的下降;上皮下沉积和肾病范围、蛋白尿及膜性肾病相关。

(一)病理分型

LN以肾小球病变为最主要的病理改变,目前多采用国际肾脏病学会和肾脏病理学会联合制定的国际标准(ISN/RPS分型),ISN/RPS根据光镜(LM)、免疫荧光(IF)和电镜(EM)结果,将LN分为6型。

LN(尤其是Ⅳ型)免疫荧光检查常可见大量IgG和C1q,并且有IgG、IgA和IgM及早期补体成分如C4,和C1q与C3共同存在。三种免疫球蛋白及C1q和C3的共同沉积被称为"满堂亮"现象,高度提示LN诊断,C1q强阳性也常提示LN。Ⅱ肾小球毛细血管襻还可见纤维蛋白沉积,新月体病变处更为明显。电镜下免疫沉积物的分布与免疫荧光表现相符合,一些电子致密物呈指纹样,由微管状或纤维样结构组成,直径10~15nm。LN患者肾活检标本中,在内皮细胞扩张的内质网中有时还可见24nm的管网状物。

(二)肾间质和血管病变

LN 肾小管间质病变多伴发于较严重的肾小球病变。在增生性 LN 患者,沿着肾小管基膜可见免疫复合物沉积,可见 $CD4^+$ 和 $CD8^+$ 淋巴细胞和单核细胞间质浸润。活动性病变中有细胞在肾小管浸润和肾小管炎表现;慢性非活动性期患者,主要表现为肾间质纤维化。间质性肾炎往往与肾功能不全及高血压有关,有报道沿肾小管基膜免疫复合物沉积与高滴度的抗 ds-DNA 和血清补体水平降低相关。个别情况下,LN 可表现为突出的肾小管间质炎症而肾小球病变很轻,并出现急性肾损伤或肾小管酸中毒。

LN 还可见到一系列血管病变,血管炎很少见。通常情况下,IF 和 EM 下血管壁有免疫复合物沉积;有时在严重增生性 LN 患者可见纤维素样非炎症性血管坏死,或者有血栓性微血管病。血栓性微血管病患者可出现血清 APA 阳性,既往有血栓事件病史,并常与增生性 LN 同时存在。

(三)临床和病理的相关性

LN 的临床症状与 ISN 病理类型有关。

(1) Ⅰ 型患者通常没有临床肾脏病表现,尿检及肾功能均正常。

(2) Ⅱ 型患者可能有抗 ds-DNA 升高和补体水平降低,尿沉渣往往阴性,高血压发生率不高,可出现轻度蛋白尿(<2 g/24 h),肾功能往往正常。Ⅰ 型和 Ⅱ 型患者预后良好,但有微小病变或狼疮足细胞病的患者例外,这些患者可出现肾病综合征。

(3) Ⅲ 型患者临床表现差别较大,活动性 Ⅲ(A)或(A/C)患者常有血尿、高血压、低补体血症和蛋白尿,严重者可出现肾病综合征,1/4 的患者会有血清肌酐水平升高;Ⅲ(C)患者几乎均有高血压和肾功能下降,而无活动性尿沉渣。增生性病变肾小球比例不高的患者对治疗反应良好,肾损害进展缓慢;而受累肾小球数目在 50% 左右,或有坏死性病变及新月体形成的患者,其临床表现及预后与 Ⅳ(A)患者无明显差异。是否重度局灶节段增生性 Ⅲ 型患者比弥漫性增生性 Ⅳ 型患者预后更差,尚存在争议。

(4) Ⅳ(A)型患者临床症状往往较重,常有大量蛋白尿、高血压、活动性尿沉渣,多有肾病综合征和不同程度的肾功能损害。有明显的低补体血症和较高的抗 ds-DNA 水平。多数情况下弥漫增生性 Ⅳ 型患者肾脏预后很差,增生严重者或伴大量新月体形成的患者可发生 ARF。ⅣS 型患者预后是否较 ⅣG 型更差尚有争议。

(5) Ⅴ 型患者表现为蛋白尿和肾病综合征。其中 40% 的患者为非肾病性蛋白尿、20% 的患者尿蛋白可小于 1 g/24 h。少数患者可有活动性尿沉渣,SLE 血清学异常不明显,肾功能往往正常。有些患者在发展为 SLE 前表现为特发性肾病综合征。Ⅴ 型患者易出现血栓性并发症,如肾静脉血栓形成和肺栓塞。

(6) Ⅵ 型患者常是 Ⅲ 或 Ⅳ 型 LN 的终末期阶段,许多患者持续有血尿、蛋白尿,并伴有高血压和肾小球滤过率下降。

(四)病理分型的转换与预后

病理分型对于估计预后和指导治疗有积极的意义。通常 Ⅰ 型和 Ⅱ 型预后较好,部分 Ⅲ 型、Ⅳ 型和 Ⅵ 型预后较差。LN 的病理类型是可以转换的,一些临床表现近期加重的患者,病理会从一个较良性或增生不明显的类型(Ⅱ 型或 Ⅴ 型)转变为增生活跃的病变类型(Ⅲ 型或 Ⅳ 型);而活动性 Ⅲ 型或 Ⅳ 型患者经过免疫抑制剂治疗,也可以转变为主要为膜性病变的类型(Ⅴ 型)。

肾脏病理提示 LN 活动性(可逆性)指数包括:肾小球细胞增生性改变、纤维素样坏死、核碎裂、细胞性新月体、透明栓子、金属环、炎细胞浸润、肾小管间质的炎症等;而肾小球硬化、纤维性新月体,肾小管萎缩和间质纤维化则是 LN 慢性(不可逆性)指数。活动性指数高者,肾损害进展较快,但积极治疗仍可以逆转;慢性指数提示肾脏不可逆的损害程度,药物治疗只能减缓而不能逆转慢性指数的继续升高。研究发现高活动性和慢性指数(活动指数＞7 及慢性指数＞3)的患者预后不良,这些患者有细胞性新月体及间质纤维化。病理标本显示广泛的肾小球硬化或肾间质纤维化提示肾脏预后极差。

六、诊断和鉴别诊断

(一)诊断

SLE 的基础上,有肾脏病变的表现则可诊为 LN。SLE 的诊断多采用美国风湿病学会(ACR)更新的标准,11 项标准中符合 4 项或以上诊断该病的敏感性和特异性可达 96％。对于一个有典型临床表现和血清学标志物的年轻女性患者,SLE 的诊断容易确定;但 ACR 诊断标准是 SLE 分类标准,是为 SLE 临床研究确保诊断正确性而制定的,临床上有些非典型的或早期狼疮患者并不符合上述标准。由于疾病的表现会随着 SLE 的进展而有所变化,可能需要较长时间的观察才能确定诊断,如膜性 LN 患者早期可能并不符合 4 项确诊标准,这些患者病情进展一段时间后才具备典型的 SLE 的临床表现。

(二)鉴别诊断

典型的 LN 诊断困难不大,但有些情况下,LN 需与以下疾病相鉴别。

1.与 SLE 相似的多系统受累的疾病

如干燥综合征、原发性抗磷脂抗体综合征、ANA 阳性的纤维肌痛症及血栓性微血管病等,这些疾病可以有肾损害。需注意的是 SLE 可以和一些多系统或器官特异性自身免疫性疾病重叠存在。

2.其他风湿免疫性疾病肾损害

如皮肌炎、系统性硬化症、混合性结缔组织病、小血管炎等均可表现为全身多系统受累及 ANA 阳性,当累及肾脏时应与 LN 鉴别。类风湿关节炎也可伴系膜增生性肾小球肾炎及淀粉样变性肾病。临床上可根据特征性皮损、关节受累特点、特异性的血清学指标(如 ANCA)并行自身抗体检查进行鉴别,有困难时需行肾穿刺活检根据病理鉴别。

3.其他继发性肾小球肾炎

如过敏性紫癜可有紫癜样皮疹、全身症状、关节炎、腹痛和肾小球肾炎,但肾活检免疫荧光主要为 IgA 在系膜区沉积;而多数增生性 LN 肾活检免疫荧光呈"满堂亮"现象。细菌性心内膜炎和冷球蛋白血症累及肾脏可致急进性肾小球肾炎,患者往往有血清补体水平降低,需与 LN 鉴别。

七、治疗

LN 的治疗要个体化,因人而异,应根据病理类型、SLE 肾外表现等选择治疗方案。LN 治疗的目的是要达到疾病的缓解,防止复发,避免或延缓不可逆的脏器病理损害,并尽可能减少药物不良反应。目前肾上腺皮质激素(简称激素)和免疫抑制剂仍是治疗 LN 的基本药物。

(一)Ⅰ型、Ⅱ型患者

不需要针对肾脏的治疗,治疗以控制 SLE 的肾外症状为主。大多数患者远期预后良好,Ⅱ型微小病变肾病综合征和狼疮足细胞病患者与微小病变肾病类似,应予短期大剂量激素治疗。

(二)活动局灶增生性 LN(ⅢA 和ⅢA/C)和活动弥漫增生性 LN(ⅣA 和ⅣA/C)

需采用激素和免疫抑制联合治疗。活动增生性 LN 的治疗分为诱导治疗及维持治疗两个阶段。诱导治疗是针对急性的、危及生命或器官功能的病变，需迅速有效地控制住病情，从而减轻组织的破坏和随后的慢性损伤。患者的病情经过诱导治疗得到缓解后，需转入维持治疗阶段；维持性治疗则需要长期用药，以减少病变复发，延缓终末期肾脏疾病(ESRD)发生。

1.诱导治疗

使用大剂量激素联合其他免疫抑制剂(主要为环磷酰胺或吗替麦考酚酯)。诱导治疗的目标是达到肾炎缓解。完全缓解指蛋白尿小于 0.5 g/d 或尿蛋白肌酐比值小于 0.5,无肾小球性血尿或红细胞管型,肾功能正常或基本稳定；同时血清学标志物会有改善(抗 DNA 抗体水平升高、血清补体水平下降)。诱导治疗的时间应至少 3 个月,可延长至 6 个月甚至更长(取决于疾病严重程度),6 个月无效患者需考虑强化治疗。

(1)口服泼尼松或泼尼松龙[1 mg/(kg·d)或 60 mg/d],持续 4～6 周,若病情开始缓解可逐渐减少用量；或甲泼尼龙静脉冲击治疗(0.5～1 g/d,1～3 天),之后口服泼尼松[0.5 mg/(kg·d)],3～6 个月后,口服剂量逐步减少到约 10 mg/d。

甲泼尼龙静脉冲击治疗指征为：狼疮活动致急进性肾炎综合征,病理表现为肾小球活动病变明显、有广泛的细胞性新月体、襻坏死,狼疮脑病,系统性血管炎,严重血小板计数减少,溶血性贫血或粒细胞缺乏,严重心肌损害致心律失常等。一些非对照性试验提示甲泼尼龙静脉冲击疗法比口服足量激素更加有效且毒副作用小。激素的不良反应包括水钠潴留、易患感染、消化道溃疡、高血压、高脂血症、神经心理障碍、类固醇性糖尿病、向心性肥胖、白内障、青光眼、伤口愈合延迟、儿童生长发育迟缓、骨坏死及骨质疏松等。长期使用激素需逐渐减量,尤其是每天用量小于 15～20 mg 时,不可骤停药物。

(2)环磷酰胺(CTX)可静脉注射或口服。对于肾功能恶化迅速的弥漫增生性 LN,病理显示广泛的细胞性新月体、襻坏死；推荐应用美国国立卫生研究院(NIH)方案：CTX(0.5～1 g/m²),每月 1 次,连用 6 个月,然后改为每 3 个月 1 次,直至完全缓解。但该方案不良反应较大,可能出现严重感染、出血性膀胱炎、性腺功能损害、脱发等,这些不良反应限制了 NIH 方案在临床上的应用。为避免大剂量 CTX 的不良反应,对于轻中度增生性 LN 患者,推荐欧洲风湿病协会(ELNT 试验)的方案：CTX(0.5 mg),每 2 周 1 次,连用 3 个月,然后转为硫唑嘌呤(Aza)维持治疗[2 mg/(kg·d)]。增生性 LN 患者诱导治疗也可口服 CTX[1～1.5 mg/(kg·d),最大 1.5 mg/(kg·d)],连用 2～4 个月。

(3)吗替麦考酚酯(MMF)：一般 1.5～2 g/d,连用 6～12 个月。最近一项国际多中心、开放性、前瞻性的随机对照临床试验(ALMS)的结果显示,MMF 和静脉用 CTX 在诱导治疗 LN 的疗效方面无差异,在不良事件发生率及病死率方面也基本相当。虽然 MMF 的疗效并不优于CTX,但是它对 LN 能起到有效的诱导缓解作用。临床上对于不能耐受 CTX 或 CTX 治疗后复发的 LN 患者,MMF 仍可作为有效的替代药物。MMF 的不良反应常见有胃肠道反应,包括恶心、呕吐、腹泻、口腔及肠道溃疡；其次为骨髓抑制(如白细胞计数减少)；长期应用导致感染增加、尤其是病毒感染(如 CMV 感染)及卡氏肺孢子菌感染(如卡氏肺孢子菌肺炎),须引起警惕。

(4)难治性增生性 LN 的治疗：部分增生性 LN 患者使用激素联合 CTX 或 MMF 诱导治疗仍不能缓解,可考虑应用二线或三线药物,包括利妥昔单抗、静脉注射用人免疫球蛋白及他克莫司等。①利妥昔单抗是一种嵌合鼠/人的单克隆抗 CD20 抗体。它可以通过抗体及补体介导的细胞毒作用,诱导细胞凋亡的途径来清除体内异常增生的 B 细胞。每次 1 g 静脉输注 4 小时以上,2 周后可重复给药。一些临床试验结果显示,利妥昔单抗对难治性 LN 患者疗效较好。但是治疗时间、合并用药等需要进一步规范,用于 LN 治疗的长期疗效还有待进一步证实。②静脉注射用人免疫球蛋白可抑制补体介导的损害,调节 T 细胞和 B 细胞功能,下调自身抗体产生。可作为重症 LN 的辅助用药,但目前尚缺乏标准化的用药方案。③他克莫司:免疫抑制机制与环孢素(CsA)相似。他克莫司与胞质内结合蛋白(FKBP12)相结合,抑制钙调神经磷酸酶的活性,阻断钙离子依赖的信号转导通路,抑制 T 细胞活化有关的细胞因子,抑制 T 细胞及 B 细胞的活化和增殖。该药联合激素能控制弥漫增殖性 LN 的病情活动,复发率低。他克莫司推荐起始剂量为 0.1~0.3 mg/(kg·d),每 12 小时空腹服用一次,不良反应与 CsA 相似,其多毛、牙龈增生、高血压、高尿酸血症及肾毒性发生率均小于 CsA;而糖尿病及震颤的发生率高于 CsA。④多靶点治疗:联合应用作用于不同靶点的药物,如激素＋MMF＋他克莫司或 CsA。这种联合用药治疗,可将 V＋Ⅳ型、V＋Ⅲ型及Ⅳ型病变都有效地控制。多靶点疗法虽然应用了多种药物,但每种药物的剂量减小(常用药物剂量的一半),减少了免疫抑制剂的不良反应,初步结果尚满意,长期疗效和安全性有待进一步观察。⑤其他治疗方法:有报道血浆置换用于难治性及迅速进展性 LN 患者的辅助治疗,但尚无临床试验说明血浆置换在患者生存率、肾脏存活率、尿蛋白减少和改善肾小球滤过率方面有显著效果。造血干细胞移植已经成功地用于治疗部分 SLE 患者,显示干细胞移植可能是治疗难治性 LN 的有效手段。此外,还有一些有望治疗 LN 的生物制剂正处于临床研究阶段,如 CTLA4-Ig(阿巴西普)、抗 CD22 单抗(依帕珠单抗)等。

2.维持治疗

一般应用口服激素联合免疫抑制剂,激素在维持治疗中起主要作用。通常使用最低有效量的激素(如泼尼松或泼尼松龙 5~10 mg/d),以减小长期激素治疗的不良反应。免疫抑制剂首选 MMF 或 Aza,其他可选免疫抑制剂包括 CTX、CsA、他克莫司、来氟米特及雷公藤总甙等。维持治疗 MMF 可予 1~1.5 g/d,病情稳定 2 年后可减至 1 g/d 以下;Aza 根据患者个体反应可予 1~2 mg/(kg·d),Aza 不良反应较轻,可长期维持用药;最常见不良反应是骨髓抑制,其他不良反应包括肝功能损害、黄疸、脱发等。目前维持阶段的持续时间尚无定论,多数临床试验的维持时间在 2 年以上。

(三)膜性 LN(Ⅴ)

对于存在增生性病变的混合型(Ⅴ＋Ⅲ或Ⅴ＋Ⅳ型)患者,治疗同Ⅲ或Ⅳ型。可用激素联合免疫抑制剂,如 MMF(治疗 6 个月)、CsA[4~6 mg/(d·kg),治疗 4~6 个月]、CTX 或他克莫司等。对于单纯膜性 LN,尚无最佳治疗方案,Ⅴ型肾病综合征很少自发缓解,可予激素联合 CsA 治疗。CsA 不良反应包括肾毒性、肝脏不良反应、高血压、胃肠道反应、多毛、牙龈增生、高尿酸血症及痛风、骨痛、血糖升高、震颤、高钾血症、低镁、低磷血症、肾小管酸中毒,以及引起肿瘤和感染等。

(四)LN 的一般治疗

如果没有禁忌证,所有患者应服用羟氯喹 200~400 mg/d,该药可预防 LN 复发,并可减少血管栓塞并发症。其他支持治疗包括应用血管紧张素转换酶抑制剂或血管紧张素Ⅱ受体阻滞剂控制高血压及蛋白尿,使用抗骨质疏松药物,预防心血管事件及 SLE 其他并发症。

(五)LN 终末期肾病及肾移植

多数 LN 致终末期肾病为Ⅵ型 LN,表现为肾小球硬化、肾间质纤维化、肾小管萎缩。但也有些迅速进展至肾衰竭的 LN 患者,甚至已经透析治疗,肾脏病理仍可能有活动性病变;这些患者仍需免疫抑制治疗,有些患者治疗效果较好。但注意不能治疗过度,以免出现严重不良反应。

终末期肾病的 LN 患者,如果全身病变稳定,可考虑肾移植。由于移植后机体处于免疫抑制状态,LN 在移植后较少复发(复发率为 3%～30%)。LN 复发引起移植肾失败的病例罕见,大多数复发病例的病理表现与自体肾 LN 病变相同,加大免疫抑制剂用量可控制复发的 LN。

(满玉洁)

第四节 急性肾损伤

急性肾损伤(acute kidney injury,AKI)是对既往急性肾损伤(acute renal failure,ARF)概念的扩展和向疾病早期的延伸,是指由多种病因引起的短时间(几小时至几天)内肾功能突然下降而出现的临床综合征。2005 年急性肾损伤网络(acute kidney injury network,AKIN)将 AKI 定义为:病程＜3 个月的肾脏功能或结构异常,包括血、尿、组织学、影像学及肾损伤标志物检查的异常。AKI 既可发生在原来无肾脏疾病的患者,也可发生在原有慢性肾脏病的基础上。肾小球滤过率(glomerular filtration rate,GFR)下降的同时伴有氮质废物如肌酐和尿素氮等潴留,水、电解质和酸碱平衡紊乱及全身各系统并发症。

由于肾功能轻度减退即可导致并发症发病率及总体病死率升高,故肾脏病学界和危重病医学界趋向弃用 ARF 而统一采用 AKI,以期早期诊断和防治,在 GFR 开始下降,甚至肾脏有损伤(组织学、生物标志物改变)而 GFR 尚正常的阶段即能及时识别,并进行有效干预。

一、病因和分类

AKI 的病因众多,可根据病因发生的解剖部位分为肾前性、肾性和肾后性三大类。

肾前性 AKI 指各种原因引起肾实质血流灌注减少,导致肾小球滤过减少和 GFR 降低,常见病因包括各种原因的液体丢失和出血,引起有效动脉血容量减少;肾内血流动力学改变(包括肾前小动脉收缩或肾后小动脉扩张),导致肾血流灌注减少,约占 AKI 的 55%。肾性 AKI 伴肾实质损伤,最常见的是肾缺血和肾毒性药物或毒素导致的急性肾小管坏死;其他还包括急性间质性肾炎、肾小球疾病和血管疾病等,约占 AKI 的 40%。肾后性 AKI 的特征是急性尿路梗阻,梗阻可发生在从肾盂到尿道的尿路中任何部位,约占 AKI 的 5%。

二、发病机制及病理生理

(一)肾前性 AKI

肾前性 AKI 由肾脏血流灌注不足所致,见于细胞外液容量减少,或虽然细胞外液容量正常,但有效循环容量下降的某些疾病,或某些药物引起的肾小球毛细血管灌注压降低。常见病因包括:①有效血容量不足;②心排血量降低;③全身血管扩张;④肾动脉收缩;⑤肾自主调节反应受损。

在肾前性 AKI 早期,肾脏血流自我调节机制通过调节肾小球出球和入球小动脉的血管张力,即入球小动脉扩张和出球小动脉收缩,以维持 GFR 和肾血流量,可使肾功能维持正常。鉴于肾前性 AKI 常可逆转,且病死率低,故早期诊断并及时纠正潜在的病理生理异常极为关键。如果不早期干预,则肾实质缺血加重,进一步引起肾小管细胞损伤,发展为肾性 AKI。从肾前性氮质血症进展到缺血性肾损伤是一连续的过程,预后主要取决于起始病因的严重性及持续时间。

(二)肾性 AKI

引起肾性 AKI 的病因众多,可累及肾单位和间质的任何部位。按照损伤的起始部位,肾性 AKI 可分为小管性、间质性、血管性和小球性。其中肾小管上皮细胞损伤,通常称为急性肾小管坏死(acute tubular necrosis,ATN),常由缺血所致,也可由肾毒性药物引起。从肾前性 AKI 进展到缺血性 ATN 一般经历四个阶段:起始期、进展期、持续期及恢复期。

在起始期(持续数小时至数周),由于肾血流量下降引起肾小球滤过压下降,上皮细胞坏死脱落形成管型导致肾小管液流受阻,肾小球滤出液因肾小管上皮细胞损伤回漏进入间质等原因,导致 GFR 下降。缺血性损伤在近端肾小管的 S_3 段和髓襻升支粗段髓质部分最为明显,因此处溶质主动转运功能(ATP 依赖)非常活跃,但在外髓部位局部氧分压较低,对缺血、缺氧十分敏感。肾小管细胞缺血可导致 ATP 耗竭、溶质主动转运受抑制、细胞骨架瓦解、细胞极性丧失、紧密连接完整性破坏、氧自由基形成。如果肾血流量不能及时恢复,则细胞损伤进一步加重引起细胞凋亡、坏死。

在进展期,肾内微血管充血明显伴持续组织缺氧及炎症反应,病变尤以皮髓交界处最为明显,此部位血管内皮细胞功能障碍及白细胞黏附明显,进而影响再灌注。

在持续期(常为 1~2 周),GFR 仍保持在低水平(常为 5~10 mL/min),尿量也最少,各种尿毒症并发症开始出现。但小管细胞不断修复、迁移、增殖,以重建细胞、小管的完整性。此期全身血流动力学改善但 GFR 持续低下,原因不明,可能与肾内血管的持续收缩、内皮细胞损伤后释放血管活性物质失调诱发髓质缺血、髓质血管充血、肾实质细胞或白细胞释放炎症介质和活性氧引起的再灌注损伤等有关。此外,上皮细胞损伤还可通过管-球反馈引起持续的肾内血管收缩,远端肾小管的致密斑感受到近端肾单位重吸收障碍引起的远端钠排泄增加,刺激邻近的入球小动脉收缩,肾小球灌注和滤过下降,并形成恶性循环。

在恢复期,小管上皮细胞逐渐修复、再生,正常的细胞及器官功能逐步恢复,GFR 开始改善。此期如果上皮细胞功能延迟恢复,溶质和水的重吸收功能相对肾小球的滤过功能也延迟恢复,可伴随明显的多尿期。

肾毒性物质可引起肾小管的直接或间接损伤。老年、糖尿病、低血压及有效血容量不足(如充血性心力衰竭、肝硬化、低清蛋白血症)、原先存在 CKD、同时合用其他毒性药物的患者应用肾毒性药物后更易出现肾损伤。氨基糖苷类抗生素肾毒性的发生率在普通人群为 3%~5%,上述高危人群则高达30%~50%。

造影剂、环孢素、他克莫司、NSAIDs 等可引起肾小动脉收缩导致肾损伤。表现为肾血流量及 GFR 快速下降、钠排泄分数下降,严重者出现肾小管细胞坏死。造影剂还可通过产生活性氧和高渗刺激等机制直接损伤肾小管上皮细胞。

抗生素和抗肿瘤药物一般通过直接的肾小管上皮细胞毒性作用引起 ATN。氨基糖苷类抗生素可蓄积在肾小管上皮细胞,引起局部氧化应激及细胞损伤,最终引起 ATN,潜伏期为数天。两性霉素 B 可通过直接损伤近端肾小管上皮细胞及引起肾内血管收缩导致 AKI,其肾毒性作用呈剂量依赖性。顺铂、卡铂等抗肿瘤药物可蓄积在近端肾小管引起 AKI,常伴有低钾和低镁血症,潜伏期为 7~10 天。异环磷酰胺可引起出血性膀胱炎、血尿及急性或慢性肾损伤,常伴有

Ⅱ型肾小管酸中毒和Fanconi综合征。阿昔洛韦、磺胺类药物可在肾小管内形成结晶,导致肾小管内梗阻,从而引起AKI。

内源性肾毒性物质包括钙、肌红蛋白、血红蛋白、尿酸盐、草酸盐、骨髓瘤轻链蛋白等。高钙血症可通过引起肾内血管收缩、强制利尿致使有效血容量不足等机制导致GFR下降。横纹肌溶解症及溶血均可引起AKI,横纹肌溶解症常见原因包括挤压伤、急性肌肉缺血、长时间癫痫发作、过度运动、体温过高、感染及代谢性疾病(如低磷血症、严重甲状腺功能减退等),可卡因、3-羟-3-甲基戊二酰辅酶A(HMG-CoA)还原酶抑制剂等药物也可引起骨骼肌损伤。肌红蛋白、血红蛋白一方面引起肾内氧化应激而损伤肾小管上皮细胞,另一方面形成肾小管内管型,造成肾小管梗阻。肌红蛋白、血红蛋白还可抑制一氧化氮,引起肾内血管收缩及缺血。某些化合物,如乙二醇(草酸钙代谢物)、甲氨蝶呤及多发性骨髓瘤轻链蛋白等,其原形或代谢产物可以凝结,造成肾小管内梗阻。

急性间质性肾炎(acute interstitial nephritis,AIN)是引起AKI的重要病因。AIN的病因主要分为三类:①药物,通常由青霉素类、头孢菌素类、磺胺类等抗生素及NSAIDs等引起。其发病机制主要为Ⅳ型变态反应。②感染,主要见于细菌或病毒感染等。③特发性,见于系统性红斑狼疮、干燥综合征、冷球蛋白血症及原发性胆汁性肝硬化等。AIN时肾间质见明显的T淋巴细胞、单核细胞及巨噬细胞等炎性细胞浸润,可见肾小管坏死,病变呈弥散或片状分布。有时可见肉芽肿,尤以药物所致超敏反应时明显。药物所致AIN还可见嗜酸性粒细胞浸润。如出现肾间质纤维化和肾小管萎缩,则提示AIN转向慢性化发展。

血管性疾病导致的肾性AKI包括肾脏微血管和大血管病变。传统的肾脏微血管疾病如血栓性血小板减少性紫癜、溶血-尿毒综合征、HELLP综合征(溶血、肝酶升高、血小板计数减少)等均可引起肾小球毛细血管血栓形成和微血管闭塞,最终导致AKI。肾脏大血管病变如动脉粥样硬化的板块破裂和脱落,导致肾脏微栓塞和胆固醇结晶,继而引起AKI。多见于原先患有动脉粥样硬化疾病的患者接受血管介入治疗或应用抗凝治疗后。

肾小球肾炎主要见于原发性和继发性新月体肾炎,以及系统性红斑狼疮、IgA肾病等的急性加重。

(三)肾后性AKI

双侧尿路梗阻或孤立肾患者单侧尿路出现梗阻时可发生肾后性AKI。常见原因包括前列腺肥大、前列腺或膀胱颈部肿瘤、某些腹膜后疾病等。尿路的功能性梗阻主要是指神经源性膀胱。此外,双侧肾结石、肾乳头坏死、血凝块、膀胱癌时可引起尿路腔内梗阻,而腹膜后纤维化、结肠癌、淋巴瘤等可引起尿路腔外梗阻。尿酸盐、草酸盐、阿昔洛韦、磺胺类、甲氨蝶呤及骨髓瘤轻链蛋白等可在肾小管内形成结晶,导致肾小管梗阻。

尿路发生梗阻时,尿路内反向压力首先传导到肾小球囊腔,由于肾小球入球小动脉扩张,早期GFR尚能暂时维持正常。但如果短时间内梗阻无法解除,GFR将逐渐下降。当梗阻持续时间达到12~24小时时,肾血流量和GFR降低。在此期间,肾皮质大量区域出现无灌注或低灌注状态,导致GFR下降。

三、病理

由于病因及病变的严重程度不同,病理改变可有显著差异。肉眼见肾脏增大,质软,剖面可见髓质呈暗红色,皮质肿胀,因缺血而呈苍白色。典型的缺血性ATN光镜检查见肾小管上皮细胞片状和灶性坏死,从基膜上脱落,造成肾小管腔管型堵塞。管型由脱落的肾小管上皮细胞及其碎片、Tamm-Horsfall 蛋白和色素等组成。近端小管的 S_3 段坏死最为严重,其次为髓襻升支粗段的髓质部分。肾缺血引起者,基底膜常遭破坏。如基底膜完整性存在,则肾小管上皮细胞可迅速再生,否则肾小管上皮不能再生。

肾毒性 ATN 形态学变化最明显部位在近端肾小管的曲部和直部。肾小管细胞坏死程度明显比缺血性导致者轻。

AIN 的病理特征是间质炎性细胞浸润,包括 T 淋巴细胞和单核细胞,偶尔有浆细胞及嗜酸性粒细胞。

四、临床表现

急性肾损伤的临床表现差异很大,与病因和所处的 AKI 分期不同有关。明显的症状常出现于病程后期肾功能严重减退时,常见症状包括乏力、食欲减退、恶心、呕吐、瘙痒、尿量减少或尿色加深,容量过多导致急性左心衰竭时可以出现气急、呼吸困难。体检可见外周水肿、肺部湿啰音、颈静脉怒张等。AKI 的首次诊断常常是基于实验室检查异常,特别是血肌酐的绝对或相对升高,而不是基于临床症状与体征。

ATN 是肾性 AKI 最常见类型,其临床病程可分为三期。

(一)起始期

此期患者常遭受一些已知 ATN 的病因,例如低血压、缺血、脓毒症和肾毒素,但尚未发生明显肾实质损伤。在此阶段如能及时采取有效措施,AKI 常常是可预防的。但随着肾小管上皮发生明显损伤,GFR 逐渐下降,从而进入维持期。

(二)维持期

该期一般持续 7~14 天,但也可低至数天或长至 4~6 周。GFR 维持在低水平。部分患者可出现少尿(<400 mL/d)和无尿(<100 mL/d),但也有些患者可无少尿,尿量在 400~500 mL/d 以上。后者称为非少尿型 AKI,其病理生理基础目前尚不完全清楚,一般认为是病情较轻的表现。但不论尿量是否减少,随着肾功能减退,临床上出现一系列尿毒症表现,主要是尿毒症毒素潴留和水、电解质及酸碱平衡紊乱所致。AKI 的全身表现包括消化系统症状,如食欲减退、恶心、呕吐、腹胀、腹泻等,严重者可发生消化道出血。呼吸系统表现主要是容量过多导致的急性肺水肿和感染。循环系统多因尿少及水钠潴留,出现高血压及心力衰竭、肺水肿表现,因毒素滞留、电解质紊乱、贫血及酸中毒引起心律失常及心肌病变。神经系统受累可出现意识障碍、躁动、谵妄、抽搐、昏迷等尿毒症脑病症状。血液系统受累可有出血倾向及贫血。感染是急性肾损伤常见而严重的并发症。在 AKI 同时或在疾病发展过程中还可并发多脏器功能障碍综合征,病死率很高。此外,水、电解质和酸碱平衡紊乱表现为水过多,代谢性酸中毒,高钾血症,低钠血症,低钙和高磷血症等。

(三)恢复期

GFR 逐渐升高,并恢复正常或接近正常范围。少尿型患者开始出现尿量增多,继而出现多尿,再逐渐恢复正常。与 GFR 相比,肾小管上皮细胞功能的恢复相对延迟,常需数月后才能恢复。部分患者最终遗留不同程度的肾脏结构和功能损伤。

五、实验室与辅助检查

(一)血液检查

可有贫血,早期程度常较轻,如肾功能长时间不恢复,则贫血程度可以较重。另外,一些引起AKI的基础疾病本身可以引起贫血,如大出血、严重创伤、重度感染、系统性红斑狼疮和多发性骨髓瘤等。血肌酐和尿素氮进行性上升,高分解代谢者上升速度较快,横纹肌溶解引起的肌酐上升更快。血清钾浓度升高,血 pH 和碳酸氢根离子浓度降低,血钙降低,血磷升高。

(二)尿液检查

不同病因所致 AKI 的尿检异常可截然不同。肾前性 AKI 时无蛋白尿和血尿,可见少量透明管型。ATN 时可有少量蛋白尿,以小分子蛋白为主;尿沉渣检查可见肾小管上皮细胞、上皮细胞管型和颗粒管型及少许红、白细胞等;因肾小管重吸收功能减退,尿比重降低且较固定,多在1.015 以下,尿渗透浓度<350 mOsm/L,尿与血渗透浓度之比<1.1,尿钠含量增高,滤过钠排泄分数(FE_{Na})>1%。应注意尿液诊断指标的检查须在输液、使用利尿剂前进行,否则会影响结果。肾小球肾炎所致 AKI 常可见明显的蛋白尿和/或血尿,FE_{Na}<1%。AIN 时可有少量蛋白尿,且以小分子蛋白为主;血尿较少,为非畸形红细胞;可有轻度白细胞尿,药物所致者可见少量嗜酸性粒细胞,当尿液嗜酸性粒细胞占总白细胞比例>5%时,称为嗜酸性粒细胞尿;可有明显肾小管功能障碍的表现,FE_{Na}>1%。肾后性 AKI 的尿检异常多不明显,可有轻度蛋白尿、血尿,合并感染时可出现白细胞尿,FE_{Na}<1%。肾小球疾病引起者可出现大量蛋白尿或血尿,且以变形红细胞为主。

(三)影像学检查

尿路超声波检查对排除尿路梗阻及与慢性肾脏病鉴别很有帮助。如有足够的理由怀疑存在梗阻,且与急性肾功能减退有关,可作逆行性或静脉肾盂造影。CT 血管造影、MRI 或放射性核素检查对有无血管病变有帮助,但明确诊断仍需行肾血管造影。

(四)肾活检

肾活检是 AKI 鉴别诊断的重要手段。在排除了肾前性及肾后性病因后,拟诊肾性 AKI 但不能明确病因时,都有肾活检指征。

六、诊断

根据原发病因,肾功能急性进行性减退,结合相应临床表现,实验室与影像学检查,一般不难做出诊断,但既往有关的诊断标准并不统一。

近年来,急性透析质量指导组(ADQI)和急性肾损伤网络(AKIN)两个国际组织分别制定了AKI 的"RIFLE"分层诊断标准及 AKI 共识,但仍有一定局限性。

AKIN 制定的 AKI 诊断标准为:肾功能的突然(在 48 小时内)减退。表现为血肌酐升高绝对值≥0.3 mg/dL(≥26.4 μmol/L),或血肌酐较基础值升高≥50%;或尿量减少[尿量<0.5 mL/(kg·h),时间>6 小时]。需要注意的是,单独用尿量改变作为诊断与分期标准时,必须考虑到影响尿量的一些因素如尿路梗阻、血容量状态、使用利尿剂等。

此外,由于血肌酐影响因素众多,且敏感性较差,故血肌酐并非最佳的肾损伤标志物。一些反映肾小管上皮细胞损伤的新生物标志物在 AKI 诊断和指导治疗中的作用仍是今后研究重点之一,如中性粒细胞明胶酶相关脂质运载蛋白(NGAL)、肾损伤分子-1(KIM-1)、白细胞介素-18

（IL-18）等。

七、鉴别诊断

（一）与肾前性 AKI 鉴别

肾前性氮质血症是 AKI 最常见的原因，应详细询问病程中有无引起容量不足或相对不足的原因，包括呕吐、腹泻、食欲减退、严重充血性心力衰竭、利尿剂使用不当等。此外，还要注意询问近期有无 NSAIDs、ACEIs 及 ARBs 等药物应用史。体检时应注意有无容量不足的常见体征，包括心动过速、全身性或直立性低血压、黏膜干燥、皮肤弹性差等。肾前性 AKI 时，实验室检查可见血肌酐和尿素氮升高、FE_{Na} 常 <1%。但是服用呋塞米等利尿剂的肾前性 AKI 患者，受利尿剂利钠作用的影响，FE_{Na} 可以 >1%。此时可改用尿尿素排泄分数（FE_{urea}），计算方法与尿钠排泄分数类似，FE_{urea} <35% 提示肾前性 AKI。此外，当尿液中出现过量碳酸氢钠、葡萄糖、甘露醇等无法重吸收的溶质时，FE_{Na} 也常 >1%。慢性肾脏病、ATN、梗阻性肾病晚期，FE_{Na}、FE_{urea} 也均不可靠。

肾前性 AKI 时血浆尿素氮（mg/dL）/血肌酐（mg/dL）比值常 >20∶1，也有助于鉴别诊断。肾前性 AKI 时由于肾小管功能未受损，低尿流速率导致小管重吸收尿素增加，使肾前性少尿时血尿素氮和血肌酐不成比例增加，两者的比值可 >10∶1，甚至更高。尽管此值在肾前性是典型的表现，但也可见于肾后性 AKI。血尿素氮/血肌酐比值增加还需排除胃肠道出血、其他应激等导致的尿素产生增多。

临床上怀疑肾前性少尿时，可进行补液试验，即输液（5% 葡萄糖 200～250 mL）并注射利尿剂（呋塞米 40～100 mg），以观察输液后循环系统负荷情况。如果补足血容量后血压恢复正常，尿量增加，则支持肾前性少尿的诊断。低血压时间过长，特别是老年人伴心功能不全时，补液后无尿量增多应怀疑过长时间的肾前性氮质血症已发展为 ATN。

（二）与肾性 AKI 鉴别

肾性 AKI 包括多种疾病导致不同部位的肾损伤。肾前性因素所致 ATN 患者常有前述导致有效血容量不足疾病的病史和体征，或有导致肾内血流调节异常的药物应用史。肾性 AKI 患者近期常有肾毒性药物应用史。肾毒性药物既可导致 ATN，也可引起 AIN。AIN 常伴有发热、皮疹、淋巴结肿大及关节酸痛、血嗜酸性粒细胞和 IgE 升高等，结合对停药的反应可作出鉴别。尿液中嗜酸性粒细胞计数增多也提示 AIN，但敏感性和特异性不高。肾小球肾炎、肾脏微血管疾病等所致 AKI 常有中等度以上蛋白尿、肾小球源性血尿，一些继发性疾病还常有其他系统累及的表现，结合实验室与辅助检查异常，可作出鉴别。肾活检常有助诊断和鉴别诊断。

ATN、AIN 时常伴有 FE_{Na} >1%，但肾小球肾炎、肾微血管性疾病时，FE_{Na} <1%。

（三）与肾后性 AKI 鉴别

肾后性 AKI 常有前列腺肥大、前列腺肿瘤、淋巴瘤、膀胱颈部肿瘤、腹膜后疾病等病史，突然发生尿量减少或与无尿交替、肾绞痛、胁腹或下腹部疼痛、肾区叩击痛阳性及膀胱区叩诊呈浊音，均提示存在尿路梗阻的可能。一般发生少尿或无尿的患者常需鉴别是否存在肾后梗阻，但许多存在肾后梗阻性 AKI 的患者并不一定表现为少尿或无尿，需仔细鉴别。膀胱导尿兼有诊断和治疗的意义。肾脏超声波检查可见肾盂分离和肾脏积水，但在肾后性 AKI 早期，超声波检查可出现假阴性。X 线检查可帮助确诊，但需注意使用造影剂，后者常可加重肾损伤。

八、治疗

尽早识别并纠正可逆因素,避免肾脏受到进一步损伤,维持水、电解质、酸碱平衡是 AKI 治疗的关键。无论何种病因引起的 AKI,都必须尽快纠正肾前性因素,尽早明确诊断,及时采取干预措施。AKI 的治疗包括以下方面。

(一)尽早纠正可逆病因

AKI 的治疗首先要纠正可逆的病因。对于各种严重外伤、心力衰竭、急性失血等都应进行治疗,包括扩容、处理血容量不足及休克性感染等。

肾前性 AKI 早期需积极恢复有效血容量,包括静脉补充生理盐水、降低后负荷以改善心排血量、调节外周血管阻力至正常范围。如果肾前性 AKI 早期未能及时纠正,可继发出现急性肾小管损伤,患者病死率显著升高。确保容量充分是任何治疗策略的基础。但 AKI 时如何确定最佳补液量较为困难。既往有充血性心力衰竭史者,容量复苏时更需注意补液速度。

及时停用影响肾血流灌注或肾毒性的药物。前列腺肥大引起的肾后性 AKI 应及时通过膀胱留置导尿管予以纠正。

(二)早期干预治疗

在 AKI 的起始期和进展期进行及时干预治疗能最大限度地减轻肾脏损伤、促进肾功能恢复。临床上怀疑 AKI 时,应尽早请肾科医师会诊,以获得及时、妥当的处理。

肾前性 AKI 必须尽快纠正肾前性因素。存在尿路梗阻时,则需请泌尿外科医师会诊,以及时采取措施解除梗阻。

肾性 AKI 常病情复杂,治疗困难。继发于肾小球肾炎、血管炎的 AKI 常需接受免疫抑制治疗。临床上怀疑 AIN 时,需尽快明确并停用可疑药物,确诊后可给予糖皮质激素等治疗。

(三)营养支持治疗

维持机体的营养状况和正常代谢,有助于损伤细胞的修复和再生,提高存活率。AKI 患者每天所需能量为 147 kJ(35 kcal)/kg。由碳水化合物和脂肪供应;蛋白质应限制在 0.8 g/(kg·d),对于高分解代谢或营养不良及接受透析的患者蛋白质摄入量则应适当提高。不能口服的患者需静脉营养。

观察每天出入液量及体重变化,每天补液量应为显性失液量加上非显性失液量减去内生水量。由于非显性失液量和内生水量估计常有困难,每天大致的进液量,可按前一天尿量加 500 mL 计算。发热患者只要体重不增加,可适当增加进液量。肾脏替代治疗时补液量可适当放宽。

(四)并发症治疗

密切随访血肌酐、尿素氮及血电解质变化。当出现高钾血症时,应给予紧急处理,包括:①钙剂(10%葡萄糖酸钙 10～20 mL)稀释后缓慢静脉注射(5 分钟);②碱剂(11.2%乳酸钠或 5%碳酸氢钠 100～200 mL)静脉滴注,既可纠正酸中毒又可促进钾离子向细胞内流;③50%葡萄糖 50～100 mL 加胰岛素6～12 U 缓慢静脉注射,促进糖原合成,使钾离子向细胞内转移;④口服离子交换(降钾)树脂(15～30 g,每天 3 次)。以上措施无效或伴高分解代谢的高钾血症患者,透析是最有效的治疗方法。

应及时治疗代谢性酸中毒,可选用 5%碳酸氢钠 100～250 mL 静脉滴注。对于严重酸中毒患者,如 HCO_3^- <12 mmol/L 或动脉血 pH<7.15 时,应立即开始透析。

AKI 时心力衰竭临床表现与一般心力衰竭相似,治疗措施亦基本相同。但 AKI 患者对利尿剂的反应很差;对洋地黄制剂疗效也差,加之合并电解质紊乱和在肾衰竭时洋地黄肾脏排泄减少,易发生洋地黄中毒。药物治疗以扩血管为主,使用减轻心脏前负荷的药物。容量负荷过重心力衰竭最有效的治疗是尽早进行透析治疗。

感染是 AKI 常见并发症,也是死亡的主要原因之一。应尽早使用抗生素。根据细菌培养和药物敏感试验选用对肾无毒性或毒性低的药物,并按肌酐清除率调整用药剂量。

(五)肾脏替代治疗

肾脏替代疗法是 AKI 治疗的一个重要组成部分,包括腹膜透析、间歇性血液透析和连续性肾脏替代疗法(continuous renal replacement therapy,CRRT)。目前腹膜透析较少用于重危 AKI 的治疗。但在经济欠发达地区及灾难性事件导致大量患者需要治疗时,仍可应用腹膜透析治疗。

AKI 时肾脏替代疗法的目的和作用应包括维持体液、电解质、酸碱平衡,有效清除尿毒症毒素;防止或治疗可引起肾脏进一步损害的因素,促进肾功能恢复,如纠正急性左心衰、清除体内的炎症介质等;为原发病和并发症的治疗创造条件,如抗生素应用及营养支持等。因此,肾脏替代疗法的实质包含了“肾脏替代”及“肾脏支持”。肾脏替代治疗指征为肾功能减退至不能满足机体的基本生理需要,甚至出现因为水、电解质和酸碱失衡、尿毒症毒素潴留等导致的并发症。其中需要紧急透析的指征包括对静脉输注碳酸氢钠无效的严重代谢性酸中毒、积极内科保守治疗无效的严重高钾血症等电解质紊乱、积极利尿治疗无效的严重肺水肿,以及出现严重尿毒症症状如脑病、癫痫发作、心包炎等。肾脏支持的目的是支持肾脏维持机体内环境稳定,清除炎症介质,并在一定程度上支持其他脏器功能(如有助于急性呼吸衰竭和急性心力衰竭的纠正)。

目前,关于危重 AKI 时的肾脏替代治疗的剂量、时机、模式等问题,仍存在较多争议。重症 AKI 倾向于早期开始肾脏替代治疗,其目的是尽早清除体内过多的水分、毒素;纠正高钾血症和代谢性酸中毒等以稳定机体内环境平衡;有助于液体、热量、蛋白质及其他营养物质的补充;有利于肾损伤细胞的修复和再生。由于 CRRT 对患者血流动力学影响较小,故适合重症患者的治疗,尤其是血流动力学不稳定、高分解代谢状态、需要大量补液及重症感染、急性肺损伤患者。

(满玉洁)

第七章　血液内科疾病的临床诊治

第一节　缺铁性贫血

缺铁性贫血是指由于体内储存铁消耗殆尽、不能满足正常红细胞生成的需要而发生的贫血。在红细胞的产生受到限制之前,体内的铁储存已耗尽,此时称为缺铁。缺铁性贫血的特点是骨髓及其他组织中缺乏可染铁,血清铁蛋白及转铁蛋白饱和度均降低,呈现小细胞低色素性贫血。

一、流行病学

缺铁性贫血在生育年龄的妇女和婴幼儿中发病较多。在大多数发展中国家里约有 2/3 的儿童和育龄妇女缺铁,其中 1/3 为缺铁性贫血。在发达国家也有 20％的育龄妇女及 40％左右的妊娠妇女患缺铁性贫血。

二、铁的代谢

铁是人体必需的微量元素,存在于所有细胞内。在体内除主要参与血红蛋白的合成与氧的输送外,还参加体内的一些生物化学过程,包括线粒体的电子传递、儿茶酚胺代谢及 DNA 的合成。此外,约半数参加三羧酸循环的酶和辅酶均含有铁或需铁的存在。如铁缺乏,将会影响细胞及组织的氧化还原功能,造成人体多方面的功能紊乱。

(一)铁的分布

正常人体内铁的总量为 3～5 g(男性约为 50 mg/kg,女性约为 40 mg/kg)。其中近 2/3 为血红蛋白铁,与肌红蛋白、各种酶和辅酶因子中含的铁和血浆中运输的铁均是执行生理功能的铁。

1.血红蛋白铁

血红蛋白的功能是将氧从肺运送到体内各组织中及将各组织中的二氧化碳运送到肺。血红蛋白铁约占体内全部铁的 67.0％。铁在血红蛋白中的重量约占 0.34％,每 2 mL 血约含 1 mg 铁。

2.肌红蛋白铁

肌红蛋白铁约占全部铁的 4％。肌红蛋白的结构类似血红蛋白,见于所有的骨骼肌和心肌。肌红蛋白作为氧的储存所,保护肌细胞免受缺氧的损伤。

3.转运铁

转运中的铁是全身量最少(总量为 4 mg)然而也是最活跃的部分。转铁蛋白(Tf)24 小时内至少转运8～10次。转铁蛋白是由肝细胞及单核-巨噬细胞合成的 β_1 球蛋白,相对分子质量约为75 000～80 000,其678个氨基酸序列已被阐明,基因位于3号染色体上。每个转铁蛋白可结合2个铁原子(Fe^{3+})。正常情况下,仅1/3转铁蛋白的铁结合点被占据。血浆中所有转铁蛋白结合点构成血浆总铁结合力(TIBC)。转铁蛋白的功能是将铁输送到全身各组织,将暂不用的铁送到储存铁处。

4.各种酶及辅酶因子中的铁

包括细胞色素C、细胞色素C氧化酶、过氧化氢酶、过氧化物酶、色氨酸吡咯酶、脂氧化酶等血红素蛋白类及铁黄素蛋白类,包括细胞色素C还原酶、NADH脱氢酶、黄嘌呤氧化酶、琥珀酸脱氢酶和酰基辅酶A脱氢酶等。这部分铁虽然含量仅为6～8 mg,但对每一个细胞的代谢至关重要。这些酶的功能大多是可逆的转运或接受电子,是维持生命所需的重要物质。

5.易变池铁

易变池铁指铁离开血浆进入组织或细胞间,短暂结合于细胞膜或细胞间蛋白的铁容量。正常人易变池中铁的含量为80～90 mg,占全部铁的2.2%。

6.储存铁

包括铁蛋白和含铁血黄素。其功能是储存体内多余的铁,当身体需要时,仍可动用为功能铁。

铁蛋白为水溶性的氢氧化铁磷酸化合物与去铁蛋白结合而成,呈球形结构共6条通道使铁原子能出入,其内部可容纳2 000个铁原子。当铁最大饱和时其重量约为800 000。去铁蛋白单体分重(H)型(分子量为21 000)和轻(L)型(相对分子质量为19 000)两种,混合组成去铁蛋白壳。H型单体的去铁蛋白摄取铁较L型为快,但保留较少。血浆中、心脏及胎盘的去铁蛋白是以H型为主。L型单体的去铁蛋白则相反,摄取铁较慢而保留较久,在肝及脾内的去铁蛋白主要是由L型单体组成。目前,人类铁蛋白的H型单体和L型单体的氨基酸序列均已被确定,其染色体位置分别在11号染色体及19号染色体上。铁蛋白的基因DNA位置也已阐明。

含铁血黄素是变性式聚合的铁蛋白,在显微镜下呈金黄色折光的颗粒或团块状,也可用瑞氏或普鲁氏蓝染色。含铁血黄素难溶于水,主要存在于单核-巨噬细胞中,其含铁量占其重量的25%～30%,如果含铁血黄素大量堆积于体内其他的组织内,会损伤各系统组织的功能。

(二)铁的吸收

正常情况下,人体铁主要来源于食物。多数食物中都含有铁,以海带、木耳、香菇、肝、肉类、血制品及豆类中较丰富。成年人每天应从食物中摄取1～2 mg铁(食物铁的含量应为10～20 mg)。铁的吸收部位主要在十二指肠和空肠上段的黏膜。当缺铁时,空肠远端也可以吸收。

铁经肠黏膜上皮的吸收是主动的细胞内运转。但当口服大量铁剂时,铁也可被动地弥散进入肠黏膜,故在误服大量铁剂时,肠道对铁的吸收会失去控制而发生急性铁中毒。极少量的肌红蛋白或血红蛋白铁可被直接吸收。大部分的血红蛋白须先经血红素加氧酶分解成铁及四吡咯后才被吸收。非血红素铁以二价的铁离子(Fe^{2+})形式或与铁螯合物结合(防止铁变成不易溶解的沉淀)而被吸收。这种与铁螯合物结合的铁在进入碱性环境中会重新解离出来而被吸收。

目前,对铁在肠道黏膜如何被吸收还不是十分清楚。一般认为食物进入肠道后,肠道黏膜细胞内的转铁蛋白分泌至肠腔内先与食物中的铁结合后,再与肠黏膜微绒毛上的转铁蛋白受体结合而进入肠黏膜细胞。在黏膜细胞内,Fe^{2+}被铜蓝蛋白及其他亚铁氧化酶氧化为 Fe^{3+} 后,与细胞内的转铁蛋白结合,越过肠黏膜细胞细胞膜进入毛细血管网,剩余部分铁与细胞内的去铁铁蛋白结合形成铁蛋白,存留于细胞中。3 天后随肠黏膜细胞的更新脱落而排出体外。最近的研究认为,铁的吸收可能通过 DMT1(十二指肠金属转移蛋白,或 DCT1,十二指肠阳离子转移蛋白,负责将铁及其他重金属从肠腔转移到肠黏膜细胞内)及 HFE(位于十二指肠隐窝细胞膜上的转铁蛋白,与转铁蛋白受体结合存在,负责将铁从肠黏膜细胞转移到血浆)。

(三)铁的运转

进入血浆中的铁,与转铁蛋白结合后被带到骨髓及其他组织中去。血浆转铁蛋白是由肝细胞合成的 β_1 球蛋白,在血浆中的半衰期为 $8\sim10.4$ 天。血中浓度为 $2.5\ g/L$。转铁蛋白在氨基酸及碳酸盐的协同作用下,当 pH>7 时才能与铁结合。每个转铁蛋白有两个结合铁的位点,可结合 1 个或 2 个铁离子(Fe^{3+})。带高铁的转铁蛋白在幼红细胞表面与转铁蛋白受体结合,通过胞饮作用进入细胞内。在 pH 条件改变成酸性(pH=5)时,再度还原成 Fe^{2+},与转铁蛋白分离。Fe^{2+} 在线粒体上与原卟啉、珠蛋白合成血红蛋白,多余的铁以铁蛋白形式存于细胞内,可用亚铁氰化钾染成蓝色,这类幼红细胞称为铁粒幼细胞。与铁分离后的转铁蛋白及转铁蛋白受体接着被排出细胞外。转铁蛋白回到血浆后可再度行使转运铁的功能。转铁蛋白携带的是单铁或双铁,钙离子、细胞的磷酸化、细胞膜的胆固醇含量均可影响转铁蛋白与转铁蛋白受体的结合。

转铁蛋白受体(TfR)是一种细胞膜受体,在调节细胞铁的摄取中发挥着关键的作用,目前已可以用酶联法检测,是了解骨髓红系细胞增生的重要指标。正常人 80% 以上的 TfR 存在于骨髓红系细胞上,红系各阶段细胞所表达的 TfR 数各不相同。原红细胞上可有 800 000 个 TfR,到网织红细胞逐渐减少到每个细胞上只有 100 000 个,成熟红细胞上则无 TfR。TfR 是由二硫键联结的双链跨膜糖蛋白,相对分子质量约为 18 000。其基因位于第 3 号染色体的长臂。TfR 与转铁蛋白的亲和力与转铁蛋白所结合的铁原子数量和 pH 有关。当 pH 为 7.0 时,转铁蛋白结合两个铁原子时,TfR 对转铁蛋白的亲和力最大。

(四)铁的储存

铁以铁蛋白和含铁血黄素的形式储存在骨髓、肝和脾的单核巨噬细胞中。在铁代谢平衡的情况下,每天进入和离开储存池的铁量很少。铁蛋白的铁(Fe^{3+})当机体需要时,先还原成 Fe^{2+},与络合剂结合后,从铁蛋白中释放出来。当体内铁负荷过多时,则以含铁血黄素的形式存在。含铁血黄素内的铁是以缓慢而不规则的方式重新返回细胞内铁代谢循环。

巨噬细胞有两型:一是肺泡型,它吞噬红细胞后即改变其中铁的储存形式,但不能把铁返回血液循环。这些铁永久储存或从肠道排出;另一种是网状内皮细胞型,多存在于肝、脾等器官中,这类吞噬细胞在吞噬红细胞后,红细胞中的铁很快又进入血浆中。

(五)铁的排泄

铁每天主要随胃肠道上皮细胞、胆汁等排出,泌尿生殖道及皮肤、汗液、脱落细胞也可丢失极少量的铁,总量约为 $1\ mg$。生育年龄妇女每天排出的铁为 $1.5\sim2\ mg$。当体内铁负荷过多时,每天可排出 $4\ mg$ 的铁。而在缺铁时,铁的排泄可减少 50%。

三、病因

人体内的铁是呈封闭式循环的。正常情况下,铁的吸收和排泄保持着动态的平衡,人体一般不会缺铁,只在需要增加、铁的摄入不足及慢性失血等情况下造成长期铁的负平衡才致缺铁。造成缺铁的病因可分为铁摄入减少和丢失过多两大类。

(一)铁摄入不足

成年男人及绝经后妇女每天铁的需要量约为 1 mg,生育年龄的妇女(2~3 mg)及生长发育的青少年(1.5~2 mg)铁的需要增多。如膳食中铁含量丰富而体内储存铁量充足,一般极少会发生缺铁。铁摄入不足最常见的原因是食物中铁的含量不足、偏食或吸收不良。食物中的血红素铁容易被吸收,且不受食物组成及胃酸的影响。非血红素铁则需要先变成 Fe^{2+} 才能被吸收。蔬菜、谷类、茶叶中的磷酸盐、植酸、丹宁酸等可影响铁的吸收,如膳食中的结构不合理,容易造成铁摄入不足。

造成铁摄入不足的其他原因是药物或胃肠疾病影响了铁的吸收,某些金属如镓、镁的摄入,制酸剂中的碳酸钙和硫酸镁,溃疡病时服用的 H_2 受体抑制剂等,均可抑制铁的吸收。萎缩性胃炎、胃及十二指肠手术后胃酸减少影响铁的吸收等,均是造成铁摄入不足的原因。

(二)铁丢失过多

正常人每天从胃肠道、泌尿道及皮肤上皮细胞中丢失的铁约为 1 mg。妇女在月经期、分娩和哺乳时有较多的铁丢失。临床上铁丢失过多在男性常是由于胃肠道出血,而女性则常是由于月经过多。

胃肠道出血常见原因是膈疝、食管静脉曲张、胃炎(药物及毒素引起)、溃疡病、溃疡性结肠炎、痔、动静脉畸形、息肉、憩室炎、肿瘤及钩虫感染。酗酒、服用阿司匹林和甾体和非甾体抗炎药者以及少见的血管性紫癜、遗传性毛细血管扩张症及维生素 C 缺乏病等,也常会有胃肠道的小量慢性失血。

其他系统的出血,见于泌尿系统肿瘤、子宫肌瘤、反复发作的阵发性睡眠性血红蛋白尿症和咯血、止血凝血障碍性疾病或服用抗凝剂等。

此外,妊娠期平均失血 1 300 mL(约 680 mg 铁)需每天补铁 2.5 mg。在妊娠的后 6 个月,每天需要补铁 3~7 mg。哺乳期铁的需要量增加 0.5~1.0 mg/d。如补充不足均会导致铁的负平衡。如多次妊娠则铁的需要量更要增加。

献血员每次献血 400 mL 约相当于丢失铁 200 mg。约 8%的男性献血员及 23%女性献血员的血清铁蛋白降低。如在短期内多次献血,情况会加重。

四、发病机制

铁是人体必需的微量元素,存在于所有生存的细胞内。铁除参与血红蛋白合成外,还参加体内的一些生物化学过程,如缺乏,将影响细胞的氧化还原功能,造成多方面的功能紊乱。

含铁酶的活性下降,影响细胞线粒体的氧化酵解循环。使更新代谢快的上皮细胞角化变性,消化系统黏膜萎缩,胃酸分泌减少。缺铁时,骨骼肌中的 2,3-磷酸甘油脱氢酶减少,易引起运动后乳酸堆积增多,使肌肉功能及体力下降。含铁的单胺氧化酶对一些神经传导剂(如多巴胺、去甲肾上腺素及 5-羟色胺等)的合成、分解起着重要的作用。缺铁时,单胺氧化酶的活性降低,可使神经的发育及智力受到影响。缺铁时过氧化氢酶和谷胱甘肽过氧化物酶活性降低,易致细胞膜氧化损伤,红细胞的变形性差,寿命缩短。此外,缺铁时血小板的黏附功能降低,抗凝血酶Ⅲ和纤维蛋白裂解物增加,严重时可影响止血功能。

发育中的红细胞需要铁、原卟啉和珠蛋白以合成血红蛋白。血红蛋白合成不足造成低色素性贫血。

五、临床表现

缺铁性贫血的临床表现是由贫血、缺铁的特殊表现及造成缺铁的基础疾病所组成。

(一)贫血症状

贫血的发生是隐伏的。症状进展缓慢,轻症患者常能很好地适应,并能继续从事工作。贫血的常见症状是头晕、头痛、乏力、易倦、心悸、活动后气短、眼花、耳鸣等。

(二)非贫血症状

缺铁的非贫血症状表现:儿童生长发育迟缓或行为异常,表现为烦躁、易怒、上课注意力不集中及学习成绩下降。异食癖是缺铁的特殊表现,也可能是缺铁的原因,其发生的机制不清楚。患者常控制不住地仅进食一种"食物",如冰块、黏土、淀粉等。铁剂治疗后可消失。

(三)缺铁的特殊表现

缺铁的特殊表现有口角炎、舌乳突萎缩、舌炎,严重的缺铁可有匙状指甲(反甲)、食欲缺乏、恶心及便秘。欧洲的患者常有吞咽困难、口角炎和舌异常,称为 Plummer-Vinson 或 Paterson-Kelly 综合征,这种综合征可能与环境及基因有关。吞咽困难是由于在下咽部和食管交界处有黏膜网形成,偶可围绕管腔形成袖口样的结构,束缚着食管的开口。常需要手术破除这些网或扩张狭窄,单靠铁剂的补充无济于事。

(四)体征

体征除皮肤黏膜苍白、毛发干枯、口唇角化、指甲扁平、失光泽、易碎裂外,约 18% 的患者有反甲,约 10% 缺铁性贫血患者脾脏轻度肿大,其原因不清楚,患者脾内未发现特殊的病理改变,在缺铁纠正后可消失。少数严重贫血患者可见视网膜出血及渗出。

六、实验室检查

(一)血常规

呈现典型的小细胞低色素性贫血(MCV<80 fl、MCH<27 pg、MCHC<30%)。红细胞指数改变的程度与贫血的时间和程度相关。红细胞宽度分布(RDW)在缺铁性贫血的诊断中意义很难定,正常为 $13.4 \pm 1.2\%$,缺铁性贫血为 16.3%(或>14.5%),特殊性仅为 50%~70%。血片中可见红细胞染色浅淡,中心淡染区扩大,大小不一。网织红细胞大多正常或轻度增多。白细胞计数正常或轻度减少,分类正常。血小板计数在有出血者常偏高,在婴儿及儿童中多偏低。

(二)骨髓细胞学检查

骨髓检查不一定需要,除非是需要与其他疾病的贫血相鉴别时。骨髓涂片表现增生活跃,幼红细胞明显增生。早幼红及中幼红细胞比例增高,染色质颗粒致密,胞质少,血红蛋白形成差。粒系和巨核细胞系正常。铁粒幼细胞极少或消失。细胞外铁缺如。

(三)生化检查

1.血清铁测定

血清铁降低[<8.95 μmol/L(50 μg/dL)],总铁结合力增高[>64.44 μmol/L(360 μg/dL)],故转铁蛋白饱和度降低。由于血清铁的测定波动大,影响因素较多,在判断结果时,应结合临床考虑。在妇女月经前2~3天、妊娠的后 3 个月,血清铁和总铁结合力均会降低,但不一定表示缺铁。

2.血清铁蛋白测定

血清铁蛋白低于 14 $\mu g/L$。但在伴有炎症、肿瘤及感染时可以增高,应结合临床或骨髓铁染色加以判断。缺铁性贫血患者骨髓红系细胞内及细胞外铁染色均减少或缺如。

3.红细胞游离原卟啉(FEP)测定

FEP 增高表示血红素合成有障碍,用它反映缺铁的存在,是较为敏感的方法。但在非缺铁的情况如铅中毒及铁粒幼细胞贫血时,FEP 也会增高。应结合临床及其他生化检查考虑。

4.红细胞铁蛋白测定

用放射免疫法或酶联免疫法可以测定红细胞碱性铁蛋白,反映体内铁储存的状况,如红细胞<6.5 μg,表示铁缺乏。此结果与血清铁蛋白相平行,受炎症、肿瘤及肝病的影响较小是其优点。但操作较复杂,尚不能作为常规使用。

(四)其他检查

为明确贫血的病因或原发病,尚需进行多次大便潜血、尿常规检查,必要时还应进一步做肝肾功能检查、胃肠 X 线检查、胃镜检查,以及相应的生化、免疫学检查等。

七、诊断及鉴别诊断

(一)诊断

仔细询问及分析病史,加上体格检查可以得到诊断缺铁性贫血的线索,确定诊断还须有实验室证实。临床上将缺铁及缺铁性贫血分为缺铁、缺铁性红细胞生成及缺铁性贫血 3 个阶段。其诊断标准分别如下。

1.缺铁或称潜在缺铁

此时仅有体内储存铁的消耗。符合下列(1)再加上(2)或(3)中任何一条即可诊断。

(1)有明确的缺铁病因和临床表现。

(2)血清铁蛋白<14 $\mu g/L$。

(3)骨髓铁染色显示铁粒幼细胞<15%,细胞外铁缺如。

2.缺铁性红细胞生成

缺铁性红细胞生成指红细胞摄入铁较正常时为少,但细胞内血红蛋白的减少尚不明显。符合缺铁的诊断标准,同时有以下任何一条者即可诊断。

(1)转铁蛋白饱和度<15%。

(2)红细胞游离原卟啉>0.9 $\mu mol/L$ 或>4.5 $\mu g/g\ Hb$。

3.缺铁性贫血

红细胞内血红蛋白减少明显,呈现小细胞低色素性贫血。诊断依据包括以下几点。

(1)符合缺铁及缺铁性红细胞生成的诊断。

(2)小细胞低色素性贫血。

(3)铁剂治疗有效。

(二)鉴别诊断

主要与其他小细胞低色素性贫血相鉴别。

1.珠蛋白生成障碍性贫血(海洋性贫血)

常有家族史,血片中可见多数靶形红细胞,血红蛋白电泳中可见胎儿血红蛋白(HbF)或血红蛋白 A_2(HbA$_2$)增加。患者的血清铁及转铁蛋白饱和度、骨髓可染铁均增多。

2.慢性病性贫血

血清铁虽然降低,但总铁结合力不会增加或有降低,故转铁蛋白饱和度正常或稍增加。血清铁蛋白常有增高。骨髓中铁粒幼细胞数量减少,巨噬细胞内铁粒及含铁血黄素颗粒明显增多。转铁蛋白受体(TfB)正常或减少(缺铁性贫血时是增多的)。

3.铁粒幼细胞性贫血

临床上不多见。好发于老年人。主要是由于铁利用障碍。常为小细胞正色素性贫血。血清铁增高而总铁结合力正常,故转铁蛋白饱和度增高。骨髓中铁颗粒及铁粒幼细胞明显增多,可见到多数环状铁粒幼细胞。血清铁蛋白的水平也增高。

八、治疗

(一)病因治疗

应尽可能地去除导致缺铁的病因。单纯的铁剂补充只能使血常规结果恢复。如对原发病忽视,贫血不能得到彻底的治疗。

(二)补充铁剂

铁剂的补充治疗以口服为宜,每天元素铁 $150\sim200$ mg 即可。常用的是亚铁制剂(琥珀酸亚铁或富马酸亚铁)。于进餐时或餐后服用,以减少药物对胃肠道的刺激。铁剂忌与茶同服,否则易与茶叶中的鞣酸结合成不溶解的沉淀,不易被吸收。钙盐及镁盐也可抑制铁的吸收,应避免同时服用。

患者服铁剂后,自觉症状可以很快地恢复。网织红细胞一般于服后 $3\sim4$ 天上升,7 天左右达高峰。血红蛋白于 2 周后明显上升,$1\sim2$ 月达正常水平。在血红蛋白恢复正常后,铁剂治疗仍需继续服用,待血清铁蛋白恢复到 50 $\mu g/L$ 再停药。如果无法用血清铁蛋白监测,则应在血红蛋白恢复正常后,继续服用铁剂 3 个月,以补充体内应有的储存铁量。

如果患者对口服铁剂不能耐受,不能吸收或失血速度快须及时补充者,可改用胃肠外给药。常用的是右旋糖酐铁或山梨醇铁肌内注射。治疗总剂量的计算方法:所需补充铁量=(150-患者 Hbg/L)×3.4(按每 1 000 Hb 中含铁 3.4 g)×体重(kg)×0.065(正常人每 kg 体重的血量约为 65 mL)×1.5(包括补充储存铁)。上述公式可简化为所需补充铁量=(150-患者 Hbg/L)×体重(kg)×0.33。首次给注射量应为 50 mg,如无不良反应,第 2 次可增加到100 mg,以后每周注射 $2\sim3$ 次,直到总剂量用完。有 $5\%\sim13\%$ 的患者于注射铁剂后可发生局部肌肉疼痛、淋巴结炎、头痛、头晕、发热、荨麻疹及关节痛等,多为轻度及暂时的。偶尔(约2.6%)可出现变应性休克,会有生命危险,故给药时应有急救的设备(肾上腺素、氧气及复苏设备等)。

如果治疗一个月后血红蛋白上升不满意,应该检查原因。治疗失败的原因如下。①诊断错误:贫血不是由缺铁所致。②合并慢性疾病(如感染、炎症、肿瘤或尿毒症等)干扰了铁剂的治疗。③造成缺铁的病因未消除,铁剂的治疗未能补偿丢失的铁量。④同时合并有叶酸或维生素 B_{12} 缺乏,影响血红蛋白的恢复。⑤铁剂治疗中的不恰当(包括每天剂量不足,疗程不够,未注意食物或其他药物对铁吸收的影响等)。

(姚晓非)

第二节 再生障碍性贫血

一、病因和发病机制

(一)病因

约半数以上再生障碍性贫血患者无明确病因可寻,称为原发性再障。以下所述为继发性再障的可能病因。

1.化学因素

包括种类繁多的化学物质和药物。职业暴露是继发性再障经常关联的病因。近年来苯及其相关制剂引起的再障病例有所增多,且屡有职业群体发病的情况。其他危险暴露包括除草剂和杀虫剂以及长期染发(氧化染发剂和金属染发剂)等。化学物质引发的骨髓增生不良可呈剂量相关性和剂量非相关性(个体敏感性)。药物是另一类诱发再障的可疑危险因素,但往往难以确定其因果关系。细胞毒化疗药物引起预期和可控的骨髓抑制,很少导致不可逆的骨髓衰竭和永久性再障。

2.物理因素

γ射线和X射线等高能射线产生的离子辐射能造成组织细胞损伤,阻止DNA复制。骨髓是放射敏感组织,其后抑制程度与放射呈剂量依赖性效应。全身放射$1\sim2.5$ Gy剂量可造成骨髓增生不良,4.5 Gy半数受照者死亡,10 Gy全部死亡。

3.生物因素

流行病学调查和研究表明,再障发病可能与多种病毒感染有关,其中以病毒性肝炎最为重要。肝炎相关性再障(hepatitis associated aplastic anemia,HAAA)多继发于非甲非乙型肝炎,发病率<1.0%,约占再障患者的3%。发病机制可能与病毒抑制造血细胞或免疫因素有关。HAAA患者多为青年男性,在肝炎恢复期发病,常表现为重型再障,预后较差。其他可疑相关病毒尚有EB病毒、微小病毒B19、巨细胞病毒、登革热病毒及HIV病毒等。

(二)发病机制

再障的发病机制尚未完全阐明。现有的证据表明,再障的发病机制呈明显异质性和重叠性的特征。

1.造血干细胞缺陷

包括造血干细胞质的异常和量的减少,以后者的证据更为充分。造血干细胞(hematopoietic stem cell,HSC)数量减少是各型再障的恒定结果,CD34阳性细胞和长期培养原始细胞明显减少或缺如可以证明。

2.造血微环境缺陷和造血生长因子异常

再障造血微环境缺陷的证据主要来源于动物模型,Sl/Sld小鼠缺乏kit配基也称干细胞因子,出现再障表型。然而,在人类再障中并未发现Sl/Sld样的基因缺陷。由于造血微环境构成和功能的极端复杂性和体外不可模拟性,尽管有一些支持再障微环境异常的资料,但均不足以证实其在再障发病中居重要地位。相反,不少证据表明,再障造血微环境的功能并无明显受损。异基因干细胞移植后,患者造血重建可转换为供者型,但作为造血微环境基础的骨髓基质仍为受者型。另外,再障骨髓基质细胞分泌的大多数造血生长因子呈现升高,而非减低。

3.免疫功能紊乱

越来越多的证据表明,再障患者 T 细胞异常活化,造成 Th1/Th2 平衡向 Th1 方向偏移,结果造成 Th1 产生的造血抑制因子或负调节因子增多,包括 γ-干扰素(interferon-γ)、α-肿瘤坏死因子(tumor necrosis factor-α)和白细胞介素-2(interleukin-2)等,导致患者 CD34$^+$造血干/祖细胞 Fas 依赖性凋亡增加。临床上直接而有说服力的证据是免疫抑制治疗对大部分患者有效。因此,目前普遍认为获得性再障是一种 T 细胞异常活化介导的自身免疫性疾病,免疫攻击的特定靶细胞是骨髓造血干/祖细胞,最终导致骨髓衰竭。目前对于再障异常免疫攻击的始动阶段以及造血细胞的受击靶点仍所知甚少。

4.遗传学因素

再障的发病可能与某些遗传学背景有关。部分再障患者的 HLA-DR2(HLADRB1＊1501)过表达,可能造成抗原递呈异常,并呈现对环孢素的耐药性;患者的细胞因子基因多态性(TNF2促进子、IFN-g 编码基因)可能与免疫反应亢进有关;多数患者有调节 Th$_1$ 偏移的转录调节因子-Tbet的表达和穿孔素及 SAP 蛋白(抑制 IFN-γ 产生)水平降低,从而推测编码这些因子的基因是再障发病的危险因素。范可尼贫血的遗传背景异常提示干细胞的内在质量缺陷也可能参与再障的发病。

二、临床表现

非重型再障多呈慢性发病(国内以往称为慢性再障)。重型患者可呈急性发病(国内以往称为急性再障)也可由非重型再障进展而来。再障的临床表现与受累细胞系的减少及其程度有关。贫血和出血是再障就诊的常见原因。患者就诊时多呈中至重度贫血。患者的出血倾向主要由血小板计数减少所致。常见皮肤黏膜出血,如出血点、鼻出血、齿龈出血、血尿及月经过多等。严重者可发生颅内出血,是主要的死亡原因。患者如有发热,提示并发感染。感染的危险程度与粒细胞减少的程度相关,粒细胞<1×10^9/L 时感染概率增加,严重者可发生系统感染如肺炎和败血症,以细菌感染为常见,也可发生侵袭性真菌感染。如无感染,再障不出现淋巴结和肝大、脾大。

三、实验室和辅助检查

(一)血常规

特点是全血细胞减少,多数患者就诊时呈三系细胞减少。少数患者表现为二系细胞减少,但无血小板减少时再障的诊断宜慎重。网织红细胞计数降低。贫血一般为正细胞正色素性,但大细胞性者并非少见。淋巴细胞计数无明显变化,但因髓系细胞减少,其比例相对升高。血涂片人工镜检对诊断和鉴别诊断均有所帮助。

(二)骨髓细胞学检查

包括穿刺和活检。穿刺涂片的特点是脂肪滴增多,骨髓颗粒减少。多部位穿刺涂片增生不良,三系造血有核细胞均减少,早期细胞少见,非造血细胞成分如淋巴细胞、浆细胞、组织嗜碱性细胞和网状细胞增多。骨髓颗粒细胞构成分析也属重要内容。再障一般无明显病态造血现象,偶见病态造血者,也仅见于红系且为轻度。非重型病例骨髓中仍可残存造血增生灶,该部位穿刺涂片可见有核细胞增生良好,但伴有巨核细胞减少。在判断造血功能上,骨髓活检的主要特点是骨髓脂肪变和有效造血面积减少（＜25％），无纤维化表现。

（三）其他检查

为明确疑难病例的诊断和鉴别诊断，有时还需要以下几种检查。①细胞遗传学检查：包括染色体分析和荧光原位杂交（fluorescence in situ hybridization，FISH），有助于发现异常克隆。②骨髓核素扫描：选用不同放射性核素，可直接或间接判断骨髓的整体造血功能。③流式细胞术分析：计数 $CD4^+$ 造血干/祖细胞，检测膜锚连蛋白。有助于区别 MDS 和发现血细胞膜锚连蛋白阴性细胞群体。④体外造血祖细胞培养：细胞集落明显减少或缺如。⑤其他：T 细胞亚群分析（CD4＋/CD8＋倒置；Th1/Th2 倒置）、粒细胞碱性磷酸酶（活性升高）以及血液红细胞生成素水平（升高）等。

四、诊断和分型

（一）诊断

病史询问中应注意既往用药史及可疑化学和物理因素接触史。根据周围血全血细胞减少，骨髓增生不良，再障的诊断不难确立，但应排除其他表现为周围血全血细胞减少的疾病。体检如发现淋巴结或脾大，再障的诊断宜慎重。

（二）分型

再障是一组异质性疾病，不同类型的治疗原则及预后各异，故诊断确立后应根据病情进行分型。目前，主要依靠外周血细胞计数和骨髓形态学进行分型，其标准列于表 7-1。

表 7-1　获得性再障的临床分型

特　征	非重型再障	重型再障*	极重型再障
临床症状	较轻	重	重
血常规★			
网织红细胞（×10^9/L）	≥15	＜15	＜15
中性粒细胞（×10^9/L）	≥0.5	＜0.5	＜0.2
血小板（×10^9/L）	≥20	＜20	＜20
骨髓细胞学检查	增生低下	重度低下	重度低下
预后	较好	不良	不良

＊国内将重型再障分为 2 型：急性发病者为 SAA Ⅰ 型，由非重型再障发展成重症者为 SAA Ⅱ 型。

★3 项指标中需有 2 项达到标准。

五、鉴别诊断

主要与外周血血细胞减少尤其是全血细胞减少的疾病相鉴别。

（一）阵发性睡眠性血红蛋白尿症

阵发性睡眠性血红蛋白尿症（paroxysmal nocturnal hemoglobinuria，PNH）是一种获得性克隆性红细胞膜缺陷溶血病，与再障关系密切，可相互转变。临床上可有血红蛋白尿（酱油色尿）发作，实验室检查酸溶血试验阳性。血细胞（粒细胞和红细胞）免疫表型分析出现补体调节蛋白（如 CD55 和 CD59）阴性表达细胞增多（＞10％）有助于明确诊断。部分再障患者有小的 PNH 克隆细胞群体（＜5％）。

(二)骨髓增生异常综合征

该病是一种造血干细胞克隆性疾病。周围血常规可呈全血细胞减少,也可为一系或二系减少。多数患者骨髓增生活跃,早期细胞增多,出现病态造血为其特点。少数 MDS 表现为外周血细胞减少伴骨髓增生低下即所谓低增生 MDS,临床酷似再障,仔细寻找病态造血和异常克隆证据有助于两者的鉴别。MDS 和再障是两种本质不同的疾病,事关治疗和预后,故应尽可能地加以鉴别。

(三)非白血性白血病

典型急性白血病外周血和骨髓可见大量白血病细胞,不难区分。部分急性白血病(尤其是急性早幼粒细胞白血病)表现为外周血全血细胞减少,幼稚细胞少见,称为非白血性白血病,可能与再障混淆,但骨髓中仍可见多数原始细胞,可资鉴别。值得注意的是少数急性淋巴细胞白血病发病早期表现为类似再障的骨髓衰竭,造成诊断上的困难,应予注意。患者在短期内会毫无例外地出现白血病的表现。

(四)急性造血停滞

急性造血停滞是一种骨髓突然停止造血的现象。发病因素包括感染(尤其是微小病毒 B19)和药物。急性造血停滞多见于慢性溶血性贫血的患者,称为再障危象,但也可偶见于无溶血性贫血史的患者。发病较急,贫血迅速发生或加重。血常规以贫血为主,网织红细胞明显减少或缺如,少数也可有白细胞和/或血小板计数的减少,类似急性再障表现。骨髓增生度自活跃至减低不等,以红细胞系减少为著,偶可伴有其他细胞系的降低,病程中可出现特征性的巨大原始红细胞。本病呈自限性经过,多数在1个月内恢复。

(五)范可尼贫血

范可尼贫血(Fanconi anemia,FA)又称为先天性再生障碍性贫血,系少见病,但为所有遗传性骨髓衰竭综合征(inherited bone marrow failure syndrome,IBMFS)中最常见者。FA 发病机制与范可尼基因突变有关,呈常染色体隐性遗传。FA 的主要临床特征包括:早发的进行性骨髓衰竭、发育异常或畸形(约 75%)及肿瘤易发倾向。骨髓衰竭多发生于儿童期(5～10 岁),并呈进行性加重。发生骨髓衰竭时与获得者相似,单纯形态学无法鉴别。发育异常表现形式多样,可累及各个系统,包括显性和隐性躯体畸形。患者的肿瘤发生率明显高于正常人群,包括血液系统肿瘤(MDS 和急性髓系白血病常见)和实体瘤(头颈部鳞癌、妇科肿瘤),且发病年龄较早。染色体断裂试验和流式细胞术 DNA 含量和细胞周期检测有助于确立诊断。FA 基本属于儿科范畴,其中位诊断年龄为7 岁。有躯体发育畸形者易于早期确立诊断。获得性再障与 FA 鉴别的意义在于约 1/4 的 FA 患者无躯体畸形甚至成年才发病(约 10%),易误诊。鉴于两者的预后和处理原则均有所不同,故对年轻的再障患者应仔细查找有无躯体畸形,必要时进行诊断性筛查实验,以免贻误诊断。

此外,还应与其他遗传性骨髓衰竭综合征如先天性角化不良症等迟发患者相鉴别,年轻再障患者约 10%有遗传背景。

其他需要鉴别的疾病还有淋巴瘤伴骨髓纤维化、大颗粒淋巴细胞白血病、多毛细胞白血病、恶性肿瘤骨髓转移和分枝杆菌感染等。

六、治疗

对获得性再障应仔细查找病因并加以去除,如避免与有害因素的进一步接触。再障治疗宜采用综合措施，并应强调早期正规治疗。根据分型，按照下列治疗原则进行治疗。

(一)支持治疗

适用于所有再障患者。应强调保持个人和环境卫生，减少感染机会。对有发热(>38.5 ℃)和感染征象者，应及时经验性应用广谱抗生素治疗，然后再根据微生物学证据加以调整，同时应注意系统性真菌感染的预防和治疗。粒细胞缺乏患者的感染危险度明显增加，对粒细胞计数$<0.5×10^9$/L者可预防性采用广谱抗生素和抗真菌药物。输血或成分输血是支持治疗的重要内容，严重贫血者给予红细胞输注。提倡采用去白细胞成分血，长期输血依赖者应注意铁过载，必要时进行去铁治疗。血小板计数$<10×10^9$/L或有明显出血倾向者应预防性输注血小板浓缩制剂，以减少致命性出血(颅内出血)的危险。排卵型月经过多可试用雄激素或炔诺酮控制。如拟行干细胞移植，则应尽可能减少术前输血，以提高植入成功率。

(二)非重型再障的治疗

国内治疗非重型再障仍以雄激素为首选，总有效率为$50\%\sim60\%$。作用机制包括提高体内红细胞生成素的水平和直接促进红系造血。雄激素类药物种类繁多，多选用口服剂型，如司坦唑醇和十一酸睾酮等。司坦唑醇 2 mg 或十一酸睾酮 40 mg，口服，每天 3 次。一般需用药 6 个月才能判断疗效。部分患者可产生药物依赖性，故病情缓解后不宜突然停药，需进行维持治疗，以减少复发。雄激素治疗的主要不良反应是雄性化和肝功能损害。雄激素联合免疫抑制剂可望提高疗效，常用者为环孢素，剂量 5 mg/kg，分 2～3 次口服，应较长时间的用药(>1 年)并缓慢逐渐减量，以减少复发。部分患者对环孢素产生药物依赖性。长期应用环孢素可出现牙龈增生、手震颤和多毛症等特殊不良反应，停药后可消失。该药有肾毒性，用药期间应监测肾功能。

(三)重型再障的治疗

重型再障病情危重，应予以及时和积极的治疗，以求挽救患者生命。单用雄激素治疗重型再障效果不佳。近年来，随着对再障发病机制认识的深入，重型再障的治疗已取得了显著进展，极大地改善了患者的预后，根据情况可采用下列治疗措施。

1.异基因造血干细胞移植

年轻年龄(<40 岁)的重型或极重型初诊再障患者如有 HLA 完全相合同胞供者，可考虑将异基因造血干细胞移植(allogeneic hematopoietic stem cell transplantation，allo-HSCT)作为一线治疗。约 80% 的患者移植后可获长期生存。鉴于再障是一种非恶性肿瘤性疾病和非亲缘供者移植的严重不良反应，对缺乏同胞供者的患者，考虑非亲缘供者移植作为首选治疗时宜持慎重态度。非清髓性移植毒副作用较小，已成功用于再障的治疗。影响异基因干细胞移植疗效的主要因素是排斥和移植物抗宿主病(graft versus host disease，GVHD)。反复输血增加排斥概率，故拟行 allo-HSCT 的患者应尽量减少术前输血。

2.免疫抑制治疗

对不适用 allo-HSCT 的重型或极重型再障患者可采用免疫抑制治疗(immuno-suppressive therapy，IST)。常用的免疫抑制剂有抗胸腺细胞球蛋白(antithymocyte globulin，ATG)或抗淋巴细胞球蛋白(antilymphocyte globulin，ALG)和环孢素。单独应用任一种免疫抑制剂的有效率约为 50%。一种药物无效，换用另一种后，约半数患者仍可奏效。

其他免疫抑制剂如麦考酚吗乙酯和他克莫司等对再障的疗效仍缺乏有意义的循证医学数据。

除重型或极重型再障外，IST 也可应用于输血依赖性或明显粒细胞减少反复感染的非重型再障患者。

(姚晓非)

第三节 原发免疫性血小板减少症

原发免疫性血小板减少症(idiopathic thrombocytopenic purpura,ITP)也称特发性血小板减少性紫癜,是临床上最常见的一种血小板减少性疾病。主要由于抗自身血小板抗体与血小板结合,引起血小板破坏增加。ITP 的人群发病率估计约 1/10 000,女性:男性比例为(2～3):1。临床上分为急性型和慢性型,慢性型多见于成人。

一、发病机制

(一)血小板抗体

ITP 的发病机制与血小板特异性自体抗体有关。在 ITP 患者,约 75% 可检测出血小板相关性自体抗体,自体抗体的免疫球蛋白类型多为 IgG 或 IgA 型抗体,少数患者为 IgM 型抗体。这类抗体通过其 Fab 片段与血小板膜糖蛋白结合。与血小板自体抗体结合的血小板膜糖蛋白抗原类型包括血小板 GPⅡb/Ⅲa,GPⅠb/Ⅸ,少数情况下,也可与 GPⅣ和Ⅰa/Ⅱb 结合。结合了自体抗体的血小板通过与单核-巨噬细胞表面的 Fc 受体结合,而易被吞噬破坏。在一些难治性ITP,抗血小板抗体对巨核细胞分化抑制作用可影响血小板的生成。

(二)血小板生存期缩短

用 ^{51}Cr 或 ^{111}In 标志 ITP 患者血小板,测定血小板体内生存期,发现在 ITP 患者,血小板生存期明显缩短至 2 天甚或数分钟,并且静脉血血小板计数与其生存期呈密切相关性。血小板生存期缩短的主要原因是脾脏对包裹抗体的血小板的"扣押"。脾在 ITP 的发病机制中有两方面作用:①脾脏产生抗血小板抗体;②巨噬细胞介导的血小板破坏。由于大部分接受脾切除的 ITP患者,血小板计数在切脾后快速上升,因此认为血小板在髓外破坏增加是 ITP 血小板数量减少的主要原因。

二、临床表现

(一)起病情况

急性型 ITP 多见于儿童,起病突然,大多在出血症状发作前 1～3 周有感染病史。包括病毒性上呼吸道感染、风疹、水痘、麻疹病毒或 EB 病毒感染等,也可见于接种疫苗后。常常起病急,可有畏寒、发热等前驱症状。慢性 ITP 起病隐袭,以中青年女性多见。

(二)出血症状

ITP 的出血常常是紫癜性,表现为皮肤黏膜瘀点、瘀斑。紫癜通常分布不均。出血多位于血液淤滞部位或负重区域的皮肤,如手臂压脉带以下的皮肤,机体负重部位如踝关节周围皮肤,以及易于受压部位包括腰带及袜子受压部位的皮肤。皮损压之不褪色。黏膜出血包括鼻出血、牙龈出血、口腔黏膜出血以及血尿;女性患者可以月经增多为唯一表现。严重的血小板数量减少可导致颅内出血,但发生率<1%。急性型 ITP 病情多为自限性,一般在 4～6 周,95% 的病例可自行缓解。慢性型 ITP 呈反复发作过程,自发性缓解少见,即使缓解也不完全,每次发作可持续数周或数月,甚至迁延数年。

(三)其他表现

除非有明显的大量出血,一般不伴有贫血。ITP患者一般无脾大,脾大常常提示另一类疾病或继发性血小板减少症。

(四)实验室和特殊检查

1.血常规

外周血血小板数目明显减少,急性型发作期血小板计数常＜20×10^9/L,其至＜10×10^9/L;慢性型常为$(30\sim80)\times10^9$/L。血小板体积常常增大(直径 $3\sim4~\mu m$)。当用自动血细胞计数仪测定,平均血小板体积增大,血小板分布宽度增加,反映了血小板生成加速和血小板大小不均的异质程度。红细胞计数一般正常。如有贫血,通常为正细胞性,并与血液丢失程度平行。白细胞计数与分类通常正常。

2.止血和血液凝固试验

出血时间延长,血块退缩不良,束臂试验阳性见于ITP。而凝血机制及纤溶机制检查正常。

3.骨髓细胞学检查

骨髓细胞学检查巨核细胞数目增多或正常,形态上表现为体积增大,可呈单核,胞质量少,缺乏颗粒等成熟障碍改变。红细胞系和粒细胞系通常正常。

4.抗血小板抗体

在大部分ITP患者的血小板或血清,可检测出抗血小板膜糖蛋白(GP)复合物的抗体,包括抗 GPⅡb/Ⅲa、Ⅰb/Ⅸ、Ⅰa/Ⅱa、Ⅴ、Ⅳ抗体等。抗血小板抗体的检测通常是基于"抗原捕获"原理。如单克隆特异性捕获血小板抗原试验(monoclonal antibody immobilization of platelet antigen assay,MAIPA)可用于检测抗原特异性抗血小板自身抗体。该方法具有较高特异性,对鉴别免疫性与非免疫性血小板数量减少有帮助,但仍不能鉴别。特发性(免疫性)血小板减少性紫癜与继发性(免疫性)血小板减少症,即使采用此类敏感的检测方法,仍有20%的典型ITP无法检出抗血小板抗体。而且在继发于其他疾病引起的血小板数量减少,如系统性红斑狼疮、肝病、HIV感染等,抗血小板抗体也可阳性。由于血小板抗体分析存在假阴性和假阳性结果,加之现行抗体分析技术复杂、烦琐,临床应用不广泛,故ITP的诊断目前仍应以临床排除诊断为主。

三、诊断和鉴别诊断

(1)根据多次化验证实血小板数量减少(技术上排除了假性血小板减少症);脾不增大;骨髓巨核细胞数增多或正常伴成熟障碍,可考虑ITP的诊断。

(2)ITP的诊断做出之前,需仔细排除是否存在使血小板数量减少的其他疾病或因素,如先天性血小板减少、脾功能亢进、系统性红斑狼疮、甲状腺疾病、炎症性肠病、肝炎、药物性血小板减少症、HIV感染、淋巴增殖性疾病(淋巴瘤、慢性淋巴细胞白血病)等。在妊娠期妇女,需排除妊娠期血小板减少症及妊娠高血压病合并血小板数量减少。在老年病例,需慎重排除骨髓增生异常综合征。

(3)少数情况下,ITP可同时伴有 Coombs 试验阳性的自身免疫性溶血性贫血,称为 Evans综合征。总之,ITP的诊断除了结合该病的自身特点外,仍以排除诊断法为主。

四、治疗

治疗上遵循个体化原则,应结合患者的年龄、血小板减少的程度、出血的程度及预期的自然病情予以综合考虑。

对于出血严重,血小板计数<10×10^9/L甚或<5×10^9/L者,应入院接受治疗。对于危及生命的严重出血,如颅内出血,应迅速予以糖皮质激素、静脉内输入免疫球蛋白、输入血小板作为一线治疗。同时,避免使用任何引起或加重出血的药物,禁用血小板功能拮抗剂,有效地控制高血压以及避免创伤等。

(一)紧急治疗

ITP患者发生危及生命的出血(如颅内出血)或需要急症手术时,应迅速提升血小板计数至安全水平。可采用选用免疫球蛋白、甲泼尼龙和重组人血小板生成素的治疗措施:①静脉注射免疫球蛋白1 g/(kg·d),1~2天;②静脉用甲泼尼龙1 000 mg/d,3天;③皮下注射重组人血小板生成素300 U/(kg·d)。上诉措施可单用或联合应用,及时予以血小板输注。

(二)一线治疗

1.糖皮质激素

(1)地塞米松:40 mg/d,4天;口服或静脉用药。无效或复发者可重复使用1个周期。治疗过程中需检测血压、血糖水平,预防感染及消化道溃疡。高龄、糖尿病、高血压、青光眼等患者应慎用。应用可给予抗病毒药物,预防疱疹病毒、乙型肝炎病毒(HBV)等再激活。

(2)泼尼松:1 mg/(kg·d),最大不超过80 mg/d,顿服。泼尼松不宜长期应用,应在6~8周停药,停药后不能维持疗效者考虑二线治疗。泼尼松维持治疗量在5 mg/d以下,维持时间不超过2周。

大剂量地塞米松治疗方案7天内反应率明显高于泼尼松,但持续反应率、严重出血改善无明显差异。长期应用糖皮质激素可发生高血压、高血糖、急性胃黏膜病变等不良反应,部分患者可出现骨质疏松、股骨头坏死。

2.免疫球蛋白

适用于紧急治疗、糖皮质激素不耐受或有禁忌证者、妊娠或分娩前。推荐用量为400 mg/(kg·d),5天;或1 g/(kg·d),1~2天。有条件者可行血小板糖蛋白特异性自身抗体检测,有助于IVIg的疗效预判。IgA缺乏和肾功能不全患者应慎用。

(三)二线治疗

1.促血小板生成药物

包括重组人血小板生成素、艾曲泊帕等。此类药物于1~2周起效,有效率可达60%以上,停药后多不能维持疗效,需进行个体化维持治疗。①重组人血小板生成素:300 U/(kg·d),14天,皮下注射给药,有效患者行个体化维持。治疗14天仍未起效的患者应停药。②艾曲泊帕:25 mg/d空腹顿服,治疗2周无效者加量至50 mg/d(最大剂量75 mg/d),进行个体化药物调整,维持血小板计数≥50×10^9/L。最大剂量应用2~4周无效者停药。对于1种促血小板生成药物无效或不耐受患者,可尝试更换其他促血小板生成药物或采用序贯疗法。

2.利妥昔单抗

利妥昔单抗有效率在50%左右,长期反应率为20%~25%。有2种常用给药方案:①标准剂量方案:375 mg/m²静脉滴注,每周1次,共4次,通常在首次用药后4~8周起效。②小剂量方案:100 mg静脉滴注,每周1次,共4次,或375 mg/m²静脉滴注1次,起效时间略长。利妥昔单抗原则上禁用于活动性乙型肝炎患者。

3.促血小板生成药物联合利妥昔单抗

推荐方案:促血小板生成药物 300 U/(kg·d),14 天;利妥昔单抗 100 mg 静脉滴注,每周 1 次,共 4 次。对糖皮质激素无效或复发患者总有效率为 79.2%,中位起效时间为 7 天,6 个月持续反应率为 67.2%。

4.脾切除术

脾切除术适用于糖皮质激素正规治疗无效、泼尼松安全剂量不能维持疗效及存在糖皮质激素应用禁忌证的患者。脾切除应在 ITP 确诊 12 个月后进行,术中留意有无副脾,如发现则应一并切除。术前须对 ITP 的诊断进行重新评估,建议行单克隆抗体俘获血小板抗原技术(MAIPA)和 TPO 水平检测。推荐对术后血小板计数上升过高、过快者进行血栓风险评估,对中高危患者给予血栓预防治疗。有条件的患者脾切除 2 周前可行疫苗接种(肺炎双球菌、脑膜炎奈瑟菌、流感嗜血杆菌)。

(四)三线治疗

目前,有设计良好的前瞻性多中心临床试验支持的三线治疗方案包括以下几种。①全反式维 A 酸(ATRA)联合达那唑:ATRA 20 mg/d(分 2 次口服),达那唑 400 mg/d(分 2 次口服),二者联合应用 16 周。糖皮质激素无效或复发患者的 1 年持续有效率约为 62%,中位起效时间为 5 周,患者耐受性良好。②地西他滨:3.5 mg/(m²·d),3 天,静脉滴注,间隔 3 周后再次给药,共 3~6 个周期,治疗 3 个周期无效患者应停用。总有效率约为 50%,6 个月持续反应率约为 40%,不良反应轻微。

(五)其他药物

其他药物如硫唑嘌呤、环孢素 A、达那唑、长春碱类等缺乏足够的循证医学证据,可根据医师经验及患者状况进行个体化选择。

(六)疗效判断

1.完全反应(CR)

治疗后血小板计数≥100×10⁹/L 且无出血表现。

2.有效(R)

治疗后血小板计数≥30×10⁹/L,比基础血小板计数增加至少 2 倍,且无出血表现。

3.无效(NR)

治疗后血小板计数<30×10⁹/L,或血小板计数增加不到基础值的 2 倍,或有出血。

4.复发

治疗有效后,血小板计数降至 30×10⁹/L 以下,或降至不到基础值的 2 倍,或出现出血症状。

5.持续有效

患者疗效维持至开始治疗后 6 个月及以上。

6.早期反应

治疗开始 1 周达到有效标准。

7.初步反应

治疗开始 1 个月达有效标准。

8.缓解

治疗开始后 12 个月时血小板计数≥100×10⁹/L。在定义 CR 或 R 时,应至少检测 2 次血小板计数,间隔至少 7 天。定义复发时至少检测 2 次,其间至少间隔 1 天。

五、预后

大多患者预后良好,部分易于复发。约 5％的成人 ITP 死于慢性、难治性 ITP。

(姚晓非)

第四节 白 血 病

一、急性白血病

急性白血病(AL)是一组起源于造血干细胞的恶性克隆性疾病。不成熟的造血细胞大量增殖并蓄积于骨髓和外周血,导致正常造血受抑,同时可浸润肝、脾、淋巴结等组织器官,临床表现为一系列浸润征象。病情发展迅速,如不及时治疗,通常数月内死亡。

(一)分类

AL 分为急性髓系白血病(AML)和急性淋巴细胞白血病(ALL)两大类。

1.AML 的法美英(FAB)分型

(1)M₀(急性髓系白血病微分化型,minimally differentiated AML):骨髓原始细胞＞30％,无嗜天青颗粒及 Auer 小体,核仁明显,髓过氧化物酶(MPO)及苏丹黑 B 阳性细胞＜3％;电镜下 MPO 阳性;CD₃₃或 CD₁₃等髓系标志可呈阳性,淋巴系抗原常为阴性,血小板抗原阴性。

(2)M₁(急性粒细胞白血病未分化型,AML without maturation):原粒细胞(Ⅰ型＋Ⅱ型,原粒细胞质中无颗粒为Ⅰ型,出现少数颗粒为Ⅱ型)占骨髓非红系有核细胞(NEC,指不包括浆细胞、淋巴细胞、组织嗜碱性细胞、巨噬细胞及所有红系有核细胞的骨髓有核细胞计数)的 90％以上,其中至少 3％以上的细胞为 MPO 阳性。

(3)M₂(急性粒细胞白血病部分分化型,AML with maturation):原粒细胞占骨髓 NEC 的 30％～89％,其他粒细胞＞10％,单核细胞＜20％。

(4)我国将 M₂ 又分为 M₂ₐ和 M₂ᵦ,后者由我国学者提出,特点为骨髓中原始及早幼粒细胞增多,但以异常的中性中幼粒细胞为主,有明显的核浆发育不平衡,核仁常见,此类细胞＞30％。

(5)M₃(急性早幼粒细胞白血病,acute promyelocytic leukemia,APL):骨髓中以颗粒增多的早幼粒细胞为主,此类细胞在 NEC 中＞30％。

(6)M₄(急性粒-单核细胞白血病,acute myelomonocytic leukemia,AMML):骨髓中原始细胞占 NEC 的 30％以上,各阶段粒细胞占 30％～80％,各阶段单核细胞＞20％。

(7)M₄Eo(AML with eosinophilia):除上述 M₄ 型的特点外,嗜酸性粒细胞在 NEC 中＞5％。

(8)M₅(急性单核细胞白血病,acute monocytic leukemia,AMoL):骨髓 NEC 中原单核、幼单核及单核细胞≥80％。原单核细胞≥80％为 M₅ₐ,＜80％为 M₅ᵦ。

(9)M₆(红白血病,erythroleukemia,EL):骨髓中幼红细胞≥50％,NEC 中原始细胞(Ⅰ型＋Ⅱ型)≥30％。

(10)M₇(急性巨核细胞白血病,acute megakaryoblastic leukemia,AMeL):骨髓中原始巨核

细胞≥30％。血小板抗原阳性,血小板过氧化物酶阳性。

2.ALL 的 FAB 分型

(1)L_1:原幼淋巴细胞以小细胞(直径≤12 μm)为主,细胞质少,核型规则,核仁小而不清楚。

(2)L_2:原幼淋巴细胞以大细胞(直径>12 μm)为主,细胞质较多,核型不规则,常见凹陷或折叠,核仁明显。

(3)L_3:原幼淋巴细胞以大细胞为主,大小一致,胞浆多,内有明显空泡,细胞质嗜碱性,染色深,核型规则,核仁清楚。

3.AML 的 WHO 分型

(1)伴重现性遗传学异常的 AML:①AML 伴 t(8;21)(q22;q22);RUNX1-RUNX1T1;②AML伴 inv(16)(p13.1q22)或 t(16;16)(p13.1;q22);CBFβ-MYH11;③APL 伴 t(15;17)(q22;q12);PML-RARα;④AML 伴 t(9;11)(p22;q23);MLL-MLLT3;⑤AML 伴 t(6;9)(p23;q34);DEK-NUP214;⑥AML 伴 inv(3)(q21q26.2)或 t(3;3)(q21;q26.2);RPN1-EVI1;⑦AML(原始巨核细胞性)伴 t(1;22)(p13;q13);RBM15-MKL1;⑧AML 伴 NPM1 突变(暂命名);⑨AML伴 CEBPA 突变(暂命名)。

(2)AML 伴骨髓增生异常相关改变。

(3)治疗相关的 AML。

(4)非特殊类型 AML(AML,NOS):①AML 微分化型;②AML 未分化型;③AML 部分分化型;④急性粒单核细胞白血病;⑤急性单核细胞白血病;⑥急性红白血病;⑦急性巨核细胞白血病;⑧急性嗜碱性粒细胞白血病;⑨急性全髓增生伴骨髓纤维化。

(5)髓系肉瘤。

(6)Down 综合征相关的髓系增殖:①短暂性异常骨髓增殖(TAM);②Down 综合征相关的髓系白血病。

(7)母细胞性浆细胞样树突细胞肿瘤。

4.ALL 的 WHO 分型

(1)前体 B 细胞 ALL(B-ALL)①非特殊类型的 B-ALL(B-ALL,NOS);②伴重现性遗传学异常的B-ALL:B-ALL 伴 t(9;22)(q34;q11),BCR/ABL;B-ALL 伴 t(v;11q23),MLL 重排;B-ALL伴 t(12;21)(p13;q22),TEL-AML1(ETV6-RUNX1);B-ALL 伴超二倍体;B-ALL 伴亚二倍体;B-ALL 伴 t(5;14)(q31;q32),IL3-IGH;B-ALL 伴 t(1;19)(q23;p13),E2A-PBX1(TCF3-PBX1)。

(2)前体 T 细胞 ALL(T-ALL)。

(3)Burkitt 型白血病。

(二)临床表现

起病急缓不一。临床表现主要与正常造血受抑和白血病细胞浸润有关,多无特异性。

1.正常骨髓造血功能受抑表现

白血病细胞大量增殖后,抑制了骨髓中正常白细胞、血小板和红细胞的生成,从而引起相关表现。

(1)发热:半数患者以发热为早期表现,主要与粒细胞缺乏所致的感染或白血病本身发热有关,但后种情况多≤38.5 ℃。热度从低热至高热不等,热型不定。常见感染部位有上呼吸道、肺部、口腔、肛周及全身(败血症)等。因正常白细胞计数减少,局部炎症症状可以不典型。最常见的致病菌为革兰阴性杆菌,其次为革兰阳性球菌。因伴有免疫功能缺陷,还可能出现病毒、真菌及卡氏肺孢子菌感染等。

(2)出血:40%患者以出血为早期表现,主要与血小板计数减少和凝血功能异常有关。表现为皮肤瘀点瘀斑、鼻出血、牙龈出血、月经过多等。颅内出血可出现头痛、呕吐、双侧瞳孔不对称,甚至昏迷、死亡。约62%AL患者死于出血,其中87%为颅内出血。弥散性血管内凝血(DIC)常见于APL,表现为全身广泛性出血;ALL少见。

(3)贫血:半数患者就诊时已有重度贫血,尤其是继发于骨髓增生异常综合征(MDS)者。多呈正常细胞性贫血,进行性加重。表现为面色苍白、虚弱、头昏甚至呼吸困难等。年老体弱患者可诱发心血管症状。

2.白血病细胞增殖浸润表现

(1)淋巴结和肝大、脾大:淋巴结肿大多见于ALL。以颈、腋下和腹股沟等处多见,一般无触痛和粘连,质地中等。可有轻至中度肝大、脾大,除非是继发于骨髓增殖性肿瘤(如慢性髓性白血病,CML),否则巨脾罕见。

(2)骨骼和关节:常有胸骨下端的局部压痛,提示骨髓腔内白血病细胞过度增殖,具有一定特异性。白血病细胞浸润至骨膜、骨和关节会造成骨骼和关节疼痛,儿童多见。骨髓坏死时可引起骨骼剧痛。

(3)粒细胞肉瘤:2%~14%的AML患者出现粒细胞肉瘤,又称绿色瘤,因原始细胞聚集于某一部位,富含的MPO使切面呈绿色而得名。常累及骨膜,尤其是眼眶部,引起眼球突出、复视或失明。

(4)口腔和皮肤:牙龈浸润时会出现牙龈增生和肿胀;皮肤浸润时呈蓝灰色斑丘疹或皮肤粒细胞肉瘤,局部皮肤隆起变硬,多见于M_4和M_5。部分患者具有Sweet综合征表现:发热、肢端皮肤红色斑丘疹或结节,皮肤组织病理检查见皮层大量成熟中性粒细胞浸润。

(5)中枢神经系统白血病(central nervous system leukemia,CNSL):多见于儿童、高白血病细胞、ALL和M_5患者,常发生在缓解期,少数以CNSL为首发表现。临床无症状或出现头痛、恶心、呕吐、颈项强直、抽搐及昏迷等。脊髓浸润可发生截瘫,神经根浸润可产生各种麻痹症状。由于化疗药物难以透过血脑屏障,隐藏于CNS的白血病细胞不能有效杀灭,从而导致髓外复发。

(6)胸腺:约10%的ALL患者有前纵隔(胸腺)肿块,多见于T-ALL。巨大的前纵隔肿块压迫大血管和气管,还会引起上腔静脉压迫综合征或上纵隔综合征,出现咳嗽、呼吸困难、发绀、颜面水肿、颅内压增高等表现。

(7)睾丸:常为单侧、无痛性肿大,多见于ALL化疗缓解后的男性幼儿或青年,是除CNSL外又一重要的髓外复发的部位。

(8)其他:胸膜、肺、心、消化道、泌尿系统等均可受累,可无临床表现。儿童患者的扁桃体、阑尾或肠系膜淋巴结被浸润时,常误诊为外科疾病。

(三)实验室检查

1.血常规

大部分患者白细胞计数增高。$>10\times10^9/L$者称为白细胞增多性白血病;$>100\times10^9/L$称高白细胞性白血病。也有不少患者白细胞计数正常或减少,低者可$<1.0\times10^9/L$,称为白细胞不增多性白血病。血片分类检查常见原始和/或幼稚细胞,但白细胞不增多性病例可能阙如。伴有不同程度的贫血,少数病例血片上红细胞大小不等,可找到幼红细胞。约50%患者血小板计

数$<60\times10^9/L$。

2.骨髓常规

骨髓细胞形态学检查是诊断 AL 的基础。骨髓增生多明显活跃或极度活跃,约 10% 的 AML 增生低下,称为低增生性 AL。原始细胞占全部骨髓有核细胞≥30%(FAB 分型标准)或≥20%(WHO 分型标准)。多数病例骨髓常规中白血病性的原幼细胞显著增多,而较成熟的中间阶段细胞缺如,并残留少量成熟粒细胞,形成"裂孔"现象。正常的巨核细胞和幼红细胞减少。Auer 小体常见于急性髓系白血病,有时可见于 AML M_4 和 M_5 白血病细胞,但不见于 ALL。

3.细胞化学

将细胞学和化学相结合,在结构完整的白血病细胞中原位显示其化学成分和分布状况,为鉴别各类 AL 提供重要依据。常见反应见表 7-2。

表 7-2　常见 AL 类型鉴别

	急淋白血病	急粒白血病	急性单核细胞白血病
过氧化物酶(POX) 分化好的原始细胞(+)~(+++)	(−) (−)~(+)	分化差的原始细胞(−)~(+)	
糖原反应(PAS)	(+)成块或颗粒状	弥漫性淡红色(−)(+)	弥漫性淡红色或细颗粒状(−)/(+)
非特异性酯酶(NSE)	(−)	NaF 抑制不敏感(−)~(+)	能被 NaF 抑制(+)
碱性磷酸酶(AKP/NAP)	增加	减少或(−)	正常或增加

4.免疫学

根据白血病细胞表达的系列相关抗原确定其来源,如淋巴系 T/B、粒-单系、红系、巨核系,后三者统称为髓系。白血病免疫分型欧洲组(EGIL)提出了免疫学积分系统,将 AL 分为四型:①急性未分化型白血病(AUL),髓系和 T 或 B 系抗原积分均≤2;②急性混合细胞白血病或急性双表型(白血病细胞同时表达髓系和淋巴系抗原)或双克隆(两群来源于各自干细胞的白血病细胞分别表达髓系和淋巴系抗原)或双系列(除白血病细胞来自同一干细胞外余同双克隆型)白血病,髓系和 B 或 T 淋巴系积分均>2;③伴有髓系抗原表达的 ALL(My+ALL),T 或 B 淋巴系积分>2 同时髓系抗原表达,但积分≤2,和伴有淋巴系抗原表达的 AML(Ly+AML);髓系积分>2同时淋巴系抗原表达,但积分≤2;④单表型 AML,表达淋巴系(T 或 B)者髓系积分为 0,表达髓系者淋巴系积分为 0。

特定的免疫表型与细胞形态、染色体改变存在一定的相关性:如高表达 CD_34 和 CD117 的白血病细胞往往分化较差;伴 t(8;21)的 AML 常伴有 B 细胞表面标志 CD19 和 CD79a;M3 细胞 CD_{13} 和 CD_{33} 强阳性,而 HLA-DR 表达缺失。

5.细胞遗传学和分子生物学

半数以上 AL 患者存在染色体核型异常。AML 最常见的染色体改变为 t(15;17)、t(8;21)、inv(16)、+8、+21 等;而成人 ALL 中最常见的是 Ph 染色体。许多染色体异常伴有特定基因的改变。例如M3t(15;17)(q22;q21)系 15 号染色体上的 PML(早幼粒白血病基因)与 17 号染色体上 RARα(维 A 酸受体基因)形成 PML/RARα 融合基因。此外,某些 AL 还存在 N-RAS 癌基因点突变、活化,抑癌基因 P53、Rb 失活等。

6.血液生化改变

血清乳酸脱氢酶可增高,AML 中 M_4 和 M_5 多见,但增高程度不如 ALL。血和尿中尿酸浓度增高,尤其是化疗期间。M_5 和 M_4 血清和尿溶菌酶活性增高,而 ALL 常降低。如发生 DIC 或纤溶亢进,则相应的凝血检测异常。合并 CNSL 时,脑脊液压力增高,WBC 增多($>0.01 \times 10^9$/L),蛋白质增多(>450 mg/L),而糖定量减少,涂片中可找到白血病细胞。脑脊液清浊度随所含的细胞数而异。

(四)诊断和鉴别诊断

1.诊断

根据临床表现、血常规和骨髓常规特点诊断 AL 一般不难。但应尽可能完善初诊患者的MICM 检查,综合判断患者预后并制定相应的治疗方案。

2.鉴别诊断

(1)类白血病反应:类白血病反应表现为外周血 WBC 增多,涂片可见中、晚幼粒细胞;骨髓粒系左移,有时原始细胞会增多。但类白血病有原发病,血液学异常指标随原发病的好转而恢复;NAP 活力显著增高;无 Auer 小体。

(2)MDS:MDS 的 RAEB 型外周血和骨髓中均可出现原始和/或幼稚细胞,但常伴有病态造血,骨髓中原始细胞<20%,易与 AL 鉴别。

(3)再生障碍性贫血(AA)及特发性血小板减少性紫癜(ITP):主要与 WBC 不增多性白血病相区别。根据 AL 的临床浸润征象和骨髓检查不难鉴别。

(4)传染性单核细胞增多症(infectious monocytosis,IM):临床表现类似,如发热、淋巴结和肝大、脾大等。外周血出现大量异形淋巴细胞,但形态不同于原始细胞;血清中嗜异性抗体效价逐步上升;可检测出 EB 病毒标志物;病程短,为自限性疾病。

(五)治疗

AL 确诊后根据 MICM 结果进行预后分层,结合患者基础状况、自身意愿和经济能力等,制定个体化治疗方案并及早治疗。治疗期间,建议留置深静脉导管。适合造血干细胞移植(HSCT)的患者尽早行 HLA 配型。

1.抗白血病治疗

(1)治疗策略。

诱导缓解治疗:抗白血病治疗的第一阶段,主要是联合化疗使患者迅速获得完全缓解(complete remission,CR)。CR 定义为白血病的症状和体征消失,外周血中性粒细胞绝对值$\geqslant 1.5 \times 10^9$/L,PLT$\geqslant 100 \times 10^9$/L,白细胞分类中无白血病细胞;骨髓原粒细胞(原单+幼单核细胞或原淋+幼淋巴细胞)$\leqslant 5\%$,M_3 则要求原粒+早幼粒细胞$\leqslant 5\%$且无 Auer 小体,红细胞及巨核细胞系正常,无髓外白血病。理想的 CR 状态,白血病免疫学、细胞遗传学和分子生物学异常均应消失。

缓解后治疗:争取患者的长期无病生存(DFS)和痊愈。初治时体内白血病细胞数量为$10^{10} \sim 10^{12}$,诱导缓解达 CR 时,体内仍残留白血病细胞,称为微小残留病(minimal residual disease,MRD),数量为$10^8 \sim 10^9$,所以必须进行 CR 后治疗,以防复发。包括巩固强化治疗和维持治疗。

(2)AML 的治疗。

诱导缓解(除 M_3):最常用的是阿糖胞苷(Ara-C)联合蒽环/蒽醌类药物组成的"3+7"方案:

蒽环/蒽醌类药物,静脉注射,第1～3天;联合Ara-C 100～200 mg/(m² · d),静脉滴注,第1～7天。蒽环/蒽醌类药物主要有柔红霉素(DNR)、米托蒽醌(MIT)和去甲氧柔红霉素(IDA),其中DNR最为常用。提高蒽环/蒽醌类药物剂量或采用高剂量Ara-C(HD Ara-C)不能提高CR率,但对延长缓解期有利。国内采用生物酯碱-高三尖杉酯碱(HHT)联合Ara-C诱导治疗AML,CR率为60%～65%(表7-3)。

表7-3　急性白血病常用联合化疗方案

方案	药物	剂量和用法
DA	柔红霉素	45 mg/(m² · d),静脉注射,第1～3天
	阿糖胞苷	Ara-C 100～200 mg/(m² · d),静脉滴注,第1～7天
MA	米托蒽醌	8～12 mg/(m² · d),静脉注射,第1～3天
	阿糖胞苷	Ara-C 100～200 mg/(m² · d),静脉滴注,第1～7天
IA	去甲氧柔红霉素	12 mg/(m² · d),静脉注射,第1～3天
	阿糖胞苷	Ara-C 100～200 mg/(m² · d),静脉滴注,第1～7天
HA	高三尖杉酯碱	3～4 mg/(m² · d),静脉滴注,第5～7天
	阿糖胞苷	Ara-C 100～200 mg/(m² · d),静脉滴注,第1～7天
VP	长春新碱	2 mg,每周静脉注射1次
	泼尼松	1 mg/(kg · d),分次口服,连用2～3周
DVLP	柔红霉素	30 mg/(m² · d),静脉滴注,每2周第1～3天,共4周
	长春新碱	2 mg,每周第1天静脉注射,共4周
	左旋门冬酰胺酶	10 000 U/d,静脉滴注,第19天开始,连用10天
	泼尼松	1 mg/(kg · d),分次口服,连用4周
Hyper-CVAD		
A方案	环磷酰胺	300 mg/(m² · 12小时),静脉注射3小时,第1～3天
	长春新碱	2 mg/d,静脉注射,第4天、11天
	阿霉素	50 mg/(m² · d),静脉注射,第4天
	地塞米松	40 mg,口服或静脉滴注,第1～4天、第11～14天
B方案	甲氨蝶呤	1 g/m²,静脉滴注,第1天
	阿糖胞苷	3 g/m²,每12小时1次,共4次,第2～3天

诱导化疗后早期(+7天)复查骨髓常规,根据残留白血病水平和骨髓增生程度及时调整治疗强度,有利于提高诱导缓解率。

1个疗程获CR者DFS高,而2个疗程诱导才达CR者5年DFS仅10%。2个标准疗程仍未CR者,提示患者存在原发耐药,需更换方案,是进行异基因HSCT的适应证。

M_3诱导缓解治疗:全反式维A酸(ATRA)25～45 mg/(m² · d)口服直至缓解。治疗机制与ATRA诱导带有PML-RARα融合基因的早幼粒白血病细胞分化成熟有关。ATRA联合化疗可提高CR率、降低维A酸综合征(retinoic acid syndrome,RAS)的发生率和病死率。RAS多见于M_3单用ATRA诱导过程中,发生率3%～30%,可能与细胞因子大量释放和黏附分子表达增加有关。临床表现为发热、体重增加、肌肉骨骼疼痛、呼吸窘迫、肺间质浸润、胸腔积液、心包积液、水肿、低血压、急性肾衰竭等。初诊时WBC较高或治疗后迅速上升者易发生RAS。治疗包括暂停 ATRA、吸氧、利尿、高剂量地塞米松（10 mg，静脉注射，每天 2 次）和化疗等。M_3 合并出血者可输注新鲜冰冻血浆和血小板。国内 ATRA＋砷剂±化疗也可作为 M_3 一线诱导治疗。

缓解后治疗：①初诊时白血病细胞高，伴髓外病变，M_4/M_5，存在 t(8；21)或 inv(16)、CD_7^+ 和 CD_{56}^+，或有颅内出血者，应在 CR 后做脑脊液检查并鞘内预防性用药。②AML 比 ALL 的治疗时段明显缩短。但 M3 用 ATRA 获得 CR 后，仍需化疗、ATRA 以及砷剂等药物交替维持治疗 2～3 年。AML CR 后可采用 HD Ara-C 方案（2～3 g/m^2，每 12 小时 1 次，静脉滴注 3 小时）巩固强化，连用 6～8 个剂量，单用或与安吖啶、MIT、DNR、IDA 等联用。伴有累及 CBF 融合基因的 AML 适用 HD Ara-C 巩固强化至少3～4 个疗程，长期维持治疗已无必要。建议：①高危组首选异体 HSCT；②低危组首选 HD AraC 为主的联合化疗；③中危组，HSCT 和化疗均可采用。自体 HSCT（auto-HSCT）适用于部分中低危组患者。

通过多色流式细胞术、定量 PCR 等技术监测患者体内 MRD 水平是预警白血病复发的重要方法。巩固治疗后 MRD 持续高水平或先降后升，往往提示复发高风险。

复发、难治性 AML 的治疗：约 20％患者标准方案不能获得 CR1，同时很多患者 2 年内会复发，此类患者仍缺乏有效的治疗方式。异基因 HSCT（allo-HSCT）是唯一可能获得长期缓解的治疗措施，移植前通过挽救方案获得缓解有利于提高移植疗效。具体方案选择：①HD Ara-C 联合化疗：年龄 55 岁以下，身体状况及支持条件较好者，可选用。②新型药物联合化疗：新型烷化剂-cloretazine、核苷酸类似物-氯法拉滨、髓系单克隆抗体以及靶向药物如 FLT-3 抑制剂等。③年龄偏大或继发性 AML 可采用预激方案化疗（如粒细胞集落刺激因子 G-CSF＋阿克拉霉素＋Ara-C）。M_3 复发者用砷剂治疗仍有效。allo-HSCT 后复发患者可尝试供体淋巴细胞输注（DLI）、二次移植等。

（3）ALL 的治疗。

诱导缓解：长春新碱（VCR）和泼尼松（P）组成的 VP 方案（参见表 7-3），仍是 ALL 诱导缓解的基本方案，能使 50％成人 ALL 获得 CR，但易复发，CR 期 3～8 个月。DVLP 方案现为 ALL 诱导的推荐标准方案［DNR＋VCR＋左旋门冬酰胺酶（L-ASP）＋P］，CR 率为 75％～92％。DVLP 加用环磷酰胺（CTX）或 Ara-C，可提高 T-ALL 的 CR 率和 DFS。CTX 会致出血性膀胱炎，临床上常用美司钠预防。hyper-CVAD 作为 ALL 的诱导治疗，CR 率也可达 90％。高剂量甲氨蝶呤（HD-MTX）＋高剂量 CHOP（COPADM 方案）治疗成熟 B-ALL，CR 率为 70％～80％，DFS 为 50％。对于很高危的 Ph＋ALL 患者，诱导化疗期间联合伊马替尼，不仅提高 CR 率，还可减少继发耐药的发生。青少年和年轻成人 ALL 按照儿童治疗方案，酌情增加化疗药物的剂量会疗效更好。

缓解后治疗：缓解后的巩固强化和维持治疗十分必要。高危或很高危组 ALL 应首选 allo-HSCT。如未行 allo-HSCT，ALL 总疗程一般需 3 年。为克服耐药并在脑脊液中达到治疗药物浓度，HD AraC（1～3 g/m^2）和 HD MTX（2～3 g/m^2）已广为应用。HD MTX 可致严重的黏膜炎，故治疗的同时需加用亚叶酸钙解救。巯嘌呤（6-MP）和 MTX 联用是普遍采用的有效维持方案。30％～40％的成人 ALL 可生存 5 年以上。

CNSL 的防治：ALL 患者 CNSL 较常见，是最常见的髓外白血病。CNSL 防治措施有头颅放疗、鞘内注射化疗药物和高剂量全身化疗。预防一般采用后两种，通常在 ALL 缓解后开始鞘内注射 MTX。对未曾接受过照射的 CNSL 采用 HD Ara-C（或 HD MTX）化疗联合 CNS 照射（12～18 Gy），至少半数病例有效；或者可联合鞘内注射地塞米松、MTX 和/或 Ara-C。不过先前有照射史的 CNSL,鞘内给药的有效率仅 30%。

睾丸白血病治疗:药物疗效不佳,必须进行放射治疗,即使仅有单侧睾丸肿大也要进行双侧照射和全身化疗。

HSCT:auto-HSCT 复发率较高,对总体生存(OS)的影响并不优于高剂量巩固化疗,现正在被替代中。allo-HSCT 是目前唯一可能治愈 ALL 的手段,40%~65%患者长期存活。主要适应证为:①复发难治性 ALL。②第二次缓解期(CR2)ALL:CR1 持续时间<30 个月或者 CR1 期 MRD 持续高水平。③CR1期高危或很高危 ALL:指伴有染色体畸变如 t(9;22)、t(4;11)、+8;初诊时 WBC>$30×10^9$/L 的前 B-ALL 和>$100×10^9$/L 的 T-ALL;达 CR 时间>4~6 周;诱导化疗 6 周后 MRD>10^{-2}且在巩固维持期持续存在或不断增高者。

ALL 复发治疗:骨髓复发最常见,髓外复发多见于 CNS 和睾丸。单纯髓外复发者多能同时检出骨髓 MRD,随之出现血液学复发;因此髓外局部治疗的同时,需进行全身化疗。ALL 一旦复发,不管采用何种化疗方案,CR2 期通常都较短暂(中位时间 2~3 个月),长期生存率<5%,应尽早考虑 allo-HSCT 或二次移植。

(4)老年 AL 的治疗:>60 岁的 AL 中,由 MDS 转化而来、继发于某些理化因素、耐药、重要器官功能不全、不良核型者多见,疗效近 30 年来未能取得明显进步,治疗更应强调个体化。多数患者化疗需减量用药,有条件的单位应鼓励患者加入临床研究。有 HLA 相合的同胞供体者可行降低强度预处理 HSCT(RIC-HSCT)。

2.一般治疗

(1)紧急处理高白细胞血症:循环血液中 WBC 数>$200×10^9$/L 时,患者可产生白细胞淤滞症,表现为呼吸困难、低氧血症、言语不清、颅内出血、阴茎异常勃起等,病理学显示白血病血栓梗死与出血并存。当血WBC>$100×10^9$/L 时可使用血细胞分离机(APL 除外),快速清除过高的 WBC,同时给以化疗药物及水化碱化处理,预防高尿酸血症、酸中毒、电解质紊乱、凝血异常等并发症,减少肿瘤溶解综合征的发生风险。化疗药物可选用所谓化疗前短期预处理方案:AML 用羟基脲 1.5~2.5 g/6 h(总量 6~10 g/d),约36 小时;ALL 用地塞米松 10 mg/m^2,静脉注射,联合或不联合其他化疗药物(如 CTX)。

(2)防治感染:AL 患者常伴有粒细胞减少,特别是在化、放疗后,可持续相当长时间,同时化疗常致黏膜损伤,故患者宜住消毒隔离病房或层流病房,所有医护人员和探访者在接触患者之前应洗手、消毒。G-CSF 或粒-单核系集落刺激因子(GM-CSF)可缩短粒细胞缺乏期,适用于 ALL;对于老年、强化疗或伴感染的 AML 也可使用。如有发热,应积极寻找感染源并迅速经验性抗生素治疗,待病原学结果出来后调整抗感染药物。

(3)成分输血:严重贫血可吸氧、输浓缩红细胞,维持 Hb 含量>80 g/L;但白细胞淤滞时不宜马上输注,以免增加血黏度。PLT 过低会引起出血,需输注单采血小板,维持 PLT≥$10×10^9$/L;合并发热和感染者可适当放宽输注指征。为预防输血反应及输血后移植物抗宿主病(GVHD)的发生,建议成分血经白细胞过滤并经辐照(约 25 Gy)处理灭活淋巴细胞后再输注。

(4)代谢并发症:白血病细胞负荷较高者,尤其是在化疗期间,容易产生高尿酸血症、高磷血症和低钙血症等代谢紊乱,严重者会合并高钾血症和急性肾功能损害。因此临床上应充分水化(补液量>3 L/d,每小时尿量>150 mL/m^2)、碱化尿液,同时予别嘌醇(每次 100 mg,每天 3 次)降低尿酸。无尿和少尿患者按急性肾衰竭处理。

二、慢性白血病

慢性白血病按细胞类型分为慢性髓系白血病、慢性淋巴细胞白血病及少见类型的白血病,如毛细胞白血病、幼淋巴细胞白血病等。

慢性髓系白血病简称慢粒,是一种发生在早期多能造血干细胞上的恶性骨髓增殖性疾病,主要涉及髓系。病程发展缓慢,脾大,外周血粒细胞显著增多且不成熟。慢性髓系白血病分为慢性期、加速期和最终急变期。本病各年龄组均可发病,以中年最多见。

(一)临床表现

1.慢性期

慢性期一般持续 1~4 年,患者有乏力、低热、多汗或盗汗、体重减轻等代谢亢进的症状,由于脾大而自觉左上腹坠胀感。部分患者胸骨中下段压痛。

2.加速期

发热、虚弱、体重下降、脾脏迅速增大,骨、关节痛以及逐渐出现贫血、出血。原来治疗有效的药物无效。

3.急变期

急性期表现与 AL 类似,多数为急粒变,20%~30%为急淋变。

(二)辅助检查

1.慢性期

(1)血常规:白细胞计数明显升高,粒细胞显著增多,以中性中幼、晚幼和杆状核粒细胞居多,血小板计数多在正常水平,部分患者增多,晚期血小板计数减少,并出现贫血。

(2)骨髓常规:骨髓增生明显至极度活跃,以粒细胞为主,粒红比例明显升高,原始细胞<10%。

(3)中性粒细胞碱性磷酸酶:活性减低或呈阴性反应。

(4)染色体检查:95%以上慢性髓系白血病细胞中出现 Ph' 染色体,显带分析为 t(9;22)(q34;q11)。

(5)血液生化:血清及尿中尿酸浓度升高,血清乳酸脱氢酶升高。

2.加速期

外周血或骨髓原始细胞≥10%;外周血嗜酸性粒细胞>20%;不明原因的血小板进行性减少或增加;除 Ph' 染色体以外又出现其他染色体异常;粒-单系祖细胞集簇增加而集落减少;骨髓活检显示胶原纤维显著增生。

3.急变期

骨髓中原始细胞或原淋+幼淋或原单+幼单>20%;外周血中原粒+早幼粒细胞>30%,出现髓外原始细胞浸润。

(三)治疗要点

治疗原则是应着重于慢性期早期治疗,避免疾病转化,力争细胞遗传学和分子生物学水平上的缓解。

1.慢性期的治疗

(1)分子靶向治疗:应用第一代酪氨酸激酶抑制剂(TKI)甲磺酸伊马替尼,对伊马替尼不能耐受或无效的患者,可选择第二代 TKI 尼洛替尼或达沙替尼。

(2)干扰素-α 应用:该药与小剂量阿糖胞苷联合使用,可提高疗效。

（3）其他药物治疗：①羟基脲：起效快，作用时间短。②白消安：起效慢且后作用长，剂量不易掌握。③其他药物：Ara-C、HHT、ATO 等。

（4）异基因造血干细胞移植是唯一可治愈慢性髓系白血病的方法。

2.进展期的治疗

加速期和最终急变期统称为慢性髓系白血病的进展期。加速期患者可采用加量 TKI 治疗，最终急变期患者采用加量 TKI 及联合化疗，两者回到慢性期后，立即行异基因造血干细胞移植治疗。

（四）健康指导

向患者及家属讲解疾病相关知识，给予高热量、高蛋白、高维生素易消化的饮食，慢性期病情稳定时，保证充足休息，适当运动，可工作或学习，按时服药，配合治疗，注意各种不良反应，定期监测血常规，出现贫血加重、发热、腹部剧烈疼痛者，应及时就医。

三、慢性淋巴细胞白血病

慢性淋巴细胞白血病简称慢淋，是一种进展缓慢的 B 淋巴细胞增殖性肿瘤，以外周血、骨髓、脾脏和淋巴结等淋巴组织中出现大量克隆性 B 淋巴细胞为特征。慢性淋巴细胞白血病均起源于 B 细胞。本病在欧美各国是最常见的白血病，而在我国、日本及东南亚国家较少见。90% 患者在 50 岁以上发病，男女比例为 2：1。

（一）临床表现

起病缓慢，多无自觉症状，淋巴结肿大常为就诊的首发症状，以颈部、腋下、腹股沟淋巴结为主。肿大的淋巴结较硬，无压痛，可移动。早期可出现疲乏、无力，随后出现食欲缺乏、消瘦、低热和盗汗等，晚期易发生贫血、出血、感染。

（二）辅助检查

1.血常规

淋巴细胞持续增多，晚期血红蛋白、血小板计数减少。

2.骨髓常规

有核细胞增生明显活跃，红系、粒系及巨核细胞均减少，淋巴细胞≥40%，以成熟淋巴细胞为主。

3.免疫学检查

淋巴细胞具有单克隆性，呈现 B 细胞免疫表型特征。

4.细胞遗传学

部分患者出现染色体异常，基因突变或缺失。

（三）治疗要点

治疗原则是提高 CR 率，并尽可能清除微小残留病灶。

1.化疗

烷化剂有 CLB、CTX、苯达莫司汀；嘌呤类似物有 FLU；糖皮质激素。

2.化学免疫治疗

FCR 方案（FLU＋CTX＋R），其中 R 为利妥昔单抗。

3.造血干细胞移植

慢性淋巴细胞白血病患者年龄较大，多数不适合移植治疗。

4.并发症治疗

积极抗感染治疗,反复感染者可静脉输注免疫球蛋白;并发自身免疫性溶血性贫血或血小板减少可用较大剂量糖皮质激素,无效且脾大明显者,可考虑切脾。

(四)健康指导

向患者说明遵医嘱坚持治疗的重要性,保证充足的休息,适当活动,注意饮食,定期复查血常规,出现发热、出血或其他感染迹象应及时就诊。

(姚晓非)

第五节 淋 巴 瘤

淋巴瘤起源于淋巴结和淋巴组织,其发生大多与免疫应答过程中淋巴细胞增殖分化产生的某种免疫细胞恶变有关,是免疫系统的恶性肿瘤。按组织病理学改变,淋巴瘤可分为非霍奇金淋巴瘤(NHL)和霍奇金淋巴瘤(HL)两类。

一、病因与发病机制

病毒感染(如 EB 病毒等)、宿主的免疫功能、幽门螺杆菌抗原的存在可能与淋巴瘤的发病有关。

二、临床表现

无痛性进行性的淋巴结肿大或局部肿块是淋巴瘤共同的临床表现。

(一)HL

HL 多见于青年,儿童少见。首发症状常是无痛性颈部或锁骨上淋巴结进行性肿大(占 60%～80%),其次为腋下淋巴结肿大。5%～16% 的 HL 患者发生带状疱疹。饮酒后引起的淋巴结疼痛是 HL 所特有,但并非每一个 HL 患者都是如此。发热、盗汗、瘙痒及消瘦等全身症状较多见。30%～40% 的 HL 患者以原因不明的持续发热为起病症状。周期性发热约见于 1/6 的患者。皮肤瘙痒是 HL 较特异的表现,可为 HL 的唯一全身症状。

(二)NHL

NHL 具有以下特点:①全身性。可发生在身体的任何部位,其中淋巴结、扁桃体、脾及骨髓是最易受到累及的部位。②多样性。组织器官不同,受压迫或浸润的范围和程度不同,引起的症状也不同。③随着年龄增长而发病者增多,男性多于女性;除惰性淋巴瘤外,一般发展迅速。④NHL 对各器官的压迫和浸润较 HL 多见,常以高热或各器官、系统症状为主要临床表现。

三、辅助检查

(一)血常规

HL 常有轻或中度贫血,部分患者嗜酸性粒细胞增多;NHL 白细胞数多正常,伴有淋巴细胞绝对或相对增多。

(二)骨髓常规

骨髓涂片找到 Reed-Sternberg 细胞(R-S 细胞)是 HL 骨髓浸润的依据。一部分 NHL 患者的骨髓涂片中可找到淋巴瘤细胞。

(三)影像学检查

浅表淋巴结 B 超、胸(腹)部 CT 等有助于确定病变的部位及其范围。目前 PET/CT 是评价淋巴瘤疗效的重要手段。

(四)化验检查

疾病活动期有血沉增快、血清乳酸脱氢酶升高提示预后不良。骨骼受累血清碱性磷酸酶活力增强或血钙增加。B 细胞 NHL 可并发溶血性贫血。

(五)病理学检查

淋巴结活检是淋巴瘤确诊和分型主要依据。

四、治疗要点

治疗原则是以化疗为主,化疗与放射治疗(简称放疗)相结合,联合应用相关生物制剂的综合治疗。

(一)霍奇金淋巴瘤

1.化疗

ABVD 为 HL 的首选方案见表 7-4。

表 7-4　霍奇金淋巴瘤的主要化疗方案

方案	药物	备注
MOPP	氮芥、长春新碱、丙卡巴肼、泼尼松	如氮芥改为环磷酰胺静脉注射,即为 COPP 方案
ABVD	阿霉素、博来霉素、长春新碱、达卡巴嗪	4 种药均在第 1 及第 15 天静脉注射 1 次,疗程间休息 2 周

2.放疗

扩大照射范围,除被累及的淋巴结及肿瘤组织外,还包括附近可能侵及的淋巴结,如病变在膈以上采用"斗篷式";如病变在膈以下采用倒"Y"字式。

(二)非霍奇金淋巴瘤

1.以化疗为主的化、放疗相结合的综合治疗

(1)惰性淋巴瘤:联合化疗可用 COP 或 CHOP 方案(表 7-5)。

表 7-5　非霍奇金淋巴瘤的常用联合化疗方案

方案	药物
COP	环磷酰胺、长春新碱、泼尼松
CHOP	环磷酰胺、阿霉素、长春新碱、泼尼松
R-CHOP	利妥昔单抗、环磷酰胺、阿霉素、长春新碱、泼尼松
EPOCH	依托泊苷、阿霉素、长春新碱、泼尼松、环磷酰胺
ESHAP(复发淋巴瘤)	依托泊苷、甲泼尼松、顺铂、阿糖胞苷

(2)侵袭性淋巴瘤:侵袭性 NHL 的标准治疗方案是 CHOP 方案,化疗不应少于 6 个疗程。RCHOP 方案是弥漫性大 B 细胞淋巴瘤(DLBCL)治疗的经典方案。难治性复发者的解救方案:

可选择 ICE(异环磷酰胺、卡铂、依托泊苷)、DHAP(地塞米松、卡铂、高剂量阿糖胞苷)、MINE(异环磷酰胺、米托蒽醌、依托泊苷)等方案进行解救治疗。

2.生物治疗

(1)单克隆抗体:凡细胞免疫表型为 CD 20$^+$ 的 B 细胞淋巴瘤患者,主要是 NHL 患者,均可用 CD20 单抗(利妥昔单抗)治疗。

(2)干扰素:是一种能抑制多种血液肿瘤增生的生物制剂。

(3)抗幽门螺杆菌治疗:胃黏膜相关淋巴样增生淋巴瘤可用其治疗。

3.骨髓移植

对 55 岁以下患者,能耐受大剂量化疗的中高危患者,可考虑进行自体造血干细胞移植。部分复发或骨髓侵犯的年轻患者还可考虑异基因造血干细胞移植。

4.手术治疗

合并脾功能亢进,有切脾指征者可以切脾,以提高血常规,为以后化疗创造有利条件。

五、健康指导

向患者及家属讲解疾病的相关知识,宣传近年来由于治疗方法的改进,淋巴瘤缓解率已大幅提高,不少患者已完全治愈,应坚持定期巩固强化治疗,若发现身体不适,如疲乏无力、发热、盗汗、皮肤瘙痒、咳嗽、消瘦等,或发现肿块,应及早就医。嘱患者缓解期或全部疗程结束后应保证充足睡眠,适当锻炼,食谱多样化,加强营养,避免进食油腻、生冷和容易产气的食物。注意个人卫生,皮肤瘙痒者避免搔抓,沐浴时避免水温过高,宜选用温和的沐浴液。

(姚晓非)

第六节 多发性骨髓瘤

多发性骨髓瘤(MM)是浆细胞的恶性肿瘤。骨髓瘤细胞在骨髓内克隆性增殖,导致多发溶骨性破坏,引起骨折、骨痛、贫血、肾功能损害及反复感染等症状。血清出现单克隆免疫球蛋白(M 蛋白),正常的多克隆免疫球蛋白合成受抑制,尿内出现本-周蛋白。我国骨髓瘤发病率约为1/10 万。发病年龄大多在50～60 岁,男女之比为 3 : 2。

一、病因和发病机制

病因尚不明确。已知环境因素、化学物质、电离辐射、病毒感染、慢性炎症和遗传倾向等可能与骨髓瘤发病有关。目前认为骨髓瘤细胞是后生发中心的 B 细胞来源的浆细胞肿瘤。淋巴因子中 IL-6 是促进B 细胞分化为浆细胞的调节因子。IL-6 及其受体系统的异常表达是骨髓瘤细胞异常增殖以及导致溶骨病变和患者体液免疫抑制的最主要原因之一。研究还发现,所有的多发性骨髓瘤均有染色体数目和结构的异常,而且新生血管形成是 MM 的重要特征,新生血管生成与疾病活动、骨髓浆细胞浸润和浆细胞增殖活性相关。

二、临床表现

(一)骨髓瘤细胞对骨骼和其他组织器官的浸润与破坏

1.骨骼破坏

骨髓瘤细胞浸润骨骼时可引起局部疼痛与肿块,多见于肋骨、锁骨、胸骨及颅骨。胸、肋、锁骨连接处以串珠样结节者为本病的特征。疼痛部位多在骶区,其次是胸廓和肢体。活动或扭伤后骤然剧痛者有自发性骨折的可能,多发生在肋骨、锁骨、下胸椎和上腰椎,多处肋骨或脊柱骨折可引起胸廓或脊柱畸形。单个骨骼损害称为孤立性骨髓瘤。

2.髓外浸润

见于70%的患者有髓外骨髓瘤细胞浸润。①淋巴结、肝、脾、肾受累者占40%～60%。②多发性骨髓瘤也可发展为浆细胞白血病,大多属 IgA 型,症状同其他急性白血病,外周血中浆细胞计数>$2.0×10^9$/L。③神经损害,以胸、腰椎破坏压迫脊髓所致截瘫较常见,其次为神经根受累。脑神经瘫痪较少见。如同时有多发性神经病变(P)、器官肿大(O)、内分泌病(E)、单株免疫球蛋白血症(M)和皮肤改变(S)者,称为 POEMS 综合征。④髓外骨髓瘤,如孤立性病变见于口腔及呼吸道等软组织中。

(二)血浆异常免疫球蛋白引起的表现

1.感染

感染是导致死亡的第1位原因。正常多克隆免疫球蛋白减少及中性粒细胞减少,容易发生多种细菌及病毒感染,如上呼吸道感染、尿路感染、甚至败血症。病毒感染以带状疱疹多见。

2.高黏滞综合征

骨髓瘤细胞分泌的大量异常单克隆免疫球蛋白使血浆黏滞性增高,引起血流缓慢、组织瘀血和缺氧,在中枢神经、视网膜和心血管系统最为显著,主要症状有头晕、眩晕、视物障碍、耳鸣、手足麻木、冠状动脉供血不足、肾功能损害等症状。

3.出血倾向

多见于鼻出血、牙龈出血和皮肤紫癜。出血的机制:①异常免疫球蛋白包在血小板表面,影响血小板功能。②凝血障碍,异常球蛋白与纤维蛋白单体结合,影响纤维蛋白多聚化,干扰凝血因子。③血管壁因素,高球蛋白血症和淀粉样变对血管壁有损害。

4.淀粉样变性

少数患者,尤其是 IgD 型,可发生淀粉样变性,主要见于舌、心脏、骨骼肌、韧带、胃肠道、皮肤等,如果有冷球蛋白,则可引起雷诺现象。

(三)肾功能损害

由于单克隆免疫球蛋白轻链经肾小球滤过,沉积于肾小管,加以高钙血症、高黏滞血症、高尿酸血症、肾淀粉样变性等多种因素造成肾损害,可表现有蛋白尿、管型尿,重者可发生肾衰竭。

三、实验室检查

(一)血常规

贫血为首见征象,多属于正常细胞性贫血,血片中红细胞排列成钱串状(缗钱状叠连),血沉明显增快。晚期有全血细胞计数减少,并可发现血中有大量骨髓瘤细胞。超过 $2.0×10^9$/L 者为浆细胞白血病。

(二)骨髓常规

骨髓常规对本病有确诊意义,主要有浆细胞系异常增生通常占有核细胞数的 15%,并伴有质的改变。骨髓瘤细胞大小形态不一,成堆出现。细胞质呈灰蓝色,核内有核仁 1～4 个。胞质内可有少数嗜苯胺蓝颗粒,偶见嗜酸性球状包涵体或大小不等的空泡。核染色质稍疏松,有时凝集成大块。为了提高阳性率,最好选取骨压痛处或多部位穿刺。

(三)尿本-周蛋白

尿本-周蛋白对诊断有重要的参考意义,但并非本病所特有,还可见于慢性淋巴细胞白血病、恶性淋巴瘤、淀粉样变、巨球蛋白血症等。常用的加热检测准确性差,可采用浓缩尿标本经免疫电泳鉴定轻链类型,并测定含量。

(四)异常单克隆免疫球蛋白

由于血清异常球蛋白增多,清蛋白减少,出现清蛋白/球蛋白倒置,血清蛋白电泳出现单峰突起的 M 蛋白成分。免疫电泳可确定 M 蛋白的性质,根据 M 蛋白性质不同,将骨髓瘤分为不同类型。IgG 型最多见,IgA 型次之,轻链型再次之。IgD 型少见,IgE 型罕见,IgM 更罕见。1% 检测不到 M 蛋白。称非分泌型。

(五)其他

血钙、磷测定,因骨质广泛破坏,出现高钙血症;晚期肾功能减退,血磷也可增高;其他血清 β_2 微球蛋白及血清乳酸脱氢酶活力,两者均高于正常。

(六)影像学检查

X 线检查有 3 种表现:①早期为骨质疏松,多在脊柱、肋骨和盆骨;②典型病变为圆形、边缘清楚如凿孔样的多个大小不等的溶骨性损害,常见于颅骨、盆骨、股骨等处;③病理性骨折,常发生于肋骨、脊柱、胸骨等。

四、诊断和鉴别诊断

MM 诊断主要指标:①骨髓中浆细胞>30%;②组织活检证实为浆细胞瘤;③血清单克隆免疫球蛋白(M 蛋白)IgG>35 g/L,IgA>20 g/L,IgM>15 g/L,IgD>2 g/L,IgE>2 g/L,或尿中本-周蛋白>1 g/24 h。

次要指标:①骨髓中浆细胞 10%～30%;②血清中有 M 蛋白,但未达上述标准;③出现溶骨性病变;④其他正常的免疫球蛋白低于正常值的 50%。诊断 MM 至少要有 1 个主要指标和 1 个次要指标,或者至少包括次要指标①和②的 3 条次要指标。明确 MM 诊断后应根据固定免疫电泳的结果按 M 蛋白的种类进行分型。

本病需与骨转移癌、老年性骨质疏松、反应性单克隆免疫球蛋白增多症等鉴别。

五、治疗

(一)化疗

多采用联合化疗,初治病例常选用 MP 方案(表 7-6)。如果 MP 方案治疗无效或缓解后又复发者,可使用 VAD 方案或 M₃ 方案(表 7-6)。MP 方案对本病约 90% 有效,其中 40% 达疗效标准,中位存活期为 20～30 个月。M₃ 方案有效率为 80%,中位存活期为 48 个月。VAD 方案对复发者 45%～65% 有效。骨髓瘤化学治疗的疗效标准:以 M 蛋白减少 75% 以上或尿中本-周蛋白排出量减少 90%(24 小时尿本-周蛋白排出量大于 0.2 g),即认为治疗显著有效。

表 7-6　骨髓瘤常用联合治疗方案

方案	药物	一般剂量	用法	备注
MP	美法仑	$10\ mg/(m^2 \cdot d)$	口服,共 4 天	每 4～6 周重复 1 次至少 1 年
	泼尼松	$2\ mg/(kg \cdot d)$	口服,共 4 天	
VAD	长春新碱	$0.4\ mg/d$	静脉滴注,共 4 天	每 4 周重复给药
	阿霉素	$10\ mg/d$	静脉滴注,共 4 天	
	地塞米松	$40\ mg/d$	口服,共 4 天	21 天为 1 个疗程,间歇 14 天,
M_3(VMCBP)	卡莫司汀	$20\ mg/m^2$	静脉注射,第 1 天	共 6 个疗程,泼尼松在第 3 个
	环磷酰胺	$400\ mg/m^2$	静脉注射,第 1 天	或第 4 个疗程逐渐停用
	美法仑	$4\ mg/(m^2 \cdot d)$	口服,第 1～7 天	
	泼尼松	$40\ mg/d$	口服,第 1～7 天	
		$20\ mg/d$	口服,第 8～14 天	
	长春新碱	$2\ mg/d$	静脉注射,第 21 天	

(二)造血干细胞移植

异基因造血干细胞移植治疗本病完全缓解率可达 50%～60%,但是移植相关病死率较高。自体造血干细胞移植作为一线治疗措施,可显著提高完全缓解率和延长生存期,而移植相关病死率较低,但如何清除移植物中的骨髓瘤细胞尚需进一步研究。

(三)沙利度胺(反应停)

反应停有抑制新生血管生长的作用,治疗 MM 取得了一定疗效。目前沙利度胺联合含有地塞米松的化疗方案应用,逐步成为被广泛采用的一线治疗方案。

(四)蛋白酶体抑制剂

1.硼替佐米

硼替佐米是第一个批准用于治疗 MM 和套细胞淋巴瘤的蛋白酶体抑制剂。虽然这种药物是骨髓瘤治疗用药中最有效的药物之一,在复发与难治的 MM 中有 40%～50% 的患者可以通过单药治疗达到缓解。近来一项超过 600 名患者的研究表明即使在硼替佐米单药治疗效果不佳时加用地塞米松,也只有 54% 的患者可以达到缓解。硼替佐米作用于蛋白酶体,蛋白酶体降解细胞中泛素化的肽,这个活性是通过 6 个催化活性位点赋予的:其中 3 个活性位点形成了广泛表达的构体蛋白酶体,另外 3 个活性位点形成了相对由造血细胞表达的免疫蛋白酶体。尽管近来研究证实免疫蛋白酶体是一个有效的靶点,但大部分现有的蛋白酶体抑制剂特异性较小,对构体蛋白酶体和免疫蛋白酶体均发挥作用。新的蛋白酶体抑制剂可能在不久将进入临床。这些新药包括 carfilzomib(PR-171)、salinosporamide(NPI-0052)和 CEP18770。尽管最终效果均是抑制蛋白酶体,这些药物在化学性质和蛋白酶体特异性上各有不同,这可能会带来临床效果上的不同。当前可以将这些药物分为三个结构组:含硼酸组(硼替佐米和 CEP18770),基于 β-内酯组和基于环氧化酮组。虽然一些新的蛋白酶体抑制剂或者与其紧密相关的类似物尚不能在临床上口服给药,研究人员正筛选可以口服的蛋白酶体抑制剂进行 I 期临床试验。目前关于 NPI-0052 和 CEP18770 的临床信息还非常少,但是已经报道了关于 carfilzomib 的早期临床数据。

2.carfilzomib(PR-171)

PR-171 属于蛋白酶体抑制剂的 carfilzomib 是一类新的化合物,称为肽酮环氧化物。这种药需要与 N 端苏氨酸残基结合,因此只限于与蛋白酶体结合。这种高度的选择机制消除了潜在的与其他细胞蛋白酶结合的靶点外活性。carfilzomib 是一种不可逆的抑制剂,蛋白酶体活性的恢复完全依赖于新的蛋白酶体的合成。正常的细胞通过合成新的蛋白酶体来恢复蛋白酶体的功能,然而易感的肿瘤细胞发生凋亡。诱导凋亡所需的时间长短依肿瘤细胞的类型而定,而那些来自血液系统肿瘤的细胞对于此药物最为敏感。

(五)处理并发症

及时处理高血钙及骨骼并发症,预防感染,纠正贫血,保护肾功能等。

六、预后

与本病预后有关的因素较多,包括临床分期、免疫球蛋白分型、浆细胞分化程度、β_2 微球蛋白、血清乳酸脱氢酶等。本病病程在不同患者之间差异较大,要综合分析多种因素进行判断。

(姚晓非)

第八章 常见内科疾病的中医诊治

第一节 眩 晕

一、概述

眩晕是目眩与头晕的总称。目眩即眼花或眼前发黑,视物模糊;头晕即感觉自身或外界景物旋转,站立不稳。两者常同时并见,故统称为眩晕。《医学心悟》:"眩,谓眼黑;晕者,头旋也,故称头旋眼花是也。"本病轻者闭目即止,重者如坐舟船,旋转不定,不能站立,或伴恶心、呕吐、汗出等;严重者可突然昏倒。眩晕多属肝的病变,可由风、火、痰、虚等多种原因引起。本病又可称为"头眩""头风眩""旋运"等。现代医学中的内耳性眩晕、脑动脉硬化、高血压、贫血等,以眩晕为主症时,可参照本节进行辨证治疗。

二、病因病机

(一)肝阳上亢

肝为风木之脏,体阴而用阳,其性刚劲,主动主升,阳盛体质之人,阴阳平衡失其常度,阴亏于下,阳亢于上,则见眩晕;或忧郁、恼怒太过,肝失条达,肝气郁结,气郁化火伤阴,肝阴耗伤,风阳易动,上扰头目,发为眩晕;或肾阴素亏不能养肝,水不涵木,木少滋荣,阴不维阳,肝阳上亢,肝风内动,发为眩晕。

(二)肾精不足

肾为先天之本,藏精生髓,聚髓为脑,若先天不足,肾阴不充,或年老肾亏,或久病伤肾,或房劳过度,肾失封藏,导致肾精亏耗,不能生髓充脑,脑失所养,而生眩晕。

(三)气血亏虚

脾胃为后天之本,气血生化之源,如忧思劳倦或饮食失节,损伤脾胃;或先天禀赋不足,或年老阳气虚衰,而致脾胃虚弱,不能运化水谷,而生气血;或久病不愈,耗伤气血;或失血之后,气随血耗,气虚则清阳不振,清气不升;血虚则肝失所养,而虚风内动,皆能发生眩晕。

(四)痰浊中阻

饮食不节、肥甘厚味太过,损伤脾胃,或忧思、劳倦伤脾,以致脾阳不振,健运失职,水湿内停,积聚成痰;或肺气不足,宣降失司,水津不得通调输布,津液留聚而生痰;或肾虚不能化气行水,水泛而为痰;或肝气郁结,气郁湿滞而生痰。痰阻经络,清阳不升,清空之窍失其所养,所以头目眩晕。若痰浊中阻更兼内生之风、火作祟,则痰夹风、火,眩晕更甚;若痰湿中阻,更兼内寒,则有眩晕昏仆之虑。

(五)瘀血内阻

跌仆坠损,头脑外伤,瘀血停留,阻滞经脉,而致气血不能荣于头目;或瘀停胸中,迷闭心窍,心神飘摇不定;或妇人产时感寒,恶露不下,血瘀气逆,并走于上,迫乱心神,干扰清空,皆可发为眩晕。

总之,眩晕一证,以内伤为主,尤以肝阳上亢、气血虚损及痰浊中阻为常见。前人所谓"诸风掉眩,皆属于肝""无痰不作眩""无虚不作眩"等,均是临床实践经验的总结。眩晕多系本虚标实,实指风、火、痰、瘀,虚则指气血阴阳之虚;其病变脏腑以肝、脾、肾为重点,罢三者之中,又以肝为主。

三、诊断与鉴别诊断

(一)诊断

眩晕的诊断主要依据目眩、头晕等临床表现,患者眼花或眼前发黑,视外界景物旋转动摇不定,或自觉头身动摇,如坐舟车,同时或兼见耳鸣、耳聋、恶心、呕吐、汗出、怠懈、肢体震颤等症状。

(二)鉴别诊断

1.厥证

厥证以突然昏倒,不省人事,或伴有四肢逆冷,发作后一般常在短时内逐渐苏醒,醒后无偏瘫、失语、口眼㖞斜等后遗症。眩晕发作严重者,有欲仆或晕旋仆倒的现象与厥证相似,但一般无昏迷及不省人事的表现。

2.中风

中风以猝然昏仆,不省人事,伴有口眼㖞斜、偏瘫、失语;或不经昏仆而仅以㖞僻不遂为特征。本证昏仆与眩晕之甚者似,但其昏仆则必昏迷不省人事,且伴㖞僻不遂,则与眩晕迥然不同。

3.痫证

痫证以突然仆倒,昏不知人,口吐涎沫,两目上视,四肢抽搐,或口中如做猪羊叫声,移时苏醒,醒后一如常人为特点。本证昏仆与眩晕之甚者似,且其发作前常有眩晕、乏力、胸闷等先兆,痫证发作日久之人,常有神疲乏力,眩晕时作等症状出现,故亦应与眩晕进行鉴别。鉴别要点在于痫证之昏仆,亦必昏迷不省人事,更伴口吐涎沫,两目上视,四肢抽搐,或口中如做猪羊叫声等表现。

四、辨证分析

眩晕虽病在清窍,但与肝、脾、肾三脏功能失常有密切关系。故辨证首先分清脏腑虚实。又因病因之不同,当分清风、火、痰、瘀、虚之变。

(一)肝阳上亢

1.症状

眩晕,耳鸣,头胀痛,易怒,失眠多梦,脉弦。或兼面红、目赤、口苦、便秘尿赤,舌红苔黄,脉弦数;或兼腰膝酸软,健懒忘,遗精,舌红少苔,脉弦细数;甚或眩晕欲仆,泛泛欲呕,头痛如掣,肢麻振颤,语言不利,步履不正。

2.病机分析

肝阳上亢,上冒巅顶,故眩晕、耳鸣、头痛且胀,脉见弦象;肝阳升发太过,故易怒;阳扰心神,故失眠多梦;若肝火偏盛,循经上炎,则兼见面红、目赤、口苦,脉弦且数;火热灼津,故便秘尿赤,舌红苔黄;若属肝肾阴亏,水不涵木,肝阳上亢者,则兼见腰膝酸软,健忘遗精,舌红少苔,脉弦细数。若肝阳亢极化风,则可出现眩晕欲仆,泛泛欲呕,头痛如掣,肢麻震颤,语言不利,步履不正等风动之象。此乃中风之先兆,宜加防范。

(二)气血亏虚

1.症状

眩晕,动则加剧;劳累即发,神疲懒言,气短声低,面白少华、或萎黄、或面有垢色,心悸失眠,纳减体倦,舌色淡、质胖嫩、边有齿印,苔少或厚,脉细或虚大;或兼食后腹胀,大便溏薄;或兼畏寒肢冷,唇甲淡白;或兼诸失血证。

2.病机分析

气血不足,脑失所养,故头晕目眩,活动劳累后眩晕加剧,或劳累即发;气血不足,故神疲懒言,面白少华或萎黄;脾肺气虚,故气短声低;营血不足,心神失养,故心悸失眠;气虚脾失健运,故纳减体倦,舌色淡、质胖嫩、边有齿印,苔少或厚,脉细或虚大,均是气虚血少之象。若偏于脾虚气陷,则兼见食后腹胀,大便稀溏。若脾阳虚衰,气血生化不足,则兼见畏寒肢冷,唇甲淡白。

(三)肾精不足

1.症状

眩晕,精神萎靡,腰膝酸软,或遗精,滑泄,耳鸣,发落,齿摇,舌瘦嫩或嫩红,少苔或无苔,脉弦细或弱或细数。或兼见头痛颧红,咽干,形瘦,五心烦热,舌嫩红,苔少或光剥,脉细数,或兼见面色㿠白或黧黑,形寒肢冷,舌淡嫩、苔白或根部有浊苔,脉弱尺甚。

2.病机分析

肾精不足,无以生髓,脑髓失充,故眩晕,精神萎靡;肾主骨,腰为肾之府,齿为骨之余,精虚骨骼失养,故腰膝酸软,牙齿动摇;肾虚封藏固摄失职,故遗精滑泄;肾开窍于耳,肾精虚少,故时时耳鸣;肾其华在发,肾精亏虚,故发易脱落;肾精不足,阴不维阳,虚热内生,故颧红,咽干,形瘦,五心烦热,舌嫩红、苔少或光剥,脉细数。精虚无以化气,肾气不足,日久真阳亦衰,故面色㿠白或黧黑,形寒肢冷,舌淡嫩,苔白或根部有浊苔,脉弱尺甚。

(四)痰浊内蕴

1.症状

眩晕,倦怠或头重如蒙,胸闷或时吐痰涎,少食多寐,舌胖、苔浊腻或白厚而润,脉滑或弦滑,或兼结代,或兼见心下逆满,心悸怔忡;或兼头目胀痛,心烦而悸,口苦尿赤,舌苔黄腻,脉弦滑而数;或兼头痛耳鸣,面赤易怒,胁痛,脉弦滑。

2.病机分析

痰浊中阻,上蒙清窍,故眩晕;痰为湿聚,湿性重浊,阻遏清阳,故倦怠头重如蒙;痰浊中阻,气机不利,故胸闷;胃气上逆,故时吐痰涎;脾阳为痰浊阻遏,故少食多寐;舌胖、苔浊腻或白厚而润,脉滑或兼结代,均为痰浊内蕴之征。若为阳虚不化水,寒饮内停,上逆凌心,则兼见心下逆满,心悸怔忡;若痰浊久郁化火,痰火上扰则头目胀痛,口苦;痰火扰心,故心烦而悸;痰火劫津,故尿赤,苔黄腻,脉弦滑而数,均为痰火内蕴之象。若痰浊夹肝阳上扰,则兼头痛耳鸣,面赤易怒,胁痛,脉弦滑。

(五)瘀血阻络

1.症状

眩晕,头痛,或兼见健忘,失眠,心悸,精神不振,面或唇色紫暗,舌有紫斑或瘀点,脉弦涩或细涩。

2.病机分析

瘀血阻络,气血不得正常流布,脑失所养,故眩晕;时作头痛,面唇紫暗,舌有紫斑瘀点,脉弦涩或细涩,均为瘀血内阻之征;瘀血不去,新血不生,心神失养,故可兼见健忘、失眠、心悸、精神不振。

五、治疗

(一)治疗原则

眩晕之治法,以滋养肝肾、益气补血、健脾和胃为主。若肝阳上亢,化火生风者,则清之、镇之、潜之、降之;痰浊上逆则荡涤之;兼外感则表散之;兼气郁则疏理之。均为急则治标之法。且眩晕多属本虚;标实之证,故常须标本兼顾。

(二)治法方药

1.肝阳上亢

治法:平肝潜阳,清火息风。

方药:天麻钩藤饮加减。本方以天麻、钩藤平肝风治风晕为主药,配以石决明潜阳,牛膝、益母草下行,使偏亢之阳气复为平衡;加黄芩、山栀以清肝火,使肝风肝火平息;再加杜仲、桑寄生养肝肾;夜交藤、茯神以养心神、固根本。

若肝火偏盛,可加龙胆草、牡丹皮以清肝泄热;或改用龙胆泻肝汤加石决明、钩藤等以清泻肝火;若兼腑热便秘者,可加大黄、芒硝以通腑泄热。若肝阳亢极化风,宜加羚羊角(或羚羊角骨)、牡蛎、代赭石之属以镇肝熄风,或用羚羊角汤加减(羚羊角、钩藤、石决明、龟甲、夏枯草、生地黄、黄芩、牛膝、白芍、牡丹皮)以防中风变证的出现。若肝阳亢而偏阴虚者,加滋养肝肾之药,如牡蛎、龟甲、鳖甲、首乌、生地、淡菜之属。若肝肾阴亏严重者,应参考肾精不足证结合上述化裁治之。

2.气血亏虚

治法:补益气血,健运脾胃。

方药:归脾汤加减。方中黄芪、党参益气生血;白术、茯苓、炙甘草健脾益气;当归、龙眼肉养血补血;远志、酸枣仁养血安神;木香行气,使补而不滞。

若脾失健运,大便溏薄者,加炒山药、莲子肉、炒薏苡仁,以健脾止泻;若气虚兼寒,症见形寒肢冷,腹中隐痛者,加肉桂、干姜以温散寒邪;若血虚者,可加熟地、阿胶、何首乌以补血养血。

若中气不足,清阳不升,时时眩晕,懒于动作,面白少神,大便溏薄,宜补中益气,升清降浊,用补中益气汤加减。

若眩晕由失血引起者,应查清失血原因而治之。如属气不摄血者,可用四君子汤加黄芪、阿胶、白及、田三七之属;若暴失血而突然晕倒者,可急用针灸法促其复苏,内服方可用六味回阳饮;重用人参,以取血脱益气之意。

3.肾精不足

治法:补益肾精,充养脑髓。

方药:河车大造丸加减。本方以党参、茯苓、熟地、天冬、麦冬大补气血而益真元;紫河车、龟甲、杜仲、牛膝以补肾益精血;黄柏以清妄动之相火。可选加菟丝子、山萸肉、鹿角胶、女贞子、莲子等以增强填精补髓之力。

若眩晕较甚者,可选加龙骨、牡蛎、鳖甲、磁石、珍珠母之类,以潜浮阳。若遗精频频者,可选加莲须、芡实、桑螵蛸、沙苑子、覆盆子等以固肾涩精。

偏于阴虚者,宜补肾滋阴清热,可用左归丸加知母、黄柏、丹参。方中熟地、山萸肉、菟丝子、牛膝、龟甲补益肾阴;鹿角胶填精补髓;加丹参、知母、黄柏以清内生之虚热;偏于阳虚者,宜补肾助阳,可用右归丸。方中熟地、山萸肉、菟丝子、杜仲为补肾主药;山药、枸杞、当归补肝脾以助肾;附子、肉桂、鹿角胶益火助阳。可酌加巴戟天、淫羊藿、仙茅、肉苁蓉等以增强温补肾阳之力。在病情改善后,可根据辨第证选用六味丸或八味丸(金匮肾气丸),较长时间服用,以固其根本。

4.痰浊内蕴

治法:燥湿祛痰,健脾和胃。

方药:半夏白术天麻汤加减。本方半夏燥湿化痰,白术健脾祛湿,天麻息风止头眩为主药;其余茯苓、甘草、生姜、大枣俱是健脾和胃之药,再加橘红以理气化痰,使脾胃健运,痰湿不留,眩晕乃止。

若眩晕较甚,呕吐频作者,可加代赭石、旋覆花、胆南星之类以除痰降逆,或改用旋覆代赭汤;若舌苔厚腻水湿盛重者,可合五苓散;若脘闷不食,加白蔻仁、砂仁化湿醒胃;若兼耳鸣重听,加青葱、石菖蒲通阳开窍;若脾虚生痰者可用六君子汤加黄芪、竹茹、胆星、白芥子之属;若为寒饮内停者,可用苓桂术甘汤加干姜、附子、白芥子之属以温阳化寒饮,或用黑锡丹。

若为痰郁化火,宜用温胆汤加黄连、黄芩、天竺黄等以化痰泄热或合滚痰丸以降火逐痰。若动怒郁勃,痰、火、风交炽者,用二陈汤下当归龙荟丸,并可随证酌加天麻、钩藤、石决明等息风之药。若兼肝阳上扰者,可参用上述肝阳上亢之法治之。

5.瘀血阻络

治法:去瘀生新,行血通经。

方药:血府逐瘀汤加减。方中当归、生地、桃仁、红花、赤芍、川芎等为活血消瘀主药;枳壳、柴胡、桔梗、牛膝以行气通络,疏理气机。

若兼气虚,身倦乏力,少气自汗,宜加黄芪,且应重用(30~60 g),以行气行血。若兼寒凝,畏寒肢冷,可加附子、桂枝以温经活血。若兼骨蒸劳热,肌肤甲错,可加牡丹皮、黄柏、知母。重用干地黄,去柴胡、枳壳、桔梗,以清热养阴,祛瘀生新。

若为产后血瘀血晕,可用清魂散,加当归、延胡索、血竭、没药、童便,本方以人参、甘草益气活血;泽兰、川芎活血祛瘀;荆芥理血祛风;合当归、延胡索、血竭、没药、童便等活血祛瘀药,全方具有益气活血,祛瘀止晕的作用。

(李春霞)

第二节　反　胃

反胃是以脘腹痞胀,宿食不化,朝食暮吐,暮食朝吐为主要临床表现的一种病。

一、历史沿革

反胃又称胃反。胃反之名,首见于汉代张仲景《金匮要略·呕吐哕下利病脉证治》篇。宋代《太平圣惠方·治反胃呕吐诸方》则称为"反胃"。其后亦多以反胃名之。

《金匮要略·呕吐哕下利病脉证治》中说:"趺阳脉浮而涩,浮则为虚,涩则伤脾;伤脾则不磨,朝食暮吐,暮食朝吐,宿谷不化,名为胃反。"明确指出本病的病机主要是脾胃损伤,不能腐熟水谷。有关治疗方面,提出了使用大半夏汤和茯苓泽泻汤,至今仍为临床所常用。

隋代巢元方《诸病源候论·胃反候》对《金匮要略》之说有所发挥,将病因病机归纳为血气不足、胃寒停饮、气逆胃反,指出"荣卫俱虚,其血气不足,停水积饮,在胃脘则脏冷,脏冷则脾不磨,脾不磨则宿谷不化,其气逆而成胃反也"。

唐代王冰在《素问》注文中更将本病精辟总结为"食入反出,是无火也"。宋代《圣济总录·呕吐门》也说:"食久反出,是无火也。"

金元时期,朱丹溪《丹溪心法·翻胃》提出血虚、气虚、有热、有痰之说,治法方药则更趋丰富全面。

明代张景岳对于反胃的病因、病机、辨证、治法、方药等有了系统性的阐发,他在《景岳全书·反胃》一节中说:"或以酷饮无度,伤于酒湿,或以纵食生冷,败其真阳;或因七情忧郁,竭其中气;总之,无非内伤之甚,致损胃气而然。"又说:"反胃一证,本属火虚,盖食入于胃,使胃暖脾强,则食无不化,何至复出……然无火之由,则犹有上中下三焦之辨,又当察也。若寒在上焦,则多为恶心或泛泛欲吐者,此胃脘之阳虚也。若寒在中焦,则食入不化,每食至中脘,或少顷或半日复出者,此胃中之阳虚也。若寒在下焦,则朝食暮吐,暮食朝吐,乃以食入幽门,丙火不能传化,故久而复出,此命门之阳虚也。""虚在上焦,微寒呕吐者,惟姜汤为最佳,或橘皮汤亦可,虚在中焦而食入反出者,宜五君子煎、理中汤……虚在下焦而朝食暮吐……其责在阴,非补命门以扶脾土之母,则火无以化,土无以生,亦犹釜底无薪,不能腐熟水谷,终无济也。宜六味回阳饮,或人参附子理阴煎,或右归饮之类主之。此屡用之妙法,不可忽也"。"反胃由于酒湿伤脾者,宜葛花解醒汤主之,若湿多成热,而见胃火上冲者,宜黄芩汤或半夏泻心汤之类主之"。其中补命门火之说是他对本病治疗上的一大创见。

明代李中梓根据临床实际,进一步丰富了反胃的辨证内容。他在《医宗必读·反胃噎嗝》中说:"反胃大都属寒,然不可拘也。脉大有力,当作热治,脉小无力,当作寒医。色之黄白而枯者为虚寒,色之红赤而泽者为实热,以脉合证,以色合脉,庶乎无误。"

清代李用粹《证治汇补·反胃》对七情致病认识较为深刻。他说:"病由悲愤气结,思虑伤脾……皆能酿成痰火,妨碍饷道而食反出。"对反胃的病因病机,做了新的补充。清代陈士铎《石室秘录·噎嗝反胃治法》说:"夫食入于胃而吐出,似乎病在胃也,谁知肾为胃之关门,肾病而胃始病。"这种看法,与张景岳补命门以扶脾土的观点基本相同。清代沈金鳌《杂病源流犀烛·噎塞反胃关格源流》言:"反胃原于真火衰微,胃寒脾弱,不能纳谷,故早食晚吐,日日如此,以饮食入胃,既抵胃之下脘,复返而出也。若脉数,为邪热不杀谷,乃火性上炎,多升少降也"。同时指出:"亦有瘀血阻滞者,亦有虫而反出者,亦有火衰不能生土,其脉沉迟者。"进一步丰富了对反胃病因病机的认识。

以上所引各家之说,从不同的方面对反胃作了阐述,使本病的辨证论治内容日趋完善。

二、范围

西医学的胃、十二指肠溃疡病，胃、十二指肠憩室，急慢性胃炎，胃黏膜脱垂症，十二指肠郁积症，胃部肿瘤，胃神经症等，凡并发胃幽门部痉挛、水肿、狭窄，或胃动力紊乱引起胃排空障碍，而在临床上出现脘腹痞胀，宿食不化，朝食暮吐，暮食朝吐等症状者，均可参照本节内容辨证论治。

三、病因病机

反胃多由饮食不节，酒色过度，或长期忧思郁怒，损伤脾胃之气，并产生气滞、血瘀、痰凝阻胃，使水谷不能腐熟，宿食不化，导致脘腹痞胀，胃气上逆，朝食暮吐，暮食朝吐。

(一)脾胃虚寒

饥饱失常，嗜食寒凉生冷，损及脾阳，以致脾胃虚寒，不能消化谷食，终至尽吐而出。思虑不解，或久病劳倦多可伤脾，房劳过度则伤肾，脾伤则运化无能不能腐熟水谷；肾伤则命火衰微，不能温煦脾土，则脾失健运，谷食难化而反。

(二)痰浊阻胃

酒食不节、七情所伤、房室、劳倦等病因，均可损伤脾胃，因之水谷不能化为精微而成湿浊，积湿生痰，痰阻于胃，遂使胃腑失其通降下行之功效，宿食不化而成反胃。

(三)瘀血积结

七情所伤，肝胃气滞，或遭受外伤，或手术创伤等原因可导致气滞血瘀。胃络受阻，气血不和，胃腑受纳、和降功能不及，饮食积结而成反胃。

(四)胃中积热

多由于长期大量饮酒，吸烟，嗜食甘肥浓、膏粱厚味，经常进食大量辣椒等辛烈之品，均可积热成毒，损伤胃气，而成反胃之证。抑或痰浊阻胃，瘀血积结，郁久化热。邪热在胃，火逆冲上，不能消化饮食，而见朝食暮吐，暮食朝吐。此即《素问·至真要大论篇》病机十九条中所说"诸逆冲上，皆属于火""诸呕吐酸……皆属于热"之意。

由此可见，本病病位在胃，脾胃虚寒、不能腐熟水谷是导致本病的最主要因素，但同时与肝、脾、肾等脏腑密切相关。除气滞、气逆外，还有痰浊、水饮、积热、瘀血等病理因素共同参与发病过程，而且各种病因病机之间往往相互转化。痰浊、水饮多为脾胃虚寒所致；痰浊、瘀血等可使气虚、气滞、食停，同时也可郁久化热；诸因均可久病入络，而成瘀血积结。

四、诊断与鉴别诊断

(一)诊断

1.发病特点

反胃在临床上较为常见，患者以成年人居多，男女性别差异不大，对老年患者要特别提高警惕，注意是否有癌肿等病存在。

2.临床表现

本病一般多为缓起，先有胃脘疼痛、吐酸、嘈杂、食欲缺乏，食后脘腹痞胀等症状，若迁延失治或治疗不当，病情则进一步加剧，逐渐出现脘腹痞胀加剧，进食后尤甚，饮食不能消化下行，停积于胃腑，终致上逆而呕吐。其呕吐的特点是朝食暮吐，暮食朝吐，呕出物多为未经消化的宿食，伴有痰涎血缕；严重患者亦可呕血。

患者每因呕吐而不愿进食,人体缺乏水谷精微之濡养,日见消瘦,面色萎黄,倦怠无力。由于饮食停滞于胃脘不能下行,按压脘部则感不适,有时并可触及包块;振摇腹部,可听到漉漉水声。

脉象,舌质,舌苔,则每随其或寒或热,或虚或实而表现不同,可据此作为进一步的辨证依据。

(二)鉴别诊断

1.呕吐

从广义言,呕吐可以包括反胃,而反胃也主要表现为呕吐。但一般呕吐多是食已即吐,或不食亦吐,呕吐物为食物、痰涎、酸水等,一般数量不多。反胃则主要是朝食暮吐,暮食朝吐,患者一般进食后不立即呕吐,但因进食后,食物停积于胃脘,不能下行,至一定时间,则尽吐而出,吐后始稍感舒畅。所吐出的多为未经消化的饮食,而且数量较多。

2.噎膈

噎膈是指吞咽时哽噎不顺,饮食在胸膈部阻塞不下,和反胃不同。反胃一般多无吞咽哽噎,饮食不下是饮食不能下通幽门,在食管则无障碍。噎膈则主要表现为吞咽困难,饮食不能进入贲门。噎膈虽然也会出现呕吐,但都是食入即吐,呕吐物量不多,经常渗唾痰涎,据此亦不难作出鉴别。

五、辨证

(一)辨证要点

1.注意呕吐的性质和呕吐物的情况

反胃的主要特征是朝食暮吐,暮食朝吐,因此在辨证中必须掌握这一特点。要详细询问病史,例如呕吐的时间、呕吐的次数、呕吐物性状及多少等,这对于辨证很有价值。

2.要细辨反胃的证候

反胃的辨证可概括为寒、热、痰、瘀四个主要证型。除从呕吐物的性质内容判断外,其他症状、脉象、舌质、舌苔、患者过去和现在的病史、身体素质等,均有助于辨证。

(二)证候

1.脾胃虚寒

症状:食后脘腹胀满,朝食暮吐,暮食朝吐,吐出宿食不化及清稀水液,吐尽始觉舒适,大便溏少,神疲乏力,面色青白,舌淡苔白,脉细弱。甚者面色苍白,手足不温,眩晕耳鸣,腰酸膝软,精神萎靡。舌淡白,苔白滑,脉沉细无力。

病机分析:此证之主要病机是脾胃虚寒,即胃中无火。因胃中无火,胃失腐熟通降之职,不能消化与排空,乃出现朝食暮吐,暮食朝吐,宿食不化之症状,一旦吐出,消除停积,故吐后即觉舒适。《素问·至真要大论篇》云:"诸病水液,澄澈清冷,皆属于寒。"患者吐出清稀水液,故云属寒,大便溏少,神疲乏力,面色青白,亦属脾胃虚寒;舌淡白,脉弱,均为阳气虚弱之症。其严重者面色苍白,手足不温,舌质淡白,脉沉细无力,为阳虚之甚;腰酸膝软,眩晕耳鸣属肾虚;精神萎靡属肾精不足神气衰弱之征。这些表现,是由肾阳衰弱,命火不足,火不生土,脾失温煦而致,此属脾肾两虚之证,较前述之脾胃虚寒更为严重。

2.胃中积热

症状:食后脘腹胀满,朝食暮吐,暮食朝吐,吐出宿食不化及混浊酸臭之稠液,便秘,溺黄短,心烦口渴,面红。舌红干,舌苔黄厚腻,脉滑数。

病机分析:朝食暮吐,暮食朝吐,宿食不化,是属反胃之症。《素问·至真要大论篇》说:"诸转反戾,水液浑浊,皆属于热。"今患者吐出混浊酸臭之液,故属于热证。内热消烁津液,故口渴便秘,小便短黄;内热熏蒸,故心烦,面红。舌红干,苔黄厚,脉滑数,皆为胃中积热之征。

3.痰浊阻胃

症状:经常脘腹胀满,食后尤甚,上腹或有积块,朝食暮吐,暮食朝吐,吐出宿食不化,并有或稠或稀之痰涎水饮,或吐白沫,眩晕,心下悸。舌苔白滑,脉弦滑,或舌红苔黄浊,脉滑数。

病机分析:有形痰浊,阻于中焦,故不论已食未食,经常都见脘腹胀满。呕吐白色痰涎水饮或白沫,乃痰浊之征;痰浊积于中焦,故可见上腹部积块;眩晕乃因痰浊中阻,清阳不升所致;心下悸为痰饮阻于心下;舌苔白滑,脉弦滑,是痰证之特征;舌红,苔黄浊,脉滑数者,是属痰郁化热的表现。

4.血瘀积结

症状:经常脘腹胀满,食后尤甚,上腹或有积块,朝食暮吐,暮食朝吐,吐出宿食不化,或吐黄沫,或吐褐色浊液,或吐血便血,上腹胀满刺痛拒按,上腹部积块坚硬,推之不移。舌质暗红或兼有瘀点,脉弦涩。

病机分析:有形之瘀血,阻于胃关,影响胃气通降下行,故不论已食未食,经常都见腹部胀满;吐黄沫或褐液,解黑便,皆由瘀血阻络,血液外溢所致;腹胀刺痛属血瘀;上腹积块坚硬,推之不移,舌暗有瘀点,脉涩等皆为血瘀之征。

六、治疗

(一)治疗原则

1.降逆和胃

以降逆和胃为基本原则,阳气虚者,合以温中健脾,阴液亏者,合以消养胃阴,气滞则兼以理气,有瘀血或痰浊者,兼以活血祛痰。病去之后,当以养胃气、胃阴为主。如此,方能巩固疗效,促进健康。

2.注意服药时机

掌握服药的时机,也是治疗反胃的一个关键。由于反胃患者,宿食停积胃腑,若在此时服药,往往不易吸收,影响药效。故反胃患者应在空腹时服药,或在宿食吐净后再服药,疗效较佳。

(二)治法方药

1.脾胃虚寒

治法:温中健脾,和胃降逆。

方药:丁蔻理中汤加减。方中以党参补气健脾,干姜温中散寒;寒多以干姜为君,虚多以党参为君;辅以白术健脾燥温;甘草补脾和中,加白豆蔻之芳香醒胃,丁香之理气降浊,共奏温阳降浊之功。

加减:吐甚者,加半夏、砂仁,以加强降逆和胃作用。病久脾肾阳虚者,可在上方基础上,加入温补命门之药,如附子、肉桂、补骨脂、吴茱萸之类;如寒热错杂者,可用乌梅丸。

除上述方药之外,尚可用丁香透膈散或二陈汤加味。如《证治汇补·反胃》说:"主以二陈汤,加藿香、蔻仁、砂仁、香附、苏梗;消食加神曲、麦芽;助脾加人参、白术;抑肝加沉香、白芍;温中加炮姜、益智仁;壮火加肉桂、丁香,甚者用附子理中汤,或八味丸。"又介绍用伏龙肝水煎药以补土,糯米汁以泽脾,代赭石以镇逆。《景岳全书·反胃》用六味回阳饮,或人参附子理阴煎,或右归饮之类,皆经验心得之谈,可供临床参考。

2.胃中积热

治法:清胃泻热,和胃降浊。

方药:竹茹汤加减。方中竹茹、栀子清胃泄热,兼降胃气;半夏、陈皮、枇杷叶和胃降浊。

热重可加黄芩、黄连;热积腑实,大便秘结,可加大黄、枳实、厚朴以降泄之。

加减:久吐伤津耗气,气阴两虚,表现反胃而唇干口燥,大便干结,舌红少苔,脉细数者,宜益气生津养阴,和胃降逆,可用大半夏汤加味。《景岳全书·反胃》谓:"反胃出于酒湿伤脾者,宜葛花解酒汤主之;若湿多成热,而见胃火上冲者,宜黄芩汤,或半夏泻心汤主之。"亦可随意选用。

3.痰浊阻胃

治法:涤痰化浊,和胃降逆。

方药:导痰汤加减。方中以半夏、南星燥湿化痰浊;陈皮、枳实以和胃降逆;茯苓、甘草以渗湿健脾和中。

加减:痰郁化热者,宜加黄芩、黄连、竹茹;若体尚壮实者可用礞石滚痰丸攻逐顽痰。痰湿兼寒者,可加干姜、细辛;吐白沫者,其寒尤甚,可加吴茱萸汤;脘腹痞满、吐而不净者可选《证治汇补》木香调气散(白豆蔻、丁香、木香、檀香、藿香、砂仁、甘草)行气醒脾、化浊除满。

吐出痰涎如鸡蛋清者,可加人参、白术、益智仁,以健脾摄涎。如《杂病源流犀烛·噎膈反胃关格源流》云:"凡饮食入胃,便吐涎沫如鸡子白,脾主涎,脾虚不能约束津液,故痰涎自出,非参、术、益智不能摄也。"

4.瘀血积结

治法:祛瘀活血,和胃降浊。

方药:膈下逐瘀汤加减。方中以香附、枳壳、乌药理气和胃,气为血帅,气行则血行;复以川芎、当归、赤芍以活血;桃仁、红花、延胡索、五灵脂以祛瘀;牡丹皮以清血分之伏热。可再加竹茹、半夏以加强降浊作用。

加减:吐黄沫,或吐血,便血者,可加降香、田七以活血止血;上腹剧痛者可加乳香、没药;上腹结块坚硬者,可加鳖甲、牡蛎、三棱、莪术。

(三)其他治法

(1)九伯饼:天南星、人参、半夏、枯矾、枳实、厚朴、木香、甘草、豆豉为末,老米打糊为饼,瓦上焙干,露过,每服一饼,细嚼,以姜煎平胃散下,此方加阿魏甚效。

(2)壁虎(即守宫)1~2只(去腹内杂物捣烂),鸡蛋1个。用法:将鸡蛋一头打开,装入壁虎,仍封固蒸熟,每天服1个,连服数天。

(3)雪梨1个、丁香50粒,梨去核,放入丁香,外用纸包好,蒸熟食用。

七、转归及预后

反胃之证,可由胃痛、嘈杂、泛酸等证演变而来,一般起病缓慢,变化亦慢。临床所分四证,可以独见,亦可兼见。

病初多表现为单纯的脾胃虚寒或胃中积热,其病变在无形之气,温之清之,适当调治,较易治疗。

患病日久,反胃频繁,除影响进食外,还可损伤胃阴,常在脾胃虚寒的同时并见气血、阴液亏虚;同时多为本虚而标实,或见寒热错杂,或合并痰浊阻胃或瘀血积结,其病变在有形之积,耗伤气血更甚,较难治疗。此时治疗时应注重温清同进,补泻兼施,用药平稳,缓缓图之。

久治不效,应警惕癌变可能。年高体弱者,发病之时已是脾肾两亏,全身日见衰弱,四种证候可交错兼见,进而发展为真阴枯竭或真火衰微之危症,则预后多不良。

八、预防与护理

要注意调节饮食,戒烟酒刺激之品,保持心情舒畅,避免房事劳倦。出现胃痛、嘈杂、泛酸之证者,应及时诊治,尽量避免贪食竹笋和甜腻等食品,以免变生反胃。得病之后,饮食宜清淡流质,避免粗硬食物;患者呕吐之时,应扶助患者以利吐出。药汁宜浓缩,空腹服。中老年患者一旦出现反胃,应注意排除癌肿可能。

(张　坤)

第三节　胃　缓

一、概念

胃缓是由于长期饮食失调,或劳倦过度等,使中气亏虚,脾气下陷、肌肉瘦削不坚,固护升举无力,以致胃体下坠。以脘腹坠胀作痛,食后或站立时加重为主症的病证。本病主要指西医学中的胃下垂。各种慢性病中出现的胃肠功能障碍等类似病症者不在本病证范围。

二、源流

《黄帝内经》提出胃缓之名,《灵枢·本脏》有"脾应肉,肉坚大者胃厚,肉么者胃薄。肉小而么者胃不坚;肉不称身者胃下,胃下者下管约不利。肉不坚者,胃缓"的记载,明确指出肌肉瘦弱与身形不相称的胃的位置偏下,肌肉不够坚实的则胃缓。《灵枢·五癃津液别》云:"水谷入于口,输于肠胃,其液别为五……中热胃缓则为唾。"《灵枢·五味》云:"甘入于胃……而与谷留于胃中者,令人柔润者也,胃柔则缓,缓则虫动。"自《黄帝内经》以后,历代医家均未将其列入专论研讨。

《金匮要略》中有"其人素盛今瘦,水走肠间,沥沥有声,谓之痰饮"的论述,颇类似本病的症状。

朱良春认为:"久患胃疾,脾胃虚弱,中气久虚,水谷精微无力推动,日久则水湿中阻,故胃虚之证多见夹湿,湿浊不得宣化,清阳岂能上升。"自拟苍术饮配合补中益气汤、四逆散治胃缓。

徐景藩以胃下论治,认为其主要病机为脾胃中气虚弱,同时兼有气滞和痰饮的病理因素,久病之人,气虚、气滞而易兼血瘀。胃下病位在胃(脾),还涉及肝(胆)、肾等脏腑。治疗以"通补"为主,寓通于补,使气虚与气滞得以兼顾,应重视治肝和补益肾元。

三、病因病机

胃缓主要由饮食不节,内伤七情,劳倦过度,或先天禀赋薄弱等因素导致脾胃虚弱,中气下陷,升降失和,使形体瘦削,肌肉不坚所引起。

(一)病因

1.饮食不节,损伤脾胃

饮食不节,暴饮暴食,饥饱无常,损伤脾胃;或五味过极,辛辣无度,肥甘厚腻,过嗜烟酒,蕴湿生热,伤脾碍胃;或嗜食寒凉生冷,损伤脾阳,水谷不能化生精微,停痰留饮。均可因脾胃失和而致胃缓。《素问·痹论》云:"饮食自倍,肠胃乃伤。"

2.情志失调,内伤脾胃

情志拂逆,木郁不达,横逆犯胃,以致肝胃不和;忧思伤脾,脾失健运,胃失和降,升降失和致胃缓。

3.禀赋不足,脾胃虚弱

素体禀赋不足,或劳倦内伤,或久病产后等原因损伤脾胃,脾胃虚弱,中阳不足,虚寒内生,胃失温养;或因热病伤阴,或因胃热火郁,灼伤胃阴,或久服香燥之品,耗伤胃阴,或汗吐下太过,胃阴受损,胃失濡养;纳食减少,味不能归于形,形体瘦削,肌肉不坚而形成胃缓。

(二)病机

1.病机关键为脾胃失和,升降失常

脾主升,胃主降;脾主运化,胃主受纳,脾胃失和即表现为脾胃这一对矛盾的功能紊乱,或为脾气下陷,或为胃气上逆,或脾不运化,或胃不受纳。饮食不节,损伤脾胃,湿热痰饮内生;或情志失调,内伤脾胃;或禀赋不足,劳倦内伤、久病产后损伤脾胃,胃失温养或濡养,导致脾胃虚弱,中气下陷,升降失和而形成胃缓。

2.病位在胃,与肝脾肾密切相关

本病病位在胃,与肝、脾、肾相关。脾胃同居中焦,互为表里,共为后天之本。生理上两者纳运互用,升降协调,燥湿相济,阴阳相合,病理上也相互影响。肝与胃是木土乘克的关系,若肝气郁滞,势必克脾犯胃,致气机郁滞,胃失通降;肝气久郁,或化火伤阴,或成瘀入络,或伤脾生痰,使胃缓缠绵难愈。肾为胃之关,脾胃运化腐熟,全赖肾阳之温煦,若肾阳不足,可致脾肾阳虚,中焦虚寒,胃失温养;若肾阴亏虚不能上济于胃,则胃失于濡养。

3.病理性质有虚实寒热之异,且可相互兼夹

胃缓,本为虚证,脾胃气虚,脾肾阳虚或脾胃阴虚,脾胃脏腑功能失调,常导致气滞、热郁、血瘀、食积、湿阻、饮停,临床多见虚实夹杂。本病主要的病理因素气滞、热郁、血瘀、食积、湿阻、饮停等,可单一致病,又可相兼为病,亦可相互转化,出现如气病及血等情况。

四、诊断与病证鉴别

(一)诊断依据

(1)不同程度的上腹部饱胀感,食后尤甚,腹胀可于餐后、站立过久和劳累后加重,平卧时减轻,腹部疼痛呈隐痛或胀痛,无周期性及节律性。

(2)常伴有厌食、嗳气、便秘、腹痛及消瘦、头晕、乏力等胃肠功能失调的症状及全身虚弱表现。

(3)起病缓慢,多发生于瘦长体形,经产妇及消耗性疾病进行性消瘦等。饮食不节、情志不畅、劳累等均为诱发因素。

(4)上消化道 X 线钡餐造影检查可见胃小弯角切迹、胃幽门管低于髂嵴连线水平;胃呈长钩形或无张力型,上窄下宽,胃体与胃窦靠近,胃角变锐。胃的位置及张力均低,整个胃几乎位于腹腔左侧。

根据站立位胃角切迹与两侧髂嵴连线的位置,将胃下垂分为三度:轻度角切迹的位置低于髂嵴连线下 1.0～5.0 cm;中度角切迹的位置位于髂嵴连线下 5.1～10.0 cm;重度角切迹的位置低

于髂嵴连线下 10.1 cm 以上。

(二)辅助检查

上消化道钡餐是目前诊断的主要方法,饮水 B 超检查也具有辅助诊断作用。电子胃镜、上消化道钡餐,可排除胃黏膜糜烂,胃、十二指肠溃疡病,胃癌等病变并明确诊断;肝功能、淀粉酶化验和 B 超、CT、MRI 等检查可与肝、胆、胰疾病作鉴别诊断;血常规、腹部 X 线检查可与肠梗阻、肠穿孔等作鉴别诊断;血糖、甲状腺功能检查可与糖尿病、甲状腺疾病作鉴别诊断。

(三)病证鉴别

1.胃缓与胃痞

胃缓与胃痞均以脘腹痞满为主症,但胃缓的脘腹痞满多见于饭后,同时可兼见胀急疼痛,或胃脘部常有形可见,与一般的痞满不同。

2.胃缓与胃痛

胃缓可见脘腹痞满及疼痛,但胃缓之胃脘疼痛多为坠痛,餐后、站立过久和劳累后加重,平卧时减轻,呈隐痛或胀痛,无周期性及节律性,与一般胃痛不难鉴别。

五、辨证论治

(一)辨证思路

1.辨虚实

脾胃气虚者,病势绵绵,多伴有食欲欠振,纳后脘胀,神疲乏力,舌淡胖有齿印,脉弱;脾虚气陷者,脘腹重坠作胀,食后益甚,或便意频数,肛门重坠,或脱肛,或小便混浊,或久泄不止;脾肾阳虚者,脘腹胀满,食后更甚,喜温喜按,食少便溏,畏冷肢凉,胃中振水,呕吐清水,腰酸,舌淡胖,苔白滑,脉沉弱。脾虚阴损者,胃脘痞满,食后更显,神疲乏力,气短懒言,咽干口燥,烦渴欲饮,午后颧红,小便短少,大便干结,舌体瘦薄,苔少而干,脉虚数。脾胃脏腑功能失调,常导致气滞、热郁、血瘀、食积、湿阻、饮停;气滞者,痛无定处,时发时止,胃痛且胀,多由情志诱发;热郁者,舌红苔黄,口臭泛酸,得热则甚,脉数;血瘀者,病久痛有定处,痛如针刺,入夜尤甚,舌紫黯或有瘀斑,脉涩。食积者,多有饮食不节史,可伴嗳腐泛酸,大便秘结;湿阻者,苔厚而腻,脉滑;饮停者,胃中振水,泛吐涎沫或呕吐清水,舌淡胖,苔白滑;临床多见虚实夹杂,相兼为病。

2.辨寒热

脾虚气陷,脾肾阳虚多见虚寒征象,表现为病程较久,脘腹痞满,隐隐而痛,喜温喜按,伴泛吐清水,遇寒痛甚,得温痛减,饮食喜温,舌苔白滑,脉象弦紧或舌淡苔薄,脉弱等特点;气滞郁而化热,湿阻或食积久而化热,阴液不足等均可见热之征象,如脘腹胀满,按之不适,口苦,厌食,舌苔黄腻或咽干口燥,午后颧红,小便短少,大便干结,舌体瘦薄,苔少而干,脉虚数。

3.辨脏腑

胃缓病位主要在胃,但与肝、脾、肾密切相关,辨证时要注意辨别病变脏腑的不同。脾胃虚弱,中气下陷所致胃缓,常见脘腹重坠作胀,食后益甚,或便意频数,肛门重坠,或脱肛;脾肾阳虚胃缓,常伴喜温喜按,食少便溏,畏冷肢凉,胃中振水,呕吐清水,腰膝酸软;肝郁气滞、肝胃郁热等致病多与情志因素有关,脘腹胀满,胸胁满闷,心烦易怒,嗳气频频。

(二)治疗原则

根据胃缓的病机,其治疗原则以益气升阳,行气降逆为主。凡脾气虚弱,治以健脾益气;脾气不升或中气下陷,宜益气升阳;胃失和降,气机不利,上逆为呕、为哕,则宜行气降逆;胃缓多为虚中夹实,因脾阳不足而痰饮内停,治以温化痰饮;因气机阻滞,久而入络有瘀血者,治以活血化瘀;因脾胃升降失调,寒热夹杂或湿热蕴结者,治宜辛开苦泄。

(三)分证论治

1.脾虚气陷

症状:脘腹重坠作胀,食后益甚,或便意频数,肛门重坠,或脱肛,或小便混浊,或久泄不止,神疲乏力,食少,消瘦,便溏,眩晕,舌淡,脉弱。

病机分析:脾胃气虚,升降失司,中气下陷,故脘腹重坠作胀,食后益甚,或便意频数,肛门重坠,或脱肛,或久泄不止;脾虚运化无力,故食少便溏;脾胃为气血生化之源,脾主四肢,脾失健运,清阳不升,生化不足,故神疲乏力,消瘦,眩晕;舌淡,脉弱亦为脾虚之征。

治法:补气升陷。

代表方药:补中益气汤合升陷汤加减。黄芪、党参、白术、当归、炙甘草益气健脾生血,柴胡、升麻、桔梗升举清阳,枳壳、陈皮理气和胃降逆。

加减:兼肝郁气滞,加柴胡、香附、厚朴、槟榔;泛酸,加左金丸、乌贼骨、煅瓦楞;瘀血阻滞,加丹参、蒲黄、五灵脂、三七;湿热中阻,加茵陈、佩兰、豆蔻、黄连;食积纳呆,加焦山楂、麦芽、谷芽、神曲;泄泻便溏,加仙鹤草、炒山药、芡实、莲子。

2.脾肾阳虚

症状:脘腹胀满,食后更甚,喜温喜按,食少便溏,畏冷肢凉,胃中振水,呕吐清水,腰酸,舌淡胖,苔白滑,脉沉弱。

病机分析:脾主运化,脾主四肢,脾肾阳虚,运化失司,故脘腹胀满,食后更甚,喜温喜按,食少便溏;四肢失于温煦,故畏冷肢凉;脾胃虚寒,痰饮内生,胃失和降故胃中振水,呕吐清水;腰为肾之府,肾阳虚衰故腰酸;舌淡胖,苔白滑,脉沉弱亦为脾肾阳虚,痰饮内停之征。

治法:温补脾肾。

代表方药:附子理中汤合苓桂术甘汤加减。干姜、附子、党参温补脾肾,桂枝、白术、炙甘草、茯苓以温化水饮。

加减:腰酸明显,加杜仲、牛膝、淫羊藿、续断;呕吐清水,加陈皮、半夏;久泄不止,加石榴皮(壳)、煨诃子、罂粟壳、芡实、莲子。

3.脾虚阴损

症状:胃脘痞满,食后更显,神疲乏力,气短懒言,咽干口燥,午后颧红,小便短少,大便干结,舌体瘦薄,苔少而干,脉虚数。

病机分析:脾胃气阴两虚,脾胃气虚,健运失常,故胃脘痞满,食后更显,神疲乏力,气短懒言;胃津不足,津液不能上承,故咽干口燥;阴虚内热,故午后颧红;阴液亏虚,化源不足,大肠失于濡润,故小便短少,大便干结;舌体瘦薄,苔少而干,脉虚数均为气阴亏虚,虚中有热之征。

治法:补脾益胃。

代表方药:参苓白术散合益胃汤加减。太子参、生黄芪、炙甘草、山药补脾益气,玉竹、麦冬、石斛益胃生津,佛手、桔梗理气和胃。

加减:失眠多梦,加夜交藤、酸枣仁、柏子仁、茯神;大便干结,加火麻仁、冬瓜仁、瓜蒌、杏仁。

(四)其他疗法

1.单方验方

(1)苍术 15 g,加水武火煮沸 3 分钟,改用文火缓煎 20 分钟,亦可直接用沸水浸泡,少量频饮,用于脾虚湿阻者。

(2)枳实 12 g,水煎服,用于脾虚气滞者。

(3)黄芪 30 g,砂仁 10 g(布包),乌鸡半只,共煲至烂熟,去砂仁,加盐调味,饮汤吃肉,用于脾虚气陷者。

(4)黄芪 30 g,陈皮 9 g,猪肚 1 只,猪肚洗净,将黄芪、陈皮用纱布包好放入猪肚中,麻线扎紧,加水文火炖煮,熟后去掉药包,趁热食肚饮汤,用于中气不足、脾胃虚弱者。

(5)桂圆肉 30 g,加水煮沸后备用,将鸡蛋 1 个打入碗内,用煮好的桂圆肉水冲入蛋中搅匀,煮熟食用,每天早、晚各 1 次,用于脾胃阳虚者。

(6)乌龟肉 250 g、炒枳壳 15 g,共煲汤,加盐调味,吃肉饮汤,用于胃阴亏虚者。

2.常用中成药

(1)补中益气丸。

功用主治:补中益气,升阳举陷。用于脾胃虚弱、中气下陷所致的体倦乏力、食少腹胀、便溏久泻、肛门下坠。

用法用量:每次 6 g,每天 3 次。

(2)枳术宽中胶囊。

功用主治:健脾和胃,理气消痞。用于脾虚气滞引起的脘胀、呕吐、反胃、纳呆、反酸等。

用法用量:饭后服用。每次 3 粒,每天 3 次。

(3)香砂养胃丸。

功用主治:温中和胃。用于不思饮食,胃脘满闷或泛吐酸水。

用法用量:每次 3 g,每天 3 次。

(4)胃苏颗粒。

功用主治:理气消胀,和胃止痛。用于胃脘胀痛。

用法用量:每次 15 g,每天 3 次。

(5)香砂六君子丸。

功用主治:健脾理气,和胃化湿。用于脾虚气滞,嗳气食少,脘腹胀满,大便溏泄者。

用法用量:每次 6 g,每天 2 次。

(6)保和丸。

功用主治:消食,导滞,和胃。用于食积停滞,脘腹胀满,嗳腐吞酸,不欲饮食。

用法用量:每次 8 粒,每天 2 次。

(7)理中丸。

功用主治:温中祛寒,补气健脾。用于胃下垂属脾胃虚寒者。

用法用量:每次 9 g,每天 2～3 次。

(8)金匮肾气丸。

功用主治:温补肾阳,化气行水。用于肾阳虚损引起的脘腹胀满,腰膝酸软,小便不利,畏寒肢冷。

用法用量:每次 6 g,每天 2 次。

(9)胃乐宁。

功用主治:养阴和胃。用于胃阴亏虚引起的痞满,腹胀。

用法用量:每次 1 片,每天 3 次。

（10）达立通颗粒。

功用主治：清热解郁，和胃降逆，通利消滞，用于肝胃郁热所致痞满证，症见胃脘胀满、嗳气、食欲缺乏、胃中灼热、嘈杂泛酸、脘腹疼痛、口干口苦；运动障碍型功能性消化不良见上述症状者。

用法用量：温开水冲服，一次1袋，一天3次。于饭前服用。

3.针灸疗法

（1）针刺：针足三里、中脘、关元、中极、梁门、解溪、脾俞、胃俞等穴。

（2）灸法：灸足三里、天枢、气海、关元等穴。

（3）耳针：用毫针柄在耳郭的胃肠区按压，寻找敏感点，然后在此点上加压2～3分钟，每天1次。

4.外治疗法

（1）外敷法：①取升麻研粉与石榴皮适量捣烂，制成1枚直径1cm的药球，置于患者神阙穴，胶布固定。患者取水平卧位，将水温60℃的热水袋熨敷肚脐，每次半小时以上，每天3次。②用蓖麻子仁98％、五倍子末2％，按此比例打成烂糊，制成每颗约10g，直径1.5cm的药饼备用。用时在百会穴剃去与药饼等大头发一块，将药饼紧贴百会穴上，纱布绷带固定，每天早、中、晚各1次，每次10分钟左右，以感觉温热而不烫痛皮肤为度。

（2）推拿疗法：患者先取俯卧位，医师双手由患者之第三胸椎至第五腰椎两侧揉捏2～3遍，用右肘尖分别在脊柱两旁按压肝俞、胆俞、脾俞、胃俞等穴2～3遍，双手掌根同时由腰部向背部弹性快速推按4～5遍。转仰卧位，医师双手掌自下而上反复波形揉压腹部2～3遍，然后用拇指点压中脘、天枢、气海、关元、气冲、足三里、内关各1分钟，每次约按摩30分钟，每天1次，2个月为1个疗程。

六、临证参考

（一）以虚为主，虚中兼实

临床上胃缓多以虚为主，脾胃气虚是其发病的根本，临床常见脾虚气陷，脾肾阳虚，脾虚阴损等证型。但可因体质、药物、饮食、情志、气候等多种因素，在疾病发展过程中易出现痰饮、食积、气滞、血瘀等证候，治疗应善于抓主症，解决主要矛盾，因虚致实者当以补虚为主，佐以祛邪；以实为著者当以祛邪为主，佐以补虚。

（二）病在脾胃，涉及肝肾

生理上，脾胃同居中焦，脾以升为健；胃以降为和，两者升降相因，为气机升降之枢纽。病理情况下，脾胃气机升降失常，脾气不能升清，则胃气不能降浊；胃气失于和降，则脾的运化功能失常。治疗时注意调畅中焦气机，恢复脾胃受纳运化之职，以合"治中焦如衡，非平不安"的用药原则，常用方法有补中益气法、益胃养阴法、辛开苦降法等。肝属木，脾胃属土，土壅木郁，土虚木乘，临床上常见肝脾不和及肝胃不和，故从肝论治胃缓也十分重要。叶天士提出"醒胃必先制肝""培土必先制木"的用药原则。在具体用药中，又当区分肝气郁滞、肝郁化火、肝阴不足等不同的病理机制，给予疏肝、清肝、泄肝、柔肝和平肝等治疗。肾为胃之关，脾胃运化腐熟，全赖肾阳之温煦，若肾阳不足，可致脾肾阳虚，中焦虚寒；若肾阴亏虚不能上济于胃，则胃失于濡养而脾虚阴损。胃缓久病勿忘补肾，适当参以补肾之品。

（三）内外兼治，综合治疗

胃缓多病程较长，以虚为主，患者餐后脘腹坠胀，食欲缺乏，消瘦，若单纯以汤药长期调养，患者的依从性较差。因此,治疗胃缓应内服与外治结合,内服以汤药浓煎,多次频服,或以膏散剂型;外治以敷贴、针灸、推拿,兼以自我锻炼。

(四)合理营养,增强信心

胃缓者多脘腹坠胀,食欲缺乏,消瘦,存在营养不良,久而影响康复的信心,出现焦虑或抑郁的情绪。膳食应荤素搭配,食材新鲜,营养合理,做工精细;忌肥甘厚腻、粗糙不易消化之物。也要注意调节患者的情绪,并得到患者家庭的支持,以增强康复的信心。

七、预防调护

(1)加强体育锻炼,如仰卧起坐、俯卧撑等可增加肌力,有助于防治本病。

(2)饮食营养丰富,烹调以蒸、煮、炖为主,宜少吃多餐,餐后宜平卧少许时间;进餐定时,细嚼慢咽,禁止暴饮暴食,避免进食不易消化的食物,如坚硬、粗糙、油腻及粗纤维的食品。

(3)经产多胎易致腹壁松弛,应计划生育,少生优生。

(4)保持心情舒畅,生活作息规律,避免过度劳累。

(张　坤)

第四节　尿　　浊

尿浊是指小便混浊,白如泔浆,尿时无疼痛感为主证,其中尿出白如泔水者称白浊,而色赤者称赤浊。

尿浊主要见于现代医学的乳糜尿,另外也有少数结核、肿瘤等。

《素问·至真要大论》曰:"诸转反戾,水液浑浊,皆属于热"。水液混浊包括尿液混浊。《中藏经》将小便混浊归在淋证门中,说:"小便数而色白如泔"。称为冷淋,与此相反,"小便涩而赤色如血"称为热淋。《诸病源候论》列出《虚劳小便白浊候》,所以说巢元方首先列出白浊病名。

至元代《世医得效方》将本病称漩浊,且列出"心浊""脾浊""肾浊"等类型和病名,而朱丹溪更加明显地称为"赤白浊",明代戴思恭著《证治要诀》,认为尿浊有赤白之别,而精浊也有赤白之别。

明代张介宾《景岳全书》对本病有详细的论述,在论证时将尿浊称为"溺白",而清代《证治汇补》又将本病称为"便浊"。尿浊的产生,初起多由湿热,《医学正传·便浊遗精》说:"夫便浊之证,因脾胃之湿热下流,渗入膀胱,故使便溲或白或赤而浑浊不清也"。尿浊日久,可导致心、脾、肾受伤,《证治汇补·便浊》说:"又有思虑伤心者,房欲伤肾者,脾虚下陷者"。可根据虚实的不同,选用通利和补益等法。

一、病因病机

(一)多食肥甘

酿生湿热,湿热久蕴而成浊邪,浊气下流渗入膀胱而尿浑浊。湿浊化热损及血络而成赤浊。或酗酒嗜肥,抑郁暴怒,致使肝胆湿热内生,湿热流注下焦,浊气渗入膀胱,故而小便黄赤混浊。

(二)脾虚下陷

脾虚下陷是浊证中的虚证,故反复发作,尤在疲劳时易复发。脾虚不能统摄精微故尿浊如泔水;脾虚不运则精微渗入膀胱故尿中油珠,光彩不定。病情加重则脾不统血,尿浊与血混面流出成赤浊。或因过食肥甘生冷之物,滞而不化等原因,皆令湿浊停聚,不得消散,凝而为痰,痰浊内蕴下注,致使清浊不泌,产生尿浊。

(三)思虑于遂,或劳欲过度,或淋病过用通利,损及心肾气阴

使虚火甚于上,肾水亏于下,心肾不交,水火失济。《丹溪心法》曰:"人之五脏六腑,俱各有精,然肾为藏精之府,而听命于心,贵乎水火升降,精气内持。若调摄失宜,思虑不节,嗜欲过度,水火不交,精元失守,由是而为赤白浊之患"。

(四)劳倦淫欲过度,或久病不复,耗伤精气,致使肾阳衰微

命门火衰,犹釜底之无薪,气化不行,开合不利,膀胱虚冷,精气下流,故溺下白浊如凝脂。肾为水脏,内寓相火,肾阴亏损,阴不涵阳则相火亢盛,水道不清,故尿下黄浊。

二、诊断要点

尿浊的诊断依据。

(1)以尿道流出混浊尿液为主要特征,一般无排尿频急或尿道涩痛症状。

(2)临床上遇有白色混浊尿液、豆浆或牛奶样尿液或有乳糜血尿患者,应注意作尿液乳糜试验(又称乙醚试验,即在尿液中加入乙醚便可澄清)以明确乳糜尿及乳糜血尿的诊断。

少数乳糜尿可因结核、肿瘤、胸腹部创伤或手术、原发性淋巴管疾病(包括先天性畸形)所致,偶见于妊娠、肾盂肾炎、棘球蚴病、疟疾等。多由剧烈运动或进食脂肪餐等诱发,可结合病史和相关的实验室检查。

三、类证鉴别

(一)尿浊与膏淋

二者均有小便混浊,其鉴别点在于尿痛与不痛,小便混浊而痛者为膏淋,小便混浊而不痛者为尿浊。清代叶桂《临证指南医案》说:"大凡痛则为淋,不痛为浊"。

(二)尿浊与精浊

清代何梦瑶《医碥》说:"有精浊,有便浊,精浊出自精窍,与便浊之出于溺窍者大异"。尿浊为尿出如米泔,有浑浊沉淀,尿涩不痛,或尿初尚清,旋即澄如白蜡。若热盛伤阴,血络受损,血从下溢,尿中可夹血丝、血块,其病变出自溺窍。精浊是指尿道口经常流出米泔样如糊状浊物,而小便并不混浊,且常伴有茎中灼热疼痛、尿频、尿急、尿痛等,或伴有会阴部重坠样疼痛,甚则可见腰骶部或尾骶部疼痛,其病变部位在精窍。

四、辨证论治

(一)辨证要点

1.审病性

首先区分赤浊、白浊。白浊以小便混浊,色白如泔浆为主证,赤浊以小便混浊夹血为主证。《丹溪心法》说:"赤者湿热伤血分,白者湿热伤气分"。此言尿浊属于实证。《医学证传》说:"血虚热甚者,则为赤浊……气虚而热微者,则为白浊。"此言尿浊之属于虚证。

2.察虚实

本病初起以湿热为多,属实证;病久则脾肾亏虚。

(二)治疗原则

本病初起湿热为多,治宜清热利湿,病久则脾肾虚弱,治宜补益脾肾,固摄下元。但补益之剂中亦可佐以清利,清利之剂中,又可兼以补益,必须做到清利而不伤阴,补益而不涩滞。

(三)分证论治

1.湿浊下注

证候:突然小便浑浊,或白如米泔,或如泥浆或色赤,或停放后小便胶黏浑浊,胸闷不适,纳谷不馨,小便量较多无涩痛,舌苔腻或黄腻,脉濡数。

治法:清化湿浊。

方药:程氏萆薢分清饮化裁:萆薢、石菖蒲、黄柏各 10 g,茯苓、白术、车前子各 15 g,莲子心 12 g,丹参 6 g。若热重于湿,加栀子 12 g,滑石 10 g,车前草 15 g。

若湿重于热,加苍术、厚朴各 10 g,半夏、陈皮各 12 g;湿浊下注表现为赤浊,拟清心火,导小肠火,主方用导赤散合四物二陈汤加滑石、小蓟等。尿赤如血,心烦易怒,舌质红,脉细数,提示湿火较甚,以四物汤加黄柏、知母、椿根皮、青黛。

2.肝胆湿热

证候:小溲热赤浑浊,目赤肿疼,口苦心烦,常伴有阴肿、阴痒、阴湿,胸胁苦满,恶心呕吐,耳鸣耳聋,舌苔黄腻,脉象弦数或滑数。

治法:清利肝胆湿热。

方药:龙胆泻肝汤加减:龙胆草、黄芩各 10 g,柴胡 6 g,生地、当归、栀子各 12 g,车前子、泽泻各 10 g,甘草 3 g。

湿热较重者,加萆薢、海金沙各 10 g,白茅根 15 g;阴痒阴肿者,加地肤子、白鲜皮各 15 g;尿混浊夹赤,加丹皮 6 g,仙鹤草 15 g,藕节 10 g。

3.脾虚下陷

证候:尿浊如米泔,如泥浆,如胶黏,如败絮或尿中杂有油脂,光彩不定。本症已反复发作或使用渗利之品病情反而加剧,尤在多食油腻,辛辣刺激食物及疲劳之后容易诱发。严重者发为尿赤浑浊如油珠。伴发小腹坠胀,尿意不畅,面色无华,神疲乏力,苔薄或舌质淡,脉缓。

治法:益气升清化浊。

方药:补中益气汤合苍术难名散加减:黄芪、党参、龙骨、白术各 15 g,茯苓 10 g,苍术、柴胡、陈皮各 6 g,升麻、甘草各 3 g,制川乌、补骨脂、茴香各 10 g,龙骨 15 g。

兼有湿热,加黄柏、萆薢各 12 g,尿浊夹血者,酌加小蓟、藕节、旱莲草各 15 g;心脾两虚也可出现赤浊,责之于脾不统血,拟归脾汤加熟地、阿胶各 10 g(又名黑归脾)施治。

4.心虚内热

证候:小便赤浊,心中悸烦,多梦少寐,惊惕不安,健忘梦遗,夜卧盗汗,或心中嘈杂似饥,舌赤碎痛,或口舌生疮,脉细数。

治法:养心清热。

方药:清心莲子饮加减:石莲肉、黄芩各 10 g,麦冬、地骨皮 12 g。车前子、茯苓、人参、黄芪各 15 g,甘草 3 g。

阴虚火旺较重者,加知母、黄柏、生地各 12 g;尿赤浊明显者,加仙鹤草、紫花地丁、白茅根各 15 g。

5.肾虚不固

证候:尿浊色白反复发作,日久不愈,形寒肢冷,腰脊酸软,下肢软弱,精神委顿,舌质淡,苔白,脉沉细。或尿浊色赤,反复发作,日久不愈,心烦口渴,夜寐不安,手足心发热,甚则盗汗,舌质红、舌苔少,脉细数。

治法:益肾固涩。

方药:大补元煎加味:杜仲、熟地、怀山药、山茱萸、枸杞子各 15 g,当归 12 g,人参、郁金、菖蒲、草薢各 10 g,甘草 5 g。

肾虚不固是尿浊的虚证,病程较长久,肾气不足势必发展为脾肾阳虚和心肾阴虚两个常见类型。

脾肾阳虚为主,常见白浊,可选无比山药丸合草薢分清饮(草薢、益智仁、石菖蒲、乌药)。心肾阴虚可表现为白浊,更常见赤白浊,可选坎离既济丸,见赤浊加小蓟饮子。

五、其他疗法

(一)单方验方

1.射干汤

射干 15 g,水煎,每天 1 剂,加入白糖适量,分 3 次,饭后服。清热利湿。治疗尿浊(乳糜尿)。

2.飞廉莲子汤

飞廉 45 g,石莲子 30 g,山药 15 g。三味共煎以代茶饮,每天 1 剂,以 30 天为 1 个疗程。本方清热利湿、健脾导浊,适用于膀胱湿热所致尿浊。

3.冬葵草薢散

冬葵子 150 g,草薢 120 g,白糖 80 g。将前两味药焙干为末,后加入白糖拌匀装瓶备用。每天早晚各服 1 次,每次 3～5 g,温开水送服。本方清热利湿,适用于治疗血丝虫尿浊(乳糜尿)患者。

4.苦参消浊汤

苦参 30 g,熟地、山萸肉各 15 g,怀山药、草薢、车前子各 20 g,石菖蒲、乌药、益智仁、炮山甲各 10 g。水煎服,每天 1 剂。本方益肾养精,清利湿热。主治尿浊、膏淋。

5.乳糜血尿汤

续断、当归、川牛膝各 10 g,淡秋石、丹参、杜仲、生蒲黄(包煎)各 15 g,益母草、黄芪、土茯苓、仙鹤草各 30 g。水煎服,每天 1 剂。本方固肾益气,活血化瘀,主治乳糜血尿。

(二)药膳疗法

1.大黄蛋

锦纹大黄研细末 2 g,以鸡蛋 1 个,破顶入药,搅匀,蒸熟,空腹时食之,连服 3 天。主治赤白浊淋。

2.荞麦鸡蛋

荞麦炒焦为末,鸡子白和为丸,梧子大,每天 3 次,每次 9 g。本方又名"济生丹"。主治男子白浊。

3.白糯丸

糯米 500 g,白芷、石菖蒲各 50 g,牡蛎 100 g。研末,糯米粉和丸,木馒头煎汤吞服,每天 3 次,每次 9 g。主治小便膏脂。

4.韭菜子

韭菜子每天生吞 10～20 粒,盐汤下。主治梦遗溺白。

（张　坤）

第九章　常见内科疾病的康复诊治

第一节　脑　卒　中

脑卒中是一组急性脑血管病的总称,包括缺血性的脑血栓形成、脑栓塞、腔隙性脑梗死和脑出血和蛛网膜下腔出血。其常见的病因为高血压、动脉硬化、心脏病、血液成分及血液流变学改变、先天性血管病等。脑卒中是我国的多发病,死亡率和致残率高。幸存者中 70%～80% 残留有不同程度的残疾,近一半患者生活不能自理,为此,开展脑卒中康复,改善患者的功能,提高其生活自理能力和生活质量,使其最大限度地回归社会具有重要的意义。虽然不同类型的脑卒中患者的临床特点、药物治疗等有所不同,但针对其各种障碍所进行的康复治疗措施大致相同,故通常把这些急性脑血管病的康复统称为脑卒中康复。

一、主要障碍

脑卒中患者可出现各种各样的障碍,包括以下几种。

(一)身体功能和结构方面

1.脑卒中直接引起的障碍

运动障碍(如瘫痪、不随意运动、肌张力异常、协调运动异常、平衡功能障碍等);感觉障碍;言语障碍(失语症及构音障碍);失认症和失用症;智力和精神障碍;二便障碍,吞咽功能障碍,偏盲及意识障碍等。

2.病后处理不当而继发的障碍

废用综合征是患者较长时间卧床、活动量不足引起的。如局部活动减少引起的褥疮、肺部感染、关节挛缩、肌肉萎缩、肌力及肌耐力下降、骨质疏松、深静脉血栓等;全身活动减少引起的心肺功能下降,易疲劳,食欲减退及便秘等;卧位低重心引起的直立性低血压、血液浓缩等;感觉运动刺激不足引起的智力下降、反应迟钝、自主神经不稳定、平衡及协调功能下降等。

误用及过用综合征是病后治疗或自主活动方法不当引起的。如肌肉及韧带损伤、骨折、异位骨化、肩痛及髋关节痛、肩关节半脱位、肩手综合征、膝过伸、痉挛加重、异常痉挛模式加重(优势肌和非优势肌肌张力不平衡加剧)、异常步态及尖足内翻加重与习惯化等。

3.伴发障碍

营养不良、伴发病(如肌肉骨关节疾病、心肺疾病等)引起的障碍。

(二)活动能力方面

因存在上述功能障碍,患者多不同程度地丧失了生活自理、交流等能力。

(三)社会参与方面

因存在上述障碍,限制或阻碍了患者参与家庭和社会活动,降低了生活质量。

二、康复评定

脑卒中康复评定的目的是确定患者的障碍类型及程度,以便拟定治疗目标、治疗方案,确定治疗效果及进行预后预测等。脑卒中急性期和恢复早期患者病情变化较快,评定次数应适当增加,恢复后期可适当减少。全面评定之间应视情况多次进行简便的针对性单项评定。

(一)功能评定

瘫痪评定常采用 Brunnstrom 评测法及 Fugl-Meyer 评测法,肌张力评定多采用改良的Ashworth评定法。失语症评定可采用 BDAE、西方失语成套测验、汉语失语成套测验。构音障碍评定可采用 Frenchay 构音障碍评定。吞咽障碍评定可采用饮水试验、咽唾液试验及视频荧光造影检查。失认症和失用症评定尚无成熟的成套测验方法,多采用单项评定,如 Albert 试验、线性二等分试验、空心十字试验等。意识障碍评定多采用 Glasgow 昏迷评分。智力评定常采用简明精神状态检查(mini mental status examination,MMSE)。抑郁评定可采用美国流行病学调查中心的抑郁量表(center of epidemiological survey-depression Scale,CES-D)。

(二)活动能力评定

活动能力评定多采用 Barthel 指数和 FIM。

(三)社会参与评定

社会参与评定可采用生活满意度或生活质量评定,如简明健康调查量表(SF-36)。

(四)影响康复和预后的因素评定

如伴发病、社会背景、环境及资源、脑卒中和冠心病危险因素等。

三、康复措施

脑卒中康复的目标是通过以运动疗法、作业疗法为主的综合措施,最大限度地促进功能障碍的恢复,防治失用和误用综合征,减轻后遗症;充分强化和发挥残余功能,通过代偿和使用辅助工具等,以争取患者达到生活自理;通过生活环境改造,精神心理再适应等使患者最大限度地回归家庭和社会。

(一)脑卒中康复医疗的原则

(1)脑卒中康复的适应证和禁忌证:多是相对的。对于可以完全自然恢复的轻症患者(TIA和可逆性缺血性神经功能缺损)一般无须康复治疗,但高龄体弱者在卧床输液期间,有必要进行。些简单的预防性康复治疗(如关节被动活动),以防止出现失用性并发症。对于重度痴呆、植物状态等重症患者,即使强化康复治疗也难以取得什么效果,重点是加强护理,防治并发症。介于两者之间的情况才是康复治疗的适应证。一般认为病情过于严重或不稳定者(如意识障碍、严重的精神症状、病情进展期或生命体征尚未稳定等),或伴有严重并发症或并发症者(如严重感染、急性心肌梗死、重度失代偿性心功能不全、不稳定性心绞痛、急性肾功能不全等),由于不能耐受、配合康复治疗或有可能加重病情等,不宜进行主动性康复训练,但抗痉挛体位、体位变换和关节被动运动等预防性康复手段,只要不影响抢救,所有患者均可进行。一旦这些禁忌证稳定、得到控制或好转,则多又成为主动康复的适应证。

(2)康复医疗是一个从急性期至后遗症期的连续过程,既要注意急性期预防性康复,恢复期促进恢复的康复,又要注意后遗症期的维持和适应性康复。应该充分利用社区资源进行社区康复。

(3)由有经验的、多学科康复组实施康复以确保最佳的康复效果。采用标准化的评价方法和有效的评价工具。采取目标指向性治疗,在充分进行预后预测的基础上,由患者、家属和专业人员共同制订实用可行的家庭和社会复归目标。以证据为基础的干预应以功能目标为基础。

(4)由于脑卒中患者障碍的复杂性及单一治疗效果的局限性,应采用综合的治疗和刺激手段。治疗环境应尽可能与家庭及社区的环境相近。治疗小组成员之间应加强交流与协作,避免脱节与相互矛盾。康复过程由学习和适应构成,宜让患者反复练习难度分级的各种任务,以使其学会(重获)丧失的技能。患者要与环境相互适应,必要时采取适当的补偿策略。应及时纠正心理障碍,激发患者的康复欲望(动机)和康复训练的兴趣等。对患者和家属进行针对性的教育和培训,使家属积极参与康复计划。

(5)康复评价和干预应从急性期开始,一旦患者神志清楚、病情稳定,就应该开始主动性康复训练,以便尽可能地减少废用(包括健侧)。某些误用很难纠正,故早期正确的训练非常重要。应首先着眼于患侧的恢复性训练,防止习得性失用,不宜过早地应用代偿手段。康复训练要达到足够的量才能取得最佳效果,但宜从小量开始,在不引起或加重异常运动反应的前提下,逐渐增加活动量,可采取少量多次的方法,以免患者过度疲劳或引起危险。

(6)进行伴发病和危险因素的管理对确保康复效果和患者生存至关重要。

(二)急性期的康复治疗

急性期在此是指病情尚未稳定的时期。因严重并发症或并发症不能耐受主动康复训练者及因严重精神症状、意识障碍等不能配合康复训练者,康复处理基本同此期。此期应积极处理原发病和并发症,以便尽可能减少脑损伤并尽快地顺利过渡到下一个康复阶段;制订并实施脑卒中危险因素管理计划,预防脑卒中复发。本期康复的目的主要是预防失用性并发症。

(1)保持抗痉挛体位:其目的是预防或减轻以后易出现的痉挛模式。取仰卧位时,头枕枕头,不要有过伸、过屈和侧屈。患肩垫起防止肩后缩,患侧上肢伸展、稍外展,前臂旋后,拇指指向外方。患髋垫起以防止后缩,患腿股外侧垫枕头以防止大腿外旋。本体位是护理上最容易采取的体位,但容易引起紧张性迷路反射及紧张性颈反射所致的异常反射活动,为"应避免的休位"。"推荐体位"是侧卧位:取健侧侧卧位时,头用枕头支撑,不让向后扭转;躯干大致垂直,患侧肩胛带充分前伸,肩屈曲 90°～130°,肘和腕伸展,上肢置于前面的枕头上;患侧髋、膝屈曲似踏出一步置于身体前面的枕头上,足不要悬空。取患侧侧卧位时,头部用枕头舒适地支撑,躯干稍后仰,后方垫枕头,避免患肩被直接压于身体下,患侧肩胛带充分前伸,肩屈曲 90°～130°,患肘伸展,前臂旋后,手自然地呈背屈位;患髋伸展,膝轻度屈曲;健肢上肢置于体上或稍后方,健腿屈曲置于前面的枕头上,注意足底不放任何支撑物,手不握任何物品(图 9-1)。

(2)体位变换:主要目的是预防褥疮和肺感染,另外由于仰卧位强化伸肌优势,健侧侧卧位强化患侧屈肌优势,患侧侧卧位强化患侧伸肌优势,不断变换体位可使肢体的伸屈肌张力达到平衡,预防痉挛模式出现。一般每 60～120 分钟变换体位一次。

(3)关节被动运动:主要是为了预防关节活动受限(挛缩),另外可能有促进肢体血液循环和增加感觉输入的作用。先从健侧开始,然后参照健侧关节活动范围进行患侧运动。一般按从肢体近端到肢体远端的顺序进行,动作要轻柔缓慢。重点进行肩关节外旋、外展和屈曲,肘关节伸展,腕和手指伸展,髋关节外展和伸展,膝关节伸展,足背屈和外翻。在急性期每天做两次,每次每个关节做 3～5 遍,以后视肌张力情况确定被动运动次数,肌张力越高被动关节运动次数应越多。较长时间卧床者尤其要注意做此项活动。

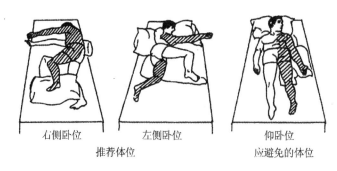

右侧卧位   左侧卧位   仰卧位
推荐体位   应避免的体位

图 9-1 抗痉挛体位

(4)饮食管理:有意识障碍和吞咽障碍者经口进食易发生吸入性肺炎,通常需靠静脉补充营养,如 3 天后仍不能安全足量地经口进食,可鼻饲营养。另外要加强口腔护理。

(5)二便管理:此期患者易出现尿潴留、失禁及便秘,必要时可予导尿,应用开塞露、缓泻剂等。注意预防泌尿系统感染和褥疮。

(6)加强呼吸管理,防治呼吸系统并发症;预防静脉血栓、褥疮等。

(7)对家属进行脑卒中及其护理和康复知识的宣教和培训。

由于翻身和关节被动运动只能预防褥疮、肺炎和关节挛缩,并不能预防失用性肌萎缩等其他失用,也没有明显促进功能恢复的作用,所以要尽早地开始下一阶段的主动训练。

(三)恢复期的康复治疗

恢复期是指病情已稳定,功能开始恢复的时期。一般而言,患者意识清楚、生命体征稳定且无进行性加重表现后 1～2 天,就应该开始主动性康复训练。在不伴有意识障碍的轻症脑卒中,病后第 2 天就可在严密观察下开始主动训练,但开始活动量要小。由于蛛网膜下腔出血和脑栓塞近期再发的可能性大,在未行手术治疗的蛛网膜下腔出血患者,要观察 1 个月左右才谨慎地开始康复训练。在脑栓塞患者康复训练前如查明栓子来源并给予相应处理,应在向患者及家属交代有关事项后再开始训练比较稳妥。

主动性康复训练应遵循瘫痪恢复的规律,先从躯干、肩胛带和骨盆带开始,按坐位、站位和步行,以及肢体近端至远端的顺序进行。一般把多种训练在一天内交替进行,有所偏重。此期要应用各种偏瘫康复技术促进功能的恢复。关于患侧肢体训练,在软瘫期要设法促进肌张力和主动运动的出现;在出现明显痉挛后要降低痉挛,促进分离运动的恢复,改善运动的速度、精细程度和耐力等。要注意非瘫痪侧肌力维持和强化。

1.床上翻身训练

这是最基本的躯干功能训练之一。患者双手手指交叉在一起,患侧拇指在上,双上肢腕肘伸展("Bobath 握手",见图 9-2),先练习前方上举,并练习伸向侧方。在翻身时,交叉的双手伸向翻身侧,头和躯干翻转,至侧卧位,然后返回仰卧位,再向另一侧翻身。每天进行多次,必要时训练者给予帮助或利用床栏练习。注意翻身时头一定要先转向同侧。向患侧翻身较容易,很快就可独立完成。

2.桥式运动

目的是训练腰背肌群和伸髋的臀大肌,为站立做准备。患者取仰卧位,双腿屈曲,足踏床,慢慢地抬起臀部,维持一段时间后慢慢放下(双桥式运动);在患者能较容易地完成双桥式运动后,让患者悬空健腿,仅患腿屈曲,足踏床抬臀(单桥式运动),见图 9-3。如能很好地完成本动作,那么就可有效地防止站位时因髋关节不能充分伸展而出现的臀部后突。训练早期多需训练者帮助固定下肢并叩打刺激臀大肌收缩。

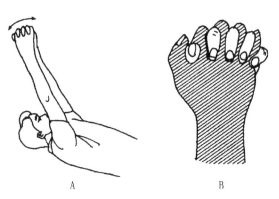

图 9-2 脑卒中早期上肢训练 Bobath 握手

A.健肢带动患肢作肩的屈伸和左右旋转,便于移动身体重心,进行体位转移和平衡训练;B.双手十指交叉,病侧阴影部分拇指压在健侧拇指上方

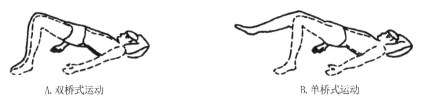

A.双桥式运动　　　　　　　　　　　B.单桥式运动

图 9-3 桥式运动

3.坐位训练

坐位是患者最容易完成的动作之一,也是预防直立性低血压、站立、行走和一些日常生活活动所必需的。在上述训练开始的同时就应进行。

由于老年人和较长时间卧床者易出现直立性低血压,故在首次取坐位时,不宜马上取直立(90°)坐位。可用起立平台或靠背架,依次取 30°、45°、60°、80°坐位(或平台直立位),如前一种体位能坚持 30 分钟且无明显直立性低血压表现,可过渡到下一项,如已能取 80°坐位 30 分钟,则以后取坐位和站位时可不考虑直立性低血压问题。理论上应避免床上半坐位,以免强化下肢伸肌优势。

坐位训练包括坐位平衡训练和耐力训练。在平衡训练的同时耐力也随之得以改善。进行坐位训练时,要求患者双足踏地或踏在支持台上,这对预防尖足内翻非常必要。另外,一定要在无支撑或无扶助下练习,否则难以取得好的效果。

静态平衡训练要求患者取无支撑下床边或椅子上静坐位,髋关节、膝关节和踝关节均屈曲90°,足踏地或支持台,双足分开约一脚宽,双手置于膝上。训练者协助患者调整躯干和头至中间位,当感到双手已不再用力时松开双手,此时患者可保持该位置数秒,然后慢慢地倒向一侧。随后训练者要求患者自己调整身体至原位,必要时给予帮助。静态坐位平衡在大多数患者很快就可完成,然后让患者双手手指交叉在一起,伸向前、后、左、右、上和下方并伴有重心相应的移动,此称为自动态坐位平衡训练。当患者在受到突然的推拉外力仍能保持平衡时(被动态平衡),就可认为已完成坐位平衡训练。此后坐位训练主要是耐力训练。在坐位训练的同时,要练习坐位和卧位的转换训练。从健侧坐起时,先向健侧翻身,健侧上肢屈曲置于身体下,双腿远端垂于床边后,头向患侧(上方)侧屈,健侧上肢支撑慢慢坐起。从患侧坐起时稍困难些,也要用健侧上肢支撑坐起,不过要求躯干有较大的旋转至半俯卧位。由坐位到卧位的动作相反。

4.站位训练

一般在进行自动态坐位平衡训练的同时开始站位训练。对一般情况较差、早期进行此训练有困难者,可先站起立平台;躯干功能较好、下肢功能较差者可用长下肢支具。也可利用部分减重支持装置进行站位平衡训练。

起立训练要求患者双足分开约一脚宽,双手手指交叉,上肢前伸,双腿均匀持重,慢慢站起。此时训练者坐在患者前面,用双膝支撑患者的患侧膝部,双手置于患者臀部两侧帮助患者重心前移,伸展髋关节并挺直躯干。坐下时动作相反。要注意防止仅用健腿支撑站起的现象。

静态站位平衡训练是在患者站起后,让患者松开双手,上肢垂于体侧,训练者逐渐除去支撑,让患者保持站位。注意站位时不能有膝过伸。患者能独自保持静态站位后,让患者重心逐渐移向患侧,训练患腿的持重能力。同时让患者双手交叉的上肢(或仅用健侧上肢)伸向各个方向,并伴随躯干(重心)相应的摆动,训练自动态站位平衡。如在受到突发外力的推拉时仍能保持平衡,说明已达到被动态站位平衡。患者可独立站立片刻后就可练习床椅转移。

5.步行训练

一般在患者达到自动态站位平衡、患腿持重达体重的一半以上,并可向前迈步时才开始步行训练。但由于老年人易出现废用综合征,有的患者靠静态站立持重改善缓慢,故某些患者步行训练可适当提早进行,必要时使用下肢支具。不过步行训练量早期要小,以不致使患者过度费力而出现足内翻和尖足畸形并加重全身痉挛为度。对多数患者而言,不宜过早地使用手杖,以免影响患侧训练。

在步行训练前,先练习双腿交替前后迈步和重心的转移。多数患者不必经过平行杠内步行训练期,可直接进行监视下或少许扶持下步行训练。步行训练早期常有膝过伸和膝打软(膝突然屈曲)现象,应进行针对性的膝控制训练。如出现患侧骨盆上提的划圈步态,说明膝屈曲和踝背屈差。在可独立步行后,进一步练习上下楼梯(健腿先上,患腿先下)、走直线、绕圈、跨越障碍、上下斜坡及实际生活环境下的实用步行训练。

近年提倡利用部分减重支持装置提早进行步行训练,认为在步行能力和行走速度恢复方面均有较好的效果。

6.作业治疗

一般在患者能取坐位姿势后开始。内容包括以下几方面。①日常生活活动能力训练:如吃饭、个人卫生、穿衣、移动、洗澡及家务活动等,掌握一定的技巧,单手多可完成。必要时可应用生活辅助具,如粗柄勺子、带套圈的筷子、有吸盘固定且把手加长的指甲刀、穿袜器、四脚手杖和助行器等。从训练的角度出发,应尽量使用患手。②工艺活动:如用斜面磨砂板训练上肢粗大的运动,用编织、剪纸等训练两手的协同操作,用垒积木、书写、拧螺丝、拾小物品等训练患手的精细活动。经过一段时间的训练后,如预测瘫痪的利手恢复差,应开始利手转换训练。在患手达一定功能的慢性(发病 6 个月以上)脑卒中患者可试用强制性使用运动疗法,部分患者可取得明显效果。

7.物理治疗和针灸治疗

功能性电刺激、生物反馈及针灸治疗等对增加感觉输入、促进功能恢复与运动控制等有一定的作用。

8.对失语、构音障碍、认知功能障碍等也需进行针对性训练

结合患者情况应尽早实施出院计划。在患者出院前,可先回家住几天,以适应家庭环境,发现问题并给予相应的指导和训练。为使患者适应社会环境,出院前可带患者集体购物、参加社区活动等。

(四)后遗症期康复治疗

后遗症期是患者功能恢复已达平台期,但通过技巧学习、使用辅助器具及与环境相互适应等仍可有一定的能力恢复的时期。经积极训练一般在发病 3 个月后进入后遗症期,对于早期活动少或较长时间卧床者,运动功能恢复可持续更长的时间。此期患者的运动耐力和日常生活活动能力仍可进一步提高。

在此期出院回家的患者,由于活动空间限制、家属照顾过多或无暇顾及、患者主动性差等原因,在老年人和移动能力较差者易出现功能和能力的退化,甚至造成卧床不起,故参照原先的训练进行维持性训练是非常必要的。即使那些经训练仍不能恢复步行者,也至少应每天练习翻身和坐位,甚至是被动的坐位,这种最低限度的活动可明显地减少褥疮、肺炎等并发症,减少护理工作量。相当一部分患者可通过上下楼梯、远距离步行等,使运动耐力不断提高,活动空间不断扩大,活动种类逐渐增多,生活质量得以提高。但要注意,所有的活动均要在安全的前提下进行,活动量也应逐渐增加,不可冒进。

对不能适应原来生活环境的患者,可进行必要的环境改造,如尽量住平房或楼房底层,去除门槛,台阶改为坡道或两侧安装扶手,厕所改为坐式并加扶手,地面不宜太滑或太粗糙,所有用品要方便取放和使用等。

患者要定期到医院或社区康复机构接受再评价和指导,并力争恢复一定的工作。

(李雪梅)

第二节　周围神经损伤

一、概述

周围神经是由脑和脊髓以外的神经节、神经丛、神经干及神经末梢组成,是传递中枢神经和躯体各组织间信号的装置。周围躯体神经多为混合性神经,含有运动神经纤维、感觉神经纤维和自主神经纤维。

周围神经损伤是指周围神经运动、感觉功能和结构异常,可分为神经痛和神经疾病两大类。神经痛是指受累的感觉神经分布区出现剧痛,而神经传导功能正常,神经主质无明显变化,如三叉神经痛。神经疾病是指周围神经的某些部位由于炎症、中毒、缺血、营养缺乏、代谢障碍、外伤等引起的一组疾病和损伤,属炎症性质者习惯上称为神经炎,而周围神经丛、神经干或其分支受

外力作用而发生的损伤(如挤压伤、牵拉伤、挫伤、撕裂伤、锐器伤、火器伤、注射伤等)称为周围神经损伤。

周围神经炎症与损伤的主要临床表现如下。①运动障碍:弛缓性瘫痪、肌张力降低、肌肉萎缩;②感觉障碍:局部麻木、灼痛、刺痛、感觉过敏、实体感缺失等;③反射障碍:腱反射减退或消失;④自主神经功能障碍:局部皮肤光润、发红或发绀、无汗、少汗或多汗、指(趾)甲粗糙脆裂等。

周围神经损伤后,常出现水肿、挛缩等并发症,应注意预防。常见的周围神经病损有三叉神经痛、肋间神经痛、特发性面神经麻痹(Bell 麻痹)、多发性神经炎(末梢神经炎)、急性感染性多发性神经根神经炎、臂丛神经损伤、尺神经损伤、桡神经损伤、正中神经损伤、腕管综合征、胫神经损伤、腓总神经损伤、股外侧皮神经炎、坐骨神经损伤等。康复治疗的目的是消除或减轻疼痛,预防与解除肌肉肌腱挛缩、关节僵硬,防止肌肉萎缩,增强肌力,恢复运动与感觉功能,最终恢复患者的生活和工作能力。

二、康复评定

周围神经病损后,除了仔细而全面地采集病史、进行全身体格检查外,尚应进行功能检查与评定,以了解周围神经病损的程度,做出预后判断,确定康复目标,制订康复计划及评定康复效果等,通常采用下列检查、评定方法。

(一)肌力测定

可用徒手肌力检查法(按 0~5 级的肌力检查记录)和器械检查(包括捏力计、握力计、张力计、背腿胸测力计等)。

(二)腱反射检查

腱反射检查包括肱二头肌、肱三头肌、桡骨膜反射、膝腱反射、跟腱反射等。

(三)患肢周径的测量

应与相对应健侧肢体周径对比。

(四)关节活动度测量

常用量角器测定法,测量患肢各关节各轴位运动的范围。

(五)感觉检查

检查内容包括浅感觉(触觉、温觉和痛觉)和深感觉(位置觉、两点分辨觉及形体觉)。

(六)自主神经检查

检查方法常采用出汗试验。

(七)电生理学检查

电生理学检查对于判断神经病损的程度、范围、预后有很大的帮助,是临床工作中的首选评定方法。它可以帮助我们获得客观可靠的周围神经损伤的指标。目前常用以下方法。

(1)直流感应电测定:应用间断直流电和感应电刺激神经、肌肉,根据阈值的改变和肌肉收缩反应的状况,来判断神经、肌肉的功能状态。阈值低,肌肉出现强直收缩为正常反映;阈值提高,肌肉强直收缩减弱或出现不完全强直收缩为部分变性反应;阈值大,收缩极迟缓,呈蠕动式为完全变性反应;引不出任何肌肉收缩者为绝对变性反应。应用直流感应电诊断,可鉴别上下运动神经元病变、器质性与功能性病变,并帮助我们对神经病损的预后进行估计,但不能精确定量。

(2)强度-时间曲线检查:用若干个宽度逐渐减小的电脉冲刺激某神经所支配的肌肉,把最小可见收缩的点连成曲线,称为强度一时间曲线。有神经支配的正常肌肉,强度一时间曲线位于左下象限,呈抛物线型(Ⅲ);完全失神经肌肉,则位于右上象限(Ⅰ);部分失神经肌肉则介于两者之间,曲线出现弯折(Ⅱ);若神经支配不恢复,出现纤维化,可因无兴奋而测不出曲线;若神经支配逐渐恢复,则曲线首先出现弯折,随之出现曲线斜度下降和曲线左移(图9-4)。

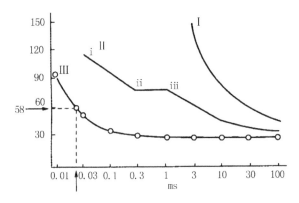

图9-4　强度-时间曲线

　　直流感应电测定和强度曲线可以为周围神经损伤提供很好的预后估计。凡直流感应电诊断和强度一时间检查呈正常反应和正常曲线者,病损一般为神经失用症,多可在3个月内恢复。若为部分变性反应,呈部分失神经曲线,多为轴索断裂,一般需要3～6月或更长时间方可恢复。若检查结果为完全变性反映、完全失神经曲线,则一般为严重的轴索断裂或神经断裂,恢复时间多需6个月以上或不能恢复。

　　(3)神经肌肉电图检查:此检查对周围神经病损具有十分重要的评定价值,如通过针极肌电图检查,了解瘫痪肌中自发、失神经电位的数量与种类,了解有无插入电位延长,随意运动时有无动作电位、电位数量,从而可得出神经失用症或轴突断离或神经断离的判断,通过纤颤电位、正锋波数量减少,出现多相新生电位,可判断神经再生。

　　(4)神经传导检查:神经传导检查是对于周围神经病损最为有用的检查方法之一,可以测定传导速度、动作电位的幅度和末端潜伏期。它既可用于运动神经评定,也可用于感觉神经评定。髓鞘变薄或节间退化变性可使传导速度减慢,严重脱髓鞘甚至导致传导阻滞,但激发电位的幅度无明显减小。轴索变性则传导速度通常正常或轻度减慢,但激发电位幅度明显降低。若髓鞘与轴索均受损,速度减慢和幅度下降可同时出现。

(八)家庭、职业等社会环境的调查

　　通常采取物理治疗时和作业治疗时随患者去家里和生活的社区进行调查访问,在患者生活的环境中评定其功能水平,内容包括住所外部的环境和住所内部的环境。评定的方式是让患者模拟全天的日常活动,包括穿衣、化妆、洗澡和饮食的准备,患者试图完成所有的转移、行走、自理和其他所能做的活动等。

三、康复治疗

(一)康复治疗的步骤与方法

　　康复治疗的目的是防治并发症,促进受损神经再生,保持肌肉质量,迎接神经再支配,以促进运动功能与感觉功能的恢复,最终提高患者的生活质量和工作能力。康复治疗应早期介入,介入越早,效果越好。治疗时,应根据不同时期、不同病情进行有针对性的处理。

1.预防与治疗并发症

(1)防治局部水肿:产生水肿的原因主要是病损后局部循环障碍、组织液渗出过多。局部水肿也是挛缩的原因之一,可采用抬高患肢,弹力绷带压迫,患肢做轻柔地向心按摩与被动运动,热敷、温水浴、蜡浴、红外线、电光浴以及超短波、短波或微波等方法来改善局部血液循环,促进组织水肿或积液的吸收。

(2)防止肢体挛缩与变形:周围神经损伤后,由于水肿、疼痛、肢体位置不当及受累肌与其拮抗肌之间失去平衡等因素的影响,常易出现肌肉、肌腱挛缩。挛缩一旦发生,不但难以治疗,而且影响运动并助长畸形的发展,因此,预防极为重要。除采用预防水肿的方法外,还应将受累肢体及关节保持在功能位置上,可使用三角巾、夹板、石膏托或其他支具进行固定或支托。如已出现挛缩,则应进行挛缩肌肉、肌腱的被动牵伸,受累肢体的按摩,各种温热疗法、水疗及水中运动等。应用支具时,应根据病损神经的不同而选用不同类型的支具。支具的重量宜轻、尺寸要合适,并应注意避免对感觉丧失部位的压迫。进行被动牵伸时,动作应缓慢,范围逐渐增大,切忌粗暴,以免引起新的损伤。

(3)预防继发性外伤:由于神经的损伤,使病损神经所分布的皮肤、关节的感觉丧失,缺乏对外界伤害的防御能力,故易遭受外伤。一旦外伤发生,由于伤口常有营养障碍,治疗较难,因此,对丧失感觉的部位应注意加强保护并注意保持清洁。对丧失感觉的指尖部、足底部等要经常保持清洁,并应用手套、袜子等保护。在试用热疗时要特别慎重,不然可能会造成感觉丧失部位的烫伤。对创口可采用超短波、微波、紫外线、激光等方法进行治疗,以促进创口愈合。

2.促进神经再生

(1)物理疗法:对保守治疗与神经修补术后患者早期应用超短波、微波、紫外线、超声波、磁疗等可促进水肿消退、炎症吸收,改善组织营养状况,有利于受损神经的再生过程。

(2)药物:维生素 B_1、维生素 B_{12}、烟酸、辅酶 A、ATP 等药物具有营养神经的作用,早期应用可以促进神经再生。近年来神经生长因子(NEF)制剂肌内注射或静脉滴注对刺激神经细胞的再生也取得了很好的效果。

3.保持肌肉质量,迎接神经再支配

(1)周围神经病损后,在受累肌肉完全瘫痪、肌电图检查尚无任何动作电位或只有极少的动作电位时,可采用电针、电刺激疗法以及按摩、被动运动等方法,以防止、延缓、减轻失神经肌肉萎缩,保持肌肉质量,迎接神经再支配。

(2)当肌肉有极弱收缩时,可采用肌电生物反馈疗法以帮助恢复肌力。

4.增强肌力,恢复运动功能

一旦受累肌的肌电图检查出现较多的动作电位时,就应开始增强肌力训练,以促进运动功能的恢复。训练中应根据病损神经所支配肌肉的肌力而采用不同的训练方法与运动量。

(1)受累神经支配肌肉主动运动困难(肌力为Ⅰ级)时,使用助力运动。

(2)瘫痪肌肉的功能已有部分恢复,但力量仍弱(肌力为Ⅱ~Ⅲ级)时,可使用较大范围的辅助运动、主动运动及器械性运动,但应注意运动量不宜过大,以免肌肉疲劳。随着肌力的增强,应逐渐减小助力的力量。

(3)当受累肌肉的肌力增至Ⅲ~Ⅳ级时,可进行抗阻练习,以争取肌力的最大恢复,同时进行速度、耐力、灵敏度、协调性与平衡性的专门训练。

(4)在进行肌力训练时,应注意结合功能性活动和日常生活活动性训练。上肢如洗脸、梳头、穿衣、伸手取物等,下肢如训练踏自行车、踢球等动作。治疗中应不断增加训练的难度和时间,以增强身体的灵活性和耐力。

(5)作业治疗:根据功能障碍的部位与程度、肌力与肌耐力的检测结果,进行有关的作业治疗。上肢周围神经病损者可进行编织、泥塑、打字、修配仪器等操作,下肢周围神经受累者可进行踏自行车、缝纫机、落地式织布机等练习。治疗中不断增加训练的难度与时间,以增强灵巧性与耐力,但应注意防止由于感觉障碍导致机械损伤。

5.促进感觉功能的恢复

(1)周围神经病损后,对有麻木等异常感觉者,可采用直流电离子导入疗法、槽浴、低频电疗法、电按摩及针灸等治疗。

(2)对实体感缺失者,当指尖感觉有所恢复时,可在布袋中放入日常可见的物体(如手表、钥匙等)或用各种材料(如纸、绒布、皮革等)卷成的不同圆柱体,用患手进行探拿,以训练实体感觉。

(3)此外,可用轻拍、轻擦、叩击、冲洗患部,让患者用患手触摸各种图案、擦黑板上的粉笔字及推挤装入袋中的小球等方法来进行感觉训练。

6.心理疗法

周围神经病损患者,往往伴有心理问题,担心病损后的经济负担,担心不能恢复,以及由此而发生的家庭与社会生活问题。可采用医学宣教、心理咨询、集体治疗、患者示范等方式来消除或减轻患者的心理障碍,使其发挥主观能动性,积极地进行康复治疗。亦可通过作业治疗来改善患者的心理状态,如采用治疗性游戏(各类棋类游戏、掷包、套圈、投篮球、扔简易保龄球等)来训练上肢、下肢、躯干,而且可在心理上收到较好效果。

对保守治疗无效而又适合或需要手术治疗的周围神经损伤患者,应及时进行手术治疗。对受累肢体功能不能完全恢复或完全不能恢复者,应视具体情况分别给其设计、配制辅助器具,进行代偿功能训练。

(二)常见周围神经病损及其康复

1.面神经炎

(1)病因和临床表现:面神经炎是指一侧面神经周围性损害引起的该侧面肌瘫痪,病因尚不清楚,常为非化脓性炎症,风寒为本病常见的诱因。临床主要表现为患侧额纹消失、眼裂扩大、鼻唇沟变浅、嘴角下垂、面部偏向对侧等表现,有的患者可伴有舌前 2/3 味觉减退或消失、听觉过敏或耳部疱疹。多数患者发病后 2 个月内可有不同程度的恢复,少数患者可推迟至一年后才恢复。

(2)康复治疗:可采取以下措施。①注意眼、面卫生保健:注意眼部卫生,可以使用保护性眼罩和抗生素眼药水,以防止暴露性角膜炎。鼓励患者轻柔地按摩患侧面部及用患侧咀嚼,以有效地帮助表情肌的恢复,防止面部肌肉萎缩。②药物治疗:可使用泼尼松 10～20 mg,每天 1 次,加兰他敏 2.5 mg 肌内注射,每天1～2 次,以及使用维生素 B_1、维生素 B_{12} 及血管扩张药等。③物理治疗:急性期,可用无热量的超短波消炎,及短时间、低热量的红外线局部照射,以促进血液循环和消肿,但禁用强烈刺激治疗;恢复期可选用直流电药物离子导入法(一般先用红外线照射面部后,导入0.05%新斯的明、0.25%加兰他敏)、低频脉冲电疗法。④增强肌力训练:肌力 0～Ⅰ级可用手指进行被动运动和按摩;肌力Ⅱ～Ⅲ时,应做主动训练,逐渐使运动幅度达到正常;肌力Ⅳ～Ⅴ级时,可进行抗阻运动,注意在训练时应在限制健侧面肌牵拉的情况下进行。⑤自我模仿训练:治疗师先说出或者演示患者模仿的表情,如高兴、伤感、受惊、吃惊、愤怒、好奇、害羞等,然后让患者面对镜子表演。⑥按摩:按摩应沿各孔口向周围进行,并可同时让患者做开口、闭眼、噘嘴；或让患者站在镜子前，用手指轻轻地在脸上画圆圈，按肌纤维的方向由下向上、从口轮匝肌到眼轮匝肌或从下向上按摩。

2.腕管综合征

（1）病因病理：多为特发性，或由外伤、遗传性、解剖异常、代谢障碍所引起，或继发于类风湿关节炎，主要病变为正中神经在腕横韧带下受压。孕妇中15％可出现本病，但产后即可消失。

（2）临床表现和诊断：患者多为年轻或中年人，夜间手有异常感觉，优势手常感疼痛麻木，大鱼际肌无力，叩击腕横韧带区常引起感觉异常（Tinel 征）。电诊断测定经腕点的运动和感觉功能，可显示远端潜伏期明显延长而上段正中神经传导速度正常。

（3）康复治疗。①一般疗法：腕部支托、口服非固醇类抗炎类药物、皮质激素局部注射，有时服用利尿药也可使症状短时消失。②肌无力的代偿：拇对掌、外展肌无力影响抓握功能，有时会使所持物品下落。严重的无力需配用对掌支具，将拇指置于外展位，以便使拇指掌面能与其他各指接触。③感觉丧失与疼痛的治疗：使用经皮电刺激神经疗法表面电极于疼痛区域，可使神经永久性部分损伤继发的疼痛缓解。如患者已产生反射性交感神经营养不良，可用上肢经皮电刺激神经疗法与手部按摩、冷热水交替浴及腕、指关节助力与主动关节活动范围练习。④手术：多数需进行手术松解，其成功率高、并发症少。

3.臂丛神经损伤

本病较为常见，其损伤的原因很多，如上肢过度牵拉或过度伸展、锁骨骨折、第一肋骨骨折、肩关节脱位、锁骨上窝的外伤、产伤及颈部手术等，皆可引起臂丛神经的损伤。根据受伤部位的高低，可分为以下三类。

（1）上臂型（臂丛上部瘫痪）：为 C_5～C_6 神经受伤，称 Erb-Duchenne 麻痹，主要表现为上肢近端瘫痪，臂及前臂外侧面有感觉障碍。肱二头肌反射及桡骨骨膜反射减弱或消失。此类患者一般预后良好。康复采用外展支架保护患肢，手部带外展支具，同时可按摩患肢各肌群，被动活动患肢各关节，并可选用温热疗法、电疗法。在受累肌肉出现主动收缩时，应根据肌力选用助力运动、主动运动及抗阻运动。

（2）前臂型（臂丛下部瘫痪）：较少见，为 C_8～T_1 神经受损，称 Klumpke 麻痹，可引起尺神经、臂及前臂内侧皮神经功能障碍以及正中神经部分功能障碍。其主要特点悬上肢远端瘫痪，臂及前臂内侧皮神经感觉障碍。颈交感神经纤维受侵则出现 Homer 征。康复治疗采用支具使腕关节保持在功能位，患侧腕关节及掌指、指间关节的被动运动，同时视病情选用其他康复治疗方法。

（3）全臂型（混合型）：比较少见，但严重，臂丛神经束从 C_5～T_1 都有不同程度的损伤，不局限于任何一个神经束。引起整个上肢下运动单位性瘫痪及感觉障碍、腱反射消失、肌肉萎缩、自主神经功能障碍及霍纳综合征。康复方法为患肢各关节的被动运动及配合其他康复治疗。如患肢功能不能恢复，应训练健肢的代偿功能。

4.桡神经损伤

（1）病因：常见原因为肱骨上部骨折、腋杖压迫、上肢置于外展位的手术、肱骨干中下 1/3 骨折或髁上骨折、用臂当枕头或臂垂挂椅边睡觉、桡骨颈骨折以及陈旧性骨折大量骨痂生成等，或外伤直接损伤该神经。

（2）临床表现：受损部位不同，产生不同临床表现的桡神经麻痹。①高位损伤：即在腋下区桡神经发出分支至肱三头肌以上部位受损时，产生完全的桡神经麻痹，上肢各伸肌皆瘫痪；②肱三头肌以下损伤时,伸肘力量尚保存,肱桡肌、桡侧腕长伸肌、肘后肌及前臂部伸肌瘫痪;③肱桡肌以下损伤时,部分旋后能力保留;④前臂区损伤时,各伸指肌瘫痪;⑤腕骨区损伤时,只出现手背区感觉障碍。

(3)康复治疗:桡神经损伤后,因伸腕、伸指肌瘫痪而出现"垂腕"畸形、指关节屈曲及拇指不能外展,应使用支具使腕背伸30°、指关节伸展、拇外展,以避免肌腱挛缩,并进行受累关节的被动运动,以避免关节强直。

5.正中神经损伤

(1)病因:肱骨髁上骨折、肘关节脱位、肩关节脱位、腕部锐器切割、腕部骨质增生等可致正中神经损伤。

(2)临床表现:①正中神经上臂受损时:前臂旋前肌、屈腕(桡侧)肌、屈拇肌、屈中指及示指深肌功能丧失,大鱼际肌萎缩,出现"猿手"畸形,拇指不能对掌,桡侧三个半指感觉障碍;②损伤平面位于腕关节时:出现拇指对掌功能丧失、大鱼际肌萎缩及桡侧三个半指感觉障碍。

(3)康复治疗:康复治疗时,除视病情不同而选用被动运动、主动运动及其他理疗方法外,为矫正"猿手"畸形、防治肌腱挛缩,还需运用支具使受累关节处于功能位。

6.尺神经损伤

(1)病因:尺神经损伤的原因可为颈肋、肱骨髁上骨折、肱骨内上髁骨折、肘关节脱位、腕部切割伤及枪弹伤等。

(2)临床表现。①尺神经在上臂区损伤时:尺侧腕屈肌,指深屈肌(环、小指),小鱼际肌,骨间肌,第3、4蚓状肌功能丧失;②在腕部损伤时:小指及环指尺侧半感觉消失,小鱼际肌、骨间肌萎缩,各指不能做内收、外展动作,小指、环指掌指关节过伸、指间关节屈曲而呈"爪形"畸形。

(3)康复治疗:为防止小指、环指掌指关节过伸畸形,可使用关节折曲板,使掌指关节屈曲至45°,亦可佩戴弹簧手夹板,使蚓状肌处于良好位置,屈曲的手指处于伸展状态。

7.坐骨神经损伤

(1)病因:坐骨神经的总干和终支延伸于整个下肢,在相当高的位置(大腿上部)就分为终支(腓神经和胫神经),因此,总干的损伤远比其终支的损伤为少见。腰椎间盘后外侧突出、脊椎骨折脱位、脊椎关节病、脊椎结核等可压迫、损伤坐骨神经根;臀部肌内注射部位不当或注射刺激性药物、髋关节脱位、骨盆内肿瘤、骶骨或髂骨骨折等均可损伤坐骨神经。

(2)临床表现:①在臀部平面以上损伤时:有膝关节屈曲障碍、踝关节与足趾运动丧失、足下垂、小腿外侧和后侧及足感觉障碍。②在股部平面以下损伤时:出现腓神经与胫神经支配肌瘫痪。

(3)康复治疗:配用支具(如足托)或矫形鞋,以防治膝、踝关节挛缩及足内、外翻畸形等。

8.腓神经损伤

(1)病因:腓神经损伤在下肢神经损伤中最多见。膝关节外侧脱位、膝外侧副韧带撕裂伤、腓骨头骨折、小腿石膏固定太紧、手术时绑膝带过紧、臀部肌内注射等可引起腓神经损伤。

(2)临床表现:损伤后,胫骨前肌、趾长伸肌、趾短伸肌、腓骨长肌与腓骨短肌瘫痪,出现"马蹄内翻足",即足不能背伸、外展,足下垂并转向内侧,足趾下垂,不能背伸,行走时呈"跨越步态",小腿前外侧及足背感觉障碍。

(3)康复治疗:治疗时,可用足托或穿矫形鞋使踝保持90°位。如为神经断裂,应尽早手术缝合。对未能恢复者,可行足三关节融合术及肌腱移植术。

(李雪梅)

第三节 运动神经元病

一、概述

运动神经元病是一组病因未明,选择性侵犯脊髓前角细胞、脑干运动神经元和/或锥体束的慢性进行性变性疾病。临床以上和/或下运动神经元损害引起的瘫痪为主要表现。本病为持续性进展性疾病。目前尚没有有效的治疗能阻止或延缓临床及病理进程,康复治疗可在一定程度上减轻患者的痛苦,并最大限度地提高患者的生活质量和独立能力。

世界各地运动神经元病总的发病率为(1～2)/10万,患病率为(4～6)/10万。运动神经元病发病年龄可从10～80岁不等,但多数在中年以后发病,平均年龄是40～50岁。男性发病率高于女性,比例约1.5:1～2:1。随着发病年龄增加,这一比例逐渐下降,70岁发病者男女比例约为1:1。从发病到死亡(或依赖呼吸肌)的平均存活时间是2～4年,5年存活率为19%～39%,10年存活率为8%～22%。平均存活时间与发病年龄、性别、临床症状(有无延髓性麻痹)及疾病进展情况有关。其中发病年龄是判断存活时间的重要因素之一,年轻患者存活时间相对较长。调查发现40～50岁发病者平均存活时间是45个月,而80岁发病者平均存活时间仅为20～25个月。

确切病因目前尚不清楚,可能是患者自身因素和环境因素相互作用所致。运动神经元病的神经变性可能是遗传、免疫、中毒、慢病毒感染、兴奋性氨基酸毒性作用、氧化应激及环境等多种因素相互作用的结果。

运动神经元病选择性侵犯运动皮质第5层的Betz细胞、脑干下部运动神经元、脊髓前角细胞,主要改变是神经细胞变性,数目减少。支配眼外肌运动神经核和支配骨盆肌肉的Onuf核一般不受影响,故患者眼球运动和膀胱直肠控制常保留。颈髓前角细胞变性最显著,是最常并早期受累的部位。镜下见变性神经元的突出特征是胞浆内透明的Lewy样或skein样包涵体。颈髓前角和Ⅹ、Ⅺ、Ⅻ对脑神经核神经元消失常伴有胶质细胞增生。受累骨骼肌表现为脂肪浸润和失神经支配后萎缩,残存肌肉间神经纤维发芽,运动终板体积增加。运动神经元病临床进展速度不仅取决于神经元变性的速度,还取决于神经再支配的作用效果。皮质脊髓束和皮质延髓束弥漫性变性;锥体束变性最先发生在脊髓下部,并逐渐向上发展。

本病临床通常分为四型。

(一)肌萎缩性侧索硬化症(ALS)

累及脊髓前角细胞、脑干运动神经核和锥体束,表现为上、下运动神经元损害并存的特点。①多在40岁以后发病,男性多于女性。②起病时多出现单个肢体局部无力,远端肢体受累比近端重。首发症状常为上肢无力,尤其是手部肌肉无力、不灵活,以后出现手部小肌肉如大、小鱼际肌或蚓状肌萎缩,渐向近端上臂、肩胛带发展,多数患者疾病早期都有肌肉痛性痉挛或肌束颤动,对侧肢体可同时或先后出现类似症状;下肢痉挛性瘫痪,呈"剪刀步态",肌张力增高,腱反射亢进,病理征阳性;少数患者发病时先出现下肢无力,走路易跌倒,行走困难。③大多数ALS患者感觉系统不受影响,少数患者有麻木和感觉异常。④患者眼球运动和膀胱直肠控制常保留。

⑤延髓麻痹常晚期出现。⑥病程持续进展,快慢不一,生存期平均3～5年,最终因呼吸肌麻痹或并发呼吸道感染死亡。

典型 ALS 患者认知功能不受影响,有报道 4%～6% 的患者伴有痴呆,主要是注意障碍。PET 扫描提示除运动皮质 ALS 患者大脑其他部位也有葡萄糖代谢下降,提示 ALS 患者额叶和皮层下组织功能异常。抑郁是 ALS 患者常见症状之一,据报道约 75% 的患者有中重度抑郁症状。

(二)进行性脊肌萎缩症

主要累及脊髓前角细胞,也可累及脑神经运动核。①多在 30 岁左右发病,男性多见。②表现为肌无力、肌萎缩和肌束颤动等下级神经元损害表现;首发症状常为手部小肌肉萎缩、无力,渐向近端上臂、肩胛带发展;远端萎缩明显,肌张力降低,腱反射减弱,无感觉障碍和括约肌功能障碍。③累及延髓可以出现延髓麻痹,常死于肺感染。

(三)进行性延髓麻痹

累及脑桥和延髓的运动神经核。①多在 40 岁以后起病。②常以舌肌最早受侵,出现舌肌萎缩,伴有颤动,以后腭、咽、喉肌、咀嚼肌等亦逐渐萎缩无力,以致患者构音不清、吞咽困难、饮水呛咳、咀嚼无力等。咽喉和呼吸肌无力使咳嗽反射减弱。软腭上举无力、咽反射消失、舌肌萎缩,有肌束颤动。双侧皮质脑干束受累可出现假性延髓性麻痹,患者有强哭、强笑,下颌反射亢进,真性和假性延髓性麻痹症状体征可以并存。③本病进展迅速,预后差;患者多在发病后 1～3 年死于呼吸肌麻痹、肺部感染等。

(四)原发性侧索硬化症

选择性损害锥体束。①少见,多在 40 岁以后发病。②病变常首先累及下胸段皮质脊髓束,出现进行性强直性双下肢瘫痪,渐及双上肢,表现为四肢瘫,肌张力增高,病理征阳性。③病程进行性加重,皮质延髓束变性可出现假性延髓性麻痹。④一般不伴感觉障碍,也不影响膀胱功能。

根据发病缓慢隐袭,逐渐进展加重,具有双侧基本对称的上或下、或上下运动神经元混合损害症状,而无客观感觉障碍等临床特征,并排除了有关疾病后,一般诊断并不困难。

脑脊液、血清酶学检查(磷酸肌酸激酶、乳酸脱氢酶等)、脑电图、CT、诱发电位(SEP、BAEP)多为正常。MRI 可显示脊髓萎缩。

肌电图可见纤颤、正尖和束颤等自发电位,运动单位电位的时限宽、波幅高、可见巨大电位,重收缩时运动单位电位的募集明显减少。作肌电图时应多选择几块肌肉包括肌萎缩不明显的肌肉进行检测,有助于发现临床上的肌肉病损。运动神经传导速度可正常或减慢,感觉神经传导速度正常。

目前尚无治疗运动神经元病的特效治疗方法。一般以对症支持治疗为主。

近年来获 FDA 批准的利鲁唑(riluzole),既是谷氨酸拮抗剂,也是钠通道阻滞剂,据报道能延长 ALS 患者存活期,改善功能退化评分比率,推迟其机械换气时间。利鲁唑大规模临床研究证实利鲁唑能显著提高 ALS 患者生存率,但不能改善患者的运动功能。推荐最初使用剂量是 50 mg,每天 2 次。常见不良反应有恶心、无力、肝脏谷丙转氨酶增高。建议用药后前 3 个月每个月复查肝功能,以后每 3 个月复查 1 次。应用神经营养因子治疗本病尚处于研究之中。未来运动神经元病的治疗可能将致力于联合应用上述多种治疗方法,结合抗氧化、抗凋亡和基因治疗等,最终将延缓或终止疾病的进展。

大约 50% 的患者起病后 3～4 年死亡,5 年存活率是 20%,10 年存活率是 10%,少数患者起病后可存活长达 20 年。年长者和以延髓性麻痹、呼吸肌无力起病者寿命明显缩短,而年轻患者和病变只累及上运动神经元或下运动神经元者预后较好。运动神经元病患者通常死于肺部感染、呼吸衰竭,少数死于摔伤。

二、康复

(一)诊断及相关问题

大约 80％的病例诊断相对较为容易,有经验的神经内科医师甚至可在接诊后几分钟内即可做出诊断。约 10％的病例诊断相对困难,还有 10％的病例可能在发病后几个月才能被诊断。当发病时症状和体征相对较为局限或病变仅累及上或下运动神经元时较难立即作出诊断。

在等待寻找进行性肌肉无力的病因过程中,患者和其家庭可能非常焦虑。当被告知运动神经元病的诊断时,多数患者和其家庭将很难完全理解这一疾病对其意味着什么。故医师必须要考虑到患者及其家庭对该诊断的情感反应。患者及其家庭要认识到:症状将会随时间逐渐进展,目前没有方法治愈该病,没有治疗方法使已经出现的症状得到恢复。同时还要让患者和其家庭了解以下的"正面"信息:①强调还有许多神经功能仍然保留,包括视力、听力、智力、感觉以及膀胱直肠功能等。②病情进展速度变化较大,部分患者疾病进展缓慢,可存活若干年。③一些治疗、辅助器具和矫形器等可有助于缓解某些症状。④许多研究正在探索运动神经元病的发病机制,已发现某些治疗可延缓疾病进程等。

(二)物理治疗和作业治疗

疾病早期患者仍能行走,生活可自理,治疗主要是维持功能独立性和生活自理能力,预防并发症如跌倒、痉挛、疼痛等,维持肌肉力量,对患者和其家庭开展疾病宣传教育。肌力训练和耐力训练要注意训练强度,以肌肉不疲劳为原则,训练过量会导致肌肉疲劳,加重肌肉无力和肌纤维变性。推荐进行等长肌力训练,训练的运动量以不影响每天的日常生活能力为标准。治疗师可指导患者和其家庭护理人员进行关节主动或被动活动及安全有效的移动,关节活动度训练可在家中作为常规治疗每天进行。

疾病后期主要是指导患者转移,床和轮椅上体位摆放,抬高瘫痪肢体减少远端肢体水肿。肌肉无力可改变关节的生物力学,易发生扭伤和肌腱炎,可应用各种支具改善功能。肩带肌肉无力可使用肩部吊带减少对局部韧带、神经和血管的牵拉。远端肢体无力影响手功能者,使用腕部支具使腕背伸 30°～35°可提高抓握功能。万能袖带能帮助不能抓握的患者完成打字或自己进食等任务。颈部及脊柱伸肌无力常导致头部下垂和躯干屈曲,需佩戴颈托或头部支持器。下肢无力常发生跌倒,上肢同时无力跌倒时更为危险,可佩戴下肢支具减少跌倒发生。疾病逐渐进展,可使用步行拐杖、手拐、步行器,最终需使用轮椅。即使患者仍能行走,亦推荐间断使用轮椅以减少能量消耗。设计良好的轮椅有助于预防痉挛和皮肤破损,增强患者的独立生活能力和社会参与能力。电动轮椅可帮助部分患者在没有护理情况下独立生活,甚至有些患者可以参加工作。

(三)构音障碍

大多数运动神经元病患者有构音障碍,言语交流困难。早期主要是软腭无力、闭唇不能、舌运动困难。疾病后期出现声带麻痹和呼吸困难。可训练患者减慢讲话速度,增加停顿,仅说关键词,提高讲话清晰度,通过讲话提高呼吸功能。进行舌肌、唇肌和膈肌肌力训练,但应注意训练强度,避免过度疲劳加重肌肉无力。上颚抬举训练有助于减少鼻音。严重者可借助纸、笔或简单的写字板、高科技的计算机等装置进行交流。

(四)吞咽障碍和营养不良

吞咽障碍是运动神经元病患者常见症状,可发生于口腔前期和吞咽的四个阶段即口腔预备期、口腔期、口咽期和食管期。异常姿势和上肢无力可致口腔前期进食困难,闭唇无力使口腔内容物漏出,舌肌无力致食团从口腔进入咽部缓慢和不协调,软腭上举无力易使口腔内容物反流进鼻腔等。患者常担心进食缓慢,易漏掉食物及发生哽咽,更易发生吞咽障碍。治疗师应鼓励患者尽可能在轻松舒适的环境中进食,指导其保持正确的进食姿势和改变食物形状如半流状或糊状食物,食物的形状应利于患者吞咽。进食前吸吮冰块或冰饮料降低痉挛肌肉的张力,改善吞咽反射。

几乎所有的患者都有水和营养摄入不足的问题。常见原因有:吞咽障碍;患者常避免进食某种食物;进食时间明显长于其他人,伴流涎、鼻腔反流、呛咳或窒息发生等;上肢无力;患者害怕吞咽或抑郁等心理因素也干扰进食等。研究认为营养不良与严重呼吸肌无力和肺功能下降密切相关。因此应定期记录患者的热量供给、体重情况。严重者可选择鼻饲或间歇口腔食道管进食法、胃造瘘术、肠造瘘术或经皮内镜胃造瘘术(PEG)。对于晚期终末患者多采取鼻饲营养,部分患者有鼻和口咽部不适感,如长期进行肠道营养可选用 PEG。PEG 可避免肠造瘘术带来的痛性痉挛和腹泻等并发症,但易进入空气和发生反流,少数患者合并局部或腹膜感染,患者一般不愿接受PEG,但放置后多数患者反应良好,据报道放置 PEG 者存活时间显著延长。

(五)流涎

流涎是严重困扰运动神经元病患者的症状之一。正常人每天分泌唾液 1 500~2 000 mL,每天自主吞咽 600 余次。流涎主要是由于唇闭合无力和吞咽能力下降所致。流涎的治疗除训练患者唇闭合和吞咽能力外,可使用抗胆碱能药物控制唾液分泌。常用药物有阿密曲替林、阿托品、东莨菪碱等,也可服用苯海索。如唾液较多可使用便携式吸引器吸出口腔内积存的唾液。如上述方法均无效,可考虑阶段性小剂量腮腺照射疗法。

(六)呼吸衰竭

多数运动神经元病患者由于呼吸肌无力,易合并肺炎,最终死于呼吸衰竭。少数患者早期膈肌受累可出现呼吸无力或呼吸衰竭。膈肌和肋间外肌无力导致吸气压和吸气量下降;肋间内肌和腹肌无力导致呼气压力和呼气量下降。患者常出现呼吸肌疲劳。呼吸肌无力常导致出现以下症状:平卧时呼吸困难、咳嗽和说话无力、白天困倦、入睡困难、多梦、清晨头痛、神经过敏、多汗、心动过速及食欲减退等。治疗上注意预防肺部感染的发生,如发现肺部感染的征象,应使用抗生素。指导护理人员进行肺部物理治疗和体位排痰引流。患者反复严重呼吸困难,出现焦虑和恐惧症状可予小剂量劳拉西泮(0.5~1 mg)改善症状。

定期评价呼吸功能,监测肺活量、最大通气量、潮气量、血氧饱和度和血气分析等。仰卧位肺活量多首先下降,夜间肺通气不足通常比白天严重。当呼吸道分泌物较多,排出不畅,气体交换量不足,用力肺活量(FVC)降至正常值的 50% 以下,或 FVC 下降迅速,出现呼吸困难时,应及时进行人工辅助呼吸以延长生命。无创间歇正压通气(NIPPV)是常用的辅助通气方法,通气装置方便携带,价格相对便宜。NIPPV 能减少呼吸肌负担,改善气体交换,减轻晨起头痛症状,提高训练耐力,延缓肺功能下降,提高生活质量,延长患者存活时间。

(七)疼痛

运动神经元病早期通常无疼痛症状,而疾病晚期常出现疼痛。有研究报道 45%~64% 的运动神经元病患者有疼痛症状。疼痛可能与关节僵硬、肌肉痛性痉挛、皮肤压疮、严重痉挛及便秘等有关。疾病晚期患者交流困难,很难寻找疼痛原因。物理治疗和非甾体抗炎药可控制关节僵硬导致的疼痛。护理上应注意无论白天或夜间都要使患者处于舒服的体位。如为痛性痉挛、痉挛或便秘等原因可选择相应药物对症治疗。

(八)痛性痉挛

运动神经元病早期常出现肌肉痛性痉挛,可应用硫酸奎宁治疗,剂量为200～400 mg/d。苯妥英钠、巴氯芬和地西泮等药物也有助于缓解痛性痉挛。

(九)痉挛

上运动神经元受累可出现痉挛,肌肉松弛药物可治疗痉挛。部分患者由于肌张力下降后自觉肌无力加重,而不能耐受药物治疗。常用药物有巴氯芬、苯二氮䓬类药物如地西泮等。

(十)便秘

便秘是困扰运动神经元病患者的常见症状。可能与腹肌无力、盆底肌肉痉挛、卧床、脱水、饮食结构改变纤维食物减少和使用抗胆碱能药等有关。严重便秘和腹胀可加重呼吸功能恶化。应指导患者增加液体和纤维食物摄入,调整药物。适当使用缓泻剂如番泻叶、甲基纤维素和乳果糖等,必要时可使用开塞露协助排便。

(十一)情感心理问题

几乎所有运动神经元病患者得知诊断后会出现焦虑和抑郁等反应。因此有必要对患者提供帮助和建议。在运动神经元病患者整个病程中焦虑和抑郁可能持续存在,部分患者需服用抗抑郁药物。严重抑郁症状发病率并不是非常高,大约为2.5%。但患者因担心疾病会给家庭带来沉重的负担,常有自杀的念头。病变累及双侧皮质脊髓束,患者可出现情绪不稳定、强哭和强笑等情感异常。可应用阿米替林或丙咪嗪等抗抑郁药物治疗,有报道左旋多巴对部分情感异常患者有效。

(十二)终末治疗

如没有人工辅助通气,大多数患者将死于呼吸衰竭。疾病晚期药物治疗的唯一目的是减轻患者的痛苦。吗啡可减轻患者的不适感和呼吸困难等症状,可经 PEG、皮下注射或静脉注射给药。地西泮和氯丙嗪有助于缓解焦虑症状。许多患者希望在家中死去,社区卫生部门应提供必需的医疗和护理。如在医院接受终末治疗,应允许患者家人和其熟悉的医护人员陪伴患者。

（李雪梅）

第四节　特发性面神经麻痹

特发性面神经麻痹又称面神经炎或 Bell 麻痹。常见病因多由病毒感染、面部受凉、神经源性病变、物理性损伤或中毒等引起一侧或者双侧耳后乳突孔内急性非化脓性面神经炎,受损的面神经为周围性,故在此以"周围性面神经麻痹"做重点介绍。本病以口眼㖞斜为主要特点,常在睡眠醒来时发现一侧面部肌肉板滞、麻木、瘫痪,额纹消失,眼裂变大,露睛流泪,鼻唇沟变浅,口角下垂歪向健侧,病侧不能皱眉、蹙额、闭目、露齿、鼓颊。部分患者初起时有耳后疼痛,还可出现患侧舌前 2/3 味觉减退或消失,听觉过敏等症。病程迁延日久,可因瘫痪肌肉出现挛缩,口角反牵向患侧,甚则出现面肌痉挛,形成"倒错"现象。发病急骤,以一侧面部发病为多,双侧面部发病少见。无明显季节性,多见于冬季和夏季,好发于 20～40 岁青壮年,男性居多。

本病属中医学之"口僻""面瘫""吊线风""口眼喝斜""歪嘴风"等病证范畴。中医认为,"邪之所凑,其气必虚"。本病多由脉络空虚,风寒侵袭,以致经气阻滞,气血不和,瘀滞经脉,导致经络失于濡养,肌肉纵缓不收而发作。

颅内炎症、肿瘤、血管病变、外伤等多种病变累及面神经所致的继发性面神经麻痹与前者不同,不是本节讨论的对象。

一、康复评定

(一)功能评定

1.言语功能评定

通过朗读字、句子和会话来观察患者发音是否准确,是否因为面部肌肉瘫痪影响发声。

2.吞咽功能评定

通过观察患者进食时的咀嚼情况、是否有食物残渣留于患侧的齿颊间隙内、是否有口水从患侧淌下等情况了解患者吞咽功能。

(二)结构评定

1.专科检查

(1)额的检查:观察额部皮肤皱纹是否对称、变浅或消失,眉目外侧是否对称、下垂;抬眉时检查额枕肌额腹运动功能;皱眉时检查皱眉肌是否能运动,两侧眉运动幅度是否一致。

(2)眼的检查:观察眼裂大小,两侧是否对称、变小或变大,上眼睑是否下垂,下眼睑是否外翻,眼睑是否抽搐、肿胀,眼结膜是否充血、溃疡,是否有流泪、干涩、酸、胀症状;进行闭眼运动时,注意患侧口角有无提口角运动,患侧能否闭严及闭合程度。

(3)鼻的检查:观察鼻唇沟是否变浅、消失或加深;耸鼻运动时,观察压鼻肌是否有皱纹,两侧上唇运动幅度是否相同。

(4)面颊部检查:观察面颊部是否对称、平坦、增厚或抽搐;面部是否感觉发紧、僵硬、麻木或萎缩。

(5)口的检查:观察口角是否对称、下垂、上提或抽搐,口唇是否肿胀,人中是否偏斜,示齿运动时,注意观察两侧口角运动幅度,口裂是否变形,上下牙齿暴露的数目及高度;噘嘴运动时,注意观察口角两侧至人中的距离是否相同,噘嘴的形状是否对称;鼓腮运动时,主要检查口轮匝肌运动功能,观察两侧腮鼓是否对称,口角有否漏气。

(6)茎乳突检查:观察茎乳突是否疼痛或压痛。

(7)耳的检查:观察是否有耳鸣、耳闷、听力下降,耳部有无疱疹。

(8)舌的检查:检查舌前 2/3 味觉减退或消失。

2.电诊断检查

根据病情可酌情于发病后 2 周开始行电诊断检查,包括强度-时间曲线检查、面神经传导检查等。

3.面神经瘫痪严重程度分级

通常应用 House-Brackmann 面神经瘫痪严重程度分级来评价面神经受损程度。

(三)活动评定

面神经病损导致面肌瘫痪,主要影响与言语、吞咽有关的日常生活活动,如交流、进食等,因此需要针对此方面进行评定。

（四）参与评定

面神经炎导致面肌瘫痪及其负性心理情绪可影响患者职业、社会交往及休闲娱乐，因而必然降低患者生活质量。

二、康复诊断

本病临床主要功能障碍/康复问题表现为以下四个方面。

（一）功能障碍

1.感觉功能障碍

鼓索以上的面神经病变出现同侧舌前 2/3 味觉丧失；发出镫骨肌支以上受损时出现同侧舌前 2/3 味觉丧失和听觉过敏；膝状神经节病变除有舌前 2/3 味觉障碍和听觉过敏外，还可有患侧乳突部疼痛、耳郭和外耳道感觉减退；少数病例病侧的三叉神经分布区（1 支或多支），有感觉过敏。

2.运动功能障碍

表现为病侧额纹变浅或消失，不能皱额和蹙眉；眼轮匝肌麻痹，眼裂变大，令其闭眼时眼裂不能闭合，眼球向上外方能转动，露出白色巩膜，称为贝尔（Bell）现象。由于口轮匝肌和面颊肌麻痹，病侧鼻唇沟变浅，口角下垂，示齿时口角歪向健侧，鼓腮漏气，漱口漏水，吹口哨不能，咀嚼时食物常滞留于齿颊之间。

3.腺体分泌功能障碍

岩浅大神经病变是同侧泪腺分泌减少，角膜干燥；鼓索神经病变时唾液分泌减少；少数患者还可出现患侧面部出汗障碍。

4.心理障碍

主要表现为紧张、焦虑、恐惧情绪。

（二）结构异常

由于骨性面神经管仅能容纳面神经通过，面神经一旦发生炎性水肿，必然导致面神经受压。面神经早期病理改变为神经水肿和脱髓鞘，严重者可出现轴索变性。

（三）活动受限

面神经病损导致面肌瘫痪，主要引起言语、吞咽等活动受限。

（四）参与受限

1.职业受限

对个别职业，可能因为面神经瘫痪长时间不能恢复，而丧失原来的工作，需要再就业等。

2.社会交往受限

面神经病损患者常常影响其社会交往，如约会、探亲访友等。

3.休闲娱乐受限

面神经病损患者常常因为面部瘫痪、情绪低落等影响其外出旅行、体育活动、阅读等休闲娱乐活动。

4.生活质量下降

面神经病损患者因为疼痛、功能障碍及参与受限等常常导致其生活质量下降。

三、康复治疗

近期目标:防止面神经进一步损害,减轻可能出现的疼痛,改善面瘫症状,保持情绪稳定,提高生活质量。

远期目标:预防疾病再发,恢复工作,回归社会,提高生活质量。

(一)物理治疗

1.物理因子治疗

物理治疗具有缓解局部炎性水肿、改善局部血液循环、消炎止痛、促进神经功能恢复等作用,包括超短波治疗、He-Ne 激光或半导体激光、毫米波疗法、中频脉冲电刺激治疗、低频脉冲电刺激治疗、局部冰刺激、热敷、红外线治疗等。

2.运动治疗

患侧面肌活动开始恢复时应尽早进行功能训练,由康复治疗师辅助患者训练皱眉、举额、闭眼、露齿、鼓腮、吹口哨等面部动作,并嘱患者对着镜子训练,每天数次,每次数分钟,可辅以面部按摩。

(二)作业治疗

口面部肌肉的主动运动主要包括与咀嚼和吞咽有关的日常生活活动内容。

(三)言语吞咽治疗

面神经病损导致的言语吞咽障碍主要表现在口面部肌肉瘫痪及舌的感觉障碍导致的构音及吞咽障碍,如闭唇鼓腮漏气、谈话时患侧流涎、唇动作减弱或过度等,可进行针对性的训练。

(四)康复护理

增强体质,注意颜面部及耳后部保暖,避免头朝向风口久坐或睡眠;清淡饮食,避免粗糙、干硬、辛辣食物,有味觉障碍的患者应注意食物冷热度,以免烫伤口腔黏膜;指导患者多食富含维生素 B_1 和维生素 B_{12} 的食物;指导患者保持口腔清洁,饭后及时漱口,清除口腔患侧滞留的食物;外出时戴口罩、围巾或其他可以改善自身形象的恰当修饰;由于眼睑闭合不全或不能闭合,角膜长期外露,易导致角膜感染,损伤角膜,因此需减少病变侧用眼动作;在睡眠或外出时佩戴眼罩或有色眼镜,并用抗生素滴眼,眼膏涂眼,以保护角膜,预防眼部感染;对患者进行心理疏导,使患者充分了解面瘫,缓解其紧张的心理状态,从根本上消除顾虑,克服内心忧郁、苦闷和紧张,增强战胜疾病的信心,促进疾病的康复。

(五)药物治疗

急性期可选用消炎、抗病毒、脱水药,如 20% 甘露醇 250 mL 静脉滴注每天 1 次;阿昔洛韦 5 mg/kg 口服每天 3～4 次;泼尼松 20 mg,每天 3 次,连续应用 5 天后减量,每天递减 10 mg 至停药;之后改用非甾体消炎镇痛药如布洛芬 0.3 口服每天 2 次等,以消除面神经水肿,减轻面神经周围炎症反应;神经营养药如维生素 B_1 10 mg 口服每天 3 次,维生素 B_{12} 0.1mg 肌内注射每天 1 次或甲钴胺 0.5 mg 口服每天 3 次,使用4～8周;可酌情使用血管扩张剂如地巴唑等以改善面神经及周围组织血液循环;神经生长因子促进受损神经修复。

(六)心理治疗

对有焦虑抑郁情绪的患者,要进行心理疏导与心理支持,对形成心理疾病的患者要及时请相关学科会诊。

(七)手术治疗

对于功能恢复差的患者,若病后 2 年还留有明显后遗症,可考虑整容术,如面-舌下神经吻合术、面-副神经吻合术等。后遗有面肌痉挛者,可用肉毒素局部注射治疗。 **(李雪梅)**

参 考 文 献

[1] 杨挺.肾脏内科临床诊治与综合治疗[M].天津:天津科学技术出版社,2020.

[2] 马立兴,张诒凤,王超颖,等.消化内科诊疗常规[M].哈尔滨:黑龙江科学技术出版社,2022.

[3] 王雅琴.常见心血管疾病诊断与治疗[M].天津:天津科学技术出版社,2021.

[4] 倪青.内分泌代谢病中医诊疗指南[M].北京:科学技术文献出版社,2021.

[5] 焉鹏.消化内科疑难病例解析[M].济南:山东科学技术出版社,2022.

[6] 赵庆厚.现代呼吸病的诊断治疗进[M].北京:中国纺织出版社,2020.

[7] 韩钦凤.心血管疾病临床诊疗思路与实践[M].天津:天津科学技术出版社,2021.

[8] 马路.实用内科疾病诊疗[M].济南:山东大学出版社,2022.

[9] 张鸣青.内科诊疗精粹[M].济南:山东大学出版社,2021.

[10] 李菲.实用内分泌疾病与代谢性疾病诊治[M].沈阳:沈阳出版社,2020.

[11] 张卓伯,徐严明.神经内科疑难病例解析[M].北京:科学出版社,2022.

[12] 王玉梅,刘建林,丁召磊,等.临床内科诊疗与康复[M].汕头:汕头大学出版社,2022.

[13] 樊书领.神经内科疾病诊疗与康复[M].开封:河南大学出版社,2021.

[14] 王为光.现代内科疾病临床诊疗[M].北京:中国纺织出版社,2021.

[15] 李晓明.内科疾病及相关诊疗技术进展 第2版[M].北京:北京大学医学出版社,2020.

[16] 李欣吉,郭小庆,宋洁,等.实用内科疾病诊疗常规[M].青岛:中国海洋大学出版社,2020.

[17] 赵晓宁.内科疾病诊断与治疗精要[M].开封:河南大学出版社,2021.

[18] 金琦.内科临床诊断与治疗要点[M].北京:中国纺织出版社,2021.

[19] 曾湘良.神经内科疾病诊疗指南[M].天津:天津科学技术出版社,2020.

[20] 陈强,李帅,赵晶,等.实用内科疾病诊治精要[M].青岛:中国海洋大学出版社,2022.

[21] 吴兴波.肾脏内科疾病诊疗与血液净化[M].天津:天津科学技术出版社,2020.

[22] 刘兵.临床内科疾病诊断与治疗[M].北京:科学技术文献出版社,2020.

[23] 黄忠.现代内科诊疗新进展[M].济南:山东大学出版社,2022.

[24] 冯晓明.临床肾内科疾病诊疗精要[M].南昌:江西科学技术出版社,2020.

[25] 孙雪茜,梁松岚,孙责.内科常见病治疗精要[M].北京:中国纺织出版社,2022.

[26] 黄佳滨.实用内科疾病诊治实践[M].北京:中国纺织出版社,2021.

[27] 费秀斌,张承巍,任芳兰,等.内科疾病检查与治疗方法[M].北京:中国纺织出版社,2022.

［28］张红梅,刘娜,李翔,等.心血管疾病与心电图检查［M］.哈尔滨:黑龙江科学技术出版社,2022.

［29］冯忠华.新编消化与血液内科疾病诊疗学［M］.西安:陕西科学技术出版社,2020.

［30］刘伟霞,孙晓梅,贾安海,等.内科疾病临床治疗［M］.哈尔滨:黑龙江科学技术出版社,2022.

［31］陈曦.消化系统疾病内科诊治要点［M］.北京:科学技术文献出版社,2021.

［32］王秀萍.临床内科疾病诊治与护理［M］.西安:西安交通大学出版社,2022.

［33］杨德业,王宏宇,曲鹏.心血管内科实践［M］.北京:科学出版社,2022.

［34］师改英.内科常见疾病诊治技术［M］.长春:吉林科学技术出版社,2020.

［35］胡春荣.神经内科常见疾病诊疗要点［M］.北京:中国纺织出版社,2022.

［36］张双鹤,李春辉.老年脑卒中的康复治疗［J］.实用老年医学,2019,33(8):738-740.

［37］邹多武.难治性胃食管反流病的诊疗策略［J］.中国实用内科杂志,2020,40(2):89-91.

［38］李灿东,翁慧,魏佳.中医诊断的思维原理［J］.天津中医药,2020,37(1):14-17.

［39］吕燕妮,付龙生,陈瑾,等.神经内科患者院内感染获得风险预警模型的建立及评价［J］.当代医药论丛,2022,20(21):126-130.

［40］郭丽敏,郭莹洁,史宁,等.冠心病患者 PCI 术后自我管理现状的研究进展［J］.河北医药,2022,44(10):1561-1565.